U0275332

Social Ethical Mentality in
Public Health Events

公共卫生
事件中的
社会伦理心态

刘海明 —— 著

商务印书馆
创于1897 The Commercial Press

图书在版编目（CIP）数据

公共卫生事件中的社会伦理心态 / 刘海明著 . — 北京：
商务印书馆，2023
ISBN 978-7-100-21947-1

Ⅰ.①公… Ⅱ.①刘… Ⅲ.①公共卫生—突发事件—
社会心理—中国 Ⅳ.① R199.2

中国国家版本馆 CIP 数据核字（2023）第 069180 号

公共卫生事件中的社会伦理心态
刘海明 著

商　务　印　书　馆　出　版
（北京王府井大街 36 号　邮政编码 100710）
商　务　印　书　馆　发　行
北京顶佳世纪印刷有限公司印刷
ISBN 978-7-100-21947-1

2023 年 5 月第 1 版　　　　开本 710×1000　1/16
2023 年 5 月北京第 1 次印刷　印张 27 ¾

定价：126.00 元

目录
Contents

导　言

自改革开放以降，我国社会迎来一个新的转型期。伴随着这次社会转型，我国传统的社会生活方式受到工业化社会和信息化社会的影响与挑战，工业文明和信息文明无形中重塑着新的社会生活方式。在每一种被普遍接受的社会生活方式背后，均有与之相适应的社会伦理观念做支撑。传统的社会发生变化，传统的社会伦理观念被修正，其中有些观念甚至遭到瓦解。现代社会生活方式对于公平、自由和权利的普遍认同，塑造着这种生活方式所需要的现代伦理观念。改革开放经历了四十多年的时间取得成功，我国的现代社会生活方式伴随着改革开放的步伐基本实现转型。特别是因特网的出现，在很大程度上加速了社会转型的进程，重塑着中国现代社会的价值观和社会秩序，这种变化建立在社会伦理心态改变的基础之上。不同的历史阶段，伦理道德观念影响着社会成员的道德取向和道德判断，同样的行为，处于不同历史阶段的人们所做出的道德评价也不尽相同，有时甚至相差甚远。比如，对于环境污染和经济效益的关系，改革开放初期和改革开放中后期，社会普遍的评价有着明显的区别。围绕着追求"金山银山"还是追求"绿水青山"，符合生态伦理的选项成为现阶段普遍的社会共识，"绿水青山"这个选项可以被视作社会性的伦理心态。

当前，我国的改革开放进入攻坚阶段，这意味着我国社会的现代转型仍在进行之中。尽管现代社会生活及其相应的社会伦理观念已具雏形，社会伦理观念因为尚未定型，每当重大公共事件发生后，社会伦理心态的不稳定导致不同的伦理道德观念之间产生冲突，善与恶、应当与不应当的群体性选择在舆论场反而变成一件艰难的事情。善恶标准的差异、社会伦理心态的摇摆加剧了重大公共事件的社会危害程度。重大公共事件背后有其社会背景和特点，社会成员内心的善恶界限模糊和分歧，在一定程度上影响着社会的发展进程。社会伦理观念的不成熟造成社会伦理心态的紊乱，这将导致重大公共事件的社会影响具有很大的不确定性。正如哈耶克（Friedrich August von Hayek）所言："当代种种事件不同于历史之处，在于我们不知道它们会产生什么后果。……它带领我们进入未知的境域，而我们又难能瞥见前途是什么样子。"[1] 重大公共事件治理成为当代社会治理的新内容，其中社会伦理心态的培育最为根本。

重大公共事件的种类繁多，不同类型的事件对社会伦理心态的影响也各有特点。其中，最能检验人性、挑战社会伦理道德观念的莫过于与人类生命息息相关的公共卫生事件。这类事件发生后，局部地区甚至整个社会进入卫生紧急状态。在生死攸关时刻，不同类型的社会伦理心态分化出不同的社会圈层，圈层化将社会成员划分为若干个共同体，每个共同体的伦理道德观念决定了其共同体成员的社会行为的伦理取向。不同的伦理取向及这种取向变化的理由，对公共卫生事件期间的社会秩序产生着积极或消极的影响。从公共卫生事件所带来的卫生紧急状态角度观察社会伦理心态，对于深刻认识一个时期的社会伦理道德状况具有促进作用。

在人类历史上，以瘟疫为代表的公共卫生事件给人类造成的生命代价远甚于战争。第一次世界大战中大约有 1600 万人丧生，而一次"黑死病"仅在欧洲就夺走上千万人的生命；第二次世界大战中大约有 7000 万人丧生，而天花病毒在 18 世纪夺走了 1 亿多人的生命。[2] 公元 541—542 年，发生在拜占庭帝国的查士丁尼瘟疫十分严重，造成了大量人口的死亡。[3] 为了较直

---

[1] 〔英〕弗里德里希·奥古斯特·冯·哈耶克：《通往奴役之路》，王明毅、冯兴元等译，中国社会科学出版社，1997 年版，第 10 页。

[2] 羁骜：《同人类争夺地球统治权的唯一竞争者，就是病毒》，腾讯网，2020 年 2 月 5 日，https://xw.qq.com/amphtml/20200205A0NGGY00，2020 年 10 月 6 日。

[3] 《史上死亡人数最多的流行病：全世界近 1 亿人丧生》，《探秘志》，2018 年 12 月 6 日，http://www.tanmizhi.com/html/5523.html，2020 年 10 月 6 日。

观地了解历史上卫生紧急状态给人类生命健康造成的巨大损失，可以通过下面的表格了解相关的数据。

历史上主要疫病概况[①]

疫病	开始（年）	结束（年）	死亡人数（万）
查士丁尼瘟疫	541	542	2500
欧洲黑死病	1347	1351	2000—3000
意大利米兰瘟疫	1629	1631	28
塞维利亚大瘟疫	1647	1652	200
伦敦大瘟疫	1665	1666	7.5—10
马赛大瘟疫	1720	1722	10
东北鼠疫	1910	1911	6
西班牙流感	1918	1920	1000

纵观既往危及人类生命安全的公共卫生事件，无不是（当时）由于某种新型病毒所引发。面对以万人为单位的死亡数字，可以得出这样的结论：人类社会与公共卫生事件之间的冲突远远超出生命安全的范畴。1958 年度诺贝尔医学奖获得者乔舒亚·莱德伯格（Joshua Lederberg）曾经形象地指出："同人类争夺地球统治权的唯一竞争者，就是病毒。"[②]

2019 年年末、2020 年年初暴发的新型冠状病毒（COVID-19）在全球大流行，成为深度影响世界政治、经济格局的卫生紧急事件，让全世界面临重大政治、科学和公共卫生挑战，其中，群体性聚会事件给疫情防控带来的

---

① 瑞琳：《人类历史上的大瘟疫》，《支部建设》，2020 年第 12 期。颜宜葳、张大庆：《历史上的瘟疫》，《科学中国人》，2003 年第 6 期。
② 李健容：《人类的竞争者——病毒》，《世界科学》，2006 年第 7 期。

公共卫生挑战尤为严峻。[①] 2020 年 10 月 5 日，世界卫生组织紧急情况负责人迈克尔·瑞安（Michael Ryan）博士披露，其"最确切推算"表明，全球约 1/10 的人口可能已感染新冠病毒，这是确诊病例数的 20 倍以上。[②] 随着新冠疫情在全球范围内的持续蔓延，感染和死亡的数字会持续增长。世界卫生组织公布的数据显示，截至 2021 年 7 月 19 日，全球累计新冠确诊病例达 412351279 例，死亡病例达到 5821004 例。[③]

公共卫生事件造成的卫生紧急状态对全球政治、经济的影响最为直观，因而也被最先感觉到。相比之下，公共卫生事件对社会心态和社会伦理观念的影响由于缺乏直观性，这种隐形的影响可能更加深远。换句话说，在疫情结束后，世界经济可以在两三年的时间里得以恢复，社会心态与社会伦理观念则需要若干年甚至更长的时间进行恢复。健康的社会心态和良好的社会伦理观念是社会发展的前提条件。从这个意义上讲，在全球性的卫生紧急状态结束后，如何调整社会伦理心态成为后疫情时代摆在全社会面前的一个重大研究课题。

全面认识社会心态，是社会管理科学化的必然要求。2011 年 3 月，全国两会通过的"十二五"规划首次提出"弘扬科学精神，加强人文关怀，注重心理疏导，培育奋发进取、理性平和、开放包容的社会心态"的社会管理目标。2012 年 11 月，党的十八大报告重申了这一要求："注重人文关怀和心理疏导，培育自尊自信、理性平和、积极向上的社会心态。"这标志着社会心态疏导已经上升到国家战略层面，从一个侧面证明社会心态关系到社

---

① McCloskey, B., Zumla, A., Ippolito, G., Blumberg, L., Arbon, P., Cicero, A., ... & Borodina, M. 2020, "Mass Gathering Events and Reducing Further Global Spread of COVID-19: A Political and Public Health Dilemma", in *The Lancet* 395(10230).

② 《世卫组织：全球 10% 的人口或已感染新冠　超确诊病例数 20 倍》，海外网，2020 年 10 月 5 日，http://news.haiwainet.cn/n/2020/1005/c3541093-31889813.html，2020 年 10 月 6 日。

③ 刘曲：《世卫组织：全球累计新冠确诊病例达 412351279 例》，新华网，2022 年 2 月 16 日，http://www.news.cn/politics/2022-02/16/c_1128378398.htm，2022 年 2 月 16 日。

会治理的质量。

所谓社会心态，按照社会心理学者王俊秀的界定，"是一段时间内弥散在整个社会或社会群体／类别中的宏观社会心境状态，是整个社会的情绪基调、社会共识和社会价值观的总和"，是社会的"晴雨表"和"风向标"。[①]社会心态所包含的内容庞杂，有多少个社会领域，就有多少种与之相对应的社会心态。在林林总总的社会心态中，社会伦理心态居于最为核心的位置。心态决定行为主体的社会态度，这种态度影响其社会行为，这种动态的心理活动在很大程度上施加于随后的行为之中。社会行为的得体抑或偏颇，归根结底受制于行为主体的伦理道德观念。这种观念虽然较为稳定，但在复杂的社会环境和行为主体所处的特殊情境中，他们所接受的伦理道德观念可能受到巨大的冲击，外部环境与个体以及由个体组成的社会群体的伦理道德观念联系紧密，后者是社会心态变化的决定性因素。因此，从社会心态研究延伸出的社会伦理心态，将成为重点的研究领域。

社会伦理心态不是抽象的静态的心理活动结果，对这种特殊心态的研究需要借助心理学和道德哲学的研究成果，但又无法局限于既有的理论知识和纯粹的形而上的思考。社会伦理心态研究必须立足于严峻的重大社会问题，从经验中认识并把握社会伦理心态的内在规律。关于这一点，早在 20 世纪 30 年代，我国伦理学者伍逸珊就曾指出："在《纯粹理性批判》中，康德指斥向来形而上学之谬误，而认为人类的认识能力仅可规限于经验界，凡一切超经验的认识，如其不是空虚的，则必定是矛盾的。所以一切超经验的绝对观念，如上帝、灵魂等均不能认识之对象。"[②]公共卫生事件造成的卫生紧急状态具有新颖性和震撼性的特点。在这种状态下，每个人都是这类事件的亲历者（经验者），人们在经历卫生紧急状态的同时形成相应的社会舆论，这些舆论和社会行为为我们全面认识社会伦理心态提供了契机。在公共卫生事

①　王俊秀:《中国社会心态：问题与建议》,《中国党政干部论坛》, 2011 年第 5 期。
②　伍逸珊:《康德的道德论与社会学的道德论》,《社会科学》(广州), 1937 年第 13 期,第 24 页。

件持续期间，生命安全这种最基本的心理需求受到即刻而明显的严重威胁，这种威胁不分肤色、种族和社会地位，冲击着每个人的心灵。一旦致命的病毒从外部直刺人的心灵世界，这种剧烈的纵向心理活动撞击着人们传统的伦理道德观念，关键时刻可能动摇这样的观念，迫使每个人做出必要的行为选择。如果群体性的行为选择偏离了伦理道德原则的轨道，社会将陷入更加危险的境地。关于公共卫生事件对社会伦理心态的影响，卡尔·曼海姆（Karl Mannheim）关于信念的纵向运动论断不失为一个很好的注脚："只有当横向运动伴随有强化的纵向运动（地震波），亦即在社会地位的上升或下降意义上的阶层之间的迅速变动时，人们对于自己的思维方式的普遍的、永恒的、有效性的信念才会动摇。在使人们对他们的关于世界的传统看法产生动摇和怀疑方面，纵向运动是关键的因素。"[①] 每一次波及全球的公共卫生事件改变了部分人对世界的传统看法，这种心态的改变是特殊的外部环境刺激的结果。

本书以新冠疫情造成的卫生紧急状态为背景，分别探讨社会伦理心态的内在规律及其对现实空间和网络空间的全面而深刻的影响。

---

① 〔德〕卡尔·曼海姆：《意识形态与乌托邦》，黎鸣、李书崇译，商务印书馆，2000 年版，第 8 页。

第一章　公共卫生事件中社会伦理
心态的道德心理阐释

不论研究何种类型公共事件中的社会伦理心态问题，首先要清楚将涉及哪些相关的基本概念和理论知识，其次是现有的相关概念和理论能够在多大程度上阐释我们所面对的重大现实问题。与传统的道德心理研究不同，社会伦理心态研究必须建立在现实的社会问题基础之上。离开对现实问题的关切，社会伦理心态研究将成为空中楼阁，失去研究的针对性。反过来说，也不能仅有感性的质料，正如亚里士多德所强调的："重要的是使房子成为房子的不是材料，而是结构和形式。"① 离开恰当的理论研究框架，就难以真正透视人性的本质，社会伦理心态研究的理论深度将受到影响。为此，我们将理论框架设计为两个部分：以核心概念阐释为主体的基础理论和运用相关伦理流派的理论建构。

第一节　当代伦理学研究的三个维度

在阐明社会伦理心态所需的相关概念前，有必要先了解一下当代伦理学发展的趋势。从伦理学的起源看，不论是东方还是西方的伦理学，先哲们用他们的智慧感悟现实生活，使伦理学既充满了生活气息又闪烁着哲学的光辉。在伦理学发展的过程中，伦理研究从内向化开始转向外向化。关于这种转向，奥斯丁（J. L. Austin）教授用形象的比喻评价道："在人类探究的历

---

① 〔德〕弗里德里希·黑格尔：《小逻辑》，李智谋编译，重庆出版社，2006 年版，第 18 页。

中，哲学取代了原始的、充满生机和动荡的太阳；它不时地抛弃了自身的一部分，成为一门科学、一颗行星、一颗凉爽的太阳。受到良好规范的控制，并逐步向着遥远的最终状态发展。"[1] 伦理学属于哲学，奥斯丁的观点同样适用于伦理研究。伦理学涉及伦理判断和道德信仰，判断和信仰依托于行为主体的心灵，内向化和外向化的研究，显然并不能满足当代伦理学发展的需要。这是因为，"凡是牵涉到判断或相信的关系，如果要为虚妄适当地保留余地的话，就应该把它当作几造[2] 之间的一种关系，而不应当把它当作是两造间的关系来看待"[3]。研究公共卫生事件中的社会伦理心态，显然应该将两者的发展趋势有机地结合起来，这将成为伦理学研究的第三个维度。

一、伦理学研究的"外向化"维度

甘绍平在《伦理学的当代建构》中指出："当我们谈及伦理学，如果没有某种特定的说明和解释的话，一般都是指规范伦理学。在规范伦理学中，又可以区分出重视人类行为外在规范的功利主义、义务论和契约主义一派和强调人类行为内在规范或态度动机的德性论一派。"[4] 在规范伦理学的两大类别中，外在的规范理论就占了三种。这表明，伦理学研究的主要趋势是规范那些可以看得到的人类行为，行为的直观性为外在的伦理规范奠定了基础。

何谓伦理学研究的"外向化"趋势？李义天对"外向化"进行了界定："从相对抽象的道德规范制定走向相对具体的政治原则安排。"在道德规范和具体的政治原则安排之间，公共领域是两者发生联系的中介。道德规范一旦迈向公共领域，必然和各种利益相联系，客观上要求"伦理学研究不再停留

---

① Nowell-Smith, P. H., 1955, "Ethics and Psychology", in *The Sociological Review* 3(1).

② "造"，在汉语中可以用作量词，指"农作物收成的次数"或"相对两方面的人（物）"。在这里，"造"显然是后一种意思。

③ 〔英〕伯兰特·罗素：《哲学问题》，何兆武译，商务印书馆，2007 年版，第 103 页。

④ 甘绍平：《伦理学的当代建构》，中国发展出版社，2015 年版，第 104 页。

于单纯的道德哲学范围之内，不再停留于一个抽象的道德主体自身，而是向外突破，迈向公共领域和政治生活，从规范性的角度考虑多个政治主体间的相处之道"①。

伦理学研究的"外向化"趋势是人类社会发展到一定阶段的产物。在传统伦理学家那里，伦理思考和伦理实践属于个人事务。伦理思考是个体反思的能力，这样的反思乃人之意志作用的结果。在现实生活中，并非每个人都能够按照个人的意愿自觉地进行伦理反思，因为伦理反思所需要的个人意志在本质上"是一种能力，一种心灵借以肯定或否定什么是真、什么是错误的能力"②。客观而论，智力健全的人都具有鉴别某种事物（行为）真伪的能力，但是，伦理反思所需要的意志必须以自由为条件。在叔本华那里，"自由"是克服一切障碍的性质。他将"自由"分为"三种完全不同的类型：自然的自由、智力的自由和道德的自由"。在这三类"自由"当中，只有"道德的自由"才属于"自由的意志决定"。③伦理反思是道德自由的必要表现形式，它指向对自身的内省，人在意识到自己做什么和应该去矫正自己行为之时，他才是自由的人。功利主义、义务论和契约主义在研究人的行为规范时，这种"外向化"的伦理规范依然不能离开对心灵的研究。

伦理学意义上的外在规范，包括作为伦理旨趣的规范和作为行为指导的规范两种形式。前一种规范属于学术追求的范畴，体现的是伦理学研究的目标；后一种考察的是伦理实践，是真正意义上的伦理规范。对于规范伦理学而言，既然"伦理学理论是关于什么是伦理思考和伦理实践的理论阐论，这种阐论或者意味着存在某种一般的检测，可以用来确定最基本的伦理信念与原则是否正确"，威廉斯（Bernard Williams）将之称作"积极的伦理学理

---

① 李义天：《康德伦理学的道德心理问题》，《井冈山大学学报》（社会科学版），2012 年第 1 期。
② 〔荷兰〕斯宾诺莎：《伦理学》，贺麟译，商务印书馆，2017 年版，第 87 页。
③ 〔德〕叔本华：《伦理学的两个基本问题》，任立、孟庆时译，商务印书馆，1998 年版，第 34、36 页。

论"。①有意识地对伦理实践与原则进行检测，这样的伦理主张与现代科学的发展相适应。自然科学追求研究对象的可重复性，只有经得起反复验证的发现才被认定为科学发现。受自然科学的影响，社会科学也逐渐采纳类似的方法。伦理学研究在评价伦理实践过程中，强调实践和信念的可检测，这是伦理学研究"外向化"的趋势。

"外向化"将伦理学研究的视角从人的内心世界转向人的行为。检测人的伦理实践与信仰，必须了解人的本质。马克思指出："人的本质不是单个人所固有的抽象物，在其现实性上，它是一切社会关系的总和。"②按照马克思的理解，每个人都带有社会的烙印，个体的人通过社会关系的塑造变成了社会意义上的人。当人的实践被聚焦成伦理实践时，全部的社会关系和社会领域都成为伦理审视的对象。根据杜威的说法，没有被称为伦理的特殊现实领域，"伦理与一切可能进入替代活动的活动有关。无论他们进入哪里，都会出现好与坏之间的差异"③。他反对将道德与非道德、事实与价值分开，④因为人的"任何行为都有可能在伦理的范围内，就其更好或更差的质量作可能的判断的候选者"⑤。与纯粹的道德哲学不同的是，在现代社会，伦理学变成了关注人的行为的科学，这要求伦理学从人的伦理实践中窥视道德信仰。人的内心世界的变化必然在外在的行动中有所反应。当外部环境发生某种明显变化时，比如在公共卫生事件造成的卫生紧急状态下，疫情造成的外部矛盾与人的内心对常规秩序的渴望构成冲突。在这种情境下，内心冲突将以某种

---

① 〔英〕B. 威廉斯:《伦理学与哲学的限度》，陈嘉映译，商务印书馆，2017 年版，第 88 页。

② 《马克思恩格斯选集》(第 1 卷)，人民出版社，1995 年版，第 56 页。

③ Dewey, J., 1922, "Human Nature and Conduct: An Introduction to Social Psychology", *Journal of Philosophy* 19(17).

④ Brinkmann, S., 2004, "Psychology as a Moral Science: Aspects of John Dewey's psychology", in *History of the Human Sciences* 17(1).

⑤ Dewey, J., 1922, "Human Nature and Conduct: An Introduction to Social Psychology", *Journal of Philosophy* 19(17).

形式的行为反应表现出来，这种行为就构成了伦理实践的一部分。"外向化"的伦理研究关注的正是直观的人的行为与可视化的内心冲突。特定的外部环境为伦理实践和伦理反思提供了可能："一方面是具有破坏作用的攻击性，亦即他的愤怒反应与虐待冲动，另一方面是对赞许和友爱的渴求，并力图在自己眼中显得举止高尚、通情达理。结果是，内心的不被察觉的矛盾激化，其外化的表现则是倦怠无力，使他整个行为能力都陷入瘫痪。"[①] 人的这种极端反应与非正常的行为，通过被观察并检测，进而为伦理规范提供可能。

"外向化"的伦理学研究对象并不局限于人的外在行为，也包括与心理活动联系紧密的义务。比如，康德主张在人的哲学中进行分工，严格分离伦理学。在康德这里，纯粹的道德科学必须"认真清除一切经验性的东西"，康德的这种分工对后世的伦理学和心理学史影响显著。"义务"的概念是先验的，在康德的道德理论中占据了中心位置，而经验性的概念，例如愉悦和痛苦，则只能以最敷衍的方式来对待。[②] 不少人在批评道德哲学家忽略道德心理学的事实特别是动机的经验事实之时，也应清楚"外向化"的伦理学研究除了重视伦理实践外，同样重视对道德信仰的检验。这种信仰并非天生的，是人在后天的社会实践中习得的。康德严格区分道德科学和伦理学，显然是把道德科学建立在伦理的基础之上。当一种理论彻底摆脱经验性元素的支配，更易于进行规范。"外向化"的伦理学检测人的行为，需要伦理实践和信仰具有客观的属性。规范的实质是调整关系，被剔除了经验性元素的道德从而具有真正的客观性，因为道德关系到习惯或实践的有价值的方向的重新调整，而这些都是客观的"环境调整"。价值观是我们活动和实践的客观属性，而不是内心世界的主观偏好。[③] 正是从这个意义上，杜威认为道德是

---

① 〔美〕卡伦·霍妮：《我们内心的冲突》，王作虹译，陈维正校，贵州人民出版社，1990年版，第7页。

② Nowell-Smith, P. H., 1955, "Ethics and Psychology", in *The Sociological Review* 3(1).

③ Brinkmann, S., 2004, "Psychology as a Moral Science: Aspects of John Dewey's Psychology", in *History of the Human Sciences* 17(1).

社会的。我们的道德智慧以及整体智慧都与社区捆绑在一起。真正具有道德修养的人是"在其中形成并活跃于从社会的角度来看待自己所有能力和习惯的人"[①]。杜威关于道德的论述既是客观的也是社会的，道德科学并不像一些人所批评的那样，道德科学研究忽视道德心理。如果真的如此，德性论理论将难以被纳入"外向化"伦理学研究的范畴。

伦理学研究的"外向化"趋势受重视，在于这种研究立足于社会生活。人类社会的发展伴随着两种力量，这就是肯定与否定。前者具有建设性，后者具有破坏性。社会转型，既有对传统社会规范的继承，也有对社会积弊的革除。不同利益诉求的人，对于社会转型的态度并不一致。伦理态度源自伦理判断，伦理判断的过程短暂或持续，在没有形成伦理态度前，其内心将处于"建设"还是"破坏"的抉择之中。弗洛伊德的基本冲突理论为我们理解社会冲突提供了借鉴，他关于"生""死"本能的理论可归为人类的建设性和破坏性力量之间的冲突。虽然弗洛伊德并未把这一概念与冲突联系起来，但他更想了解建设性与破坏性这两种力量是如何融合发挥作用的。[②]人们对于生死的理解与社会转型遇到的伦理观念冲突具有相似之处，伦理学要关切重大现实问题，需要透过这种观念的冲突来了解个体和群体的人，清楚伦理意识与公共领域的关系。哈贝马斯（Jürgen Habermas）看到了官僚主义的非伦理性质，他主张必须在阻碍公共领域自主行动的技术官僚主义和机构权力的条件下培养道德意识，[③]目的在于避免社会环境（公共领域）对人性的侵蚀和对社会道德的污染。

伦理学研究的"外向化"趋势在中国伦理学界的表现同样明显。在伦理学理论创新相对乏力的情况下，我国的伦理学研究重视用功利主义、义务论和契约主义的伦理理论思考本国的现实问题，其中包括经济生活领域、政

---

① Dewey, J., Tufts, J. H., 1910, *Ethics*, New York: Henry Holt.

② 〔美〕卡伦·霍妮：《我们内心的冲突》，王作虹译，陈维正校，贵州人民出版社，1990年版，第13页。

③ Christians, C. G., 2002, "The Social Ethics of Agnes Heller", in *Qualitative Inquiry* 8(4).

治生活领域以及技术发明和使用过程中的伦理学前沿问题。^①公共卫生事件中的社会伦理心态研究以人的社会伦理实践为研究对象，对人性进行伦理反思，这也契合了伦理学研究的"外向化"趋势。

二、伦理学研究的"内向化"维度

相比于"外向化"趋势，伦理学的"内向化"历史更为悠久。在蛮荒时代，人类并不懂得禁忌，全部的行为受本能和直觉所驱动。随着禁忌的出现，人类开始逐渐摆脱野蛮向文明迈进。文明的实质即禁忌，禁忌也是伦理的基础。禁忌是人的心理活动的产物，一个人做什么不做什么，是其自主的行为选择，通常意义上的禁忌则是社会习俗意义上的群体性禁忌，当绝大多数人认可并遵守某项禁忌时，就产生了伦理。这样，伦理学在观察人们行为的同时，显然不会满足于表象的行为本身，而是追问行为的动机。关于伦理学和心理学的关系，梁漱溟先生指出："凡是一个伦理学派或一个伦理思想家，都有他的一种心理学为其基础，或说他的伦理学，都是从他对于人类心理的看法而建树起来。"^②伦理学是研究人及其行为的科学，人的思维特性决定了行为和心理无法割裂，只有将两者勾连起来的伦理学研究才是完整的伦理学。在伦理学的发展历史上，最早的伦理学是美德伦理，这也印证了心理学对伦理研究的重要性。

美德伦理关注人的内在品质，该理论主要围绕"应该如何做人""应该如何生活""什么是有价值"诸如此类的问题提出自己的主张。从表面上看，"应该如何"强调的是理想、规范的行为方式；从本质上讲，"应该如何"也蕴含了基本的道德心理要求。一个人在意识到行为必须受到伦理约束后，他所面对的外部环境无形中发生了改变，原本独立于人的客体就具有了某种主观性，于是置身于社会之中的人们，"碰到的不过是一个心理事实"^③。心理事

---

① 彭定光：《近年来伦理学研究的前沿问题》，《光明日报》，2013 年 12 月 10 日，第 11 版。
② 梁漱溟：《梁漱溟全集》（第一卷），山东人民出版社，1991 年版，第 327 页。
③ 〔英〕乔治·摩尔：《伦理学原理》，长河译，上海人民出版社，2005 年版，第 124 页。

实使伦理问题变成某种意义上的心理问题。从这个意义上说，"没有理由认为哲学与心理学无关。我们不能得出结论，任何对人类思想和行为的思想结构感兴趣的哲学家都可以忽略心理学家和其他社会科学家对我们的看法"①。

　　既然伦理学和心理学的关系如此密切，"内向化"的伦理学研究传统为何会派生出"外向化"的研究维度呢？"内向化"的伦理学侧重于对人的内在品质即德性的研究，人的社会属性与德性的关系反而被忽略。因此，"外向化"维度的伦理学研究有其历史的必然性。本来，"外向化"是为平衡"内向化"而出现的，只是在伦理学的发展过程中，"外向化"维度的伦理学研究呈现出强劲的势头，"内向化"维度的伦理学研究发展相对缓慢，"内向化"维度的伦理学研究重新引起伦理学界的重视。关于当代伦理学研究的新趋势，在李义天看来，"另一条趋势是'内向化'，即，从道德体系的建立走向这种体系得以成立的存在论依据和心理学基础；在这个方向上，伦理学研究不再满足于道德规范的罗列，不再满足于论证道德原则的重要性，而是向内开掘，寻求道德生活的内在机理，确认那些被列为高尚原则的道德要求的心理机制。由此得到的伦理学版本是道德形而上学和道德心理学"②。

　　借助现代科学理论和实验设备，"内向化"的道德心理研究拓展了研究的范围，在探究人的内心世界变化与个体道德的关系时，也重视心境与环境的相互影响。人的心境随环境改变，"不仅心理事实会随情境而变化，所有心理知识都因此是情境化的，这在今天是相当熟悉的要点，而且获得心理事实知识的尝试也可以改变这种现实本身"③。个体心理影响局部的环境，社会心理影响的则是整个社会环境。随着社会心理对社会环境的改变，人们也在

①　Nowell-Smith, P. H., 1955, "Ethics and Psychology", in *The Sociological Review* 3(1).

②　李义天：《康德伦理学的道德心理问题》，《井冈山大学学报》（社会科学版），2012 年第 1 期。

③　Brinkmann, S., 2004, "Psychology as a Moral Science: Aspects of John Dewey's Psychology", in *History of the Human Sciences* 17(1).

"改变社会现象，而这种改变反过来又会影响人的本性"①，"用当代的话说，心理学参与了人类主观性形式的产生，杜威在这里称之为'人性'"②。心理、环境和人性三者之间的关系，与佛家的"物随心转，境由心造"理念应有相通之处。

重视心理问题的"内向化"趋势并不局限于哲学领域，也体现在广泛的社会科学领域，推动着人类社会的现代化转型。③需要指出的是，心理学对现代社会越是重要，人们越是应该认识到现代社会的人性问题与传统社会人性问题的差异。我国先哲很早就重视对人性的思考，提出"性善论"（孟子）和"性恶论"（荀子）。长期以来，围绕人性的本质争论不休，迄今仍无定论。在西方，柏拉图最早思考人性问题。经过两千多年的论争，休谟的《人性论》（*A Treatise of Human Nature*）和亚当·斯密的《道德情操论》（*The Theory of Moral Sentiments*）标志着人性研究取得了重大进展。

"内向化"维度的伦理学研究与当代伦理学的"内向化"趋势有所不同，传统的"内向化"维度的美德伦理学属于规范伦理学。与规范性道德哲学相反，道德心理学侧重于描述性伦理，研究人们如何实际做出道德判断和决定，这意味着当代的"内向化"伦理学研究已将外部环境的因素纳入研究的范畴。道德心理学的哲学根源可以从其发现道德普世性的目标中看出。这种方法揭示出许多预测道德判断的结构性因素，例如遗漏与委托，个人力量与非个人力量，偶然行为与故意行为以及是否存在违反规范的行为，④着眼于通过对内心世界的道德判断来思考个体或群体的现实问题。道德心理研究的这

① Dewey, J., Rogers, M. L., 1927, *The Public and Its Problems: An Essay in Political Inquiry,* Chicago, New York: Henry Holt and Company, p. 147.

② Brinkmann, S., 2004, "Psychology as a Moral Science: Aspects of John Dewey's Psychology", in *History of the Human Sciences* 17(1).

③ Nelson, R. D., 1995, "Pragmatic Validity in Mannheim and Dewey: A Reassessment of the Epistemological Critique of Ideology and Utopia", in *History of the Human Sciences* 8(3).

④ Hester, N., Gray, K., 2020, "The Moral Psychology of Raceless Genderless Strangers", in *Perspectives on Psychological Science* 15(2).

种取向在 18 世纪已经开始出现。比如，巴特勒（Joseph Butler）曾经潜心研究过"良心"问题，他的伦理学成就集中在道德心理领域，因而被视作道德心理学家。巴特勒认为，人类心灵是一个有机的系统，在这个系统中可以区别出不同的爱好和原则。但是，如果不说出这些爱好和原则彼此之间的关系是什么，就不足以详细说出这些爱好和原则。①

在过去的半个多世纪中，道德一直是发展心理学家、决策科学家、认知心理学家和社会心理学家感兴趣的领域。20 世纪 70 年代后期，认知科学哲学的一个次级学科提出一个具有挑衅性的主张，即"认知过程并非（全部）在脑子里"②。20 世纪 90 年代开始，不少哲学家呼吁注意心理学和认知科学研究对美德伦理学的影响。③进入 21 世纪，当代心理学家特别参与了关于道德判断主要是认知过程还是情感过程的辩论。在这场辩论中，道德心理学家分为两大流派：认知发展学派和社会直觉学派。这些流派分别认为，道德主要是理性或情感能力的运动。④这两个流派重视心理理论的重要性，对影响心理变化的外部环境以及事实性经验重视不够，"形而上的道德心理学偏重理论和推测，经验主义者关于品质结构（structure of character）或者道德推理的理论很少从属于系统性的经验研究之下"⑤。

"内向化"维度的伦理学研究偏重认知科学和心理学知识的努力值得赞许，这种努力也是在尝试解决人性的道德倾向。关于心理与人性的关系，前者的作用仅限于是检测人性的一个必要程序，真正检测人性的还是外部环

---

① 〔英〕C. D. 布劳德：《五种伦理学理论》，田永胜译，廖申白校，中国社会科学出版社，2002 年版，第 48 页。

② Clark, A., 1998, *Being There: Putting Brain, Body, and World Together Again*, Cambridge: MIT Press, p. 106.

③ August, S. J., 2019, "Where are Virtues?", in *Philosophical Studies* 176(9).

④ Cornwell, J. F. M., Higgins, E. T., 2015, "The 'Ought' Premise of Moral Psychology and the Importance of the Ethical 'Ideal'", in *Review of General Psychology* 19(3).

⑤ Doris, J., Stich, S., Phillips, J., & Walmsley, L., 2006, "Moral Psychology: Empirical Approaches", in *Stanford Encyclopedia of Philosophy*.

境提供的经验性事实。心理活动有了可供思维的内容，人性方可有效地发挥作用。经验性事实以信息的形式成为心理活动的对象，行为主体处理信息的方式将在某种程度上影响行为主体的感知和道德评价。这是因为，行为主体在处理信息的过程中可能会扭曲信息，在这种情况下阐释的认知失真（Cognitive Distortions）误导自己做出道德评价，从而高估自己的道德水准。[1]这种高估是一种具有代表性的心理事实。在遇到公共卫生事件导致的卫生紧急状态下，人们习惯于选择有利于自己的经验性事实进行道德评价，这种现象的存在，在于置身特殊环境的人们将道德本质上视为"预防"（即维持现状）。这样，"他们在很大程度上错过了重要的伦理领域——向追求个人的卓越品质迈进"。"道德判断本质上主要是认知性的还是情感性的，并不会改变它们是出于动机的判断这一事实，即对所谓的'道德价值'的判断"。[2]高估的道德判断容易使人迷失方向，尤其是在社会秩序受到冲击的情境下，人们凭借直觉进行道德判断，至于为何褒己贬他，人们通常未必清楚这类道德判断的原因。"道德判断，就像在社会心理学中研究的许多其他行为一样，是自动的，是在没有意识控制的情况下执行的，并且（至少有时）无法进行内省式检查。"[3]

"内向化"的研究不能为心理而心理，这样的研究要获得社会认可，必然需要将心理事实与社会性事件关联起来。在这方面，美国哲学家佩里（Ralph Barton Perry）注意区分"诸如'善'和'恶'之类的价值词语是怎样与事情、事件以及人们的喜欢与不喜欢、满意与不满意、爱与恨的心理状态密切联系的"，他"借助人们对事物的肯定兴趣来定义善性，借助人们对

[1] Greenwald, A.G., 1980, "The Totalitarian Ego: Fabrication and Revision of Personal History", in *American Psychologist* 35.

[2] Cornwell, J. F. M., Higgins, E. T., 2015, "The 'Ought' Premise of Moral Psychology and the Importance of the Ethical 'Ideal'", in *Review of General Psychology* 19(3).

[3] Rini, R. A., 2017, "Why Moral Psychology is Disturbing", in *Philosophical Studies* 174(6).

事物的否定兴趣来定义恶性"。①

20世纪80年代，我国伦理学研究者开始关注道德心理问题，开启了"内向化"伦理学研究的传统。近年来，抽象的道德心理研究正在转向关注重大社会现实问题中的伦理心态问题，这种研究目前尚处于起步阶段。

三、伦理学研究的"双向化"维度

回溯既往，伦理学研究基本上秉承"内外兼修"的传统。在不同的阶段，研究者对"外向化"研究维度和"内向化"研究维度的兴趣偏好有所侧重，造成两种研究趋势的此消彼长。学术研究带有时代的烙印，社会需求引导着研究的方向。"外向化"研究和"内向化"研究各有千秋，它们以不同的方式促进社会进步。对于伦理学家而言，不同流派的研究者受所属的理论思想影响，他们的研究旨趣也是研究的态度，兴趣偏好使研究者倾向于偏爱自己选择的流派以及相应的伦理主张。这些伦理主张体现的是其所从属的伦理流派，因而出现"外向化"和"内向化"两种不同维度的研究趋势。伦理学的发展表明，"外向化"和"内向化"之间无法截然分开，两者不同程度地彼此依赖，共同发展。基于这样的认识，可以得出结论："双向化"维度的伦理学研究应该是当今社会的新趋势。

所谓"双向化"，是指在保留"外向化"和"内向化"伦理学研究维度相对独立性的前提下，以重大公共事件（比如公共卫生事件）为中介，综合运用"外向化"和"内向化"的伦理学理论阐释紧迫的社会现实问题，在回答现实关切中两者取长补短，相互发展，寻求合作发展的途径。以"内向化"维度为例，面对公共卫生事件造成的卫生紧急状态，道德心理研究者要回应临时社会秩序所需的道德要求，正如李义天所言："伦理学只有设计合适的道德心理，才能提出自己的道德要求并支撑这些要求。"道德心理并非

---

① 〔美〕汤姆·L.彼彻姆：《哲学的伦理学》，雷克勤、郭夏娟、李兰芬、沈珏译，中国社会科学出版社，1990年版，第501—502页。

纯生理机能的产物，它建立在动态的社会发展之中，卫生紧急状态下非常态社会秩序的"道德规范的合法性论证需要伦理学研究者对人们的心理行动机制有足够细致的把握，而道德规范的切实践行也依赖人们的深刻理解与心理认同"①。道德规范与公众的心理认同也是社会伦理心态研究既定的实践目标。对于伦理学研究者而言，伦理研究应树立实践的目标，他们希望"获得关于正当行为的知识是为了按照它去行动"②。在公共卫生事件持续期间，"正当行为的知识"的抽象性增加了公众进行道德判断的难度，现成的知识难以解决意外的社会变动。在这种情况下，从道德心理延伸出来的社会伦理心态开始发挥作用，指导人们的行为。从这个意义上说，"杜威将心理学视为一门道德科学，即应为人类生命价值做出贡献的一门科学"③的见解就颇有见地，因为所有的道德选择都是行为主体心理活动作用的产物。心理学和伦理学共同向行为主体的行为选择提供令其认可的道德理由。心理学的知识赋能伦理学，使得伦理学理论更具实践性，这得益于"双向化"维度的伦理学研究。

"双向化"是当代社会发展对伦理学研究提出的时代性要求。20世纪40至50年代以来，世界格局发生显著变化，伦理学开始转向思考现实问题。20世纪70年代，应用伦理学逐渐得到承认。应用伦理学的理论知识来自"外向化"维度的伦理学研究成果，应用伦理学所关注的是社会性冲突，这类冲突属于相对直观的经验性事实。社会问题以客观的形式呈现出来，并不代表个体心理和社会问题在这些问题的累积过程中没有发挥作用。在社会冲突的背后，是群体性道德观念的某些改变。"外向化"的应用伦理学较少关注人们内在的心理冲突，协商、妥协的程序化解决方式可以在短期内取

---

① 马向真：《当代中国道德心理学：问题与范式》，《南京师大学报》（社会科学版），2018年第4期。

② 〔英〕亨利·西季威克：《伦理学方法》，廖申白译，中国社会科学出版社，1993年版，第28—29页。

③ Brinkmann, S., 2004, "Psychology as a Moral Science: Aspects of John Dewey's Psychology", in *History of the Human Sciences* 17(1).

得明显成效。从社会长远发展来看，对人性内在的心理认知的不足，难以真正降低社会冲突的危害程度；美国心理学家卡伦·霍妮（Karen D. Horney）指出："由于冲突常与信念、道德观等有牵连，所以，只有我们已经具备了一套价值观念，才谈得上认识那些冲突。从他人得来的、还没有成为我们自身一部分的观念，很少导致冲突，也很少能指导我们作出决策。当我们受到新的影响时，这样的观念很快就被放弃，由新的观念取而代之。"①道德观念的易变，与传统的道德心理研究关注个体道德心理而较少关注群体和社会的道德心理有关。个体的道德认知影响其道德态度，他们在面对社会冲突时，比如当公共卫生事件造成社会秩序的显著变化时，新的外在秩序必然带来个体心理方面的适应度问题。当个体的力量无法与外部环境相抗衡时，改变自己的信念和道德观念，成为人们的一个选项，霍妮的论断成为这种变化的注脚。

"双向化"维度的伦理学研究并非"外向化"和"内向化"的简单相加，或者是以一方为主导。"双向化"应该是有条件的融合。所谓条件，是指诸如全社会遭遇某类重大公共事件，比如，新冠病毒的全球大流行，需要人类社会所有学科联合起来研究，伦理学、心理学和新闻传播学甚至更多学科合作，共同研究特殊情境下群体性的行为和心理变化。就伦理学科内部而言，"外向化"和"内向化"的流派同样有必要协作展开相关研究，回应重大的社会关切。"双向化"需要充分认识不同学科的基本概念。对于公共卫生事件中社会伦理心态的研究，伦理学关注行为的"应该"，心理学关注认知，新闻传播学关注"是"。关于"应该"与"是"，休谟在两者之间作过一个明确的区分，这个区分直到 20 世纪初才被大多数哲学家所接受，并认为这样的区分有效。随着社会冲突的增多，短短半个世纪后，休谟的这个区分又开始受到抨击。②"是"指客观存在，"应该"指价值判断。在两者之间，道德

---

① 〔美〕卡伦·霍妮：《我们内心的冲突》，王作虹译，陈维正校，贵州人民出版社，1990 年版，第 4—5 页。

② Nowell-Smith, P. H., 1955, "Ethics and Psychology", in *The Sociological Review* 3(S1).

心理的认知起着特殊的作用。公共卫生事件中的社会伦理心态研究，既要区分"应该"与"是"，也应探寻两者有无勾连的可能性。西季威克（Henry Sidgwick）的论述颇有参考价值："在我看来伦理学的研究和政治学的研究都不同于实证科学的研究，因为他们的特殊，而基本的目标都是确定应当如何行为。"①西季威克指伦理学和政治学之间发现了两种"应当"。伦理学的"应当"超越了时间，变成一种恒定；政治学的"应当"侧重判断和选择。包括公共卫生事件在内的所有类型的重大公共事件，同样是政治学研究的对象，两种"应当"的观点，也适应于伦理学与心理学应对新的重大社会问题。

当代社会，伦理学除了与心理学和社会科学积极协作关注社会问题外，"双向化"的伦理学研究还应关注网络舆论的变化。网络舆论发生于公共领域，这个领域的成员结构复杂，匿名和身份的隐蔽使得社会成员的言论更接近人性的本质。对于重大社会话题的公开讨论，在那些偏激的言辞背后，也许正是他们的真实想法。"外向化"的伦理虽然也探究行为者的动机，但侧重点在于规范行为主题如何理性发表自己的看法，却未必能洞察无数个讨论者的内心；"内向化"的道德心理研究希望通过现有的语言来了解他们的真实想法，限于道德心理更多是针对个体心理的道德理解进行研究，而公共领域的公共事件讨论则需要从整体上把握动态性的社会伦理心态。网络人际彼此的道德理解与反理解成为了解社会伦理心态的窗口。在杜威看来，道德理解不能被编纂、普遍化、形式化或从方法上纳入规则体系。②在缺乏普遍性社会共识的今天，以社交媒体为代表的网络舆论场成为典型的公共领域，在这里，公众意见的分歧甚至撕裂表现得尤为突出。观念撕裂加大了道德观念的分歧，道德相对主义思潮增加了"道德理解"的难度，伴随社会撕裂而来的"反道德理解"加剧了观念的冲突，不相容的目标导致"道德理解"的异化。

---

① 〔英〕亨利·西季威克:《伦理学方法》，廖申白译，中国社会科学出版社，1993年版，第25页。

② Dewey, J., 1922, "Human Nature and Conduct: An Introduction to Social Psychology", *Journal of Philosophy* 19(17).

"外向化"的应用伦理学倡导通过协商妥协达成共识，协商的前提是需要彼此了解各自的诉求，这就需要"内向化"的道德心理学的积极介入。在这种情况下，道德主体直面有关价值的问题。关于公共领域的这种协商，斯文德·布林克曼（Svend Brinkmann）写道："当习惯、习俗或习俗建立起不相容的目的时，道德商议就产生了。有时，社会风俗或习惯会发生冲突，然后我们必须决定如何行动，如何改变习惯。我们必须决定应实现哪些价值。"①面对动态变化的卫生紧急状态，人们无法事前预判何种策略是"正确的行动方针"，只能始终依据具体情况分析判断，调整自己的行动。这表明，"外向化"和"内向化"的伦理考虑同步进行，可以促进道德商议的顺利进行，寻求道德理解。

当"内向化"维度的伦理学家重视个体道德心理时，过滤了他们认为冗余的经验性事实，因为这些伦理学家否认经验事实的可靠性而成为"道德反现实主义者"，认为可靠性通常是根据真理或真理的可能性来定义的；相反，当"外向化"维度的伦理学家急于化解社会冲突时，忽视了社会伦理心态的特殊价值，认为心理反应是个体性的，无法普遍化。"双向化"维度的伦理学研究更为适合伦理学家以全面的眼光审视卫生紧急状态下公共领域的伦理问题。

第二节　社会伦理心态的道德心理问题

社会伦理心态脱胎于道德心理。从静态的道德心理到动态的社会伦理心态，两者之间有着千丝万缕的联系。社会伦理心态与个体的道德心理的"关系就像它所涉及的那些项目一样，并不是有赖于我们的思考而存在的，它属于思维所能理解而不能创造的那个独立世界"②。

---

① Brinkmann, S., 2004, "Psychology as a Moral Science: Aspects of John Dewey's Psychology", in *History of the Human Sciences* 17(1).

② 〔英〕伯兰特·罗素:《哲学问题》，何兆武译，商务印书馆，2007年版，第80页。

一、心理学研究的心态转向

（一）心态学：从历史研究到社会研究

在汉字中，所有与"心"有关的词语均与人的思维活动相关。人作为生命体，存在的标志是思维处于活动状态。思维是心理活动的抽象表达，人们更习惯于用"心灵"这个词语来概括人的心理活动。至于何谓心灵，康德将"心灵""理解为人在自由运用其力量时的生命原则"。[①]心灵的前提是"生命"，逝去的人因生命不复存在而不再属于通常意义上的"人"。心灵需要存在的空间，这个空间即"生命场"；维系心灵存在的除了"生命场"还需要"能量场"，即康德所谓的"生命的力量"。"生命场"与"能量场"共同构成心灵的生命原则。心灵借助生命的力量而存在。

人类很早就开始关注心灵现象，研究人的行为和人性的伦理学，必然涉及心理问题。19世纪，自然科学的迅猛发展为研究心灵问题提供了可能。心理学研究有两种方法，有心理活动机理的内容研究，也有从时间维度梳理心理的研究轨迹。就后者而论，弗洛伊德在研究精神疾病的同时也拓展了心理研究的领域，并开创"心理历史学"的研究传统。在心理历史学的研究过程中也出现过分化：一边是美国学者对心理史学表现出浓郁的兴趣；一边是法国学者对心理历史的关注。1938年，法国年鉴学派的吕西安·费弗尔（Lucien Febvre）开始从历史的角度研究心理学问题，逐渐形成一种不同于美国心理史学的心理历史学研究的新模式，这个新模式被称作"心态史学"。由此，在广义的心理历史学的范畴之下，划分出"心理史学"与"心态史学"两个既有联系又有区别的学派。心理史学与心态史学除了两者所流行的地区不同，它们更重要的区别在于："两者在关注人类的心理因素、精神状态在历史中的作用的同时，在具体的研究内容与方法上的分

[①]　〔德〕康德:《道德底形上学》，李明辉译注，联经出版事业股份有限公司，2015年版，第254页。

野，它们有着不同的学术渊源与侧重，是当代西方心理历史学的两个主要流派。"①

历史学家对心理学的兴趣在于心理问题研究的脉络和学术观点。就人的心理因素和精神状态而言，"心理"和"心态"所指代的含义也各有所侧重。美国心理学研究凭借自然科学的理论，追求心理因素研究的精确。相反，法国的心态研究受到浪漫主义文学传统的影响，他们对用自然科学方法研究心理并不大感兴趣，而是从本国的文化传统中汲取营养，用审美的眼光审视人的心理状态。关于这一点，可以从"心理"和"心态"这两个概念中看出端倪。心理是指人脑对于外部世界的主观反应。法语的"心态"（mentalité）这个词的含义却相当宽泛：既可以指"精神状态""精神面貌"和"思想"，也包含有"心理"的意思。此外，古法语和现代法语口语中，"心态"还指代人的"品行"和"德行"。"mentalité"的意蕴丰富，造成了这个词语的模糊性。对于自然科学而言，概念的模糊性使研究的难度增加，对于人文科学而言，概念的模糊性可能成为一个优势。正如勒高夫（Jacques Le Goff）所说："心态史最吸引人的地方正在于其模糊性：可用之于研究别人置之不顾的资料，即史学研究分析中由于难以阐明其含义而置之不顾的资料。"②历史学家对"心态"的钟爱在于历史资料的碎片化，大多数情况下他们只能通过零星的资料进行叙事。碎片化的资料并非没有益处，这类资料更具故事性，因而适合形象化的叙事。

心态史研究受欢迎还有另一层原因。勒高夫在《新史学》中写道：

在（20世纪）70年代，曾经一度风靡的社会经济和人口学的主题锐减，研究者纷纷涌向原先少有人问津的一些主题——儿童、家庭、死亡、性、犯罪、社交、年龄阶层、噪音、群众狂热等等，心态史甚至成

---

① 周兵:《心理与心态——论西方心理历史学两大主要流派》,《复旦学报》(社会科学版),2001年第6期。

② 同上。

为"当代文化的一个富有特征的现象"。历史研究领域由经济向心态这一更为深层结构的转移过程，被伏维尔等称为"从地窖到顶楼"，它意味着对过去历史整体架构的把握，历史的认识也更为全面真实。[①]

新出现的重大社会问题为学术研究开辟了道路，这些问题也成为学术的增长点。在社会转型期，社会价值观念也在经历一次前所未有的转型，其中，传统的伦理道德观念随着社会发展而有所变化，而法语口语"心态"刚好有"品行""德行"的含义，心态与伦理的关系有着语义学的渊源。从伦理角度关注心态问题，与"品行"和"德行"相关的海量研究资料更适合从媒体新闻报道和社交媒体的碎片化跟帖中获取。同样，在其他学科对这类零星的资料（如网络跟帖）"置之不顾"时，这样的碎片化信息反而成为研究社会群体德行的宝贵资料。

心态通常被理解为某种心理状态。这种状态是心灵对于自身与客观现实的感觉。"感觉一词使人联想到感受的能力，而不是一种认识的能力。"[②] 感觉是感知的表现形式之一。"感知"包括"知觉"与"感觉"。用作"感觉"意义时，感知指的是情感走向，以"愉快"和"不快"作为评价尺度。[③] 对于外部现实和人的行为，人们会依照自己的标准进行评价，这是形成价值观念的来源。在乔治·杜比（Georges Duby）看来，心态史是价值观念的历史；罗贝尔·芒德鲁（Robert Mandrou）认为心态史是人对世界的各种看法的历史。[④] 法国年鉴学派的历史学家们将"心态"概括为"看法"，看法即意

---

① 周兵：《心理与心态——论西方心理历史学两大主要流派》，《复旦学报》（社会科学版），2001 年第 6 期。

② 〔英〕亨利·西季威克：《伦理学方法》，廖申白译，中国社会科学出版社，1993 年版，第 57 页。

③ 〔德〕沃尔夫冈·韦尔施：《重构美学——品味新美学》，陆扬、张岩冰译，上海译文出版社，2002 年版，第 67—68 页。

④ 周兵：《心理与心态——论西方心理历史学两大主要流派》，《复旦学报》（社会科学版），2001 年第 6 期。

见，英语的"意见"就有"评论"和"舆论"的意思。通过对"心态"词义的溯源，不难发现这与公共领域的社会事件以及与事件相关的人们的价值观念有着内在的联系。价值观念是人们稳定的看法，这种看法源自人的价值判断，这样的判断"是把一个心灵和心灵以外的不同事物联系起来的这种信念关系或判断关系"①。作为心理活动状态的心态以及由此形成的看法，受到传统的价值观念和动态变化的外部现实的影响，特别是在事关人类公共卫生安全的关键阶段，不论是个体的还是群体的判断往往都是在瞬间完成的，这些判断（看法）看似简单，实际上蕴含了多重的信念关系。具体到道德判断，则是人的心灵和外部事物共同发挥作用的产物。社会环境越复杂，人们的伦理判断也就越困难。这是因为，伦理判断与人的道德信念相关。

社交媒体时代，人际交流打破空间的界限，社交媒体用户可以与素昧平生的人进行远距离的交流。在这个时代，新闻媒体和网络平台的信息供给超过以往任何一个时代，信息流动也刺激着心灵，公众借助媒体可以获取多元的信息。异质的信息对心灵的浇灌将产生出多种的信念。在网络舆论场，围绕一起重大公共事件的争论折射出公众的价值观和道德信念的差异。在公共领域，心灵所创造的信念不止一种，按照形式逻辑，"两个截然相反的命题，不能同时为真"，在罗素（Bertrand Arthur William Russell）看来，虽然"信念的存在依赖于心灵"，但"信念的真理不依赖心灵"。罗素指出："一个信念，在有一个与他相应的事实的时候，便是真实的，在没有与他相应的事实的时候，便是虚妄的。"② 这就提出了由心态所得出的价值判断以及由此形成的信念是否具有可靠性。在与信念有关的价值判断中，真正重要的不是理性或情感，而是可靠性。一个答案是人们无法就哪种道德信念或信念形成过程是可靠的达成共识。不同的伦理流派的观点可能相左。比如，康德主义者声称功利主义的信仰不可靠，功利主义者反过来批评义务论。因此，在心理学

---

① 〔英〕伯兰特·罗素：《哲学问题》，何兆武译，商务印书馆，2007 年版，第 104 页。
② 同上，第 107 页。

家或哲学家研究道德判断的可靠性之前需要谨慎行事。[①]

　　法国年鉴学派对心态史学青睐有加，从而独辟蹊径，开创了心理学研究的新领域。需要指出的是，这个学派的研究也并非无懈可击。有研究者批评该学派片面强调心态的地位和作用，仅仅满足于某个历史时期的心态研究，虽然聚焦于心态的时代性，但缺乏总体性和综合性的研究。[②] 这样的批评比较中肯，指出了这种研究方法的不足。不过，我们更应看到心态史学的启迪意义。探究心理过程、心理反应的心理学研究，因为将丰富的历史资料剥离出来，反而影响到心理学研究的社会认知价值。我们的兴趣在于，借鉴心态史学开创的关注日常行为的研究内容，利用媒体提供的丰富信息资源将研究的对象转向以网络平台为载体的公共领域和特定现实空间，以卫生紧急状态为例，研究这一语境下的社会伦理心态。在网络平台以及由此形成的网络舆论场内，"各种关系都应当放在一个既非心灵又非物质的世界里"[③]，进而使得舆论场变成一个理想的"心态容器"，便于集中观察社会伦理心态的变化轨迹。

　　（二）心现象：从道德心理到伦理心态

　　对心灵问题感兴趣的并不仅限于心理学家和历史学家，哲学家的研究同样不可避免地会接触到与心灵有关的问题。以价值哲学为例，价值涉及主体的欲求与客体对这类欲求的满足程度，欲求与满足在本质上属于主体的心理活动。价值哲学涉及的领域广泛，传统的价值理论更多将之视作一种行为选择的偏好，这样的偏好虽然触及人类心理的边缘，但远未深入人类的心灵。在哲学领域，布伦塔诺（Franz C. Brentano）将价值哲学用于研究人的内心世界。布伦塔诺用"心现象"的"善好"概念重新定义"价值"，由此开启了对"内在价值"的研究。内在价值所强调的"善好"属于伦理的内容，这样的"善好"与心理兴趣结合起来，哲学认知的心理倾向于强调伦理判断，

① Sinnott-Armstrong, W., 2011, "Emotion and Reliability in Moral Psychology", in *Emotion Review* 3(3).

② 吕一民：《法国心态史学述评》，《史学理论研究》，1992 年第 3 期。

③ 〔英〕伯兰特·罗素：《哲学问题》，何兆武译，商务印书馆，2007 年版，第 73 页。

于是，布伦塔诺的"质料性价值就是正确之爱及其对象，即下述三类'心现象'：表象活动以及表象中所呈现的'被经验为正确之快乐的对象'"。在构成"心现象"的"美""真""善"中，"爱恨现象以及正确之爱所对应的"就是伦理学中的"善"。布伦塔诺的贡献在于，强调内在价值的个体经验性感受，使得内在价值不再抽象而具有了充实的内容。①

内在价值对"善好"的强调表明，随着社会的发展，人们对幸福的向往不再满足于抽象的概念，开始在意内在的价值（即品质）。在伦理学史上，西季威克第一个使用"好生活"这个词组而避免使用"幸福"这个词语。②"幸福"的实质是圆满，圆满具有很大的理想成分，"好生活"将人的"幸福"与现实生活相联系，对这种生活的评价（"好坏"及其程度）体现的是自我的评价。符合"善好"标准的"好生活"离不开对这种生活进行自觉判断的欲望。人们对"好生活"的追求和实践"不仅是由道德判断驱动的，而且是由独立地影响到他的判断的欲望和倾向驱动的……在我们自身中激起一种做出这种行为的突出倾向"③。正是这样的突出倾向促使人们实现自己的理想。

在从抽象的"善好"向经验性"好生活"过渡中，心理问题与伦理实践密切相连，心理学家也开始思考"好生活"所蕴含的道德问题。20世纪初至20世纪中叶，道德心理学从传统道德心理学转型为现代道德心理学，心理学家们普遍认为"道德"本身隐含着"应该"的前提功能，他们尝试对"道德"进行界定。美国心理学会（American Psychological Association，简称"APA"）对"道德"的定义："一种信念和价值体系，可确保个人在社会中履行对他人的义务（即做正确的事），且不要干涉他人的权益（即没有做错）。"④

---

① 郝亿春：《价值与"心"——布伦塔诺对价值哲学的"内转"及其意义》，《哲学研究》，2019年第5期。

② 〔英〕亨利·西季威克：《伦理学方法》，廖申白译，中国社会科学出版社，1993年版，第二版序言，第3页。

③ 同上注，第29页。

④ James F. M. Cornwell, E. Tory Higgins, 2015, "The 'Ought' Premise of Moral Psychology and the Importance of the Ethical 'Ideal'", *Review of General Psychology* 19(3).

据称，这是心理学家普遍接受的道德定义。[1]从 APA 的定义不难发现，鉴于21 世纪末人类面临的严重道德问题，人们对道德问题的关注和兴趣将日益增长，这也反映在心理学上。心理学家所理解的"道德"是对当代社会伦理学研究成果的借鉴，从社会现实的角度界定"道德"。受存在主义思想的影响，从克尔凯郭尔主义（Kierkegaardism）的角度看，需要将伦理实践与人的自身情况相联系，确保个人的"道德心"（良心）可以在任何给定的生活和每种文化中得到发展。[2]

在伦理学界，围绕"道德心理（学）"及其相关的概念还存在争议。比如，关于道德自我意识的"道德自我"问题，引起拉普斯利（Lapsley）和纳尔维兹（Narvaez）等道德心理学家的关注。"道德自我"中"道德"只能作为"不道德"的反义词，而不是"非道德"的反义词，因为自我不能被视为"道德"。"不道德"除非它们在更一般的意义上，即"道德"上是"道德的"才属于道德心理学的相关问题。[3]鉴于基本概念理解上的分歧，克里斯蒂安·克里斯蒂安森（Kristján Kristjánsson）"始终在引号中使用'道德心理学'及其姐妹术语'心理道德'"，因为他"不确定这是一个恰当的术语。至少对于大多数心理学家来说，'道德化'一词具有负面含义"，"道德化"这个概念"往往与某种过分和不恰当的事物联系在一起，这与科学探究是不相干的"。他强调，"当前话语中的'道德心理学'仅表示由道德理论所知的心理学"。至今，类似于"心理化的道德"与"道德化的心理学"这样的概念之争还在继续。[4]有人可能会争辩说，诸如道德选择和道德观念之类的问题不属于心理学领域，而是属于伦理学的范畴。另一方面，心理学研究不能

[1]　Cornwell, J. F. M., Higgins, E. T., 2015, "The 'Ought' Premise of Moral Psychology and the Importance of the Ethical 'Ideal'", in *Review of General Psychology* 19(3).

[2]　Du Toit, A. P., 1998, "Kierkegaard's Psychological Explanation of Moral Sense and Moral Courage", in *South African Journal of Psychology* 28(3).

[3]　Kristjánsson, K., 2009, "Does Moral Psychology Need Moral Theory? The Case of Self-Research", in *Theory & Psychology* 19 (6).

[4]　同上。

忽略道德对我们的思想和行为的影响。大多数当代哲学家和心理学家都会避免过多地参与有关道德观念、道德勇气和美德等问题的讨论，因为他们在逃避参与可能成为规范性问题且与道德规范接壤的问题。[①] 当代的伦理学研究，不论是"外向化"维度还是"内向化"维度的研究，伦理学与心理学的融合最终需要采用规范伦理学的研究范式，这也是现代社会治理所需要的范式。

在道德心理研究中，"道德心态"的文献非常少。中文文献中，在 CNKI 仅有 2 篇直接使用"道德心态"的论文。[②] 它们出现于 20 世纪 90 年代后期，且没有对"道德心态"的概念进行界定，只是关于性道德心理和大学生道德心理的问卷调查。那么，究竟何谓"道德心态"？康德在《道德底形上学》中偶尔提及"道德心态"，并对这个概念予以界定："尽一切一般而言的义务之意志（道德心态）。"[③] 康德将履行义务的"意志"视作"道德心态"，与道德心理学只是将"道德意志"当作构成道德心理的一种心理成分相比，二者有着很大的不同。康德所理解的"意志"相对于"意念"和"愿望"而言：意念是"就它（任意作为的能力）与其（欲求能力）产生对象的行为能力之意识相结合而言"，"但若它不与这种意识相结合，其活动便称为一项愿望"，而意志则是"如果欲求能力之内在的决定根据，因而甚至意愿都见诸主体底理性之中"。作为欲求能力的"意志"着眼于它与意念底行动之决定根据相关联；而且它本身根本没有任何决定根据，而是就它能决定意念而言，它就是实践理性本身"。[④] 可见，康德所言的"道德心态"强调意志的坚定性。对

---

① Du Toit, A. P., 1998, "Kierkegaard's Psychological Explanation of Moral Sense and Moral Courage", in *South African Journal of Psychology* 28(3).

② 这两篇论文分别是：唐凯麟、龙兴海：《当前中国人的道德心态》，《湖南师范大学社会科学学报》，1995 年第 4 期；何杏仁：《当前大学生道德心态的调查与启示》，《机械工业高教研究》，1997 年第 1 期。

③〔德〕康德：《道德底形上学》，李明辉译注，联经出版事业股份有限公司，2015 年版，第 257 页。

④ 同上注，第 18—19 页。

于现实世界的行为主体而言，自身与外部环境、自身的内心冲突所造成的心情波动属于常态现象，既然"这种为两种矛盾的情绪所引起的心灵状态"[①]伴随着人们，有的波动不可避免地涉及道德观念，康德所谓的"道德心态"更多是一种理想化的心理状态，令现实世界的人们难以企及。既然如此，我们能否寻找一项最低标准的"道德心态"替代物呢？

与"道德心态"相连的是"伦理心态"。在"道德心态"与"伦理心态"中，"道德"和"伦理"不应是名词意义上的"道德"与"伦理"，而是形容词，即"道德的"与"伦理的"。换言之，"道德心态"与"伦理心态"指的是"道德的心态"与"伦理的心态"。至于何谓"道德的"与"伦理的"，康德将遵循自由法则视作道德的，将"法则本身应当是行为之决定根据"视作伦理的。[②]综合年鉴学派对"心态"的定义，我们可以将"伦理心态"定义为人们在伦理实践中对于自己和他人伦理行为的看法（意见）。

2011年，研究者对"伦理心态"有过界定："伦理心态指自我以道德的认知方式、以道德的情感方式、以道德的行为方式构成的道德心理反应机制"，该机制旨在"以道德的眼光观察世界，以道德的情感体会世界，以道德的行为改造世界"，使人们"以道德的认知方式发挥辨别善恶、是非、美丑的功能，形成道德信念。以道德情感的方式发挥体验真善美、鞭挞假恶丑的功能，形成道德态度。以道德行为的方式创造道德环境，实现道德理想，形成道德人格"。[③]按照这样的定义，将"伦理心态"理解为"道德心理的反应机制"，而道德心理机制本身仅仅是一种反应倾向，忽视了人的伦理行为以及行为前的伦理态度。此外，该定义提出的伦理心态的结构三要素（"道德信念""道德态度"和"道德人格"），仅有"道德态度"真正属于"伦理心态"的要素，

---

① 〔荷兰〕斯宾诺莎：《伦理学》，贺麟译，商务印书馆，2017年版，第112页。

② 〔德〕康德：《道德底形上学》，李明辉译注，联经出版事业股份有限公司，2015年版，第20页。

③ 邓全福：《论道德行为形成过程中伦理心态的构建作用》，《甘肃高师学报》，2011年第6期。

虽然"道德信念"和"道德人格"与"伦理心态"有关联，一旦遗漏伦理实践这个最核心的要素，难免将"道德心态"与"伦理心态"混为一谈。

二、社会伦理心态中的道德直觉与道德情感

当我们从社会角度审视行为主体的伦理义务以及就此义务所具有的伦理心态时，应清楚"伦理义务不可根据人所禀有之遵守法则的能力来评价"，而是根据关于"依'人'底理念，人应当如何"的理性知识来评价。[①] 如果义务依据行为主体的自觉程度进行分配，社会道德水准将因人逃避履行这项义务而呈现下降的趋势。如何成为伦理学意义上的"人"，需要从道德直觉和情感中去发现。只有当每个人学会平等地对待所有生命时，才是真正的"人"。

（一）社会伦理心态与道德直觉

人的行为受自己的意志支配。在付诸行动前，他们会本能地对该行为进行综合评判，决定该行为的实施与否。这种综合评判中就包含了某种"道德考虑"。黑尔（Richard M. Hare）将"道德考虑"划分为两个不同的层次："批判"和"直觉"。批判性的道德考虑包括功利主义计算，直觉性的道德考虑涉及运用表面行为原则，这些原则被称为"直觉性道德规则"。[②] 功利主义计算依据的人的社会经验因而变得复杂，直觉性的道德考虑相对直接。关于后者，黑尔假设，事实上每个人都已经熟悉直觉的道德考虑，这是"我们大多数时间使用的日常道德思维"[③]。正是这种日常的直觉性道德考虑，为社会伦理心态（群体看法）提供支持。

不可否认，直觉有些许的神秘色彩。从古至今，许多人在尝试定义"直

---

① 〔德〕康德：《道德底形上学》，李明辉译注，联经出版事业股份有限公司，2015 年版，第 279 页。

② Hare, R. M., 1981, *Moral Thinking: Its Levels, Method and Point*, Oxford: Clarendon Press, p. 25.

③ Miller, D. E., 2014, "Reactive Attitudes and The Hare–Williams Debate: Towards a New Consequentialist Moral Psychology", in *The Philosophical Quarterly* 64(254).

觉"，答案也是众说纷纭。西季威克从人的自省出发，断言"直觉"就是那些"未经反思的常识"。[①] 常识是社会性知识，人们不用专门学习便可获得。显然，这是一种消极的直觉界定。柏格森（Henri Bergson）认为直觉即感应，"通过这种感应，我们可以把自己置身于对象内部，以便和对象具有独一无二的、并且是难以表达的东西相吻合"[②]，这个界定的消极成分开始减少。亨利·彭加勒（Henry Poincare）从更为积极的意义层面进行了阐释："我们需要一种能力使我们能从远处看到目标，这种能力就是直觉。"[③] 对于社会伦理心态语境下的"直觉"，彭氏的直觉能力说更具有说服力。伦理之所以重要，在于它指向整个人类和人类社会的未来。只有看到远距离目标的预见能力，才具有伦理价值。具有伦理潜在价值的"直觉不一定非要通过回答怎么做的问题表现出来，它有时也表现出我们面对某个假设处境时倾向于使用这个而非那个概念，它们是一些更加实质的伦理概念"。虽然直觉并不具有行为指导性质，但它在许多时候都在影响行为的倾向。直觉对行为倾向的影响并不直接通过语言这个中介，这并不是说直觉就可以脱离语言而独立地存在。不会说话的婴儿的肢体行为依赖于生命的本能，这种本能并不是直觉，直觉依然需要通过语言对大脑进行反馈。公共领域的社会伦理心态所需要的直觉，需要人们不假思索就能具备从事道德考虑的能力，这个能力所需要的语言未必是自己的职业语言或者所掌握的某门外语。语言哲学研究的结果发现，"直觉"思维的语言"指的是说话人自发地理解在母语里能怎么说、不能怎么说，在特定情况下正确的说法是什么"。[④] 这种理解不必说出来，它已经在道德考虑中自动运行。

---

① 〔英〕亨利·西季威克:《伦理学方法》，廖申白译，中国社会科学出版社，1993 年版，第 321 页。

② 林瑞青:《道德直觉论》，《扬州大学学报》（高教研究版），2006 年第 1 期。

③ 〔美〕约翰·罗尔斯:《正义论》，何怀宏、何包钢、廖申白译，中国社会科学出版社，1988 年版，第 21 页。

④ 〔英〕B. 威廉斯:《伦理学与哲学的限度》，陈嘉映译，商务印书馆，2017 年版，第 116 页。

　　如果说直觉是未经反思的常识，那么，道德直觉应该是不经反思即可自动识别的那些道德常识。在此基础上，对照彭加勒的"直觉"定义，道德直觉是人应该具备从复杂的观念领域发现如何做符合伦理规范的人的能力。这里所说的"符合伦理规范的人"，即是每个社会成员所应具备的"从远处看到目标"的直觉能力。如前所述，直觉并非天生的能力。那么，道德直觉究竟来自何处？假设道德直觉是一种选择，在海特（Jonathan Haidt）看来，道德选择是由获得一些社会优势和避免社会不利后果的前景所推动的。他们凭借自己的智慧应付在社会上遇到的棘手问题，对于大多数人来说，他们未必愿意自行思考，而是喜欢以模仿的方式追随有社会威望的人对同类问题的态度（或处理方式）。在这里，"自动模仿是社会适应性的，更喜欢与他人'同步'的人"。对于行为主体在公共领域对棘手的社会问题的处理，海特建议："我们应该在大脑最擅长的领域中寻找人类智慧、理性和美德的根源：感知、直觉以及其他快速、轻松且通常非常准确的心理操作。"① 假若海特的观点正确，那么，直觉所提供的看似在实际上需要充分运用个体智慧的模仿过程也是人的学习过程。相比于道德说教，这种自动性质的模仿对于道德观念的传播和伦理行为的规范也许更为有效。

　　通过模仿获得的直觉是否可靠，这有待大量的实证研究进行验证。目前有关哲学方法论和认识论的讨论否认道德直觉的可靠性，认为伦理学不应也不必依赖直觉。② 不过，直觉的可靠性也许可以在其他动物身上得到间接说明。2020 年 5 月，英国研究人员尝试训练能"嗅探检测"人们是否感染"新冠病毒"的医疗检测犬，这种"新冠肺炎检测犬"有望在患者出现新冠肺炎

---

① Haidt, J., 2001, "The Emotional Dog and Its Rational Tail: Asocial Intuitionist Approach to Moral Judgment", in *Psychological Review* 108(4).

② Oftedal, G., Ravn, I. H., Dahl, F. A., 2020, "Do We Need Empirical Research on the Use of Trolley Dilemmas in Applied Ethics? Reply to Commentary by Heidi Matisonn", *in Journal of Empirical Research on Human Research Ethics* 15(4).

症状之前就检测出这种病毒。① 假如这种"检测犬"被成功训练出来，我们需要知道它们的嗅探是动物的本能还是后天习得的"直觉"（假如某些动物也可能具备这种"思维"能力的话）。在这里，我们无意扩大直觉的物种界限，而是提出道德直觉与伦理实践中的可靠性问题。按照直觉主义的观点，就认识世界方式而言，直觉要比理性更为基本和可靠。所谓"直觉主义"，正如辛诺特·阿姆斯特朗（Walter Sinnot-Armstrong）所说，它"是认为人们能够非推理的直接认知一些道德判断真实性的理论"②。直觉理论的意义恰恰在于："至少某些种类的行为是被绝对地、不虑及其后果地规定的。"③

在公共领域，对于复杂问题的道德考虑需要借助人的道德直觉，源源不断地为行为主体提供形成用以伦理看法的一手资料，这并不意味着仅靠道德直觉就可以独立应付社会环境的变化。假若（道德）直觉真的可以代替其他道德考虑，换句话说，社会伦理心态仅凭道德直觉即可形成全部正确的结论性看法，那么，道德直觉就将是社会伦理心态研究的终点。需要指出的是，直觉主义混淆了理想和现实。直觉主义者片面扩大了这种伦理主张的作用："真正的道德在所有社会条件下都绝对地规定着自身即为正当的事物，至少是规定着主要的义务"，正如西季威克所指出："只要持这种意见，在确定义务时似乎就不可能在社会信任状态和一种理想状态之间画出根本的界限。"④ 界限的混淆，造成直觉主义的困难。正如甘绍平所说："虽然它断言自身可以担保对道德真知的认识，但由于它无法为直觉本身的正确性提供标准与尺度，无法告诉我们如何使我们的直觉在主体之间得到检控与验证。"⑤

直觉主义利弊兼有，可能导致有些人对这种理论持消极态度。社会伦理

① 《靠嗅觉检测　英国训练新冠肺炎检测犬》，央视财经《经济信息联播》，2020 年 5 月 17 日。

② Becker, L. C., 2001, *Encyclopedia of Ethics*, Taylor & Francis US, p. 1084.

③ 〔英〕亨利·西季威克：《伦理学方法》，廖申白译，中国社会科学出版社，1993 年版，第 328 页。

④ 同上注，第 44 页。

⑤ 甘绍平：《伦理学的当代建构》，中国发展出版社，2015 年版，第 230 页。

心态研究如何扬长避短，合理采纳直觉主义的相关理论，这是一个值得探讨的问题。针对伦理学界对直觉主义的激烈批评，威廉斯曾痛心疾首地指出："伦理直觉的这一模式已经被一系列批评摧毁了。""一部分批评是说直觉主义无法说明永恒真理怎么能提供实践思考，而且把伦理真理视同必然之物本身就是错误的。""最重要的批评就是求助于直觉，这种能力什么都没解释，它似乎在说这一真理是被知晓的，但不存在它们被知晓的任何途径，讨论何为必然真理的时候，'直觉'没提供多少事涉伦理信念的解释。"[①] 威廉斯是从伦理实践的层面讨论直觉问题，他不同意"伦理直觉无法指导实践"的观点，也不认可在此基础上形成的"直觉无用论"。应该说，威廉斯把直觉引入伦理实践，在公共领域给伦理直觉找到了重新发挥作用的舞台。

在社会伦理心态与伦理直觉之间，两者联系得相对紧密。这是因为，伦理心态不同于道德心态，后者是由普遍的道德意志所驱使，可以超越经验事实，道德心态可以以相对稳定的形式存在；伦理心态虽然也强调普遍性的意志，但伦理实践的性质决定了它必须在冲突性的公共领域内找到某种平衡，在保证道德意志不受干扰的情况下，能够排除经验事实的干扰，仍然可以形成符合现实需要的看法，这就需要了解构成直觉的那些根本性原则。罗尔斯（John B. Rawls）指出，直觉主义理论"是由一批最初原则构成的，这些最初原则可能是冲突的，在某些特殊情况下给出相反的指示"，公共领域的社会问题和社会冲突，需要"靠那种在我们看来是最接近正确的东西来决定衡量"。[②] 这样的衡量也是社会伦理心态与抽象意义上的道德心态的不同之处：道德心态不存在错误的意志（看法），直觉主义的"最初原则"将理想原则和社会问题相结合，可以保证社会伦理心态的集体意志（看法）结论更接近正确。

---

① 〔英〕B. 威廉斯：《伦理学与哲学的限度》，陈嘉映译，商务印书馆，2017 年版，第 115 页。

② 〔美〕约翰·罗尔斯：《正义论》，何怀宏、何包钢、廖申白译，中国社会科学出版社，1988 年版，第 33 页。

（二）社会伦理心态与道德情感

在公共领域，围绕社会冲突展开公共讨论时，价值观念和立场不同，就一个重大公共事件（包括公共卫生事件）达成社会共识的难度就越大。比公共话题更为棘手的是涉及道德话题的讨论，即便是在价值观念相近的群体内交流，人们也可能会意外发现"语言并不总是为我们提供交流内部生活细节的最佳工具"[1]。人际交流的语言，在运用于群体交流和网络交流时，语言服务交流的难度逐渐增加；反过来，当行为主体面向自身，有时也会发现自我的心灵交流同样面临困难。这种可感的困难是一个人企图说服时，用日常语言无法在心里说服自己去做（或不做）某事。当语言失去交际功能，不论是人际交流还是在线交流，甚至于自我心灵的"对话"，伴随着交流的失败，必然会引发交流者的情绪波动。所谓情绪，是个体以愿望和需要为中介的心理活动。虽然情绪波动的时间短暂，但它是情感的一种表现形式。"情感是人对客观事物是否满足自己的需要而产生的态度体验。"[2]由"情感"派生而来的"道德情感"（"道德感"）是人们在社会实践中对现实道德关系和道德行为的好恶、爱憎等心理活动。它经常通过道德情绪直接、本能地做出反应。[3]关于心态与道德情感的联系，自1935年奥尔波特（Gordon W. Allport）对"心态"进行界定以来，学术界倾向于认为，"心态由认知、情感和行为三要素构成。认知决定心态的方向，情感决定心态的价值，行为决定心态的意义"[4]。依照心理学界的这个看法，我们可以认为：道德情感决定社会伦理心态的价值。

真正决定社会伦理心态价值的是道德情感的质量。既然道德情感与社会伦理心态的关系如此密切，我们需要清楚道德情感来自何处。情绪以及由

---

① Rini, R. A., 2017, "Why Moral Psychology is Disturbing", in *Philosophical Studies* 174(6).

② 林崇德主编：《心理学大词典》（上），上海教育出版社，2003年版，第945页。

③ 朱贻庭主编：《伦理学大辞典》，上海辞书出版社，2011版，第42页。

④ 邓全福：《论道德行为形成过程中伦理心态的构建作用》，《甘肃高师学报》，2011年第6期。

情绪生成的情感，一是受外部因素影响而形成；二是在生成情感的过程中直觉起着重要作用。关于（道德）直觉与（道德）情感的关系，安提·考皮宁（Antti Kauppinen）的解释是："对道德直觉的核心特征的最佳解释应该为：道德直觉就是由道德情感构成的，道德直觉就是道德情操的情感显现。"[1] 由此可见，道德情感和道德直觉的关系是内容和形式的关系。需要指出的是，道德情感与普通意义上的"情感"有所区别，这类情感建立在人类的理性基础上。对此，海特有个形象的比喻："情感狗及其理性的尾巴。"[2] 道德情感的主观性特征突出，这种情感需要依据相应的道德标准处理人际（社会）的道德关系和道德行为，因此，道德情感不得不受制于人之理性来控制。社会伦理心态同样由道德情感生成，道德情感的质量如何，决定着社会伦理心态的质量。在公共领域，个体只是其中的一个参与者，其道德情感的纯洁程度和情感倾向的合乎理性对公众的影响看似不大，但却是社会道德情感的构成成分。只有怀有道德情感的人们达到一定数量，才可以生成高价值的社会伦理心态。从这个意义上说，"情感可能是道德世界的守门人"[3]。在公共领域，社会戾气降低公共讨论的质量，这种情况在网络舆论场表现得比较突出。在网络舆论场内，缺乏道德情感的人多了，个体心态的失衡影响到整体的社会心态。社会伦理心态的价值在于，通过强调社会心态的道德属性，扭转公共领域的社会心态。这样一来，在公共领域内，道德情感扮演着"道德守门人"的角色。公共领域健康与否，从公共领域整体的道德情感倾向即可进行检测。

　　我们对道德情感的考察，将它置于特定的公共领域，比如，在整个社会

①　Kauppinen, A., 2013, "A Humean Theory of Moral Intuition", in *Canadian Journal of Philosophy* 43(3).

②　Haidt, J., 2001, "The Emotional Dog and Its Rational Tail: Asocial Intuitionist Approach to Moral Judgment", in *Psychological Review* 108(4).

③　Shweder, R. A, Haidt J.1993, "The Future of Moral Psychology: Truth, Intuition, and the Pluralist Way", in *Psychological Science* 4(6).

遭遇卫生紧急状态时，道德情感从抽象的概念转化成现实的情感，这种情感来自外部环境，也来自自己的感受，更重要的是它影响人们的行为。道德情感的社会价值在于，它必须借助伦理实践来检验自己，完善自身。比如，面对公共卫生事件造成的卫生紧急状态，社会成员的情感受到的干扰更多，情绪更加无法平静，这是磨砺道德情感的机会，因为道德意志是否坚定，只有在与性命攸关的特定情境下，道德意志能够克服多大的阻力，在此过程中得到检验。动态的情绪必然冲击道德情感，那些经得住情绪剧烈波动的道德情感，可以间接证明其道德意志的坚定。在这样的伦理实践中，道德情感得到提升，公众的行为呈现出更多的伦理特征。西季威克在谈及德性与情感的关系时指出："由于情感能引出更具美德的行为，在某些方面，如果情感是实践的和稳定的，似乎是比意志单纯的仁爱，倾向于更高的美德。"[1] 其中，道德情感及其反应与外部环境的变化关系密切，"每个人（情况）都是影响道德决策和行为的互补和相互依存的力量"[2]。这表明，由群体的道德情感生成的社会伦理心态，是公众道德情感的平均水平。在常态情境下，公众的道德情感因缺乏显性呈现的条件并不容易被观察到。相反，在卫生紧急状态下，道德情感参与到人们的伦理实践之中，集体的道德情感得到提升，最终提升社会伦理心态的品质。

研究社会伦理心态中的道德情感，目的在于将"多数人对于行为的正当性或合理性的明确认识系统化，并排除其中的错误。这些认识在正常情况下伴有各种被叫作'道德情操'的情感"，只要这种情感"与被审慎思考的行为相联系，它们就伴有某种可能与其他冲动相冲突的去做被视为正当的行为的冲动。假如这种冲动能有效地引发正当的行为意志，那么，确定先于这

---

① 〔英〕亨利·西季威克：《伦理学方法》，廖申白译，中国社会科学出版社，1993年版，第242页。

② Payne, S. L., Giacalone, R. A., 1990, "Social Psychological Approaches to the Perception of Ethical Dilemmas", in *Human Relations* 43(7).

些意志的情感状态的确切特征，对于伦理学来说就是至关重要的"。① 如何将公共领域群体行为的正当性系统化，需要进一步认识"道德情操"。休谟发现，赞同或不赞同，人们会因为态度不同而采取不同的特殊指向。布劳德（Charlie D. Broad）将"道德情操"界定为人们可以经常"感觉到赞同或不赞同情感的内在倾向"。情感，包括道德情感在内，在仅仅用于抽象的概念时，这种"倾向"因缺乏实质性的内容而变得难以把握。如果我们将这种赞同或不赞同的情感的倾向与某类公共事件相联系，这种情感倾向很快就变得真实、可感。比如，在公共卫生事件持续期间，不论是人们因缺乏对病毒的科学认知而产生的恐惧感，还是对某些防治措施的认同，伴随这些情感而来的将是真实的（行为）倾向：人们忍不住在社交媒体上发布"赞"或"踩"的表情。假设人们的情感更为明显，他们甚至会发表自己的看法。在聊天表情符号或跟帖评论发布前，是人们所具有的特定情感所驱动。"为了解释这些情感在人类身上所具有的特殊指向，休谟认为有必要假定人类存在着另一种情操，他称为'仁爱'或'人道'。人类是这样被构成的，即当想到任何人的幸福时，每个人都倾向于感到愉悦；当想到任何人的不幸时，每个人都倾向于感到不愉悦。"② 符合道德意志的道德情感，尽管其表现的形式和强弱程度因人而异，但就整个公共领域来看，这种情感必须具有道德认知的一致性。换句话说，"己所不欲，勿施于人"。当一个人以他人的快乐为快乐，以他人的痛苦为痛苦时，这种可普遍化的"以己推人"的道德情感，正是社会伦理心态所应具备的情感。

　　在公共领域内，讨论者的道德情操不会处于同一个水平线，而呈现出层级性。以"高尚"为例，可以划分出若干个层级，高层级和低层级的"高尚"会同时影响中等层级的"高尚"。不同层级的"高尚"博弈的结果，将

---

① 〔英〕亨利·西季威克：《伦理学方法》，廖申白译，中国社会科学出版社，1993 年版，第 99 页。

② 〔英〕C. D. 布劳德：《五种伦理学理论》，田永胜译，廖申白校，中国社会科学出版社 2002 年版，第 75—76 页。

决定公共领域内"高尚"这种道德情操的平均水平。道德情操的境界也是如此。关于道德情操的境界，冯友兰先生指出："就存在而言，有一个公共的世界，但因人有不同的觉解，所以此公共世界对于各个人有不同的意义，而在此公共世界中，各个人各有其不同的境界。"①这样的境界之别，不论在什么时代、什么社会里都是如此。换句话说，在公共领域里，人们道德情操的境界并不相同，每种境界的人都会有不少。当然，不同境界的人的数量应该呈正态分布，如果低层级境界的群体占有数量的优势，将导致群体性的道德冷漠现象。万俊人将道德冷漠界定为是"一种人际关系上的隔膜和孤独化，以及由此引起的道德行为方式的相互冷淡、互不关心，乃至相互排斥和否定"②。道德冷漠是一种负向的"道德情感"，这种情感是社会伦理心态欠缺的产物，也是公共领域社会秩序被扭曲的写照。③不论是高层级的还是低层级的道德情操均具有隐性的特点。在日常生活中，我们无法以直观的方式发现人们道德情操的境界。但是，在陌生的公共领域，或者在特定的情景下，道德情操在受到刺激后变得直观。在公共领域内，如果道德情操缺失，由此生成的社会伦理心态用休谟的话说就是，"人感觉到仁爱的情感却没有采取仁爱的行为"④，这是不健全的伦理心态为人们发出的不行动指令。

三、社会伦理心态中的道德推理与道德判断

在生成社会伦理心态的过程中，包含着群体性的道德推理与道德判断。

（一）社会伦理心态与道德推理

在公共领域，面对公共卫生事件，众说纷纭是舆论的基本特征。舆论被

① 冯友兰:《贞元六书》(下)，华东师范大学出版社，1996 年版，第 552 页。

② 万俊人:《再论道德冷漠》，载《我们都住在神的近处》，辽宁人民出版社，1998 年版，第 86—87 页。

③ 陈伟宏、陈祥勤:《道德冷漠的原因分析及其矫治对策》，《道德与文明》，2014 年第 4 期。

④ 〔英〕C. D. 布劳德:《五种伦理学理论》，田永胜译，廖申白校，中国社会科学出版社，2002 年版，第 76 页。

喻为社会的皮肤，成为观察公众内心的窗口。作为社会性意见，在形成舆论的过程中也伴随着相应的推理。在由舆论生成的社会伦理心态中，同样包含着这种心态所必需的道德推理。关于道德推理，"海特试图解释一个显而易见的事实：我们参与道德推理，以便当两种思想之间的冲突或道德判断与道德直觉之间存在冲突时得出一些结论"①。社会伦理心态存在于公共领域，其所处的空间决定道德推理的必然性。公共领域的存在有个基本的预设，这就是对社会冲突的讨论。因此，受到公共领域关注的必然是那些具有重大社会影响力的公共事件。以公共卫生事件为例，这类事件关涉公众的生命健康，遭遇卫生紧急状态时危及全体社会成员的生命安全。在生与死、安全与危险之间，社会成员有着终极目标（即选择生惧怕死，渴望安全拒绝危险）的共识。将终极目标从愿景变成现实，需要每个人做出某些牺牲。比如，在由某种病毒引发的卫生紧急状态下，人们出门必须按照规定佩戴口罩，这既是对自己的健康负责，也是对他人生命的尊重。医学研究表明，佩戴口罩可以有效阻止病毒传播，新闻媒体和社区也在反复宣传此类防护知识。在现实生活中，并非每个人都接受新闻媒体和社区的安全告知，自觉遵守佩戴口罩的规定。对于不肯佩戴口罩者而言，他们的行为（不佩戴口罩）至少有四种道德推理的可能性：

①我身体健康，体内没有病毒，自然不会传染他人；

②我身体健康，运气好，不会被他人感染；

③即便被感染，也是命中注定；

④佩戴或不佩戴口罩是我的自由，我有权利选择不佩戴口罩。

在现实生活中，拒绝佩戴口罩的道德推理并不局限于以上四种。道德

---

① Saltzstein, H. D., Kasachkoff, T., 2004, "Haidt's Moral Intuitionist Theory: A Psychological and Philosophical Critique", in *Review of General Psychology* 8(4).

推理有自己的形式和内容，这些形式和内容构成道德推理的认知结构。科尔伯格（Lawrence Kohlberg）等道德心理学家非常强调道德推理的认知结构。[1]在佩戴口罩的道理推理过程中，其认知结构包含了推理者的伦理观念、权利观念、医学常识、相应的社会秩序规则（防疫政策有关要求外出人员佩戴口罩的规定）、公众对佩戴口罩的认可以及对不遵守规定的批评意见（舆论反响），推理者以符合个人意志的形式将这些内容进行组织和架构。对相关内容的组织架构方式决定着道德推理的路径和判断。在现实生活中，除了社会管理人员和熟人对不佩戴口罩的行为进行直接干预外，陌生人和非关系亲密者未必出面干预。不直接干预并不等于他们不会采取间接的方式进行干预。间接干预通常发生在公共领域的网络舆论场，社交媒体用户更喜欢在社交媒体上对不按规定佩戴口罩的人和行为进行批评。舆论关注的是那些构成直接冲突的行为。比如，有人在大型超市（或者医院）拒绝按照规定佩戴口罩，管理人员出面干预无效，围观者介入将单一类型的干预变成集体性干预。这类干预通常会被拍摄成视频在社交媒体上传播，有的可能会以现场网络直播的形式进行。在这种情况下，公共领域的讨论者可能因伦理道德观念的不同而发生冲突：要么谴责不遵守规定且态度蛮横的人和行为；要么批评侵犯个人权利和自由的干预者，不满拍摄视频者擅自侵犯他人隐私。观念对立所造成的冲突，促使不同伦理道德取向的行为主体按照各自的观念选择道德推理模式，为自己所赞同的观念和行为进行辩护。

　　生成社会伦理心态的道德推理需要满足特定的条件。关于产生道德推理的条件，海特指出："通常，当一个人有足够的时间和处理能力，动机是准确的，没有先验的判断来捍卫或辩护时，以及当没有任何相关性或连贯性动机被触发时，可能会发生道德推理。"[2]海特的见解很好地解释了公共领域

[1]　Payne, S. L., Giacalone, R. A., 1990, "Social Psychological Approaches to the Perception of Ethical Dilemmas", in *Human Relations* 43(7).

[2]　Haidt, J., 2001, "The Emotional Dog and Its Rational Tail: Asocial Intuitionist Approach to Moral Judgment", in *Psychological Review* 108(4).

所形成的舆论和社会伦理心态的内在联系。在公共领域，不论什么时间段总会有人具备闲暇时间，这些人也具备讨论公共话题所需的相关知识。更为重要的是，对于所讨论的话题——比如，坚决拒绝在人口密集的公共场合佩戴口罩的行为——缺乏先验的知识，而这种行为又涉及公共安全，需要进行公开讨论。为参与讨论，参与者必须进行相应的道德推理，以便说服更多的人同意自己所持的观点。媒体平台不同，公共领域的道德推理的主体也不尽相同。以微博和知乎为例，就是两个非常不同的媒体平台，它们所形成的公共领域在针对同一话题展开讨论时，因为讨论者的知识结构不同，导致讨论的专业程度不同。假如是伦理话题，知乎上感兴趣的讨论者显然更为专业，因为多数人熟悉伦理学理论。对于这类讨论者而言，用格林（Joshua Greene）的话说，这个群体确实从事自觉的道德推理，"他们的反思似乎并不只是情绪上的劝告而已"。即便如此，格林也不认为道德推理能得到理想的运用。在他看来，公共领域的讨论"并不是建立在道德推理的基础上，而是在很大程度上是道德合理化的运用"。[1] 专业性的公共领域所进行的讨论尚且如此，对于类似微博这样的社交媒体所形成的公共领域，伦理话题的讨论，道德推理的弱化现象更为明显，"道德合理化"现象更为普遍。

"道德合理化"并非真正意义上的道德推理，而是将情绪引入了推理过程。情绪是否适合参与道德推理，参与道德推理将产生何种影响？对于这样的问题，目前还存在不同的意见。奥曼（John Allman）和伍德沃德（Jim Woodward）认可情绪参与道德推理，认为情绪可以作为客观属性的可靠指标。[2] 辛诺特·阿姆斯特朗并不同意奥曼和伍德沃德的观点。在他看来，"对有经验的人的恐惧可能是真正危险的证据。情绪并非始终是客观真理的可靠

---

[1]　Greene, J. D., 2008, "The Secret Joke of Kant's Soul", in *Moral Psychology* 3.

[2]　Allman, J., Woodward, J., 2008, "What are Moral Intuitions and Why Should We Care about Them? A Neurobiological Perspective", in *Philosophical Issues* 18.

指标，但推理也不是"①。人们的道德观念不同，考虑问题时的立场不同，分析问题所采用的标准不同，导致客观性指标的相对性。同样，即便是有伦理学专业素养的讨论者在进行道德推理时也无法将个人情绪彻底排除在外，受情绪波动影响的讨论者的推理无法保证真正的客观性。以是否必须佩戴口罩为例，对于义务论者而言，他们的讨论可能"源于自动的情绪反应，然后通过事后的合理化得到证明"②。公共领域讨论的情绪化特征明显，"情绪表明了显著性——直接的注意力，从而指导实践和理论推理。结果，情绪受到扭曲的人通常也缺乏推理能力"③。人无法与自己的情绪绝缘，明智的做法是将情绪运用合理化，在公共讨论中通过道德情绪促进道德推理。

　　然而，公共讨论的情绪化，情绪自控力不强和缺乏道德情绪的人占了大多数。"人们需要收集有关某个情况的信息，即使只是在不知不觉中，然后才可以根据情感做出反应。""因此，推理取决于情感，而情感取决于推理或至少是认知。"④ 随着公众情绪的汇集，群体性的情绪必然反映在他们的道德推理之中，如果情绪反应过于激烈，将降低道德推理的质量，而道德推理的质量最终将影响到社会伦理心态的品质。在公共领域内，非理性公共讨论的情绪化造成了社会撕裂，导致道德推理的实际作用有限。在海特看来，推理在决策中没有实质性作用，而仅被用作对所采用决策的事后证明，与后来提出的理由无关。基于这样的原因，海特只承认道德推理的间接意义，作用类似于现象学。⑤

　　道德推理对行为选择的作用有限，却不能就此否定道德推理以及它在

① Sinnott-Armstrong, W., 2011, "Emotion and Reliability in Moral Psychology", in *Emotion Review* 3(3).

② Mihailov E., 2016, "Is Deontology a Moral Confabulation?", in *Neuroethics* 9(1).

③ Damasio, A. R., 1994, *Descartes' Error*, New York, NY: Putnam, p. 288.

④ Sinnott-Armstrong, W., 2011, "Emotion and Reliability in Moral Psychology", in *Emotion Review* 3(3).

⑤ Saltzstein, H. D., Kasachkoff T., 2004, "Haidt's Moral Intuitionist Theory: A Psychological and Philosophical Critique", in *Review of General Psychology* 8(4).

生成社会伦理心态中的特殊价值。审视公共卫生事件在公共领域的讨论，我们首先看到的是对立的意见以及这些意见形成的后续行为。当讨论者开始发表意见和评价某一行为（主要是自己不赞同的）时，他们常常不由自主地进行阐释，这种阐释需要讨论者生成这些意见和行为道德推理。海特认为道德选择是道德直觉的自动结果，而不承认是某些推理过程的自然结果。[①] 这种在事后被人为建构的道德推理，用以说明生成某种社会伦理心态的原因。根据道德哲学的基本假设，"道德必须具有普遍性，这意味着，如果某件事是对还是错，那么每个人的对与错都是正确的。该假设的必然结果是道德推理必须是演绎推理"，这是因为，"只有有效的演绎论证的结论是必要的和确定的"[②]。公共领域的激烈争论表明，围绕公共（卫生）事件讨论形成社会共识的概率很低，无果的重大分歧则是普遍现象，这些分歧都有各自的伦理主张。由此可见，社会伦理心态显然无法达到道德哲学所主张的道德普遍性，对这种情况又该如何解释？演绎论证的有效性在于其形式，而不是其内容。公共领域意见"推论的合理性可以描述为形式原因。道德原则是演绎论证的主要前提，而道德问题事实陈述则是次要前提"[③]。"在演绎推理中，次要前提归于主要前提下以得出结论"。参与公共讨论的人们并不遵守演绎推理的原则，他们习惯于忽略最基本的道德原则，选择符合自己道德观念的内容，大大降低演绎论证的有效性。这种自行其是的道德推理，造成了社会伦理心态的复杂性。

（二）社会伦理心态与道德判断

行为主体对于公共卫生事件的认知，始于道德直觉，在道德情感的作用下，经过道德推理，最终做出道德判断，完成认知的整个过程。那么，何谓

① Saltzstein, H. D., Kasachkoff T., 2004, "Haidt's Moral Intuitionist Theory: A Psychological and Philosophical Critique", in *Review of General Psychology* 8(4), p. 273.

② Hoffmaster, B., 2018, "From Applied Ethics to Empirical Ethics to Contextual Ethics", in *Bioethics* 32(2).

③ 同上。

判断？逻辑学给出的解释是：判断即对思维对象是否存在、是否具有某种属性以及事物之间是否具有某种关系的肯定或否定。关于道德判断，通常有两种解释：（1）对道德现象做出断定的一种逻辑思维形式；（2）是人们判定自己或他人行为善恶价值的一种认识活动，是人们进行道德选择和道德评价的一个重要环节。[①] 对照这个定义，显然第二种释义更为符合社会伦理心态研究所指称的道德判断。

在公共领域，道德判断居于非常重要的地位。在涉及公共话题的讨论中，真正在意这种讨论过程的讨论者并不多，大多数人参与讨论的目的在于获得结果，即对某一公共卫生事件做出是与非、好与坏的结论。对讨论者来说，和自己观点接近的人越多，他们的满足感就越强。这种满足本身就是讨论者情感的自然流露。这种情感的客观存在在某种意义上已经预示着道德判断可能受到情感的影响。进入 21 世纪，道德心理学家纷纷关注道德判断是基于情感还是基于理性的问题上。辛诺特·阿姆斯特朗认为："这种关注似乎是自然的，因为自古希腊以来，理性主义者和情感主义者之间的辩论就主导了道德哲学。"[②] 尽管道德哲学的这种辩论成为一种传统，在实际的争论过程中，不论是理性主义者还是情感主义者，他们通常倾向于认为自己的判断更为客观，道德判断的这种不经意性表明，人们的某些道德判断是在根本没有道德直觉的背景下进行的。他们可能会进行道德推理，以得出关于是否应该的一些道德判断。[③] 可见，直觉以快捷的方式做出道德判断，以至于我们很难辨别直觉究竟属于理性还是情感。真正的理性判断应该是经过道德推理得出的结论，对于直觉判断的瞬间性，许多时候我们自己都难以解释这种判断的理由。直觉判断缺乏必要的推理和论证过程，可能会导致自相矛盾的结

---

① 朱贻庭主编：《伦理学大辞典》，上海辞书出版社，2011 版，第 38 页。

② Sinnott-Armstrong, W., 2011, "Emotion and Reliability in Moral Psychology", in *Emotion Review* 3(3).

③ Saltzstein, H. D., Kasachkoff, T., 2004, "Haidt's Moral Intuitionist Theory: A Psychological and Philosophical Critique", in *Review of General Psychology* 8(4).

论。"有时，不是直觉相互冲突，而是道德判断与我们的直觉相冲突。""在这种情况下，既不存在矛盾的道德直觉，也不存在矛盾的道德判断；相反，直觉和判断指向相反的方向。解决此类冲突需要理性思考。"[1] 尽管理性对于道德判断非常重要，不过，怀特海（Alfred North Whitehead）坚持认为："我们的判断，即笛卡尔也曾援引过我们的判断力，需要有一种直觉，以便提供作为决定的材料。"[2] 直觉对于道德判断之所以重要，在于"道德直觉可以非推理性地为道德判断作辩护"[3]。

在公共领域，真正理性的讨论并不现实，这是因为无法为参与讨论者设置门槛，将那些不具备讨论资格的社交媒体用户拒之门外。即便是在诸如微信群这类最小规模的准"公共领域"内，讨论者的道德观念通常基本一致，如此小范围的讨论依然难免出现观点交锋的可能。像这种"同质化观点"间的冲突，在于即时的讨论没有给讨论者留下理性思考的时间。时间不充裕，讨论者遵循各自的直觉进行判断，这种判断模式决定了观点碰撞的必然性。至于在真正的公共领域，在以亿人为计量单位聚集的社交媒体平台上，成千上万的用户同时在线就一个话题展开辩论，这种环境下的公共讨论，理性讨论反而因过于理想化而变得不大现实。因此，在公共领域，讨论者普遍接受直觉道德的观点，"当行为符合于某种被直觉的领悟为具有无条件约束力的义务准则和原则时，它就是正当的"[4]。通过这种方式，道德判断被赋予主观的"正当性"。在由网络舆论场构成的公共领域内，随着直觉的正当性而来的是道德判断自我认定的"正当性"，这种"正当性"被贴上道德的标签反过来助推网络舆论的发展。对于公共领域来说，讨论者接受的是常识道德而

---

[1] Saltzstein, H. D., Kasachkoff, T., 2004, "Haidt's Moral Intuitionist Theory: A Psychological and Philosophical Critique", in *Review of General Psychology* 8(4), pp. 276-277.

[2] 〔英〕怀特海：《思维方式》，刘放桐译，商务印书馆，2004 年版，第 67—68 页。

[3] Hindriks, F., 2014, "Intuitions, Rationalizations, and Justification: A Defense of Sentimental Rationalism", in *The Journal of Value Inquiry* 48(2).

[4] 〔英〕亨利·西季威克：《伦理学方法》，廖申白译，中国社会科学出版社，1993 年版，第 27 页。

不是理性道德。正如西季威克所说，为缩短讨论过程，人们仍然试图得到一两条更绝对、更不容反驳的、可从中推导出流行法则的——公认的或是稍加修正和改动的——真实而明确的原则。"流行法则"属于公共领域的辩论法则：对公共卫生事件的看法，只有我和同意我的群体性观点符合对这一事件的道德判断，与此相反或虽然接近但有出入的观点，都是不正确的。道德直觉和道德判断的绝对性，使公共领域的分歧加剧。

道德判断的这种绝对化的"流行法则"是社会发展过程中出现的一种现象。在大众传媒出现前，公共领域的空间多限于广场集会。现实空间再大的广场也不过容纳十万人的样子，在这样的场合，众声喧哗并不现实，这样的辩论要么是一个面向台下听众的演讲，要么是两个人或两个代表队的集体辩论。现实空间的公共领域，只能是个别人的辩论，而参与辩论的又基本上属于精英型人物，绝对化的观点可以表达，但未必能被现场听众真正接受。大众传媒的公共领域并未改变传统的讨论模式，所不同的是受众的规模扩大了若干倍。随着网络媒体的出现，特别是社交媒体的普及，现代意义上的公共领域真正形成。和传统的公共讨论最大的不同之处在于，社交媒体上的用户大多是以匿名的身份参与共公共讨论，具身的退场和身份的虚化，使公共领域不断处于变化的进程之中（当前的公共讨论甚至出现了人机对话）。在公共讨论持续的过程中，人们的道德判断越来越"基于简单和基本的过程，而这些过程更类似于感知而不是更高阶的认知。它们是直觉的，因为它们在意识中出现而没有任何思考过程"。相反，道德推理变成了事后的构造，对道德判断的结果（因此是尾巴，而不是狗）影响很小或没有影响。[①] 由直觉主导的道德判断，依然受讨论者的价值观影响。在公共讨论中，"一组道德价值观——忠诚、服从权威和纯洁的'约束价值观'与明确的因果判断相关，这些判断是不必要和不充分的"。不充分的道德判断需要借助于因果判断为

---

① Saltzstein, H. D., Kasachkoff, T., 2004, "Haidt's Moral Intuitionist Theory: A Psychological and Philosophical Critique", in *Review of General Psychology* 8(4).

自己辩护，这样的辩护使"具有不同道德承诺的人对有害事件的因果关系有不同的定位，而这又与他们对羞辱和指责的明确态度有关"。[①]

公共领域的因果判断可以通过心理学的内隐理论得到说明。心理学所说的内隐，指的是人对事物的积极或消极反应，它由不自觉的经验或无法归因的经验引起。研究社会伦理心态，需要了解内隐因果关系对道德判断的影响。公共领域的道德判断有时无法通过因果判断为人们提供根据，这类不能归因的判断多数是公共卫生事件本身的复杂性和公共领域环境的多边所导致的。尽管许多研究者已经探讨了行为主体与情境互动对个体道德判断和行为的影响，但这个过程对道德判断和行为的影响更为全面。[②] 在公共讨论持续期间，任何刺激性的词语（表情、图片或视频）都可能对讨论者的心理产生影响，这种心理变化又反过来影响着他们的道德判断。伦理学家和新闻传播学者很少考虑公共领域内道德判断的心理原因，这也许是明智之举。在里尼（Regina A. Rini）看来，人们似乎有做出判断的充分理由，但是，如果心理过程的结果有所不同，他们会对做出不同判断的理由同样充满信心。[③] 在公共讨论中，道德判断中的心理因素表现得非常明显。特别是在匿名状态下参与公共讨论，人的精神相对轻松，不必特别担忧率性而为会给自己造成直接的伤害，所以他们的判断更接近自己的真实想法。心理因素未能引起重视，不利于全面认识公共卫生事件中社会伦理心态的变化轨迹。

在公共讨论中，除了直觉判断与因果判断对道德判断产生影响外，讨论者对于公共事件的口味（切入问题的习惯性角度）、讨论者出生地和生活地的社会习俗以及对公共卫生事件某个事实的强调或忽视，同样影响他们的道德判断。霍普斯特（Jeroen Hopster）指出，"关于一般的道德领域，人们普

① Niemi, L., Hartshorne, J., Gerstenberg, T., Stanley, M., & Young, L., 2020, "Moral Values Reveal the Causality Implicit in Verb Meaning", in *Cognitive Science* 44 (6).

② Payne, S. L., Giacalone, R. A., 1990, "Social Psychological Approaches to the Perception of Ethical Dilemmas", in *Human Relations* 43(7).

③ Rini, R. A., 2017, "Why Moral Psychology is Disturbing", in *Philosophical Studies* 174(6).

遍认为道德判断比品味判断更客观，比习惯判断更客观，而与事实判断相比则稍逊色"。道德判断的这种客观性仅限于共识多于分歧的道德领域，而在以社交媒体为代表的公共领域内，分歧远远甚于共识，无数的品味、习惯以及被裁剪的"事实"，道德判断的客观性受到的挑战显然更多。霍普斯特继续写道："研究表明，人们认为道德客观性与其说是统一的客观性，不如说是一个统一的客观尺度：有些道德问题被视为与事实一样客观，而另一些则被视为更接近品味问题。"[1]"客观的尺度"意味着宽泛的道德判断标准，通过最大限度的求同存异进行道德判断。这种"客观的尺度"也正是社会伦理心态所需要的尺度，因为后者必须摆脱个性化的"非客观尺度"，由此生成的社会伦理心态更具代表性。即便是在公共领域，分歧虽然明显，但基本的社会道德观念和社交媒体平台的管理规则客观上扮演着道德法庭的角色，对于有悖于公序良俗的言论或行为会进行干预。通过网络舆论和平台管理，基本的社会道德观念称为构成社会伦理心态的核心成分。

第三节　社会伦理与社会伦理心态

现代社会，信息革命和工业化进程在推动社会进步的同时，人类社会也面临着诸多挑战。德国理论哲学教授韦尔施（Wolfgang Welsch）在谈论社会问题与伦理的关系时写道："南北差异、生态变化、失业、遗传学技术，工业社会所面临的新的，也是前所未有的严重问题，促成了对伦理学持续增长的需求。"[2]他还擅长心理学，注重从心理角度思考社会问题。研究社会伦理心态，有必要分析社会伦理与社会伦理心态的关系。

---

[1] Hopster, J., 2019, "The Meta-Ethical Significance of Experiments about Folk Moral Objectivism", in *Philosophical Psychology* 32(6).

[2] 〔德〕沃尔夫冈·韦尔施：《重构美学——品味新美学》，陆扬、张岩冰译，上海译文出版社，2002 年版，第 65 页。

一、社会伦理与道德心理

过去几十年来，"内向化"的道德心理研究得到长足发展的同时，也有必要追问道德心理的社会价值。黑格尔指出："固执单纯的道德观点而不使之向伦理的概念过渡，就会把这种收获贬低为空虚的形式主义。"[1] 同样，道德心理也应向社会敞开大门，关注社会伦理心态问题。进行这样的转型需要了解社会伦理与道德心理的有机联系。

（一）个体道德的道德心理

社会由原子化的、个体的人组成。构成物质的原子要保持质的稳定性，原子间的秩序建构非常重要。如果原子运行毫无规律，物质的稳定性将受到威胁。在人类社会中，人际的联系紧密，以某种方式规范人与人之间的交往成为构成社会秩序的基础。个体如何与他人相处，首先需要由一种被称作"伦理"的东西来规范，人们对于自己与"伦理"的认识经历了一个漫长的过程。正如威廉斯所说："我们对伦理有一种理解，尽管一开始十分模糊，那就是它与他人有关，它把他人的要求、需求、主张、欲望以及一般来说把他人的生活与我们及我们的行为联系在一起。"[2] 伦理存在于现实的社会关系中，它的作用在于指导人的行为。当行为主体意识到自己的存在并顾及他人的感受进行伦理实践时，就必须进行相应的伦理考虑。伦理考虑是实施行为之前的一个关键环节，行为主体必须对意欲实施的行为进行伦理方面的综合评估。伦理考虑依赖于个体的道德心理反应，这种反应是一种道德的心理研判，要求行为主体综合运用各自的道德知识和社会习俗等，对行为进行善或恶的预评估。这种评估是在心灵中进行的，自己就是法官，他的全部道德知识和道德经验就是道德裁决的根据。这些根据最核心的内容是关于行为主体对"善"的认识。

---

[1] 〔德〕黑格尔：《法哲学原理》，范扬、张企泰译，商务印书馆，1961 年版，第 137 页。
[2] 〔英〕B. 威廉斯：《伦理学与哲学的限度》，陈嘉映译，商务印书馆，2017 年版，第 18 页。

道德心理关注的是个体道德，而个体道德关注的是作为个体的善。关于"善"，历来众说纷纭，我们倾向于"善"即协调的观点。作为"好"的善，一开始就被赋予了过多的个体认知的色彩。因为每个人的道德审美标准不同，善的主观性带来的是道德判断的多样性。相反，把善理解为协调，实际上是将抽象的善变成了实践的善，人们必须考虑与外部环境和他人的关系是否协调。以此评价行为的协调性，进而权衡善的成分究竟是多少。个体道德强调善，主观的强调必然与个体的社会实践相结合。当个体道德的善将社会活动作为应用对象时，它就需要考虑到伦理的原则。社会伦理超越了个体道德，它追求的是普遍化，即个体道德的某种善必须可普遍化时，这样的善就成为社会伦理意义上的善。这种普遍化的善源自人与人的权利必须平等，因而社会伦理的善蕴含着公正。换句话说，离开公正，也就无所谓社会成员的善，因为后者是个体道德的善与善协调的结果。

个体的善如何转化为社会伦理所需要的善，这是个体的道德心理必须考虑的事情。作为"好"的善，究其本质属于个人的某种偏好。偏好是人的生理性习惯，维系这种偏好符合个人的利益。至于这样的善能否被普遍化，需要得到多数人的同意。作为社会的人在处理各种社会关系时需要不断协调自己的偏好，拒绝协调将使自己遭受阻力。承认普遍化的"偏好"，以这样的偏好为善，符合个体的根本利益。当人们在内心承认一种原本并不属于自己的偏好（善），最终将这种偏好辅助实践，个体的道德心理协助自己实现了善的转型，这样的道德心理可以被视为主观善的妥协过程。

善一旦进入公共领域，就超出个体的范畴而具有了社会属性。20世纪30年代，我国伦理学研究者已经注意到这个问题。正如当时的伦理学家刘真如所言："道德的本质完全是社会的，同时我们也暗示社会中心的伦理是我们中国应该择取的社会生活原理。"[1]公共领域围绕公共事件展开的讨论同样应该把以善为核心的个人道德当作公共讨论的原理。个人道德的善进入公共

---

[1]　刘真如：《社会道德的基础》，《文化建设月刊》，1936年第3卷，第2期。

领域将面临一个问题：个体道德的善如何成为社会的善。伦理学在关注社会问题时，不应忽视个体心性在何种条件下才是善的。一个与世隔绝的人与外界不发生来往，也不存在利益纠葛，在这种状态下他的心性接近自然，我们可以将这种与世无争的状态称为善。这种状态只能是一种理想状态，现实世界的人必然与社会发生联系。这种联系打破了个体心性的自然状态，个体道德的善将成为协调人际关系的原则。进入公共领域，个体的善意味着尊重他人，以友善的态度与陌生人进行对话。公共讨论必须以道德为前提，否则将失去维系这种讨论的基石。这是因为，离开以友善为原则的讨论，多数讨论者的人格难以受到基本的尊重。没有尊重，讨论要么以极端的方式出现，以报复的心态去攻击对方，通过这种方式获得暂时的心理平衡；要么选择离开公共领域，求得自身内心的清净。这表明，道德起着维系公共领域秩序的润滑剂的作用。公共领域道德的存在对个体道德提出了更高的要求：每个人必须具有良好的道德品性，愿意接受普遍化的道德善。当且仅当讨论者持有这样的道德认知，公共讨论才成为可能。

公共领域的道德显然是个相当笼统的说法。在具体的公共讨论中，舆论真正关注的往往是那些因缺乏道德常识的参与者。罗西克（Christopher H. Rosik）的研究也证明了这一点：在公共领域，公共讨论的参与者主要将个体而不是群体视为道德关注的焦点。[①] 在公共领域，那些低于平等道德水平的人的言行反而更具突出性，他们被作为反社会（舆论）道德的符号而格外引人瞩目。一般来说，在公共领域要想不引人瞩目，必须具备相应的道德修养。对于这样的行为主体而言，他们应具有三种道德方面的"自我"。1997年，詹姆斯·F. M. 康威尔（James F. M. Cornwell）和托里·希金斯（E. Tory Higgins）提出了"自我"的三种形式：1. 真实的自我；2. 理性的自我；3. 应

---

① Rosik, C. H., Dinges, L. J., Saavedra, N., 2013, "Moral Intuitions and Attitudes Toward Gay Men: Can Moral Psychology Add to Our Understanding of Homonegativity?", in *Journal of Psychology and Theology* 41(4).

该的自我。[①] 在公共领域中，参与公共讨论的人们可以展现"真实的自我"，这种自我要求个体的言行符合基本的社会道德。"理性的自我"既有个体道德素质的要求，也有环境方面的要求。"理性的自我"需要最大限度减少外部刺激，公共讨论的人数众多、环境具有太多的不可控性，"理性的自我"只能在极少数道德素质很高的人身上得到体现。围绕某一重大公共事件的公共讨论，我们更倾向于通过培养公众的基本道德素养，使更多的人意识到个体道德对于公共领域的重要性。需要参与者懂得约束自我，选择公共讨论的"应该"，以此真正提高公共讨论的质量，促进公共领域的发展。

（二）社群伦理的道德心理

当人们从私人空间进入公共领域，很快会感到一种不可名状的陌生感。比如，当一个人完成在新浪微博的注册，以用户身份进入微博所组成的网络公共领域时，本能地希望改变这种"孑身一人"的状况，为此，该用户需要关注一些自己感兴趣的账号，比如知名媒体的官方账号和一些名人账号。通过这些账号的粉丝或者跟帖评论逐渐发现与自己价值观相近、趣味相投的用户，并尽可能与这些用户进行互动。随着在公共领域活动的时间增多，有了自己的粉丝以及能作为他人的粉丝，粉丝的规模扩大增进人们的安全感。安全感是一种独特的心理感受，这种感觉的产生与自己在公共领域获得的某种安全保障有关。当一个用户遭受来自其他用户的恶意攻击时，有人主动替你辩护，这种松散的组织具有道德的色彩，满足着人们在公共领域安身的基本需求。更为重要的是，这类组织越是显性，通过在与其他类似组织的辩论中增加凝聚力，该组织成员更加乐于在公共领域扎根，也就是他们从"安身"过渡到"安心"。由于缺乏独立性，中国传统社会中的个体需要依附于某个共同体，在共同体内发现自身的价值，并乐于生活在其中。孙隆基认为："至于中国人'安身'与'安心'的倾向，却是要别人来'定义'自己，

---

① Cornwell, J. F. M., Higgins, E. T., 2015, "The 'Ought' Premise of Moral Psychology and the Importance of the Ethical 'Ideal'", in *Review of General Psychology* 19(3).

因此也就必须由别人的'心'去组织自己的'身'。"[①]在以社交媒体平台构成的公共领域里，同样需要通过粉丝的合作意向（"心"）来证明自己的存在（"身"）。

互联网的出现为新型公共领域的诞生提供了可能。在以社交媒体为代表的公共领域里，不同价值观念和理想信念的人们涌向这里，他们要以单个用户的身份显示自己的存在价值，就必须通过表达观点拓展自己。在观念传播的过程中，逐渐结识志同道合的用户形成网络社群。网络社群伴随着互联网的兴起而出现。20世纪80年代，一大批背景不同、观点各异的思想家脱颖而出，这些思想家"把自己的观点建立在'共同体'的基础之上"，因而出现一个被称为"社群主义"的团体。[②]在网络空间形成的公共领域里，社群的诞生与人们处理网络社会关系的实际需求有关，网络社群的伦理属性非常明显。公共领域的存在建立在观点的交锋基础之上，没有争论，这样的领域将失去存在的价值。尽管一些用户使用社交媒体并不是为了参与各种公共话题的讨论，但社交媒体则是为信息的交互式传播而设计，意见性信息的交互性带来观点的碰撞。观点碰撞的信息不是休闲娱乐或消费的信息，更多是思想观念方面的新见解，这些意见性信息出现在公共领域，因为与传统的见解不同而遇到反驳，在反驳性质的辩论过程中，这些见解得到完善或退出公共领域。在公共领域里，网络社群之间主要围绕诸如正义与善、个人与共同体、权利与利益等话题展开讨论，这些讨论构成了当代社会生活的一种形式。受过良好教育的用户在工作之余，他们的精神生活如何进行，在社交媒体上参与公共讨论，既开阔视野也拓展社交圈，同时满足了他们团结更多人的心理需求。这类普遍的心理需求与满足带来网络社群的活跃。

公共讨论对话题的新闻价值与舆论价值提出更高的要求。虽然不同的社群对公共话题的选择各有侧重，但公共讨论的话题也有最起码的门槛：一

---

① 〔美〕孙隆基：《中国文化的深层结构》，广西师范大学出版社，2011年版，第40页。

② 姚大志：《什么是社群主义》，《江海学刊》，2017年第5期。

是必须与绝大多数人的利益相关；二是游走于传统价值观和伦理道德观念的边缘。捍卫个人和公共利益的需求以及捍卫传统价值观的内在冲动，促成了公共领域的激烈辩论，公共讨论需要公共道德维系秩序。埃兹奥尼（Amitai Etzioni）提出了社群共享、权利与责任并重、强调公共道德的观点，[①]这也是社群伦理应遵循的基本原则。公共讨论的意义在于分享更多的他者观点，在多种观点中设法求同存异。假如参与公共讨论的用户缺乏基本的公共道德，坚持自己的观点而不善于妥协，就无法实现观念的融合。固执己见地违背公共讨论的基本原则，也不符合社群伦理的准则。纵观我国当下的网络舆论场，明显的分歧甚于基本的共识，这是公共领域公共道德缺失的结果。造成这种缺失的原因，在于一些用户的道德心理不够健全。对于这样的用户而言，公共讨论的动机是追求赢得辩论而不是推动社会合作和社会进步。个人本位和社群本位的心理阻碍了人们充分理解"公共领域"的含义和公共讨论的价值。公共讨论的"领导心态"导致某些社群和个体将自己的主张、观念作为公共讨论的"标准答案"，排斥不同意见使舆论场的分歧加剧，这是社群伦理缺失造成团结精神丧失的结果。社群伦理以公共道德为基本内容，维系（网络）社群的价值观不是坚持价值观的一成不变，而是避免这种观念的绝对化。公共讨论中的社群伦理需要社群这个共同体遵循理性回应和观念开放的原则，将"回应性"和"开放性"纳入社群的道德心理结构，使之成为增加公共讨论理性的基本准则。

社群的规模决定着该群体在公共领域的影响力。在社交媒体平台上，明星的微博粉丝动辄几百万甚至超过亿人，社会名流的微博粉丝也多在几十万人以上。规模庞大的社群内部如何发起公共讨论，如何与其他社群发起辩论，这里涉及何者为"一辩"（领衔辩论者）、何者为"次辩"、何者为"侧辩"、何者为"观辩"的问题。社群的规模越大，共同体内部普通成员的权利越少，因为社群的意见领袖通常是知名度高的社会名流。知名度的不对称

---

① 韩笑笑：《社群主义与网络社群主义比较研究》，《哈尔滨学院学报》，2020 年第 8 期。

造成社群内部权利的不对称，这影响到各自不同的社群责任。不同层级的社群成员，他们的心理反应值得关注。社群以共同体的形式存在，人们加入共同体的动机在于减少自己在公共领域的陌生感，以便自己在遭遇外部威胁时有社会力量来保护。共同体对个体的重要性强化着共同体的地位，在这种理念下组成的社群也导致了少数人权利的泛滥。在社群内部出现不同意见时，意见领袖的意见左右着其他人的意见，更多的人成为沉默的大多数。今天的网络社群的情况，显然也受到儒家文化的影响。正如安乐哲（Roger T. Ames）所说，在"社群中，由我们的角色和关系而呈现出来的生活充分考虑在内，并以此去界定社会正义"[①]。公共领域的社群也是社群关系决定它所理解的"社会正义"，这种观念最终被应用于公共讨论之中。

（三）社会伦理的道德心理

社群是联结个体与社会的中介。社群的规模再大，也只是组成人类社会的成分。在讨论了个体道德、社群伦理与道德心理的关系后，我们需要进一步审视社会伦理中的道德心理问题。何为社会伦理？高兆明先生将"社会伦理"界定为："以社会伦理关系为研究对象，以权利－义务关系为核心，以人的自由为目的，是关于社会自由及其实现条件的社会公正的理论。"[②]抽象地谈论权利与义务、自由与公正这些概念，难以清晰地理解"社会伦理"以及这种伦理所体现的伦理关系。究竟社会伦理关系是什么，我们不妨重温一下 20 世纪 20 年代《青年进步》杂志上温菲尔德·斯科特·霍尔（Winfield Scott Hall）博士的论述："社会伦理这句话还是比较新的。它的意义是指出社会往来中的正当和错误，为伦理学和社会学的共同点。"霍尔博士阐述了人类社会的三种社会伦理，与道德心理相关的有两种："第一，个人方面，那是解决并确定个人地位、态度、习惯，建成其社会往来的趋向。第二，社会

---

① 安乐哲：《儒家的角色伦理学与杜威的实用主义——对个人主义意识形态的挑战》，李慧子译，《东岳论丛》，2013 年第 11 期。

② 高兆明：《"社会伦理"辨》，《学海》，2000 年第 5 期。

方面，那是解决家庭以外，各种社会的往来。"①霍尔用非常通俗的语言阐释了社会伦理关系即各种各样的"社会往来"，这种往来必然有正当与不正当的区分，评判正当与否的标准是个体和社会的"态度"与"习俗"。对照公共领域的公共讨论，表面上讨论是意见的交换和碰撞，究其实质依然是个体与社会的"精神往来"。个体的道德心理在很大程度上决定着一个人与外部进行"精神往来"的态度，这种态度受制于传统的社会习俗（实际上是社会礼仪）和公共领域（社交媒体）的发帖规则。社交媒体用户对社会习俗和发帖规则的态度将引导他们以何种方式参与公共讨论。与现实空间的人际讨论以及新闻媒体上的讨论不同，公共领域的你来我往因只闻其声不见其人，对参与讨论者的心理产生影响。在这种情境下的讨论，参与者不必拘泥于人际交流的熟人关系和媒体组织的公开辩论的拘谨，在网络舆论场这样的公共领域内，参与者彼此间的"精神往来"无需实名制，也没有施加参与讨论的强制性。换句话说，一个参与者可以随时进场，也可以随时退场；一个参与者可以主动披露自己的真实信息，也可以选择匿名。这种情境下的公共讨论处于原始（社会）化的状态，就连与公共讨论相关的社会伦理也处于原始化的状态。环境塑造心境，公共讨论中的"精神往来"之对错更多由参与者的主观评价判定。

公共领域为我们认识人性提供了很大便利。在这里，具身的人退场，人的精神面貌出现在公共领域里。人与人精神间的往来将人性以直观的方式呈现于公共讨论的全过程，个体精神的高下折射出个体的道德境界和公共领域的精神秩序。人性有多复杂，社会就有多复杂，人性的复杂证明了社会伦理对维系社会秩序的重要性。关于社会伦理与心理的关系，西季威克有过精辟的论述："伦理的科学这个词若不违反其一般用法，就只能或者指研究意愿行为及其动机，以及道德的情操和判断这些实际的人类个体精神现象的心理

---

① 温菲尔德·斯科特·霍尔：《社会伦理与两性生活之关系》，胡山源译，《青年进步》，1923 年第 65 期。

学；或者指研究我们称之为社会的有组织的人类群体所表现的类似现象的社会学。"①公共讨论作为"现象社会学"，无数社交媒体用户聚集在社交媒体这个平台上进行辩论，这是一种自觉的意愿行为。他们对公共事件的感受程度，决定着意愿行为的强弱。

在公共领域，道德的情操和判断不再是抽象的概念，而成为在现实因素制约下伦理阶段的道德的情操和判断。在谈及人对义务的规定时，黑格尔将这种规定划分为道德阶段和伦理阶段。在道德阶段，义务只是义务的某种规定，是个人意志的强烈意愿。比如，发生公共卫生事件后，一个人在内心不断提醒自己，自己必须对这样的事件说点什么。这是道德阶段的动机（或义务），及至他登录社交媒体账号参与公共讨论，这时他进入一个崭新的伦理阶段，用行动去验证自己的道德情操和判断。道德阶段的义务可以表述为："行法之所是，并关怀福利——不仅自己的福利，而且普遍性质的福利，即他人的福利"②，而伦理阶段的义务在于将自己的道德动机变成行动，通过发帖表达自己对个人福利和社会福利的看法和主张。黑格尔关于道德阶段和伦理阶段的划分，同样适用于道德心理阶段与社会伦理心态阶段的划分。道德心理阶段对道德问题的思考主要基于概念和情境的假设进行。在道德心理阶段，行为选择"通常侧重于道德行为的抽象结构，而忽略了道德行为身份的相关人员。电车困境中道轨上的拉杆以将手推车转向某人可能很困难，但确切的难度取决于相对于您的轨道上的人。是你的表弟还是一个陌生人？善良还是邪恶？"③，随着一个行为主体进入现实场景（在社交媒体平台上的公共讨论也是现实场景），道德心理阶段随之转变成社会伦理心态阶段，具象化的场景和实质性的内容成为讨论者必须考虑的元素。综合多样、多变的内容

---

① 〔英〕亨利·西季威克：《伦理学方法》，廖申白译，中国社会科学出版社，1993年版，第25—26页。

② 乔法容：《黑格尔义务论初探》，《学术月刊》，1992年第12期。

③ Hester, N., Gray, K., 2020, "The Moral Psychology of Raceless Genderless Strangers", in *Perspectives on Psychological Science* 15(2).

（源源不断的跟帖），时刻影响着讨论者的心理反应。在这种情境下，道德心理更多变成个体素质的一部分，在无意识中发挥作用。

伦理学研究从对道德哲学的关注逐渐过渡到关注社会和行为，道德哲学一旦脚踏大地，伦理的光芒将普照到社会生活中。伦理学研究的对象是动机和行为，在相当长的时间里，动机研究的进展却相当缓慢。斯宾诺莎（Baruch de Spinoza）曾抱怨他所处的那个时代还在热衷于讨论"所有与现世有关的问题"，宣称此后他将讨论"与身体无关的人类心灵的绵延"。"斯宾诺莎认为，这些体验是非常重要的，哲学必须认真地对待这些体验。"[①]虽然我们未必赞同斯宾诺莎的这种唯心灵论的研究转向，但是在他那个时代能意识到伦理研究缺乏对心灵的关注，无疑是相当深刻的。当代无论是新闻传播学对网络舆论的研究还是伦理学对伦理实践的偏爱，显然未能真正重视公共领域中那些"与身体无关的人类心灵的绵延"行为背后的社会伦理心态问题。社会伦理研究也需要从对道德心理的关注转向对社会伦理心态的关注。

二、行为主体的社会伦理心态

社会伦理心态关注的是公共领域人们本能的行为。行为主体未必意识到自身行为的社会伦理意义，但所有的行为都受制于社会伦理心态的影响。

（一）个体行为的社会伦理心态

按照恩格斯的论断，人是社会关系塑造的产物。社会关系，（1）塑造人的社会心理，这种心理引导人如何与外部交往；（2）塑造人的社会行为，人的行为表面上属于个体的行为，真正有意义的行为必然具有社会属性，即这种行为是构成社会活动的一部分。心理学意义上的行为是人在受到刺激影响下产生的动作。我们研究的个体行为，指的是在公共卫生事件发生后公共领域内群体的个体行为。以公共卫生事件造成的卫生紧急状态为例，特别是

---

① 〔英〕C. D. 布劳德:《五种伦理学理论》，田永胜译，廖申白校，中国社会科学出版社，2002 年版，第 15 页。

像致命性病毒这种危及人类生命安全的卫生紧急状态，对每个心智正常的人所产生的心理冲击明显。公共领域在讨论事关整个社会成员生命安全的话题时，社交媒体用户的情绪（情感外露构成的行为）和讨论者的用语以及讨论中的肢体活动，这样的行为均是公共讨论过程中的个体行为。公共领域的讨论主要通过文字进行交流，参与者的面部表情无法直观地呈现，透过每个参与者的言辞依然可以感受其情绪甚至伴随这种情绪而出现的肢体动作。出言不逊的讨论反映出讨论者内心世界伦理秩序的紊乱。如果说"社会心态就像一个无形的能量场，影响着个人和全社会的心理和行为"①，那么偏离了社会伦理轨道的个体心理活动，在行为主体这里同样存在一个"非道德"的能量场，这个"能量场"主导着个体的情绪和公共讨论过程中的言行。社会伦理心态是社会心态结构的成分之一，这种心态的健全与否影响着社会心态的质量。社会心态被誉为"意识形态风险的'预警器'"②。社会伦理心态显然是伦理道德风险的"预警器"。自改革开放以来，我国进入社会转型期，伦理道德观念同样是这种转型的一项重要内容。在现实生活中，道德沦丧的极端行为会遭到围观者的批评；在社交媒体平台上，虽然有悖于公序良俗的出格言论也会招致批评，但这种效果远不如面对面。网络时代公共讨论中这个特点反过来刺激了道德素质差的人，因为缺乏道德血液的公共讨论所支付的成本几乎可以忽略不计，缺乏自制力的人变得更加缺乏道德意识。个体在公共讨论中缺乏伦理道德的约束，这些人一旦形成这样的看法，公共领域的社会公德（公共讨论的公德）将处于被侵蚀的境地。单个个体在公共领域的不当言论可能是偶然，一旦这种行为变成现象，无异于拉响社会伦理道德的"预警器"。

将公共领域的道德观念淡薄、公共讨论中普遍的暴戾现象简单地归结为

---

① 王俊秀：《信息、信任、信心：疫情防控下社会心态的核心影响因素》，《光明日报》，2020年2月7日，第11版。

② 刘娜：《全媒体网民社会心态分析与意识形态风险治理》，《天津大学学报》（社会科学版），2020年第4期。

社会伦理心态问题，并未触及问题的实质。社会伦理心态是大多数人对社会伦理道德的看法，这种评价性结论出现问题，应该从个体的人身上找原因。公共领域内个体行为的伦理问题与当代中国社会对个体道德价值的认知偏差有关。甘绍平指出："从个体价值的原则中不仅可以推出个体生命的神圣性、不可交易性，而且还可以导引出人的尊严的不可侵害性的行为规范。"[①] 按照这个观点，个体是否意识到自身道德价值的"神圣性"以及在此基础上形成的"尊严感"，对于他们以道德的方式实施行为（参与公共讨论）具有指导意义。道德价值观念淡薄，缺乏对自我神圣性的认知（这种神圣性必须是可以被普遍化），就无法获得理性的"尊严感"。在公共领域，一些人将"驳自己面子"的批评意见视作损害自己的"尊严"，这种被庸俗化的"尊严"认知一旦变成社会性的认知，自然也将扭曲社会伦理心态。被扭曲的社会伦理心态将误导人们将合乎个人意愿的东西作为"道德"的标准。事实上，伦理学旨在确定个体"应当"做什么，以及这种"正当通过意愿行为去力求实现什么的合理程序"。[②] 失去伦理指针的公共讨论，个体的"应该"（正当）将超越伦理实践的基本程序以径直的方式直达个体的目的，这样的伦理心态因缺乏可普遍性而变成个体的不当诉求。

社会伦理心态是伦理与心态融合的产物。个体欲望的伦理考虑缺失，造成伦理心态的不稳定。造成伦理心态不稳定的是伦理还是心态呢？德国伦理学家施贝曼（Robert Spemann）认为："伦理是人对于现实的成熟状态。"[③] 反观心态，则是个体对于自我和现实认知的不成熟状态。心态的不成熟是指个体的欲望经常游走于道德的边缘地带，缺乏及时、必要的纠偏，伦理心态就会脱离伦理的轨道。心态的不稳定性是由于人多层级的欲望结构造成的。威廉斯在《伦理学与哲学的限度》中写道："不止一位作者强调，我们具有二

---

① 甘绍平:《伦理学的当代建构》，中国发展出版社，2015 年版，第 209 页。

② 〔英〕亨利·西季威克:《伦理学方法》，廖申白译，中国社会科学出版社，1993 年版，第 25 页。

③ 甘绍平:《伦理学的当代建构》，中国发展出版社，2015 年版，序言，第 3 页。

阶欲望（second order desire）的能力十分重要，它们是对于某些欲望的欲望，这种能力，对伦理反思和实践意识都有重大意义，而对满足二阶欲望的审思尤其突出地会导向自我。"[①] 威廉斯中肯地评价了"二阶欲望"的利弊。"一阶欲望"（first order desire）指的是"X 是某个行动或者事物"；"二阶欲望"中的"X 是一阶欲望本身"。法兰克福（Harry G. Frankfurt）认为："因为一个人具有二阶决断，他才基于可能享有意志自由，也有可能缺乏意志自由。因此，人的概念，不仅是一种具有一阶欲望而且具有二阶决断的实体的概念。"[②] 公共讨论中的个体行为与群体行为相一致，个体的欲望就必须与他人的欲望相似，以保持行为的协调性。在公共讨论中，个体的一阶欲望决定自己的二阶欲望。公共讨论存在的大量问题表明，这与讨论者的一阶欲望和二阶欲望并存有一定关系。按照法兰克福的观点，二阶欲望可能损害人的意志自由。正是这种欲望的范围过于广泛，在失去伦理规范的地方，欲望就会受制于人的本能控制，导致行为的失当。可见，个体行为要符合社会伦理心态，需要控制的是个体的二阶欲望而不是自己的行为本身。

（二）群体行为的社会伦理心态

个体是构成社会的细胞，在个体与社会之间还存在着"群体"。个体并不直接组成社会，而是构成诸如家庭、单位或圈子这样的群体。群体保留了个体的某些特征，这些特征是具有某种普遍意义的特征。也就是说，只有个体中那些被群体成员普遍认可的特征，才可以被纳入群体特征。至于那些异质的特征（即纯粹个性化的特征），则被群体所扬弃。由家庭、单位或朋友圈形成的群体，具有相对的稳定性，在现实生活中，并非所有的群体都具有这种稳定性，公共领域的群体也具有双重属性：有的群体相对稳定；有的群体则具有相对性。后一种群体集中体现在就某一公共卫生事件的讨论过程中。如何看待这种临时性的群体行为与个体行为的区别与联系，以及社会伦

---

① 〔英〕B. 威廉斯：《伦理学与哲学的限度》，陈嘉映译，商务印书馆，2017 年版，第 17 页。

② 〔美〕哈里·G. 法兰克福：《事关己者》，浙江大学出版社，2011 年版，第 18 页。

理心态对二者的影响？罗伯特·墨顿（Robert Merton）指出，弗洛伊德认为勒庞（Gustave Le Bon）把自己的研究局限在有乌合之众特点的暂时性集体上，其实他是在无意中撞上了一个最有价值的研究题目，因为只有在这种暂时聚集的人群中，才能够最清楚地看到个人对群体的要求百依百顺，自愿放弃自己独立自主的精神。[①] 在公共领域内，个体为了自己的存在和安全不得不对群体表现出足够的顺从。即便是在公共讨论的过程中，个体对群体的"依顺"未必是言听计从或者只点赞转发不发表意见，他们的观点表达和相关行为必须服从群体的价值观和对所讨论话题的主流看法。从表面上看，公共讨论的个体是以独立的身份出现，但他们无形中不得不遵循自己所归属的群体的集体意愿。也许，各个论坛中的个体未必意识到自己独立思想的消失，他们担心自己的意见不受重视或者在遭到群体性的批评时处于无人支持的无助境地，因此，临时选择站队成为公共讨论中某个暂时性集体（这种群体通常有三种：支持、中立或反对）之一员。没有意识到个体的消失，实际上丧失了自主发言的能力，在这种情况下个体行为就转变成了群体行为。

隐藏在个体行为和群体行为背后的心理反应较为复杂。关于个体心理和社会（群体）心理的关系，20世纪40年代，我国心理学者金志云已经指出："社会心理是个人心理学之一部分，所研究的，是和环境发生关系的个人行为。"[②] 这个见解对分析群体行为中的社会伦理心态不无裨益。参与公共讨论的个体为了避免在公共讨论中自己被孤立，他们不得不选择某个群体，让个性化消失（极端的言论或者有个性特点的言论，依然要服从于其所从属的群体意志）。群体行为背后的心理问题必须从具体的人进行分析，如此说来，社会（群体）伦理心态归根结底也是个体伦理道德观念的集合。在个体为顺从群体而消失自我的同时，群体则保留了个体中最普遍也最为核心的伦理道

---

① 〔法〕古斯塔夫·勒庞：《乌合之众——大众心理研究》，冯克利译，广西师范大学出版社，2007年版，第6页。

② 金志云：《从社会心理说到社会行为对于社会的关系》，《中大学生》（南京），1942年第12期。

德观念，这是构成社会（群体）伦理心态的基础。因此，群体（行为）和个体（行为）以及影响他们（行为）的社会伦理心态，显然是由个体心理所决定。换句话说，有什么样的个体心理，就有什么样的社会心理；同样，有什么样的个体伦理道德观念，也就有什么样的社会伦理心态。群体行为只是个体伦理道德观念和社会伦理心态的某种呈现，它们不过是"一个由异质成分组成的暂时现象"①。

在公共领域里，我们会发现一个有趣的现象，这就是群体行为之间的矛盾。公共讨论的群体构成未必发生明显变化，但在不同类型的公共事件讨论中，同样的群体所呈现的观点可能存在立场方面的差异，有时这种差异可能非常明显。以疫情期间要不要保持社交距离为例，受专家建议和防疫政策的影响，A 群体在最初阶段与中期阶段的态度未必一致。这表明，人们对事物的认识有个由浅到深的过程，不同认识阶段的认知水平决定了群体的态度。此外，还与社会习俗有关。专家建议和管控措施与社会习俗发生矛盾时，群体行为的混乱（有的遵守新规，有的反对新规），反映在公共讨论中也会造成群体态度在不同阶段的自我对立。群体行为的对立，实质上是个体内心世界冲突的间接反应。荣格强调个体心理相互冲突的趋势，他"深深有感于个体的诸种矛盾，所以他认为，任何一种因素的存在，都必然表明它的对立面也同时存在，这是一条普遍规律"②。这种矛盾也体现在人对伦理道德问题的观念上。同样的行为在不同的历史阶段，人们对该行为的伦理态度也有差别。比如，同样是危及人类生命的病毒，在一个世纪前可能被认为是天神对人间的惩罚，现在则普遍不会这么认为。群体行为和态度的冲突归根结底是观念冲突的反映。研究群体行为的社会伦理心态，实际上是在分析"我"的伦理道德观念的冲突原因，在卡伦·霍妮看来，这"必然要求将道德价值牵

---

① 〔法〕古斯塔夫·勒庞：《乌合之众——大众心理研究》，冯克利译，广西师范大学出版社，2007 年版，第 48 页。

② 〔美〕卡伦·霍妮：《我们内心的冲突》，王作虹译，陈维正校，贵州人民出版社，1990 年版，第 14 页。

连进来"。她不同意弗洛伊德将道德价值从心理学中剥离出来的做法，相信正是这种"忠于科学"的态度"促成了他的失败，使他不能认识神经症中冲突的作用"。[①]弗洛伊德心理学的局限提醒我们，研究公共卫生事件中的社会伦理心态，应重视"我"与"公共事件"以及"伦理"与"心理"的多重冲突，在这里，"我"和"道德价值"是中介。将这四种因素割裂开来分别进行研究，重大公共事件中的社会伦理心态研究将会重蹈弗洛伊德的覆辙，把研究局限在所谓的"科学"或"规范"的狭小空间内，无法全面把握群体行为和社会伦理心态的真实关系。

（三）社会行为的社会伦理心态

作为个体和社会中介的群体兼具个体和社会的某些特征。在区分了个体行为与群体的社会伦理心态的内在联系后，需要进一步分析群体行为和社会行为背后的社会伦理心态。个体行为是其欲求的直接反应，一个人在公共讨论中的态度，虽然必须"合群"，终究还是具有各自的个性特点；群体行为只是个体行为某个方法的同质化集合，反映着个体核心的利益和价值观。社会行为显然不是这样，它是从宏观角度对不同群体的行为的综合或概括。换句话说，不论是现实空间还是公共领域所处的网络空间，并不存在严格意义上的同质化行为（意见）。即便是在卫生紧急状态下，对于病毒的态度和观点也存在分歧。比如，有的人希望病毒感染自己不喜欢的人或没有好感的地区的人，这种极端的利己态度在公共讨论中也可以经常被看到。有时，这种极端的利己态度并非纯粹的个体行为而是具有一定的代表性，成为某个群体的共同看法。这样的分歧属于某个群体（或个体）或某类群体（或个体），但必须承认这样的群体（个人）又是社会行为的一部分，不能因为他们的态度和行为违背了公序良俗就将他们剔除出去。在这种情况下，究竟该如何分析社会行为的社会伦理心态呢？也许，心理学意义上的利他主义和利己主义

①　〔美〕卡伦·霍妮：《我们内心的冲突》，王作虹译，陈维正校，贵州人民出版社，1990年版，第13—14页。

为我们提供了一个不错的视角。在伦理学历史上，"从霍布斯起就提出了心理学问题，为什么人们的行为竟有悖于他们自己的直接利益"，"一些人认为在人性中有利他主义的独立源泉，另一些人认为，利他主义仅仅是经过伪装的自爱。第一种解答所依靠的是一种先验心理学，经裁剪专门用来回答这个问题；第二种回答，正如我们在讨论霍布斯时已经看到，显然是错误的"。①麦金太尔（Alasdair MacIntyre）同意利他是人性的特有品质，利他也是心理的本能反应。公共讨论作为一项典型的社会行为，为什么会有这样的行为发生，并且随着社交媒体的普及，这样的讨论变得日常化。如果说卫生紧急状态涉及整个人类的安危，人们出于自利的考虑而参与公共讨论。那么，他们对公共讨论的兴趣依然浓厚，就愈发需要从心灵深处窥探人性问题。

从社会行为的动机看，能够展现在现实空间的行为和网络空间的公共讨论必然具有利他主义的成分。公共讨论是以个体的言论形式出现，讨论者的看法不会仅仅代表一个人的观点，所有的看法都具有某些利他的成分。只有这样，一个人的看法才可以得到回应。利他有程度之分，即便是以"代表全体网友"发声自居的人，依然是某些群体的共同利益诉求而无法是全体社会成员同一性质和同一程度的利益诉求。与赤裸裸代表某个群体发声不同的是，站在全社会利益立场上发声的人，他们会通过语言的修辞手段把自己所真正代表的群体利益表述为全体社会成员的利益。在公共领域，这类言论经常出现。至于为何人们喜欢以完全的利他姿态参与公共讨论，这也是个道德心理的问题。社会伦理心态需要将个体利益与社会利益统一起来，两种利益统一的过程在不同的环境下可能有较大的差别。现实空间的利益统一，意味着个体利益的让渡，直观的利益切割增加了利益统一的难度，这就是现实空间社会行为的对立现象明显的原因，人们每切割一点利益都需要在心里说服自己。公共讨论中的利益统一以虚拟的方式进行，并不真正涉及个体实质利

---

① 〔美〕阿拉斯代尔·麦金太尔：《伦理学简史》，龚群译，商务印书馆，2003年版，第248页。

益的损失。这种虚拟的利益让渡阻力较小，口头的承诺也许违背自己的意志，但半真半假的允诺可以博得普遍的称赞，给个体带来超额的精神愉悦。这样，在社交媒体平台这个网络公共领域里参与公共讨论的利他就是一种允诺的利他。由于这样的利他成本低，所以这种倾向更具普遍性。以捐赠防疫物资为例，承诺捐赠一定数量的口罩与真正购置同等数量的口罩并赠予他人的性质不同，这种不同也正是验证社会伦理心态效果的一个有效办法。

　　社会伦理心态反映的是社会道德心境的状况，这种状况表面上来自社会性行为的整体状况。比如，在公共讨论中，多数人的态度和意见反映出人们的道德心境，这种心境是个体道德心境的汇集。如果想深刻认知这种状况，就需要对构成这类状况的道德心境进行层层分解，找出它们的共同点和近似之处。构成社会伦理心态的个体道德心境在本质上是一连串的"私人利益（兴趣）"[1]而已。也就是说，公共卫生事件中的社会伦理心态，其实是参与公共讨论的用户个人利益的间接反映，当代网络舆论场的撕裂暴露出的问题是个体对私人利益的理性不足。理性而艺术的私人利益诉求的表达，考验的是个体的智、情、意的综合运用能力。早在1910年代，我国伦理学研究者张季英就已经指出："凡可加以道德的判断者，必经内部之智、情、意三作用者也。人若有明敏之智力，高尚之情操，强固之意志，其行为自能合乎伦理。此心理所以为伦理之基也。然有明敏之智力，高尚之情操，强固之意志，而无最高之原理以为标准，则亦无所适从。故伦理学与心理学，互相为用，而有密切之关系也。"[2] 这位学者将伦理学作为"智、情、意"的根本，可谓切中要害。反观当代的公共讨论，"情"有余而损理性，利直白而害其"智"，"意"不端而缺其德，"智、情、意"三者的整体水准难以适应文明社会公共讨论的需要，根本原因在于伦理道德观念这个根基的稳定性不够，造

---

① 〔英〕亨利·西季威克：《伦理学方法》，廖申白译，中国社会科学出版社，1993年版，第二版序言，第5页。

② 张季英：《心理学与伦理学之关系》，《江苏省立第二女子师范学校汇刊》，1915年第1期。

成"智、情、意"的全面失调。在公共讨论中，高学历者的"智"也未必合格，平时温和的人在匿名的虚拟环境下也可能变成偏激的人，公共讨论整体的情绪化导致"意"的失衡。

只有当"智、情、意"真正以德为根基，用以真正指导社会行为（含公共讨论），伦理道德观念作为思想的"一种可能性，最终才能在行为中变得具体可感"①。

三、公共卫生事件中的社会伦理心态特征

社会伦理心态探究的是公众道德心理的反应机制，这种反应机制在不同的社会环境中有所差别。公共卫生事件语境下的社会伦理心态，在现实空间和网络空间有哪些共同的特征，这是本书所关注的问题。综合由致命性病毒引起的疫情大流行的实际反应，本书将社会伦理心态的特征归纳为动态的应该、动态的愉悦和动态的正义三个基本特征。

（一）动态的应该

道德心理学关注人们做错事的方式和原因，这涉及行为的动机。在伦理学中，对动机的反思需要追问为什么会产生这样的动机。在公共讨论的开始，人们首先要清楚为什么在这个时间段、这个地方发生了公共卫生事件，究竟是什么样的动机促使自己进入公共领域发表看法，更为重要的是明白自己该如何参与讨论。

"应该"是人在意识到自己的存在并具有伦理意识后进行道德判断前的本能性反应。"应该"是一种道德评价。罗斯（David Ross）在《正当与善》（*The Right and the Good*）中指出："道德术语是评价性的或道义性的术语，比如'善''有价值的''应该''责任''适当的''合适的'或'应得的'。非道德术语则是心理学的、社会学的、进化论的或科学的术语，比如'欲

---

① Du Toit, A. P., 1998, "Kierkegaard's Psychological Explanation of Moral Sense and Moral Courage", in *South African Journal of Psychology* 28(3).

求'‘赞同'‘社会'‘幸存'等等。"① 社会伦理心态属于伦理学的范畴，与之对应的伦理学术语是"应该"，而不是心理学的术语"同意"或"赞同"。

社会伦理心态的"应该"包括自我的"应该"与他者的"应该"。"应该"的实质是有条件的许可，通过制定一系列的道德标准对许可进行限定，将不符合道德标准的内容剥离出来，留下的内容即值得欲求的内容。不论是作为自我还是他者的行为主体，"应该"意味着既符合个体的利益也符合他者的利益，没有后者，"应该"就不是伦理学意义上的术语而变成纯粹的行为意愿。在道德心理学中，"应该"只是从道德意愿中赋予其合理性，这种"应该"并不包含具体的内容。社会伦理心态的"应该"，需要有具体的观察对象，比如，针对某个公共卫生事件进行道德评判，由此得出的"应该"比道德心理学中的"应该"要复杂得多。大多数人无法全面把握公共卫生事件的概貌，他们主要通过新闻媒体呈现的碎片化信息对事件进行初步的认知，结合舆论场的评价性意见和补充性事实强化自己的认知。在这种认知的过程中，行为主体也在不断地形成是非判断，得出"应该"与否的道德判断。媒体呈现的信息存在于公共领域，行为主体接收的信息大致相当，他们的伦理道德观念并无太大的差别，由此生成的社会伦理心态——对该事件的判断也不会过于悬殊。公共讨论的分歧在于社会伦理心态"应该"的动态性。公共卫生事件处于动态的变化之中，每个变化所涉及的群体利益不同，人们获取重大公共事件最新变动的信息有时间的先后，评判该事件所具备的专业知识和经验不同，导致动态结论不同。从历史的维度看，围绕某个公共卫生事件的社会伦理心态相对稳定，对于正处在进行时的这类事件而言，诸多因素的不同步导致社会伦理心态的不稳定性，这种不稳定性反过来影响"应该"的动态变化。

与"应该"相对应的是禁止。禁止通常与神圣相关，中国的禁止与宗教

① 〔英〕戴维·罗斯:《正当与善》，菲利普·斯特拉顿－莱克编，林南译，上海译文出版社，2008 年版，第 4 页。

和祭祀有关。不许亵渎神灵，否则会受到惩罚；不得违背祖宗的教诲，需要通过宗教的形式对人发出禁令。西方社会的"道德""至少可以追溯到《希伯来人十诫》（*Ten Commandments to the Hebrews*）或巴比伦人颁布《汉谟拉比法典》（*The Code of Hammurabi*）"[1]。这些经典以上帝或者国家的名义昭示人们应该做什么不得做什么，它们以教人向善为目的，赋予人们内在的道德驱动力。然而，善与恶无法割裂，因为"天使一经创造，就分裂为善与恶，这是所有人共同的利益"[2]。"对于奥古斯丁（Augustine）来说，罪恶的进入是在意志的层面上发生的，它对人类正确地追求真正美好的意志的能力产生了灾难性的影响。"[3] 避免这种灾难性的影响，关键在于增加人的自律。在公共领域，并非所有的人都清楚自己"应该"（伦理学意义上的）如何讨论，真正对公共讨论怀有虔诚之心的人也为数不多。社交媒体用户进入公共领域参与公共讨论，他们对"善"的认知更多停留在抽象的概念层面，时刻提醒自己"应该"说什么不能说什么，主要停留在对社交媒体发帖规则的认知。更为重要的是，公共卫生事件通常是以"恶"的形式出现，它来到世间本身就有很大的破坏性。因此，抽象的"善"与现实的"恶"交织在一起，"应该"就具有很大的不确定性，有时甚至处于"应该"与"进展"的摇摆之中。就像新冠病毒究竟是否传染人，每种可能性所得出的"应该"结论大相径庭。对于处在卫生紧急状态初期的人们而言，这方面的社会伦理心态就处于动态的"应该"变换阶段。

在公共讨论中，社会伦理心态"应该"的不确定性与现实利益的挤压有关。伦理道德观念要求人们的"应该"经常与切身利益发生冲突，后者对能

---

[1] Cornwell, J. F. M., Higgins, E. T., 2015, "The 'Ought' Premise of Moral Psychology and the Importance of the Ethical 'Ideal'", in *Review of General Psychology* 19(3).

[2] St Augustine, C., 1998, *The City of God Against the Pagans*, ed and trans, R.W. Dyson, New York: Cambridge, p. 121.

[3] Powers, B. S., 2017, "Moral Injury and Original Sin: The Applicability of Augustinian Moral Psychology in Light of Combat Trauma", in *Theology Today* 73(4).

发出"不应该"遵照伦理学的"应该"发表看法。布劳德指出："在任何现实的人中，正如自爱和仁爱常常被特殊的冲动所压倒一样，良心也常常被自爱和仁爱所压倒。"① 面对这种困难，布劳德的药方是用至高无上的"良心的道德权"给予那些缺乏良心者以心理的力量。"良心的道德权"如何战胜现实利益的阻力，这是个没有现成答案的难题。伦理社会心态所需要的公共领域"是一个'应该'的社区，而不是一个真正的预先给予（道德标准）的社区"②。在这样的"社区"里，伦理学意义上的"应该"应该得到普遍传播。当每个人意识到如果这种"应该"不能成为公共领域的伦理共识，他人的"应该"将危及自己的利益。当"应该"变作一种道德判断，伦理尺度的一致（大体相当）保证的是共同体成员的利益。

（二）动态的愉悦

媒介技术的进步为人们（以社交媒体用户）广泛参与公共讨论奠定了基础，这使得当代公共领域比以往任何一个时期更为活跃。技术是公共讨论活跃的必要条件而非首要条件，社会成员对公共讨论感兴趣更多在于精神层次的满足。当代社会成员的权利意识增强，权利从诉求到诉求被满足的过程中，伴随着个体精神的愉悦。在布劳德看来，"一种快乐总是一种精神事件"，"当把'愉悦的'这个词运用于经验和非经验时，这个词就有不同的意义，前一种意义是基本的意义。在第一种意义上，'愉悦的'指一种非因果性的特性；在第二个意义上，'愉悦的'指一种因果性的特性，例如，在与其他因素共同起作用时，或多或少会有一种产生某种确定结果的永久倾向"。③ 社会成员对公共讨论的兴趣在于他们可以从公共讨论中获得愉悦感，这种情

① 〔英〕C. D. 布劳德:《五种伦理学理论》，田永胜译，廖申白校，中国社会科学出版社，2002 年版，第 66 页。

② Cornell, D., 2015, "The Role of the Kantian Imagination in Realization-Focused Comparison", in *Philosophy & Social Criticism* 41(1).

③ 〔英〕C. D. 布劳德:《五种伦理学理论》，田永胜译，廖申白校，中国社会科学出版社，2002 年版，第 73 页。

感是一个人履行社会责任、对自己行为满意后的一种评价，当评价较高时产生的一种条件反射。公共讨论不是中国传统话语中的坐而论道，而是针对具体的公共卫生事件以及事件中的问题提出批评或建设性意见，这种讨论体现的是个体价值对社会发展的促进作用。对于权利意识不太明显、社会责任感不强的人对公共讨论的兴趣不高，不会因参与公共话题讨论而获得真正的愉悦感，改变这种状况的因素很多，比如，当出现卫生紧急状态后，健康权和漠视他人健康的行为依然可以刺激这类人。他们对公共话题从不感兴趣到主动参与，在于个体利益和公共利益联系在一起，关注公共（卫生）事件是维护个体利益的有效手段。此时，人们从维护自身利益中获得愉悦。这种愉悦属于因果性愉悦。愉悦作为人的情感，由因果性产生的愉悦因缺乏恒定的圆满性而具有暂时性的特点。公共卫生事件不是一个具体的时间节点而是一个（漫长的）过程，卫生紧急状态持续的时间以月或年为单位，事件发展的此起彼伏牵动着社会成员的神经，人们的情绪波动决定愉悦感的有无或者高低。社会成员参与公共讨论未必是为获得愉悦感，愉悦感只是参与公共讨论的副产品。伦理学意义上的愉悦是排除了经验事实的普遍性感觉，这属于非因果愉悦。社会伦理心态在生成的过程中也伴随着集体性的愉悦——当公众看到正义促进了社会发展，他们将伦理道德从观念变成社会发展的力量——这种油然而生的欣慰感，也是愉悦的一种形式。隐藏在社会伦理心态中的愉悦感，必须超越因果性（经验事实）而产生的愉悦，这样的愉悦较之于因果性的愉悦更具永久性。

也许有人会问：社会伦理心态主要体现在公共卫生事件中，那么这类事件中的社会伦理心态的愉悦究竟是暂时性的还是永久性的？应该承认，公共卫生事件语境下社会伦理心态的愉悦既具有动态的特征，也符合永久的特征，动态的愉悦是社会伦理心态的表现形式。社会伦理心态与道德心理不同，前者存在于复杂的社会变化之中，行为主体的伦理心态必然因受到外部的影响而有所波动；道德心理将经验事实剥离出来，形式的抽象使其避免了内容的影响。公共卫生事件冲击人们的伦理道德观念，当这种冲击符合大多数人的意愿时，人们获得的是愉悦感，反之，则是暂时性的沮丧。一起再严重的公共（卫生）事件也终有结束之时，公共（卫生）事件的结束标志着整个社会解决了相关问题，也就是伦理学意义上的恶被善所取代。在善与恶的较量中善成为最终的主导性力量，大多数社会成员从公共（卫生）事件的解决中获得愉悦。公共事件的类型多样，每种类型的公共事件所呈现的经验不同，同类性质的公共事件所呈现的经验事实也各有不同，经验事实处于因果链上，它们的变化所产生的愉悦具有因果性。社会伦理心态的愉悦不是针对某个特定公共事件所产生的情感，而是以善恶较量的终极胜出者为愉悦对象，它已超越经验事实的束缚。社会伦理心态的这种愉悦不再以具体的公共事件为前提，而是以普遍的道德审美为基础。剥离了经验事实的社会发展就是善与恶的对立与较量，善带给的人是愉悦，善与恶在社会中的比重不是5∶5的量值分配，善的比重必定超过恶的比重。这样，伦理道德观念的传播建立在客观事实的基础之上。社会伦理心态的愉悦从根本上说是永久性的愉悦，动态的愉悦反而是暂时的表象。

因果性愉悦是追求型的快乐，永久性愉悦是获得型的快乐，正如幸福不是上苍的恩赐之物而是人们努力追求的结果一样，社会伦理心态的愉悦不是现有一个理想化的社会现实供每个人在理想的社会状态下享受外来的愉悦，而是通过自身的力量促进社会向理想状态发展，在这个积极追求的过程中愉悦自己。在公共讨论中，"正是对追求的快乐而不是获得的快乐的期待，吸引我们投入一种追求。在这些场合，尤其容易把获得所追求的对象的欲望与对获得的快乐的欲望区别开，这是因为由于追求本身激起一种对追求自我的欲望，这种获得只在期待之中才成为令人愉快的"[①]。积极追求的愉悦，需要避免经验事实的因果性所造成的快感。在追求公共卫生事件朝着良性方向发展的过程中，需要社会成员将伦理道德观念贯穿始终。伦理道德对愉悦的永

---

① 〔英〕亨利·西季威克:《伦理学方法》，廖申白译，中国社会科学出版社，1993 年版，第 69 页。

久性重要性在于，"道德不可能要求我们在一种情况下做 X，而在另一种情况下不做 X"[1]，因此，不会导致公共讨论中的参与者在某些情况下违背道德要求。要将积极追求的愉悦变成永久性的愉悦，应避免因公共事件走势的变化影响社会情绪的剧烈波动。

（三）动态的正义

在公共卫生事件中，以正义的方式公正地解决此类事件成为绝大多数人普遍的欲求。公共领域的讨论内容基本上是针对公共卫生事件中有失公正、违背正义的问题。公共讨论需要遵守基本的社会伦理。相对于其他类型的伦理，"社会伦理由于其自身的客观性、社会性之特征，只能是以权利－义务关系为其核心，且所追求的是权利与义务间的统一性，这就是公正"[2]。所谓公正，指的是相同的人、事或行为应该受到相同的对待。公正是社会伦理的基石，这种伦理理念体现的是人们内心对理想社会状态的愿望。这样的愿望是人性的本能反应，但是，对于公正的理解与追求可能呈现两种截然相反的结果：一种情形是在追求公正的过程中，自己凭借自身的综合优势获得了比他人更多的利益。在这种情形下，人的心理会产生微妙的变化，即获得更多利益的人未必认为这样的结果有失公正。另一种情形是在追求公正的过程中，诸多原因造成自己所获得的利益少于他人，他们觉得这样的结果有失公允。在现实生活中，两种情形交替出现，总是难以达到理想的公正状态。在这种情况下，如何调和公正的不稳定性就成为全社会必须面对的问题。为促进公正的实现，正义理论应运而生。既然在现实生活中很难保证每个人得到与他人完全相同的利益，就需要设置相应的条件，平衡社会成员间的利益。从这个意义上说，"正义是一种有条件的，但又是自愿的人际关系态度"[3]，因为认为实现正义需要进行权利和义务以及利益的再分配，通过人、事或行为

---

[1] Park, J. J., 2018, "The Problem of Error: The Moral Psychology Argument for Atheism", in *Erkenntnis* 83(3).

[2] 高兆明：《"社会伦理" 辨》，《学海》，2000 年第 5 期。

[3] 慈继伟：《正义的两面》，生活·读书·新知三联书店，2001 年版，第 18 页。

的不同处理，解决社会的不公正。

　　追求公共卫生事件的公正解决成为公共讨论的目的。公共（卫生）事件之所以引人瞩目，在于它们损害了群体甚至整个社会的利益，破坏了社会公正。以某一疫情的全球大流行为例，由于口罩可以有效阻止病毒传播，但口罩的供给并不均衡，有的人或机构甚至囤积口罩，借机牟取暴利。这样的事情被媒体曝光后，很快变成公共卫生事件中的次生公共事件，并演变成公共讨论的话题。讨论者希望通过限制囤积行为实现口罩的正常供应。这种限制是一种正义的方式，公共讨论所形成的舆论正是以正义的力量维护口罩的公正供给。离开对正义的追求，公共讨论也就失去了持续进行的力量。与社会伦理心态的"应该""愉悦"一样，在公共卫生事件期间，社会成员的正义诉求也处于动态的变化之中。动态的正义作为社会伦理心态的一个特征，是公共事件所涉及的人、事或行为太多，三者关系的协调需要一个过程。伴随着这个过程的进行，社会成员对待经验事实所形成的正义的看法也会有所变化。假如正义不能超越经验事实，将造成部分人因正义的迟到而对正义的信念产生怀疑，进而放弃对正义的追求，造成更多的不公。关于信念，罗素认为："所谓信念或判断并不是什么别的，只不过是把一个心灵和心灵以外的不同事物联系起来的这种信念关系或判断关系罢了。一桩信念行为或判断行为，就是在某一特殊时间，在几造之间所发生的信念关系或判断关系。"[1] 公共讨论实质上是讨论者对于公共卫生事件是非曲直的判断，人们普遍相信正义将会主持公道，相信伦理道德和法律的力量可以战胜邪恶、保护弱者、惩罚邪恶。在这种正义信念的引导下，社会成员借助公共讨论（及其生成的舆论）对违背伦理精神的行为进行抵制。假如公共领域没有对正义信念的坚守，讨论者的伦理道德观念淡薄，公共领域的秩序将处于无序状态，公共讨论的价值降低。伦理道德在维护正义信仰中具有特殊的规范作用，因为伦理道德涉及"有关正确的和错误的人类行为的各种类型的信仰。对这些具有规

---

[1] 〔英〕伯兰特·罗素：《哲学问题》，何兆武译，商务印书馆，2007年版，第104页。

范性的信仰，人们通过诸如'好的''坏的''正直的''值得赞扬的''正确的''应当的'以及'应当谴责的'等一般的词汇来加以表达"①。

在公共卫生事件讨论生成的社会伦理心态中，正义信念作为一根主线贯穿始终。这种贯穿体现的是正义信念中正义的核心原则，这并不是说正义的边缘性原则和人们对于信念的看法始终坚信不疑。事实上，公共讨论过程的曲折必然对它所生成的社会伦理心态产生影响，正义信念也出现某些波动，正义呈现出"动态正义"的特征。在赫勒尔（Agnes Heller）看来，"我们必须超越静态正义，把规则应用于动态正义，在动态正义中人们实现了他们的自由"。在传统的理解中，"正义意味着对规范和规则所适用的社会群体中的每一个成员持续地适用相同的规范和规则"。②在公共讨论中，规范和规则不再是静态的教条，讨论者往往根据自己的理解和立场灵活地阐释它们。当规范和规则被广泛地用于现实重大问题的讨论中，正义的核心部分虽然不会被撼动，但它的边界却处于模糊的地界，规范和规则之间呈现出流动性特征。皮尔斯（Julia M. Pearce）和查曼（Elizabeth Charman）认为："如果边界被认为是可渗透的（即存在社会流动性信念结构），则将遵循个人的'退出'策略，而如果认为个人的命运与群体成员身份相关联（即存在社会变化信念结构），则集体采取行动的可能性更大。"③动态的正义预示着，如果公共讨论不能朝着良性的方向发展，必然导致某些人对于讨论的失望，这种状况如果不能得到扭转或者讨论者看不到改善这种状况的希望，他们对正义信念的坚守将面临考验；与此同时，那些在现实空间遭遇挫折的人抱着另一种心态进入公共领域，希望通过加入公共讨论寻找正义的解决途径。边界的可渗透性使公共讨论者可正常流动。社会伦理心态是否健康和公共讨论者是否具有坚

① 〔美〕汤姆·L. 彼彻姆：《哲学的伦理学》，雷克勤、郭夏娟、李兰芬、沈珏译，中国社会科学出版社，1990 年版，第 9 页。

② Heller, A., 1987, *Beyond Justice*, Oxford, UK: Basil Blackwell, p. 5.

③ Pearce, J. M., Charman, E., 2011, "A Social Psychological Approach to Understanding Moral Panic", *in Crime, Media, Culture* 7(3).

定的正义信念有关，如果具有坚定正义信念者占据大多数，就能保证社会流动性信念结构的平衡。相反，如果这个结构出现逆向倾斜（放弃正义信念者成为主流），公共讨论将导致公共卫生事件朝着更为危险的境地发展。所幸的是，后一种情况并不符合公共事件的规律，因此只能以一种抽象的可能性存在。

在围绕公共卫生事件展开的公共讨论中，动态的应该、动态的愉悦与动态的正义交织在一起共同作用于社会伦理心态，三者的伦理特性由保证社会伦理心态的摇摆而不失度，从而促进重大公共事件的化解，这是心态秩序稳定的必然结果。

第二章 公共卫生事件中社会伦理 心态的伦理理论阐释

在社会伦理心态研究中，伦理学和心理学的理论知识最为基础。梁漱溟在论及伦理学和心理学的关系时指出："凡是一个伦理学派或一个伦理思想家，都有他的一种心理学为其基础。"[①] 反过来讲，研究社会伦理心态问题"如果缺乏道德心理的说明，伦理学就既不能说清道德要求的内在来源，也无法保证人们能够理解并愿意遵循它们"[②]。问题在于，即便具备道德心理学基础，面对庞杂的伦理学体系，如何科学运用现有的伦理学理论也比较棘手。当代社会，"没有一种伦理理论或流派可以做到能够超越和取代所有其他的立场与原则，恰恰是因为伦理学诸理论、流派处于一种相互吸纳和互相补充的交融进程，这就使得人们对伦理学的兴趣，不再是专注于对某一单独理论的研究与应用，而是将各种道德学说的有效理念元素提取出来，共同组成一幅伦理学理论框架背景"[③]。全面审视公共卫生事件中的社会伦理心态问题，有必要依据不同流派的伦理理论进行分析。

第一节 公共卫生事件中社会伦理心态的德性论阐释

现实社会不断产生新的问题需要伦理学解释它们产生的原因，为社会成员指明改进问题的方向。威廉斯指出："一大半当代道德哲学所体现的那些

[①] 梁漱溟：《梁漱溟全集》（第四卷），山东人民出版社，1991年版，第327页。
[②] Rorty, A., Flanagan, O. J., 1990, *Identity, Character and Morality: Essay Sin Moral Psychology,* Cambridge: MIT Press, p. 2.
[③] 甘绍平：《伦理学的当代建构》，中国发展出版社，2015年版，序言，第4—5页。

理性观念无法满足这些需求，然而古代思想的某些方面若加以相当的改造，却有可能满足这些需求。"[1] 在历史上，不论是东方还是西方，最早出现的伦理学都不约而同地热衷于探讨社会生活所需要的美德。当代心理学研究的成果也表明，孔子和亚里士多德等先哲关于美德的论述与心理学的研究不乏一致之处。这表明，借鉴德性论理论知识用以阐释公共卫生事件中的社会伦理心态问题具有现实意义。

一、社会伦理心态的德性基础

社会伦理心态是社会成员从伦理道德角度对待重大公共事件的群体性心理准备，这与德性伦理颇有相似之处，德性伦理通常依照多个标准从整体方面来评判某个行为是否合乎道德。观察公共领域的公共讨论，讨论的方式和观点的是非判断是否符合伦理道德观念，德性论不失为一个可取的方法。

（一）社会伦理心态的德性与心灵

德性论将对人的品格判断作为基本的道德判断。这里的"人"，通常理解为单一人称的"人"，因为品格是内在的，每个人的品格都具有独特之处。在汉语中，品格也有复数的用法。比如，"民族（的）品格""报格（一家报纸的品格）"等概念。由若干群体的伦理心态汇集而成的社会伦理心态，是否存在某种相同的品格呢？应该承认，通过对不同群体相同品格的概括，不难发现某些相似的品格已经存在于社会伦理心态中。

每个时代的社会成员都有属于其时代所独有的精神风貌。在社会快速发展时期，社会成员往往呈现出整体性的积极进取精神风貌；相反，在社会缓慢发展阶段，社会成员通常呈现出群体性的消极颓废精神风貌。不同的精神风貌反映着该时代社会成员心灵的整体状况，而社会伦理道德观念参与了个体心灵的塑造，德性就是这种塑造的产物。西季威克认为："德性似乎主要

---

[1] 〔英〕B. 威廉斯:《伦理学与哲学的限度》，陈嘉映译，商务印书馆，2017 年版，序言，第 1 页。

是灵魂或心灵的一种性质，与它赖以表现它自身的意识的行为和感觉相比，我们认为德性是持久的。"[1] 正因为德性的恒定性，德性以特殊的内在力量引导个体的"灵魂向善"，通过灵魂向善培养社会成员的崇尚高贵凝结而成的品质和行为习惯，使德性成为一种依据理性原则而生活的能力。[2] 在日常生活中，德性不再是抽象的概念，而表现为某些具体的美德。在我国，传统社会历来将勤劳、勇敢、节俭、诚实看作值得每个社会成员应具备的美德。

当我们谈及诸如"勤劳""勇敢""节俭"和"诚实"时，这些词语会在听者的脑际瞬间浮现出相应的道德场景，产生一种特有的"美德等同"效应。所谓"美德等同"，是指个体在由具象化的德性词语刺激后产生的特殊心理反应，行为主体不由自主地将自己等同于某个或者多个具体美德的化身。在这种幻象中，个体的缺点短暂性消失，随之而来的是虚幻的完美无缺，幻象中的行为主体可以进行自我完美的德性体验。尽管这种德性体验与真实的"我"并不完全相同，但这种体验的意义在于，可以将行为主体符合某种或多种标准的具体美德自动组合成一个新的自我形象——符合美德要求的"德性人"。这个形象一旦浮现在脑海里，行为主体就具有了美德的鉴赏能力，对善恶的识别促使他们在以后的生活中，善将可能变成首选项，非善恶的选择优先权受到自我限制。因此，由美德词汇或美德影像叙事所带来的"美德等同"在一定程度塑造人的品格性向。关于德性与性向，威廉斯指出："德性说的是一种品格的性向，它因为某项行为与伦理相关的特征去选择之或拒之。它本来的用法意指伦理上可钦慕的品格性向。"[3] 美德行为给人们带来的是愉悦和钦慕，当这种感觉被一个人所拥有时，通过转变成具体的行为对他人产生积极影响；当多数人具有这种感觉时，初步形成群体的德性，这

---

① 〔英〕亨利·西季威克：《伦理学方法》，廖申白译，中国社会科学出版社，1993 年版，第 241 页。

② 朱贻庭主编：《伦理学大辞典》，上海辞书出版社，2011 年版，第 43 页。

③ 〔英〕B. 威廉斯：《伦理学与哲学的限度》，陈嘉映译，商务印书馆，2017 年版，第 14—15 页。

有助于提升社会成员的整体道德水准。衡量一个时期的社会道德水准，考量的是可视化的符合伦理要求的行为而不是虚幻的个体或群体的自我"美德叙事"（幻象），美德通过变作具体的行为，使心灵中的德性概念转变为具体的美德（行为）。正如亚里士多德所说："合乎德性的行为则为行为者所有，还须行为者有某种心灵状态。只是做公正的事，并不足成公正的人，还要像公正人那样做公正事。"[①]

由心灵所形成的美德的心理习性促使个体的人公正行事，这种心理习性是道德判断被行为主体接受后逐渐形成的一种选择性习惯。心理习性是一种心理倾向，德性的心理习性要求行为主体按照自己的心理倾向去行事。在现实生活中，人们会在内心提醒自己按照严格的道德标准公正行事，但经常会遇到与这种心理习性背道而驰的现实阻力。道德的心理习性作为一种"道德要求属于道德知识的一部分，而道德行为则是实际的具体活动。当道德行为者'知道'某些道德知识时，并不代表他必定会根据这些知识行动。也就是说，从他获知这些道德要求，到他采取相应的道德行为，这中间还需要一定的桥梁和动力"[②]，这个动力就是个体如何对待现实的阻力。在阻力面前，行为主体可以选择继续依照符合道德心理习性的要求去克服阻力，也可以放弃既有的心理倾向。这种心理活动是对人之心灵的道德考验。美德之所以被称作美德，从某种意义上说在于它的"难得"。克服阻力依靠的是个人的意志力，道德意志的持续存在赋予道德心理倾向以足够的动力，这种动力保证行为主体将"美德等同"变成具体的美德行为。

当道德意志在克服阻力将符合道德审美的行为变成现实的过程中，个体的心灵受到冲击，如果通过努力未能将多重阻力完全克服，人们依然认为其具有美德行为。相反，当事者未必这么认为，毕竟预期的目标未能全部实现，造成行为主体心理的失衡。这就涉及如何调和心灵的内部冲突。按照美

---

① 〔古希腊〕亚里士多德:《尼各马可伦理学》，苗力田译，中国社会科学出版社，1990年版，第30页。

② 李义天:《道德心理：美德伦理学的反思与诉求》，《道德与文明》，2011年第2期。

德的和谐模型，"有道德的人永远不会遭受心理冲突，那么他必须相信，道德者不能生活在不公正的深港中，美德将取决于在理想环境下带来好运"①。显然，这是一种乌托邦式的和谐模型。对于个体而言，外部冲突无处不在，这种冲突将破坏心灵的平静状态。因此，所谓美德心理的和谐模型的现实意义受到质疑。这从一个侧面反映出，与道德有关的心灵研究存在局限。正如弗拉纳根（Owen Flanagan）所说，鉴于"对心灵的科学研究现已正式超过一百年"，"人们可能会认为它已经开始产生一些可靠的、令人惊讶的、有用的、细粒度的发现"。②事实并非如此，我们生活在由人类经验构成的统一世界中，心灵世界对美德的认同与追求并不会自然形成美德的心理和谐，这种和谐更多是道德品格、个人经验在与外部阻力较量中实现的某种平衡。

（二）社会伦理心态的德性与欲望

社交媒体用户围绕公共卫生事件的公开讨论在涉及社会、科技以及人性的"向善"问题时，通常不存在太多的争议。"善"作为基本的社会伦理共识，不仅是当代社会的主流看法，当人类完成从野蛮向文明的过渡，"向善"的观念就开始形成。究竟该如何理解社会领域的善？罗斯将"善"与人的品质联系在一起。罗斯指出："'善'在运用到人身上时，具有一种它用来指道德卓越的特殊含义。"③心智成熟的人内心都有一种基本的欲望：渴望自己在某些方面有不同于他人之处，这种与众不同的专长被称作"杰出"；公认的杰出人物必然在某些个领域做出过突出的贡献，他们通常被视作卓越人才。这种意义上的卓越既侧重于个体技能方面的才能与贡献也重视对个人内在品质的追求，这样的卓越者才能真正赢得社会的普遍尊重，与罗斯所说的"道

---

① Austin, E. A., 2017, "Praising the Unjust: The Moral Psychology of Patriotism in Plato's Protagoras", in *Apeiron* 50(1).

② Flanagan, O. J., 1991, *Varieties of Moral Personality: Ethics and Psychological Realism*, Cambridge, MA: Harvard University Press, p. 16.

③〔英〕戴维·罗斯：《正当与善》，菲利普·斯特拉顿－莱克编，林南译，上海译文出版社，2008 年版，第 124 页。

德卓越"的品质相吻合。这种品质并非天生之物，而是个体的人严格自律的结果。道德卓越是人的内在品质的善，这种善首先体现为先萌生人格向善的动机，然后将这种动机变成长期的行动。格林（Thomas Green）认为："一个善的东西的通常特征就是它满足某种愿望。"[1] 行为主体希望自己成为什么样子的人，这种脑中图像的自我与真实自我的对照，促使其按照脑中的自我塑造自己。道德卓越具有特殊的社会价值，这种人品的善具有社会传播力。与道德卓越的人在一起，无形中提升自己的道德品质。社会中道德卓越的人多了，整个社会的伦理道德取向积极向上，这种社会伦理心态在公共领域里体现为公共讨论的理性、文明，而不是相互指责甚至人身攻击。

道德卓越即具有德性。"德性是一种使人成为善良，并使其出色运用其功能的品质"[2]，"德性包含欲望和动机方面的特性样式"[3]，这种特性样式表现为幸福。个体行为所遵守的伦理准则未必出于个人的自愿，因为违背伦理准则将付出相应的代价。有德性的个体将向善和对道德卓越的追求当作最大的幸福，他们越是接近这种卓越的目标就越是感到幸福。当我们讨论社会伦理心态时，如何理解公共领域里参与讨论者这种幸福感的特性样式呢？这是因为，"德性总是个人的德性，德性如何所直接涉及的也是个人幸福与否的问题。但是，我们不难想象，社会是由个人组成的，组成社会的个人的德性普遍不好，不仅社会不会有普遍幸福，甚至社会还会是可怕的"[4]。个体的德性必须通过某种形式反映出来。在现实生活中，个体主要与存在利益关系者发生联系，在彼此联系的过程中检验每个人的德性。个体在现实生活中体现出的德性属于近距离的德性。长期以来，人们习惯于将近距离的德性当作德性

---

① 〔英〕乔治·摩尔：《伦理学原理》，长河译，上海人民出版社，2005 年版，第 131 页。

② 〔古希腊〕亚里士多德：《尼各马可伦理学》，苗力田译，中国社会科学出版社，1990 年版，第 32 页。

③ 〔英〕B. 威廉斯：《伦理学与哲学的限度》，陈嘉映译，商务印书馆，2017 年版，第 15 页。

④ 江畅：《德性论与伦理学》，《道德与文明》，2010 年第 4 期。

的全部。互联网带来检测德性的另一种方式，这就是在公共领域里进行匿名的公共讨论。参与公共讨论的社交媒体用户依然坚持理性、文明的交流，体现的是传统社会的远距离的德性。只有当近距离的德性与远距离的德性合二为一时，参与讨论者的德性才是全面的，这种德性经受住了人际交往与网络交往的双重检验，在虚拟的网络世界以匿名的方式参与公共讨论，依然体现出理性与文明的个人特性，表明其能够"按照人的理想本性去行为"。理想本性是人的欲望，这种欲望不同于自然科学中的理想物质或理想模型。布劳德将这些"完全确定的理念""与'理想人性'相对照，认为'理想人性'是伦理学正在思考的事物"。[①]伦理学对理想人性进行思考在于人必须持续地有所行动，每个行为都是对理想人性（德性）的考验。"理想人性"要求人"应该"如何，现实生活中的问题却在阻碍这种"应该"的实现。个体的"理想"实践已经存在诸多困难，公共领域中群体的"理想人性"将面临更为复杂的考验。在社交媒体上每天进行的公共讨论中，"非善良"的态度和言语充斥其中。越是公共卫生事件的讨论，这种"非善良"就表现得越是明显。公共领域的匿名讨论验证了布劳德对"理想人性"的担忧。扭转这种状况，在于公共领域的"意见领袖"们应该具有这种"理想人性"。这个群体普遍具备道德卓越的德性品质，公共讨论将因此变得卓越——这种卓越不仅仅是讨论技巧的卓越，也是最大限度的理性和文明的讨论。

公共讨论中存在的问题与公众真实的德性程度基本一致（除此之外还有价值观和认知水平的问题）。人们普遍向善的心理以及在这种心理上形成的"理想人性"，并且每个社会成员将不同程度地尝试过对这种"理想"的追求，但个人的道德意志力程度不一，只有毕生孜孜不倦的伦理实践才能实现"理想人性"与行为的统一。大多数人无法将这种伦理实践坚持到底，有的很快就选择了逃避。这是因为，"在欲望中有追求和躲避，正如在理智中

---

① 〔英〕C. D. 布劳德:《五种伦理学理论》，田永胜译，廖申白校，中国社会科学出版社，2002 年版，第 49、52 页。

有肯定和否定一样。由于伦理德性是一种选择性的品质，而选择是一种经过考虑的欲望"①。在对欲望进行思考的过程中，如何说服自己并不容易，因为个体的现实利益诉求夹杂其中。对于放弃继续按照"理想人性"行动的人而言，他们遵循个人利益优先的原则，通过这种方式解决内心的冲突。然而，"苏格拉底式"的道德心理学否认同时发生心理冲突的可能性。按照这种理论，一旦具有德性的人"决定了最佳的行动方式，他的欲望就会与自己的信念一致，从而根本就不会出现心理上的紧张"。只有在理想状态下，行为主体的欲望可以不与自己维护个人利益的本能反应发生冲突，因为在这种状态下没有任何非理性的欲望可以作为起点。当行为主体一旦走出理想状态，就必须面对各种利益诱惑或挑战，不存在心理冲突的条件已经不复存在，因为"善良的信念与非理性的欲望之间可能存在精神张力"。② 在公共讨论中，舆论的非理性性质刺激着讨论者的非理性欲望，这种非理性在群体的对话中被放大，造成公共讨论的暴戾现象。极力维护自己观点的欲望既降低了自己的德性，也降低了公共讨论的道德水准。

（三）社会伦理心态的德性与情感

人们为什么要遵守道德？关于这个问题，不同伦理流派的解释也不尽相同。在威廉姆·詹姆斯（William James）看来，"'道德'是自我认可的快乐"，这种快乐"可能需要使纯粹的存在这一概念可以被接受"。③ 遵守道德能够让自己快乐，这种情感给人以继续追求道德的动力。道德情感对于人之所以重要，在于这种情感塑造一种令自己满意的自我印象。"在整个现代心理学理论和研究中，都已感受到了道德感的必要性。默里（Henry A. Murray）经典

---

① 〔古希腊〕亚里士多德：《尼各马可伦理学》，苗力田译，中国社会科学出版社，1990年版，第116页。

② Austin, E. A., 2017, "Praising the Unjust: The Moral Psychology of Patriotism in Plato's Protagoras", in *Apeiron* 50(1).

③ James, W., 1878, "Remarks on Spencer's Definition of Mind as Correspondence", in *The Journal of Speculative Philosophy* 12(1).

榜单中的许多动机似乎都是相关的，例如卑鄙和尊敬。[①] 斯蒂尔（1988）的自我肯定理论更直接地反映了詹姆斯的主张，主张人们需要相信自己是好人。"[②] 在公共领域里，社交媒体用户在参与公共讨论时，首先将自己定位为"好人"，怀有这样一种朴素的情感加入公共讨论，对于他们的自我定位相当重要，因为"道德是人知觉的基本维度"[③]。我们的知觉中如果缺乏道德的维度，就无法识别善恶，个体的行为就必然带有某种鲁莽的特征。具体到德性论的道德维度，邓安庆指出："德性论就是让人高贵起来，而心灵的高贵不需要对行为规范。"[④] 自我意识到的高贵与个人行为之间究竟是一种什么样的关系，它是否可以对行为进行有效的规范，显然有讨论的必要。应该承认，高贵这种感觉必然反映在个人的行为中。以公共讨论为例，道德素养欠缺的讨论者的言行倾向于自然状态，道德意识薄弱者在激烈的辩论中，自我控制的能力未必理想。在这种情况下，自我的高贵给他们以自我正确的感觉，这种"高贵"反而降低公共讨论的质量。而德性论所主张的"高贵"，将全部的美德成分嵌入讨论者的心灵中，他们懂得如何约束自己（比如，孔子主张的"中庸"与亚里士多德强调的"中道"），这种约束本身就是对行为的某种规范，即自己必须以合乎德性规范的原则去行事。因此，无论是否区分高贵是有道德的讨论者还是无道德的人的感觉，高贵在无形中都将对公众的行为产生影响。

德性论所说的快乐与高贵更多基于抽象意义而存在。这种主张要有社会

① Murray, H. A., 1938, *Explorations in Personality*, Oxford, England: Oxford University Press, p. 3.

② Prentice, M., Jayawickreme, E., Hawkins, A., Hartley, A., Furr, R. M., & Fleeson, W., 2019, "Morality as a Basic Psychological Need", in *Social Psychological and Personality Science* 10(4).

③ Goodwin, G. P., 2015, "Moral Character in Person Perception", in *Current Directions in Psychological Science* 24(1).

④ 邓安庆:《论康德作为美德论（Tugendlehre）伦理学的现代奠基者》，湖南师范大学 2020 年岳麓国际道德文化论坛，2020 年 8 月 16 日。

价值，应该从伦理角度要检验快乐与高贵。社会有多复杂，公共领域的辩论就有多复杂，因为社会的复杂归根结底是人性的复杂而不是物事的复杂。换句话说，物事的复杂是社会的表面复杂，人性的复杂才是社会复杂的根本原因。人性的复杂决定人之情感的复杂，当个体的人脱离纯粹状态进入现实状态，在伦理实践层面，无论是由道德带给他们的快乐还是高贵（感），他们的情感都愈发复杂。杜·托伊特（Du Toit）归纳了伦理实践中道德情感的六种复杂性特征并对它们分别进行说明。我们在此摘取其中的三种特征及其说明：

> *伦理是绝对的，从某种意义上说，伦理理想是建立在自身基础上的，它有其宗旨，并在宗旨中立足。telos（希腊语终极目的）是内在的自我，在自身之外没有任何东西可以放置 telos。（简而言之，道德本身具有起点和终点。）
>
> *道德完全笼罩个人，并鼓励个人以道德方式进行选择和行动。
>
> *个人选择了道德之后，道德便成为现实，而现实就是内在性（"内在精神"），即个人的选择和行为是纯粹的内在存在。现实不是纯粹的外在行为，而首先是对自己内在思想的内在认同。现实成为内在的、永恒的、感兴趣的、存在的个体，他们对自己的存在产生兴趣。[1]

道德的起点和终点存在于伦理实践中，在这个过程中人们始终处于道德选择之中，这种选择与个体的道德偏好有关。比如，在公共讨论中，参与讨论者的社交媒体用户选择以何种态度和语气发言，即便是即时发言，本能中也有选择的标准。道德标准的实质是"善恶标准"，这是讨论者"判断和评价人们行为是非、善恶、荣辱的尺度或根据"[2]。公共领域成为检验人们道德

---

[1] Du Toit, A. P., 1998, "Kierkegaard's Psychological Explanation of Moral Sense and Moral Courage", in *South African Journal of Psychology* 28(3).

[2] 朱贻庭主编：《伦理学大辞典》，上海辞书出版社，2011 版，第 38 页。

选择的理想场域。在公共卫生事件的讨论中，我们会意外地发现，大多数讨论者的看法通常依据的不是事实判断而是价值判断。在讨论中，不少讨论者无意或有意忽视公共事件的核心事实，而是以个人的价值观和道德伦理观念进行判断，客观事实反而变成了价值判断的论据。对于不同意其价值判断的人（或群体），他们的情感通常是负面的。正如克尔凯郭尔所说："选择绝对不是在两件事之间进行选择，而是善或恶，道德行为表示一种选择，即人们选择善恶或将其排除在外。"① 在公共讨论中，讨论者选择的是道德事实，选择道德的事实就构成了道德感。在杜·托伊特看来，"道德感不是个人的既定状况"，"而是出于愿意或准备在善与恶之间进行选择的行为而产生的"。② 对于道德素质高的讨论者来说，"这笔财富沉积在您自己的内在生命中；它使人比天使的能力更大"③。这些人在公共讨论中必然尊重重大公共事件中的核心事实，不因个人的主观印象而扭曲事实或仅仅满足于把客观事实当作维护个人价值观的材料。

情感影响公共讨论的秩序，这种秩序是生成社会伦理心态的基础。对于秩序混乱的讨论，假如讨论者和围观者不满意这种状况，他们的情绪将受到影响。现阶段，我国网络空间的公共讨论状况并不理想，这与参与公共讨论的个体的美德不足有关。公共讨论对讨论者的道德素质提出更高要求。"按照斯宾诺莎的观点，一种'德性'就是任何主动性的力量或能力，它们是事物本质的一个部分。"如果缺乏必要的道德素质，情绪化的讨论不仅破坏公共讨论的秩序，也伤害理性的讨论者。"如果人们普遍具有这种恶性品质，社会不可能是幸福美好的，相反可能是一种'人对人是狼'的战争状态。"④ 在社交媒体平台上进行的公共讨论中，经常可以看到这种"人对人是狼"的

① Kierkegaard, S., 1992, *Either/or: A Fragment of Life*, London and New York: Penguin, p. 490.

② Du Toit, A. P., 1998, "Kierkegaard's Psychological Explanation of Moral Sense and Moral Courage", in *South African Journal of Psychology* 28(3).

③ Kierkegaard, S., 1992, *Either/or: A Fragment of Life*, London and New York: Penguin, p. 490.

④ 江畅:《德性论与伦理学》,《道德与文明》, 2010 年第 4 期。

状态。对立的群体之间，彼此仇视对方，有的甚至将这种仇视变成线下"约架"，这已经突破伦理的底线。斯宾诺莎认为"最有害的就是仇恨，因为它无论在直接的方面还是在间接的方面都是坏的"，而仇恨本身又"是一种极端困扰人的被动性情感，这种情感倾向于使我们伤害和破坏其他人"。①

二、公共卫生事件中社会伦理心态的德性特征

如何看待公共讨论的观点纷呈？德性论为我们开启了一扇观察这种观点多元的窗口。正如萨德瓦特（Sadwat）所说："虽然交响乐中有许多种声音，只要一个人注意它的基本主题，使它们部分地被听见，众多的声音就不会破坏整体，反而有助于理解。"② 讨论由公共卫生事件导致的卫生紧急状态下的社会伦理心态，我们从公共讨论的众声喧哗中依然可以辨析出诸如"正直""勇敢""节制""慷慨"等具体的德行，这些德行更具体地体现行为的道德属性和心理基础。美德在抗疫行动中复活，证明德性论依然具有独特的理论价值和现实意义。赫勒尔认为："亚里士多德的世界秩序瓦解了，但它并没有将美德与邪恶埋进历史的坟墓中"，因为具体的美德依然是人们在不同行为中自觉遵循的准则。③

（一）公共卫生事件中社会伦理心态的勇敢

亚里士多德在论及如何把握最高善时指出："根据品质来把握最高善，还是在表现品质的现实活动中来把握最高善，此中却大有区别。因为，一个人可以具有善的品质而没有产生善的结果。"④ 这里需要我们思考的是，在公共卫生事件持续期间，究竟该如何评价个体和群体的最高善。显然，医护工

① 〔英〕C. D. 布劳德:《五种伦理学理论》，田永胜译，廖申白校，中国社会科学出版社，2002 年版，第 42 页。

② 〔美〕M. W. 布伦戴尔:《扶友损敌——索福克勒斯与古希腊伦理》，包利民、吴新民、李春树、焦华红译，生活·读书·新知三联书店，2009 年版，第 1 页。

③ Heller, A., 1990, *A Philosophy of Morals*, Oxford, UK: Basil Blackwell, p. 69.

④ 〔古希腊〕亚里士多德:《尼各马可伦理学》，苗力田译，中国社会科学出版社，1990 年版，第 14 页。

作者的舍生忘死精神最值得称道。与舍生忘死相对应的是美德概念中的"勇敢"。在整个社会处于危险境地的关键时刻，医务人员的勇敢行动证明了这个群体的内在品质，勇敢是公共卫生事件中社会伦理心态的首要美德特征。

何为"勇敢"？亚里士多德通过对比的方法来界定这个概念："勇敢是恐惧和鲁莽的中道"，而"恐惧可定义为对恶的预感"。他将"勇敢"和"恐惧""鲁莽"三种心理活动并列，按照三者在人内心的顺序进行排列，用"鲁莽"和"恐惧"来凸显"勇敢"的伦理价值。为避免人们误解"恐惧"，亚里士多德解释道："对有些事情恐惧是应该的。勇敢的并不是一切都不怕。""一个勇敢的人无畏地面对死亡。他在危险中要奋力自卫，或高尚地死亡。"[①] 勇敢和恐惧是心理的两种反应，不同的是勇敢的价值在于需要克服困难，显示这种德行的价值。换言之，没有恐惧的勇敢反而不大真实。这在参加抗疫的一线医务人员身上表现得同样明显，在新闻报道中，不止一位医务工作者坦白心迹：他们在奔赴一线或进入重症监护室前也曾有过犹豫。这是最为真实的心态素描，因为真实才愈发可信且令人敬畏。

尽管"勇敢"（行为）相对具体，但作为美德概念的"勇敢"仍显得抽象，需要根据具体的情境再次将其具象化。亚里士多德将"勇敢"分解成五种类型：

①公民战士式的勇敢，由法律所规定追求荣誉，逃避耻辱；

②关于个别经验的勇敢，也就是苏格拉底所说的，"勇敢即知识"；

③激情也被看作是勇敢，在危险来临时，它具有最强大的冲击力；

④乐观的人虽算不得勇敢，但他自信自己的强大，一旦发现事情不像他所希望的那样，就逃之夭夭了；

⑤对危险的无知，显得与乐观派的相接近，但不如后者，因为它无

① 〔古希腊〕亚里士多德：《尼各马可伦理学》，苗力田译，中国社会科学出版社，1990年版，第53页。

自知之明，并不能坚持。[①]

结合卫生紧急状态的实际情况，第一种类型对应的是医护工作者和担任抗疫安保任务的警察和军人，他们奉命奔赴防疫的第一线，坚守职业伦理精神，以无畏的精神在最危险的地方工作，因职责所在而义无反顾；第二种类型对应的是出租车司机、快递员和外卖配送人员，这些群体的从业者明知人群中可能已经有感染者，因为商业契约的要求必须在约定的时间和地点完成本职工作；第三种类型对应的是志愿者，在没有直接的义务要求和职责规定时，出于仁慈之心自愿前往危险区域义务从事服务工作；第四种类型对应的是大部分普通市民，他们对于疫情持乐观态度，认为自己不会被感染；第五种类型对应的是个别不顾禁令的外出者和不听劝告坚持不戴口罩者，这个类型属于鲁莽式的勇敢。

在上面五种勇敢的类型中，并非每一种都属于德性的勇敢，因为符合美德要求的勇敢建立在正义的基础上。对照德性的划分标准，前三种类型显然属于德性的勇敢。对这三种类型所代表的行为主体而言，勇敢意味着需要他们"无畏地面对高尚的死亡，或生命的危险"。亚里士多德认为"最伟大的冒险莫过于战斗"。[②]在医护工作者、记者、社区管理者、志愿者、修建临时医院的建筑工人以及疫苗试验者身上，体现出来的是群体的勇敢，对于他们而言，勇敢是在克服本能的恐惧后自愿的选择，而"选择是德性所固有的最大特点，它显然是自愿的"[③]。

勇敢作为鲁莽和恐惧的中道，意味着勇敢的行为讲究时机和方法，因为勇敢本身需要讲究艺术。正如亚里士多德所说："一个勇敢的人，要把握有

---

① 〔古希腊〕亚里士多德：《尼各马可伦理学》，苗力田译，中国社会科学出版社，1990年版，第56页。

② 同上注，第54页。

③ 同上注，第44页。

利时机，按照理性的指令而感受，而见于行动。"① 在抢救室或病房内，医护工作者在救人的同时必须学会保护自己。他们防护服的穿戴时间和方法均有专门的要求，所有与患者可能接触的人员如何降低被感染的风险，这也是勇敢美德所要具备的智慧、知识和技巧。德性的勇敢以强大的意志力战胜死亡的恐惧，他们却要学会安慰心理脆弱的人们。比如病房里的患者，他们的身体受到病毒的折磨，因缺乏相关知识和受到病房环境的影响，多数人对死亡怀有恐惧感，这是一种人性的怯懦。在特定的情境中，"怯懦的人是绝望的人，因为他无所不惧"②。如何帮助被感染者战胜心理的恐惧，在公共讨论中也有所体现，社交媒体用户希望医护工作者为患者创造轻松的治疗环境，这是公共卫生事件中的社会伦理心态的体现。不少医院通过组织患者做广播操、听轻松的音乐，来缓解他们的心理紧张。给予怯懦者以勇气，这是美德勇敢的职责，通过"勇气"的塑造"激励人们在面对邪恶时追求善"。在亚里士多德看来，勇气是"欲望的一种美德，它会产生恐惧的激情，因此它会根据这种欲望激发适当的行动"③。当医护工作者运用专业知识和智慧帮助被救治者战胜恐惧，勇敢地面对困难时，两种勇敢的结合为化解公共卫生事件奠定了基础。

社会伦理心态中的道德勇气也体现在公共讨论中。在公共卫生事件持续期间，网络舆论空前活跃。网络虚拟空间的公共讨论，刺激公众心理的是诸如"病毒""感染""死亡"等词语，这种恐惧因不具有现实的威胁性而很快消失，而这并不利于公共讨论。在公共讨论中，有的讨论者对于防疫措施进行批评，对于现实生活中的胆小之人表示蔑视，这是公共讨论缺乏理性的写照。约翰·哈克赖特（John Hacker-Wright）认为："缺乏恐惧的能力是一种

---

① 〔古希腊〕亚里士多德：《尼各马可伦理学》，苗力田译，中国社会科学出版社，1990年版，第55页。

② 同上。

③ Hacker-Wright, J., 2020, "Passions, Virtue, and Rational Life", in *Philosophy and Social Criticism* 46(2).

严重的匮乏，严重阻碍了我们在实践上变得理性的能力。"①托马斯·阿奎那（Thomas Aquinas）在《激情论》（*Treatise on the Passions*）中指出："恐惧作为一种主要的激情，在我们追求善的过程中起着不可缺少的作用。"②公共讨论的勇敢分为两种：参与讨论的勇敢和跟其他讨论者辩论的勇敢。在讨论诸如公共卫生事件这类话题时，需要讨论者具备符合德性要求的勇敢。具有了这种勇敢，"即使一个人在遇到怠慢、反对或蔑视时，也不至于背离'正确的路线'"③。理性的公共卫生事件中的社会伦理心态，需要的正是德性的勇敢；相反，鲁莽的讨论因背离道德伦理要求而损害这类公共讨论的价值。

（二）公共卫生事件中社会伦理心态的节制

与其他类型的公共事件不同，公共卫生事件的波及面具有全局性。每当出现某种疫情的全球大流行，在世界范围内改变了日常的社会秩序：航班停飞、交通受阻、人员流动受到限制。临时秩序带来的是社会成员集体的心理不适应，这种不适应通常表现为普遍性的抱怨、违反临时性管控措施等。在社交媒体上，社交媒体用户的情绪化言论增多，这是社会秩序影响心理秩序的产物。在这个特定的阶段，良好的社会伦理心态建立在社会心理秩序稳定的基础上。失之偏颇的社会心理秩序，因为伦理道德观念的缺失，将对这个阶段的社会伦理心态造成冲击。化解公共卫生事件，需要在控制疫情的同时，也重视进行社会性的心理抚慰，通过群体心理的疏导引导人们适应临时性的社会秩序。在心理抚慰的过程中，倡导节制的美德是构建群体良好心理秩序的有效手段。节制之所以重要，在于这种美德"意味着对灵魂或国家中的天性优秀部分和低劣部分谁应该统治、谁应该被统治的问题表现出一致

---

① Hacker-Wright, J., 2020, "Passions, Virtue, and Rational Life", in *Philosophy and Social Criticism* 46(2).

② 同上。

③ Du Toit, A. P., 1998, "Kierkegaard's Psychological Explanation of Moral Sense and Moral Courage", in *South African Journal of Psychology* 28(3).

意见"①。

何为节制？按照《希英大辞典》里"节制"（sōphrosunē）的释义，概括为三种含义：①心智的稳健、精明、谨慎；②在感性欲望上的适度、自我控制；③在政治层面上指政府的适当形式。② 德性论将"节制"视作美德的一种。亚里士多德在《尼各马可伦理学》的目录中有"节制"条目，因正文部分缺页，读者无法看到他对"节制"的具体论述。柏拉图在《理想国》中多处论及"节制"，这里可以归纳出三点：①节制是"不受欲望的驱使，对欲望保持一种体面的冷漠"；②节制即"统治自己"，"控制自己的快乐和欲望"，节制也意味着"遵纪守法"，而法律就是"灵魂的所有秩序和规范"；③节制意指"正确而有益地行事"。综合上述零星的观点，"节制的中心含义就是控制欲望，从而使人及其灵魂获得一种统治的力量和正确的秩序，而这些又端赖于哲学、理性和法律"。③

既然节制关乎欲望、灵魂和秩序，它就不仅仅是德行的具体内容，也是伦理学意义上的概念。伦理道德之所以能够指导现实生活，在于它们本身就是价值观。新西兰伦理学家罗莎琳德·赫斯特豪斯（Rosalind Hursthouse）认为："支撑道德行为者做出正确判断的是美德或恶习等概念背后的价值观，而不仅仅是单独的概念。"④ 价值观是每个人行动的指南，这样的一种观念并非与生俱来，而是通过自省的方式产生。美德也并非人之天性，同样是在社会生活中逐渐养成的。作为美德的节制调和的是行为主体自身的欲望与外部环境。欲望即秩序，个体的欲望构建的是自我秩序，这种秩序适用的范围仅限于属于个人的独立空间。当另一个自我的欲望介入，就需要对欲望进行控

---

① 刘玉鹏：《自我控制与服从统治——论柏拉图〈理想国〉中的节制》，《思想战线》，2017 年第 6 期。

② Liddell, H. G., Scott, R. A., 1968, *A Greek-English Lexicon*, Oxford: Oxford University Press, p. 1751.

③ 转引自刘玉鹏：《自我控制与服从统治——论柏拉图〈理想国〉中的节制》，《思想战线》，2017 年第 6 期。

④ 转引自韩燕丽：《也论美德伦理学的基本概念》，《道德与文明》，2019 年第 2 期。

制。社会伦理心态是全社会成员的伦理取向的结晶，这种心态的生成对群体的欲望控制更为严格，只有这样才能达成全社会的某种伦理共识，构建一种可以彼此接受的社会伦理心理秩序。共识的前提是观念、权利和利益的让渡，这种让渡在本质上也是节制的表现形式。控制欲望违背人性，它要求个体（或群体）做出事与愿违的选择，这样的选择因违背个体的欲望使选择的难度增加。道德意志坚定者，通过自我的意志力量限制欲望。也就是说，当欲望与灵魂秩序相统一时，节制才符合美德的要求。对于具备节制美德的人们而言，由于"美德与节制相一致，有冲突的人们就可以在违背个人愿望的情况下实现并维持美德"①。

　　在公共卫生事件持续期间，作为社会伦理心态特征的节制有其独特的内在要求和表现形式。这类事件的传染性对节制这种美德提出具体要求：控制欲望；控制情绪；控制言行。疫情流行期间，为控制疫情的传播，临时管理措施包括限制社区成员的外出次数以及可以出入的场所和出入者的身份。这些措施限制的是个体的活动范围，遵守即体现为节制。从伦理学的角度看，节制的美德显然并不仅限于个体行为的控制，也体现为对个体欲望、情绪和消费行为的控制。管理者与被管理者存在内在的冲突，后者总是本能地希望突破管理制度的限制，满足自我的本能性欲望。限制外出活动次数、减少与他人接触，涉及串门、聚餐、看电影、打麻将和旅游观光等活动，因为行为控制不符合日常生活的自主决定，导致一些人本能地产生逆反情绪，并在网络空间的公共讨论中流露出某些不满情绪。行为的节制由于社区和重要场合采取控制措施，这种强制性控制相对容易。相反，情绪方面的节制比较困难。在卫生紧急状态下，社交媒体用户的情绪波动明显，多数用户在缺乏情绪管理经验的情况下参与到公共讨论中来。在这个时期，社交媒体上涌现出一些家庭搞笑题材的视频，比如，家庭成员在家模拟观光旅游、体育竞赛

---

① Austin, E. A., 2017, "Praising the Unjust: The Moral Psychology of Patriotism in Plato's Protagoras", in *Apeiron* 50(1).

以及垂钓等内容。应该说，多日困守家中，寻找在狭小空间的大舞台，舒缓心理压力，这些视频自有其现实意义，可以视作节制的美德的间接反映：我们无法外出，与其在家里睡觉或者去网上吐槽，不如自己挖掘特殊时期的乐趣，这种乐趣以情境虚构、真人演出的方式回应了对管控措施的接受。这样的行为和兴趣的节制，也是出于个体的自愿选择。节制被纳入美德的范畴，在于这种节制必须是自我的主动选择。关于节制的自愿性质，在亚里士多德看来，"德性既然是关于情感和行为的，那么，对于那些自愿行为就应该称赞或责备"，这样的选择不是天生的，而是在对环境（或生活）的理解中做出的理性选择，因为"自愿行为的始点则在有认识的人自身之中，他对在其中生活的事物逐一认识"。①

（三）公共卫生事件中社会伦理心态的慷慨

当整个社会处于卫生紧急状态时，人、财、物的统一协调与分配关系到能否尽快摆脱这种状态。而人、财、物的协调与分配涉及分配者的美德，这种美德即德性论中所谓的"慷慨"。亚里士多德将"慷慨"看作"财物的给予和接受上的中道，特别是在给予中"。汉语中的"慷慨"是对给予行为的肯定，并不包含"接受"的意思。作为美德概念的"给予"，强调"给予应该给的人，以应该的数量，在应该的时间，以应该的方式，并且以此为乐"。在这里，亚里士多德将美德概念的"慷慨"规定了特定的限制性条件，当给予的对象、数量、时间、方式符合伦理学所强调的"应该"时，这样的给予就符合慷慨的美德之外部规定。慷慨的美德之内部规定要求给予行为不但必须自愿，而且还要从这种给予中获得快乐。因为慷慨的美德需要满足其内外部规定的全部条件，因此，"在一切德性中，慷慨可以说是最为人所钟爱的，因为在给予中可以有助于人"②。

亚里士多德所说的慷慨，主要是财物方面的无私自主。他认为："慷慨

① 〔古希腊〕亚里士多德：《尼各马可伦理学》，苗力田译，中国社会科学出版社，1990年版，第41、44页。

② 同上注，第65页。

是在财物方面的中间性"，"所谓财物就是一切其价值可以用金钱来衡量的东西"。① 这与我们研究的公共卫生事件中的社会伦理心态所称的慷慨的美德有所不同。亚里士多德眼中的美德指的是个人的德行，我们关注的是社会范围的德行。美德对象范围的扩大，慷慨美德给予的内容也就有了区别。为抗击疫情，从个体、集体到国家，分别以不同的形式对亟须救助和帮扶的人（或机构）进行给予。按照亚里士多德所定义的"慷慨"，即财物方面的慷慨，这具体体现在为受灾严重地区捐赠医疗器材、口罩、防护服、修建方舱医院所需要的建筑材料以及其他特殊物品，针对受灾严重城市社区成员日常生活所需的蔬菜、面粉、大米等物品，针对全国学生的网络课程等。此外，慷慨美德的给予还包括无法用金钱衡量的奉献。比如，全国各地抽调奔赴疫区支援的医护工作者、当地出租车司机坚持免费接送医护工作者以及志愿者在疫区的义务劳动。传统的德性论忽视了这些无法以财物衡量的给予。在我国，把对社会的奉献也视为美德行为。比如，倡导"雷锋精神"，鼓励奉献社会，这种奉献的实质是个体或集体的给予，那些出于真正自愿并从学雷锋活动中获得愉悦感的人也具备慷慨的美德。严格地说，响应号召并非真正的美德行为，真正的美德是个人道德价值的性格特征。就慷慨这种美德而言，"慷慨的人倾向于（在其他事情中）注意到别人有需要，对他们有适当的情绪，并对如何最好地帮助他们进行合理的推理"②。美德的行为必须是自愿，自愿包括积极的自愿与消极的自愿两种方式，前者是当人们还未意识到某种匮乏时，慷慨的人已经提前意识到这种需要并主动适当地给予；后者是当人们普遍意识到他者因匮乏而亟须得到帮助时的给予。按照这样的区分，前面所列举的"给予"主要属于消极自愿性质的给予。积极自愿性质的给予，对慷慨者提出更高的要求。比如，科学研究活动中发现某种潜在的危险物种，及时发出预警，这种信息的预警显然是特殊形式的给予。类似这种将前沿科研

---

① 〔古希腊〕亚里士多德:《尼各马可伦理学》，苗力田译，中国社会科学出版社，1990年版，第65页。

② August, S. J., 2019, "Where are Virtues?", in *Philosophical Studies* 176(9).

信息慷慨地给予社会治理部门或者有专业知识的机构，这类无形资产的给予同样属于慷慨的美德。正如亚里士多德所说："慷慨的给予是为了高尚的目标，不在于给予物的数量，而在于给予者的品质。"[①] 比如，科研信息的给予可能在数量上微不足道，对于慷慨的有德之人而言，"给予要与自己的物资相适合。一个人如若可给予的东西很少，那么只给予很少东西，并不妨是慷慨的"[②]。

　　亚里士多德在论及慷慨时也谈论到"大方"。在他看来，"大方是种关于财物的德性，但不像慷慨那样涉及全面，而仅涉及消费，而且是大量的，所以重点在一个'大'字"。慷慨有行为的要求，即必须将属于自己的财物（或者劳动、智慧）无私地给予需要接受帮助的人。至于"大方"如何体现财物的德性，亚里士多德并未进一步解释。德性是人的品质，财物没有灵魂，因此不该具有德性。这样，与财物有关的德性，应该理解为对待财物态度的德性。亚里士多德把"大方"与"消费"挂钩，他认为真正"大方的人是有科学头脑的人，他对消费的是否适当进行考虑，使巨大的消费用得恰到好处"。这里的消费是指向自我的使用。"大方的人的消费不是为了自己，而是为了公众"。[③] 在消费的过程中体现德性，似乎有点令人费解。对照 2020 年中国抗击疫情的集体行动，"大方"这种美德在对疫区的救助工作中体现得最为明显。慷慨的给予有施舍的性质，"大方"则是巨大数量和巨大金额的消费。疫情给疫区的企业和个人造成巨大的经济压力，工业产品和农副产品销售困难，通过宣传，外地商家尽量优先采购这些地区的产品，有的地方以团购的方式采购。这种团体消费对于疫区来说是纾困的手段，对于消费者来说则体现了大方的美德。个体的消费力有限，由团体负责采购疫区企业和人员的产品体现了亚里士多德所说的"科学头脑"，因而我们将这种消费视作美德，

---

① 〔古希腊〕亚里士多德：《尼各马可伦理学》，苗力田译，中国社会科学出版社，1990年版，第 65 页。
② 同上注，第 67 页。
③ 同上注，第 70 页。

购买这类产品的人因而具备"大方"的美德。亚里士多德对"大方"的美德不但看动机和手段，更重视它所产生的结果。大方的"成果同样也是巨大的和适当的，所以巨大的消费和其成果相当"。当动机、手段和结果相统一时，"大方的人的消费是为了高尚，这是各种德性所共有的特点"。①

（四）公共卫生事件中社会伦理心态的友善

20世纪30年代，我国伦理学者刘真如已经意识到："社会现象纯粹是道德现象，没有道德生活同时就没有社会生活。"②这个发现有助于我们理解由重大公共事件带来的卫生紧急状态。这种状态打破了日常的社会生活秩序，人与人之间的关系也随之发生微妙的心态变化。当人们在楼道、社区或马路上遇到行人时，本能地怀疑对方会不会是病毒的携带者。如果不能控制这样的念头，对待别人的态度也会有所改变。比如，从平时的友善变得关系紧张，严重时可能怀有敌意。人际关系首先体现为彼此间态度的友善，不论是熟人还是陌生人，在与对方擦肩而过时点头示意，冷漠或者敌意的态度从眼神的交流中就能有所察觉。与路人交流的表情被纳入社会生活，眼神、态度的友善程度反映着人类社会道德生活的质量。在特殊时期，社会生活是否充满友善关系到社会团结，这种团结又是共克时艰的道德保障。

社会生活建立在信任与彼此尊重的基础上。马克思指出："人对世界的关系是一种人的关系，那么你就只能用爱来交换爱，只能用信任来交换信任。"③在中国的传统文化中，"爱"被赋予崇高的价值，因其神圣性、终极性和普遍性历来备受推崇。人们所推崇的"爱"是在纯粹的意义上对这种情感的认知，在社会生活中，"爱"受到行为主体的情绪、环境和他人行为等因素的影响，这种心理反应难免处于波动之中。马克思把"爱"的交换和人

---

① 〔古希腊〕亚里士多德：《尼各马可伦理学》，苗力田译，中国社会科学出版社，1990年版，第71页。
② 刘真如：《社会道德的基础》，《文化建设月刊》，1936年第3卷，第2期。
③ 《马克思恩格斯文集》（第1卷），人民出版社，2009年版，第247页。

与人的信任交换相并列，揭示了爱与信任的关系。爱的交换的前提是彼此信任，熟人之间的爱的交换如此，陌生人之间的爱的交换更是如此。在日常生活中，爱的交换并不存在太多的障碍，因为多数人基本相信他人不会给自己造成直接的危害，这种信任感是维系社会生活的基础。公共卫生事件带来的卫生紧急状态将人与人之间的信任隔离开来，谁也不敢轻言自己接触到的人（不论熟悉还是陌生）是否携带病毒。这样的未知是一种无法否认的事实，因为在连自己是否携带病毒也并不清楚的情况下，行为主体只能凭各自身体状况进行预判。当公众被告知这种病毒的潜伏期多达 28 天时，愈发加剧了人际的不信任感，这种不信任成为一种普遍的社会心理，因为缺乏信任，需要关注公共卫生事件中的社会伦理心态的友善问题。

友善指的是人际的彼此尊重与关爱的关系状态。从宏观的层面看，这种人际的关系状态是社会关系状态的组成部分。如果不能解决人际关系的信任问题，就谈不上真正的尊重，尊重又是彼此关心爱护的前提。我国的传统文化提倡友善。在儒家文化中，儒家伦理核心的"仁爱"是最高的道德精神，"仁爱"由"亲亲之爱"推己及人，是为"泛爱众"。"仁爱"包括了双重的含义，一是伦理心态的慈善关爱倾向，二是由倾向延伸而来的行为。孔子将"仁爱"视作一种崇高的品德，即我们所说的仁德，这种品德是做人之根本，此所谓"唯仁者能好人，能恶人"。伦理学强调伦理主张的可普遍化。至于仁者如何"爱人"与"恶人"，孔子并未将社会生活的复杂性纳入他的思考中。在"好人"与"恶人"的态度背后，反映着行为主体对他人的看法。在缺乏现实利害关系的情境下，"爱人"还是"恶人"考验的是个体的道德判断；在卫生紧急状态下，行为主体无法知晓与自己接触的人是否健康，彼此间的未知增加了自己的健康风险，在这种状态下如何尊重与关爱对方，成了一个无法回避的现实问题。假设张三在路上遇到一个有口罩但并未使用口罩的路人，双方的关系状态瞬间会发生变化。对于担心不戴口罩会传播病毒的张三而言，他该如何尊重、关爱对方？反过来，对口罩阻止病毒传播不以为然的人而言，又将如何看待佩戴口罩的群体？对口罩防疫功能的认知不同，"仁者"以包容的态度理解他们的选择，出于自我安全的考虑，同样需要和这样的人保持距离。如果"仁者"以"爱人"的积极态度去劝说对方佩戴口罩，在遭到拒绝后他们的关系是否依然维持友善，这也是个非常现实的问题。

友善的美德对自我和他人同时提出了道德要求。友善要求行为主体主动尊重、关爱他人，要求他人接受来自别人的尊重与关爱，这种良性的互动为友善的美德提供保障。也许有人要问：我为什么要（无端）尊重、关爱别人，特别是在对方先流露出不友好的态度时，友善的合理性是否存在？友善是互动的产物，只有每个人自愿尊重他人时，友善这种美德才能真正存在。这就需要给友善一个理由。赖特（John Hacker-Wright）认为："为了成为一个好人，我们必须将承诺、权利和他人的苦难视为采取行动的理由。"[①]卫生紧急状态给社会造成直接的苦难，社会成员间的友善可以为摆脱这种苦难提供精神力量。在公共卫生事件持续期间，友善的表现形式较多。我们将社会伦理心态所认可的友善归纳为以下八种形式：

①医护工作者对患者的友善；

②全社会对核酸检测阳性的人的友善；

③对邻居的友善；

④患者和公众对医护工作者的友善；

⑤公众对社区管理者的友善；

⑥社区管理者对居民的友善；

⑦防疫宣传用语的友善；

⑧在公共讨论中网友之间的友善。

公共卫生事件带来的是社会性的苦难。在这个特殊时期，需要整个社会

---

① Hacker-Wright, J., 2020, "Passions, Virtue, and Rational Life", in *Philosophy and Social Criticism* 46(2).

将友善这种美德贯穿于日常生活之中，增进社会成员之间的联系而不是怀疑或敌意。强调公共卫生事件中的社会伦理心态的友善美德，在于呼吁每个人通过尊重、关爱他人，可以"从这样的行为中获得满足"①。

（五）公共卫生事件中社会伦理心态的诚实

友善的美德建立在人与人的信任基础上，而信任的前提是诚实。从汉字的结构看，"人言为信，其欠为欺"，这样的汉字结构寄托了古人对于诚实做人的良好愿望。所谓诚实，指的是一个人真实地表达个人的信息或行为。诚实作为具体的美德概念，具有"善"的特质。诚实是社会生活不可或缺的美德，这种美德的缺失，将影响人与人的交流。人类的社会生活必须拥有多种美德，每一项美德（内在品质）都是社会活动的产物。具备美德是行为主体在社会的立身之本，这种立身之本在于"人是自身行为的始点和生成者"②。

在以血缘组成的社会中，血亲要求人们有义务必须诚实地对待亲人。血亲之外，熟人社会同样强调为人处事的诚实。诚实没有给伪装留下余地，行为主体以真实的自我出现在他人面前，彼此的诚实是形成共同体的基本要求。诚实的核心是真，正如亚里士多德所说："一个真实的人也是正直的人。他不论在生活上还是言论上，都与自身相一致。"③言行与自身保持一致是文明社会基本的伦理要求，做到这一点需要行为主体真正认识到诚实是做人的底线。换句话说，在所有的美德概念中，诚实是美德的基石，人们通常将诚实视作底线道德的重要内容。在阿多诺（Theodor W. Adorno）看来，底线道德是人类文明社会几千年积淀下来的并得到各民族共同认可的德性，具体包括"诚实""谦虚""责任"等美德。阿多诺将"诚实"列在底线道德的首位，

---

① 〔美〕M. W. 布伦戴尔：《扶友损敌——索福克勒斯与古希腊伦理》，包利民、吴新民、李春树、焦华红译，生活·读书·新知三联书店，2009 年版，第 32 页。

② 〔古希腊〕亚里士多德：《尼各马可伦理学》，苗力田译，中国社会科学出版社，1990 年版，第 49 页。

③ 同上注，第 83 页。

表明这种美德对社会的重要性。诚实通常指的是个人的品质。不过，社会生活需要的是每个行为主体都具备了这种德性，良性的社会关系状态才成为可能。诚实作为底线道德重要的内容，这种美德"是人类作为一个族类在道德领域所必然拥有的道德普遍性，体现了维系人类存在所必需的最基本的规则和秩序"[①]。

在卫生紧急状态下，诚实居于社会生活的核心，诚实成为社会伦理心态的基本诉求。在现实空间，诚实美德的有无直接涉及全体社会成员的安全。比如，张三出行前是否做过核酸检测，检测的结果是否如实禀告，检测结果的真实关系到他人与之进行接触；手机健康码的信息主要依据医院的检测报告和个人出行的轨迹，诚实的人会如实告知他人自己的核酸检测结果，也会通过行程码真实地展示自己的活动轨迹。相反，缺乏公德意识的人往往以虚假的方式欺骗他人。在卫生紧急状态下，有的居民违规出行，为逃避监管，选择将常用的手机留在家中，制造居家隔离的假象；有的居民为按照计划出行，不巧出现感冒发烧症状，在这种情况下无法通过安检，为正常登机提前服用退烧药，以这种方式通过体温测试。类似这些行为大多发生在疫情管控较严格的时期。个人的诚实关乎的安全，仅仅是与他近距离接触的人们。团体的诚实关系到公众的安全。以口罩生产为例，偷工减料、以次充好生产口罩，将导致这样的口罩失去阻断病毒的效果。这类伪劣口罩流向市场，将增加病毒传播的可能。在网络空间，诚实同样是最为重要的美德。公共卫生事件成为公共讨论的基本议题，这个议题的价值在于可以通过交流疫情防控知识和经验以及各地最新的疫情信息，增进社交媒体用户对于疫情的动态认识，渲染或隐瞒疫情信息都可能误导公众。有的用户借机散布虚假信息，甚至推出募捐的网页，骗取社会的爱心。离开坦诚交流，陌生的人就无法相信彼此的言论，从而影响公共讨论的活跃度。

---

① 〔德〕T. W. 阿多诺：《道德哲学的问题》，谢地坤、王彤译，人民出版社，2007 年版，译者前言，第 7—8 页。

相对于公共卫生事件中的社会伦理心态所涉及的美德，诚实这一美德概念更为复杂。勇敢、节制、慷慨和友善，这四种美德的形式和内容相对统一。诚实则不然，这一美德对时机、地点和身份等提出特殊的要求。那些获悉感染病毒的人，脑际笼罩着对死亡的恐惧，尽管医生暂时也没有有效的治疗手段，职业使命要求他们尽全力拯救生命。焦虑烦躁的患者怀疑自己是不是已经无药可救。面对患者这样的咨询，医护工作者究竟是遵照科学精神还是出于人文关怀来解答，涉及这个职业的诚实问题。斯科伯格（Joshua August Skorburg）在论及美德究竟在哪里这个难题时，他给出的答案是"这要看情况"，因为美德的实践"将取决于一些因素，如是否存在持续的反馈循环或功能整合的程度，或者我们是否关心道德或智力美德的认知或情感成分，或者我们谈论人为因素或行为者与行为者耦合的系统"。① 彼彻姆讲得更为直接。在他看来，所有的美德"特征包含着在适当的时机具有履行确定行为的趋向"②。在适当的时机、地点，由医护工作者具体确定应该如何与适当的对象和患者进行交流。区分患者本人和其家属的讲话方式以及透露的信息的真实程度，这是诚实美德对这个职业的要求。作为具体的美德概念，真实并不是诚实的全部，这种美德还包括了态度的诚恳。病情信息对患者有所保留，舒缓他们的心理压力，有助于他们配合治疗，对他们的康复有促进作用。因而，态度的真诚在这个特定情境下更具积极意义。

诚实的美德要求行为主体根据情境的变化适时做出调整，适应环境变化也是美德所需要具备的基本能力。针对这种变化，亚里士多德所说的诚实"是在言谈和生活中，是由于个人的品质，而与这里所说的事情无关"③。诚实的美德涉及灵活的判断。彼彻姆相信："绝大多数人都具有一种道德品质，

---

① August, S. J., 2019, "Where are Virtues?", in *Philosophical Studies* 176(9).
② 〔美〕汤姆·L.彼彻姆：《哲学的伦理学》，雷克勤、郭夏娟、李兰芬、沈珏译，中国社会科学出版社，1990 年版，第 223 页。
③ 〔古希腊〕亚里士多德：《尼各马可伦理学》，苗力田译，中国社会科学出版社，1990 年版，第 83—84 页。

这种品质在其力量和可预见性方面随着整个人的一生不断地发生基本相似的变化。"①

在公共卫生事件期间，勇敢、节制、慷慨、友善与诚实这五种美德是公众普遍希望每个社会成员所具有的德性，这些德性不论是在社会生活还是在网络的公共讨论中，根据不同的情景突出某个或多个美德，以此应对整个社会的卫生紧急状态。

第二节 公共卫生事件中社会伦理心态的义务论阐释

道德的普遍性因超越时空而成为指导社会生活的准则。麦金太尔（MacIntyre）将道德比作宗教，认为"只有一种宗教能够在每个领域生活，它应该或应该能够生存"。道德的魅力在于既有抽象的形式（如义务的概念和准则），也可以适用于可感的经验世界。当道德概念从抽象形式回到可感的经验世界时，正如卡普尔（Rajesh Kapoor）所说，我们应该牢记"对于人们而言，什么是好的东西，这是对品质的巨大挑战，不能被某个单一的想法所束缚"②。在公共卫生事件持续期间，向社会成员提出新的问题：什么是好的东西，人们该如何通过行为证明自己的品质？伦理学的义务论理论，是我们打开认识社会伦理心态的另一扇窗。

一、公共卫生事件中社会伦理心态的义务基础

在公共卫生事件造成的卫生紧急状态下，一个行为主体对社会和他人承担何种伦理义务，遵照这样的伦理义务他可以做什么、不可以做什么，大多数人并不清楚。这需要结合义务论的理论知识进行分析。

---

① 〔美〕汤姆·L.彼彻姆：《哲学的伦理学》，雷克勤、郭夏娟、李兰芬、沈珏译，中国社会科学出版社，1990年版，第223页。

② Kapoor, R., 2019, "What is Wrong with a Rights-based Approach to Morality?", in *Journal of National Law University Delhi* 6(1).

（一）社会伦理心态的义务与动机

卫生紧急状态改变了日常的社会秩序，新的临时秩序要求社会成员遵守管控措施，这些规定赋予人们有限的行为权利。对于人们来说，相应的义务随之产生，因为"义务是某人被责成去做的行为"[①]。在规定与行为之间，需要行为主体的某种意识作为联结二者的中介，即动机。动机给行为主体以行为的理由。一项新的规定从颁布到施行，需要给社会成员一个熟悉并习惯的过程，要把依照规定所产生的行为变成自己的义务，行为主体必须真正认识到这种规定的合理性和必要性。伦理学所说的动机是指道德的动机，康德将这种动机界定为"法则底表象"，其"藉由对我们心中的纯粹理性法则之尊敬的观想，但同时也藉由练习而得以提升"。[②]同时，康德强调道德动机的形成需要两个条件：①人们必须理解并尊重法则之规定；②人们需要通过对法则的实践（具体的行为）将法则变成自己的义务，再使义务升华为动机，即不但要这样行为，还应主动按照这种规定去行为。以佩戴口罩为例，在日常生活中并不强制每个人外出必须佩戴口罩。当佩戴口罩成为普遍性的行为准则时，它就变成了社会成员需要遵守的一项义务，这种义务更多是从伦理角度考虑。佩戴口罩从行为主体的自愿选择变成伦理义务，有的行为主体会有抵触情绪。要使人们适应这种规定，一靠媒体的科普宣传；二靠社交媒体通过公共讨论形成的社会共识；三靠人际间的示范作用。防疫科普是对规则（法则）的合法性解释，公共讨论是了解社会伦理心态对待佩戴口罩的普遍看法，人际间的示范作用给每个行为主体人以行动的动力。通过这三种形式的合力作用，有关佩戴口罩的规定就从"纯粹理性法则之尊敬的观想"，每天通过周围人的示范（佩戴口罩）作用培育了社会成员的道德的动机，这种动机反过来促使每个行为主体按照规定去行为（佩戴口罩）。

通过上面的分析不难发现，义务和动机均依赖于道德的理由（比如，不

---

① 〔德〕康德：《道德底形上学》，李明辉译注，联经出版事业股份有限公司，2015年版，第31页。

② 同上注，第270页。

按规定佩戴口罩将害人害己）。然而，康德义务论的一般观念似乎没有为按照义务去行动留下提供理由的余地。威廉斯也承认，"康德的一般观念的确要求道德没有理由——如果道德意谓做个有德之人的动机和肇因；但这并不意味着道德没有基础"，"康德认为我们能够意识到为什么道德恰恰会对理性行为者呈现为绝对要求。这是因为理性行为主体自身就包含了对这样的要求的接纳"。① 道德的绝对要求是人意识到行为对于个体的重要性，这种认识并非天生的意识。比如，心智尚不成熟的青少年未必意识到成年人应履行的义务；同样是成年人，他们对法律义务和伦理义务认识的程度也不相同，而法律规定的义务要求达到法定年龄的行为主体必须无条件执行。伦理义务则是宽泛的义务，这种义务的内容超出了法律义务所规定的范围。这样，伦理义务作为主观的义务就需要一个道德的动机，即行为主体必须意识到一个行为的道德性何在，为伦理义务提供行为的动机，这样的动机"在主观方面将对于这个行为的意念之决定根据与法则底表象联结起来"②。在卫生紧急状态下，伦理义务的主观动机相对单一，这就是优先考虑个体的生命安全。这种安全与战争或其他暴力所造成的安全威胁不同，这是一种有形的、无法预料的和无法凭借个体努力避免的威胁。面对病毒对整个人类的威胁，行为主体的主观能力可以选择尽量避免这种威胁——尽量少出门，不去人群聚集的地方，必须要去尽量做好自我的安全防护。为确保自身安全，在火车上，有的乘客自制多层的塑料衣服；有的乘客将家里的桶装水桶做成"头盔"……诸如此类的防护措施，是由动机所驱使的行为，这种行为可以视作指向自我的义务。所谓"指向自我的义务"，是行为主体有责任保护自己不被感染。相比于其他义务，这种义务更具伦理的强制性。

指向自我的义务向人们提出一个问题：这种义务的动机来自何处？迈克

① 〔英〕B.威廉斯：《伦理学与哲学的限度》，陈嘉映译，商务印书馆，2017年版，第69页。

② 〔德〕康德：《道德底形上学》，李明辉译注，联经出版事业股份有限公司，2015年版，第26页。

尔·托马塞洛（Michael Tomasello）用道德心理解释"人类这个物种独特的义务感是从哪里来的，而进化论是从哪里来的？它的功能是什么？它是由什么更原始的成分构成的"。他提出这一连串问题，为的是"使义务适应人类社会的大局"。[①] 托马塞洛研究义务的动机在于认识义务与社会变化的关系。公共卫生事件是全社会性质的紧急状态，这种状态与普通的公共（卫生）事件不同，它关系到人类的整体安危和社会的发展。在这种状态下，个体遵守管理规定的动机首先是出于自身与家人的安全。当这样的动机变成大多数人的动机后，每个社会成员都应遵守临时性的管理规定，当社会成员因普遍遵守规定产生的显著效果时，增加了整个社会自觉遵守规定的信心。因此，动机从个体的动机变成了群体性的普遍动机，这样的社会伦理心态"使一个行为成为义务，并且使这项义务也成为动机"，按照康德的观点，这样的"立法"（即规则的制定）也是伦理的。[②] 伦理的立法（符合伦理原则的管理规定）与通过法律强制的行为限制不同，法律缺乏对个人动机的考虑，而伦理将强调行为的动机。管理规定要具有伦理性，就必须"使出于法则的义务之理念也成为行动底动机的那种协调或不协调"[③]，这样，人们履行义务的行为也就具有了道德性。

托马塞洛在阐释义务与动机的关系时，将外部环境这个变量视作特殊力量，他预见到紧急状态带来的社会结构以及义务和动机的相应变化。托马塞洛承认义务是一种动机，强调义务动机的独特性，概括出这类动机的两个鲜明特征：①特殊力量。这不同于酬报是人类最基本的动机，义务就是坚持；②特殊的社会结构。义务具有固有的社会结构，特殊情况下可能会发生外部

① Tomasello, M., 2020, "The Moral Psychology of Obligation", in *Behavioral and Brain Sciences* 43.

② 同上。

③ 〔德〕康德：《道德底形上学》，李明辉译注，联经出版事业股份有限公司，2015 年版，第 27 页。

人员判断行为者有义务做某事的情况。[1] 公共卫生事件作为特殊的外部力量改变了义务的特殊结构，将义务从个体间的特殊性义务变成了全体社会成员的普遍性义务。对于违背义务的行为主体（即俗称的"恶人"），通过社交媒体的公共讨论进行群体性的道德判断，因这样的行为与大多数讨论者的义务观不同，违背义务的讨论者（或行为）将面临巨大的网络舆论压力。

（二）社会伦理心态的义务与直觉

在社会生活中，个体主要通过模仿适应社会。从表面上看，模仿是直观面的行为复制；从深层上看，模仿与个体的直觉判断有关。一个行为是否具有模仿的价值，在于人们习惯于先看形式再看结果，当两者符合行为主体的审美需求，再要求自己将模仿付诸行动。外在的义务体现为具体的行为。医生抢救病人，直觉告诉我们，救人是医生的职责，因为面对生命垂危的病人，医生有义务实施抢救。当个体的脑中图像勾勒出这样的职业场面，他对医生这个职业的义务认识就从抽象过渡到具象。当遇到医生未能履行救死扶伤的义务时，直觉告诉他人：不履行义务应受到批评。[2] 这涉及两个问题：一是义务可以为人们所意识到；二是被意识到的义务需要经过道德评估。在《哲学的伦理学》中，彼彻姆写道："按照罗斯的观点，我们能够直觉到一般的义务；但是在具体情况下，我们无法直觉到什么是正确的义务，因为这需要运用推理。罗斯论证说，在任何特定情况下，我们必须找出特定背景中的正确性高于错误性的'最大的余额'，以发现'最大的义务'。"[3] 罗斯对义务可以被直觉到的论述，是基于日常生活的直觉，这种直觉经过长期的经验事实的积累，社会成员可以通过过去的经验事实来直觉某个行为是否出于行为

[1] Tomasello, M., 2020, "The Moral Psychology of Obligation", in *Behavioral and Brain Sciences* 43.

[2] 参见《吉林一医院门口出车祸，伤者求助无人相帮　院方：医生不能脱岗，护士保安一人一岗》，红星新闻 2020-10-08，http://news.163.com/20/1008/19/FOEJ4LC500018AOR.html。

[3] 〔美〕汤姆·L. 彼彻姆:《哲学的伦理学》，雷克勤、郭夏娟、李兰芬、沈珏译，中国社会科学出版社，1990 年版，第 185—186 页。

者的义务。在卫生紧急状态下所呈现的社会行为，行为主体所直觉的依然是有着历史传统的义务，比如在关键时刻，医护工作者必须挺身而出。社会生活的复杂性需要多样的义务来对应。在公共卫生事件持续期间，医生抢救病人的义务可以被大多数人直觉到；相反，配合抗疫出台的各种管理规定需要每个行为主体遵照执行。在这种情境下，部分社会成员对于个体具体义务的认识变得迟钝。也就是说，有的人无法直觉到新的管理规定就是自己的义务。卫生紧急状态下的管理规定不是按照日常的生活习惯进行行为的引导与限制，而是针对特殊时期的社会需求进行某些限制。比如，居家隔离要求没有特殊情况，任何人不得随意外出，特殊原因需要外出者需向社区申请。这种规定限制的是个体的行动自由，这与他们的行为习惯不同，也不同于他们的价值观。在这种情况下，行为主体直觉到的不是自己的行为（居家隔离）义务，而是个人的权利受到了限制。这表明，脱离了日常生活，行为主体对义务的直觉反而变得迟钝，这种迟钝表现为个体无法快速适应社会环境的变化。改变对特殊时期的行为义务之逆反心理，媒体和社区的宣传可以缩短社会成员对义务的直觉过程，更主要依赖于实际的效果。逆反心理是一种心理障碍，克服这种障碍的有效手段是给心理障碍者以现实的利益证明。比如，保持与不保持社交距离，感染病毒的概率明显不同。在数据面前，人们会本能地选择可以趋利避害的选项。正如罗斯所说，"最大的义务"来自"最大的余额"，而直觉正是由"最大余额"培育出来的，"最大的义务"则是这种直觉判断的选择。

在公共卫生事件持续期间，不论是现实生活中的人们还是在虚拟空间这个公共领域的讨论者，他们所直觉到"最大余额"首先是作为某种善（幸福）出现的，而非具有强制性的义务。西季威克发现功利主义原则与康德的原则其实完全吻合，在他看来，"普遍幸福就是理性的绝对命令"①。这种绝对命令就是义务。这表明，行为主体所直觉到的东西不计其数，但真正能将直

①〔英〕亨利·西季威克：《伦理学方法·代译序》，廖申白译，中国社会科学出版社，1993年版，第8页。

觉的某些东西变作追求的目标，以绝对命令的形式去追求，这个目标必然符合道德的要求。相反，对于那些产生"负余额"的行为，直觉判断自动将它们排除在个体行为之外。直觉的价值在于，它是认知判断的方法。直觉"不诉诸行为之外的其他目的来确定行为的正当性或善性，并且假定这种正当性或善性是可以直觉地认识的。在遵循这种方法时，行为者追求的是行为本身的正当性或善性"[1]。由直觉所产生的行为并非教育的结果，而是在行为主体观察的过程中被赋予这种行为的正当性。当一个行为主体相信自己的直觉判断时，他会把这种行为转化成义务去追求。直觉到的正当性未必就是善的，因为伦理学所说的行为必须是可以被普遍化的，需要经得起"以己推人"的反复验证，直觉产生的正当性更多来自个体的经验判断并符合他的价值观。一种道德概念在伦理实践中并不能保证被行为主体不误用或滥用，伦理实践取决于个体的行为是否严格遵守了伦理准则。选择性地采取某个准则，伦理实践的结果仍无法保证具有终极的正当性，即终极善。比如，在卫生紧急状态下，可能有人通过虚假的方式获得外出的资格，这种行为对于缺乏大局观念的行为主体而言并不觉得有何不当，于是造成了一种直觉意义上的"正当性"。这种主观的"正当性"违背了特殊时期的管理规定，如果它是正当的，就从根本上否定了规定自身的正当性。直觉到的正当性必须符合全体社会成员的利益，这时，这种正当性才从个别变成一般，转换成客观的正当性，这种客观的正当性值得所有人去追求。西季威克区分了三种水准的直觉主义，他认为常识道德观主要表现为感性的和教义的义务直觉主义。义务直觉主义的方法需要建立在某些假设之上，依据这种方法，人们可以直觉地把握"基于行为所履行的义务（诚实、豪爽、克制、贞洁、勇敢）"[2]。在由直觉所履行的义务中，就包括了前面我们已经分析过的"诚实""节制""勇敢"。只有当行为主体直觉地意识到这些美德值得追求时，它们才会被当作具体的义务

---

[1]　〔英〕亨利·西季威克:《伦理学方法》，廖申白译，中国社会科学出版社，1993 年版，代译序，第 14 页。

[2]　同上。

去行动。

（三）社会伦理心态的义务与利己

按照康德的义务论，定言形式的义务具有绝对的权威，在道德义务面前，个体没有推诿的权利。不过，法兰克福挑战了人们普遍接受的道德义务的权威性，在他看来，"指导我们行为的不是我们本身的道德或非道德义务，而是我们对它们的态度：我们对这些义务有多大的关注以及对我们履行这些义务的重要性"[1]，这将影响人们的行为抉择。当普遍性的道德及其相应的义务摆在我们面前时，如何看待与道德相关联的义务，不同的人所站的立场不同，相应的态度也将发生微妙的变化。在纯粹的道德层面，所有与内容相关的东西被剥离出去，剩下的是每个行为主体必须履行的义务。不少道德的思想实验显示，当行为主体接受一种义务观并愿意为之付诸行动，这并不意味着他们没有个体的利益诉求。按照义务理论，义务满足的是每个人相同的利益，但在现实生活中，这种理想的平等性利益总是难以找到完全对应的对象，这涉及个体利益的问题。以外出佩戴口罩为例，有个现实的问题通常被忽略了，这就是口罩的储备是否充裕。在卫生紧急状态初期，医用防护口罩成为稀缺资源，这种状况造成了市场供给的不足，不是每个家庭都可以购买到足够数量的口罩。此外，口罩不属于日常的消费品，新的管控措施将口罩列为日常消费的清单，但对于经济收入不稳定或者低收入家庭而言，储备口罩属于额外的开销。市场供应紧张和每个家庭的实力不同，由此带来的问题是：严格按照规定和防疫宣传知识佩戴口罩，每个家庭的口罩储备是否可以满足家庭成员的使用？在这种情况下，管控措施与佩戴口罩之间的矛盾就出现了。从人性的角度看，在涉及生命安全的环境内，人们本能地选择将口罩留给家里的老人和孩子使用，而将风险留给自己。这种家庭内部的"口罩正义"实际上是一种不公正的分配办法，但对于有家庭责任感的成年人而言，

---

[1]　Bar-On, K. K., 2020, "Obligations to Whom, Obligations to What? A Philosophical Perspective on the Objects of Our Obligations", in *Behavioral and Brain Sciences* 43.

这样的分配却具有正当性。站在观察者的角度看，可以将这种义务看作出于利他而采取的行为选择。如果从长远的角度看，这种行为也是利己的体现，因为尊老爱幼是中华民族的传统美德。优先给老人和孩子口罩，尽的是爱护家庭的义务，这显然也是利己的表现。当一个家庭成员承担维系家庭所需的义务时，也就承担了相应的责任。越是珍惜自己的家庭，这种义务就越是明显。正如席勒（Ferdinand C. S. Schiller）所说："道德不是别的，正是志趣和爱好加入义务之中。""人不仅可能，而且应该使快感和义务结合在一起，他应该愉快地服从自己的理性。"①

20 世纪 30 年代，我国伦理学者伍逸瑚在分析道德的形式和内容时指出："我们所要解决的并不是道德的形式，而是道德的内容。形式说明了内容是空虚的。""我们要从各个社会的特殊风俗、习惯、信仰等之观察与比较方能解释支配人类的道德行为之原理及其性质。"②伍逸瑚敏锐地发现了道德的内容是社会上那些特殊的风俗和习惯，正是这些内容决定了道德的性质。义务作为道德的一种表现形式，它的形式总是简单，即人们无条件遵照这种义务的指引去行事。当同样的内容在不同的社会风俗和习惯中出现时，社会成员的行为是否会出现变化，这种变化涉及行为主体的兴趣和爱好。不符合行为主体审美趣味的东西，如何临时改变他们的这种兴趣、爱好，即引导他们在陌生的社会风俗、习惯中"入乡随俗"，这需要从利己心理的角度去考虑。以春节拜年的风俗为例，假设卫生紧急状态出现在春节期间，限制了社区内部和跨社区的拜年活动。有一对热恋中的情侣，他们在节前约定小伙子要去见女孩的父母，而女方父母特别重视传统的礼仪。在这种情境下，即便女孩希望小伙子不能违反规定，站在小伙子的角度看，他可能考虑得更多：如果出趟门被感染的概率并不高，这么重要的时刻选择逃避是否会影响对方老人对自己的印象？这时，利己和义务之间就存在着某些冲突。究竟该如何调节

---

① 〔德〕席勒：《秀美与尊严——席勒艺术和美学文集》，张玉能译，文化艺术出版社，1996 年版，第 133 页。

② 伍逸瑚：《康德的道德论与社会学的道德论》，《社会科学》（广州），1937 年第 13 期。

义务和利己的这种矛盾呢？在伍逸瑚看来，"凡一种能建立普遍规律而本身不会发生矛盾的行为就是道德的"，"你想不想你的行为成为一条普遍的规律呢？"如果你有肯定的意思，那么你的行为便是道德的了。[①]当然，这还是一种理想模式的选择，因为特殊的社会风俗和习惯总有其特殊性，对这种特殊习惯需要看全民性的接受程度。反观欧美国家疫情防控的效果不理想，很重要的一点就在于，这些地区的社会成员普遍不习惯临时性的管控措施。当多数社会成员选择沿袭传统的社会风俗和习惯时，心理的利己带来的是防控的困难。当利己成为一种普遍的选择，行为主体减少或回避自己应履行的临时性公共义务，最终失去的是公共利益的最大化。当公共利益无法最大化时，需要从义务和利己的关系中寻找问题的症结。

在日常生活中，义务与利己的矛盾并不明显，这是通过社会风俗、习惯长期涵化的结果。在诸如公共卫生事件这样的非常态情境下，义务的内容发生了明显变化，并非每个行为主体都认识到义务内容的正当性和迫切性。在这种情况下，社会成员普遍根据自己的经验和利益对临时管理规定的义务事项做出反应。正如威廉斯所说："道德倾向于把所有相关反应——也就是说，'道德反应'——都用判断、评估和赞成不赞成这些名目来归类。这种做法多方面误人。"[②]在社会风俗习惯这个道德权威缺位时，行为主体对于临时性义务的"道德反应"中的赞成或反对，显然包含了某些利己的成分。这一点，不论是现实空间的不道德行为还是公共讨论中为利己变化的言论，这样的"道德反应"与特殊时期的公民义务背道而驰。

二、公共卫生事件中社会伦理心态的义务类型

社会生活须臾离不开道德，而"道德的与众不同之处在于，它使用一个

---

① 伍逸瑚：《康德的道德论与社会学的道德论》，《社会科学》（广州），1937 年第 13 期。
② 〔英〕B. 威廉斯：《伦理学与哲学的限度》，陈嘉映译，商务印书馆，2017 年版，第 48—49 页。

特殊的义务概念，给予这个概念以格外的分量"①，威廉斯将这个特殊的义务概念称作道德义务，以与法律义务相区别。在伦理学中，人们通常根据义务的主体将"义务"分作"对自己的义务"和"对他人的义务"两种类型。

（一）对自己的义务与公共卫生事件中的社会伦理心态

古希腊哲学家普罗泰戈拉（Protagoras）有个著名的论断："人是万物的尺度。"每个行为主体都用自己的标准衡量世界，也在用这样的标准给自己制定法则。关于人为自己制定法则，威廉斯写道："当理性行为者追求真正的自由和理性，其合宜做法是把自己视作在制定法则，制定将协调所有理性行为者的利益的法则。"② 这样的法则不论由谁制定，前提必须是适宜于社会成员的法则。不能被普遍化、仅仅适合部分人的"法则"，显然不是法律和伦理的法则。法则具有强制性，也包括制定法则者自己。这些法则有的是指向每个行为主体自己对自身承担的责任，这种义务被称作"对自己的义务"。这种义务"包括对自己的完全的义务（不得自杀、说谎、吝啬等）和对自己的不完全的义务（包括心身和道德在内的多方面的自我完善）"③。在此基础上，邓安庆进一步区分了对自己的完全义务，包括"人对作为一种动物性存在者的自己的义务"和"人对纯然作为一个道德存在者的自己的义务"，④ 后者包括诸如"说谎"和"吝啬"等具体内容。在西季威克看来，对自己的义务"不可能引起争论，因为人们在使用有关自身的义务时通常指的是直接或间接提高个人幸福的行为"⑤。应该承认，对为自己谋取幸福的义务不该存在异议，因为"理性行为者的最基本的利益必定会把他自己视作名义共和国的

---

① 〔英〕B. 威廉斯：《伦理学与哲学的限度》，陈嘉映译，商务印书馆，2017 年版，第 209 页。

② 同上注，第 82 页。

③ 舒远招、吴雪：《从义务论的角度看康德的正义思想》，《道德与文明》，2019 年第 1 期。

④ 邓安庆：《论康德的两个伦理学概念》，《伦理学研究》，2019 年第 4 期。

⑤ 〔英〕亨利·西季威克：《伦理学方法》，廖申白译，中国社会科学出版社，1993 年版，第 184 页。

公民立法者所认可的利益相一致"①。社会成员认可的"利益一致"具有相对性。当利益的边界清晰、利益主体可以公正地获取这样的利益时，他们进而在履行义务中获得真正的幸福。在现实社会中，对自己的义务必然受制于外部环境。当一种社会平衡被打破、新的平衡在形成之中时，义务的内容也将处于混沌状态。在这个阶段，义务的边界相对模糊，甚至"自我"的概念也产生分歧，社会伦理心态的义务认知模糊不清，就需要重新审核行为主体对待"对自己的义务"的态度。

社会环境影响行为主体"对自己的义务"的认知。与其他类型的重大公共事件相比，卫生紧急状态是唯一可能影响全球的公共事件。疫情的全球大流行，在直接影响既定的社会秩序的同时，也在冲击无形的伦理秩序。公共卫生事件犹如火山爆发，便于我们观察这期间社会伦理心态的微妙变化。这是因为卫生紧急状态打破了某些社会规范，每个社会成员都是在毫无准备的前提下被卷入这种紧急状态的。骤然的秩序变化，需要行为主体意识到社会治理部门对社会成员的义务以及个体对社会的义务。这种义务的边界原本就不够清晰，在卫生紧急状态下，新的义务边界变得愈发模糊。为解除这方面的困惑，社会成员一方面在现实中感受在特殊时期社会治理部门和个体可能的义务（职责）；另一方面也会在公共讨论中寻找答案，公共讨论呈现的是最新的社会伦理心态，这种心态集中体现为当地居民倾向于如何理解临时社会秩序所需要的义务，以及按照这种义务他们应该如何去行动。对于义务的认知需要依照义务的一般化原则，使义务能够内化为责任，促使社会成员依照这种责任去行事。伦理学的义务，哪怕是针对自己行为的义务，同样需要符合可普遍化的原则。当社交媒体用户在网络空间讨论关于自我的义务，并且这种义务涉及可普遍化的问题时，如何平衡自身与他人的利益，显然有一定的无形压力。威廉斯承认，"在道

---

① 〔英〕B. 威廉斯:《伦理学与哲学的限度》，陈嘉映译，商务印书馆，2017 年版，第 81 页。

德系统之内有一种压力，要求我们把所有进入审思并产生特定义务的考虑都表现为某种一般义务"。卫生紧急状态所产生的义务具有直接的功利目标，功利则赋予了不同利益诉求者以不同的考虑。"义务是从行动角度向另一个人提出来的——义务是去做某事的义务——而行动必须在行为者的能力范围之内。表达这一点的著名公式是'应当意味着能够'。作为对应当的一般陈言，这不是真的。"①在卫生紧急状态下，对自己的义务是行为主体在向自己提出要求：在特殊的情境下，一个行为主体能够为自己做些什么。这个问题在常规情境中并不难回答，而面对无形的病毒和临时性的管控措施以及物质的匮乏，对个体应该做些什么，遇到最大的挑战是"应当"是否等于"能够"。"应当"是一种意愿，"能够"受制于客观条件。"应当"是为自己立法，这种立法要求行为主体在充分认识自身和外部环境中形成的自我规定。这种"应当"要从个体的"应当"变成社会全体成员集体意志的"应当"，如何调和个体利益的现实性与道德理论的纯粹性之间的矛盾，即说服其他社会成员或其他社会成员被我所说服，检视的是个人"应当"的公允程度。一项"自我的义务"的"应当"，需要经过从家庭、社区、地区到全社会的一般化转化。通过家庭内部的"一般化"程序后，进入公共领域的"对自己的义务"将面临更多的现实挑战。

首先，需要确定"对自己的完全义务"的"应当"。"对自己的完全义务"要求严格对待自己所承担的责任，这种义务要求决不宽纵自己所承担的义务，有点类似于对自己做人底线的道德要求。比如，不应当欺骗和不应当施暴，就属于完全义务的要求。在卫生紧急状态下，针对自我的暴力现象如放弃生命或折磨自己等，也有所发生。在更多的情况下，"不欺骗自己"是这个时期对自己的完全义务需要讨论的话题。在所有的欺骗行为中，自我欺骗最不容易。在卫生紧急状态下，普遍性的社会恐慌让缺乏医学专业知识的人们

----

① 〔英〕B. 威廉斯：《伦理学与哲学的限度》，陈嘉映译，商务印书馆，2017年版，第210页。

难以区分普通感冒引起的咳嗽、发烧与感染病毒引起的咳嗽、发烧。即便医生告诉一个患者，他得的是感冒而不是被致命的病毒所感染，出于对医生的话不信任的态度，他也会强迫自己服用某些针对确诊者的药物。更为常见的欺骗是，明明知道不戴口罩可能感染病毒，有的人还认为一切病毒和自己无缘，外出时拒绝按规定佩戴口罩。在社交媒体上，有的讨论者还为此自豪。对自己的完全义务要求爱惜生命，不应当欺骗他人也不应当欺骗自己。自我欺骗违背的是对自己的义务。一次这样的欺骗，就是对义务的背弃。正如叔本华所说："只有若干该做的行为，仅仅懈忽其中一个行为便构成非义性行动；那么这些行为就是义务。"①

　　其次，需要确定"对自己的不完全义务"的"应当"。这种义务主要体现为人应当对自己行善。至于何谓对自己的善，这显然是个相对宽泛的概念，因而这种义务也是宽泛的。在邓安庆看来，对自己不完全的义务"涉及'在实用意图上'对'发展和增强自己的自然完善性'方面的义务和'在提高其道德完善性方面'对自己的义务"②。每个行为主体都应当优先保护自身的安全，特别是在医院重症监护室工作的医护工作者，他们对自己的不完全义务主要体现在避免因工作而感染病毒。当医院的防护服供应充裕时，这种义务表现得不明显；当防护用品短缺导致医护工作者个人的安全无法得到有效保障时，这个群体中的大多数人不得不因陋就简，将多层的塑料衣穿在身上，有的人在胳膊和腿部用胶带层层粘贴严密。对于在家隔离的居民而言，对自己的不完全义务更多体现在给自己寻找摆脱精神紧张的事情，通过适合自己的活动排除心理方面的压抑。对自己的不完全义务所要求的"行善"，由于这样的概念相对抽象，需要行为主体用创造性的方式珍惜自己。就连康德也无法对这种宽泛意义上的"行善"进行罗列，他强调"德行义务仅规范

---

① 〔德〕叔本华：《伦理学的两个基本问题》，任立、孟庆时译，商务印书馆，1996 年版，第 247 页。

② 邓安庆：《论康德的两个伦理学概念》，《伦理学研究》，2019 年第 4 期。

行为底格律，而在行为底层面留下回旋余地"①。

不论是对自己的完全义务还是对自己的不完全义务，这种对自己的行为反映出行为主体对待自己的态度。一个要求自己待人如待己的行为主体，如果他在对待自己的义务中表现得不合格，也许他自己没有觉察到有何不妥，这种不妥必然会被他周围的人所感受到。在社交媒体发达的今天，一个人的自爱或不自爱（行为）随时可以被发布在网络平台上，这是公共讨论的主要来源。在卫生紧急状态的严重阶段，一些缺乏自爱的人，他们的出格行为被录制成视频广为传播，这是对忽视自己义务的惩罚。相反，当一个人严格履行了自己的义务，"便处于一种心灵平静与满足底状态，我们大可称之为幸福；在这种状态中，德行便是他自己的报酬"。从这个意义上说，"幸福将是遵循义务之结果"。②幸福的实质是人的圆满性，这种圆满性的获得需要每个人孜孜不倦地为之付出毕生的精力，每一项义务的履行都是行为主体在用行动为自己画像。"实际上，是道德这个特殊系统要求为自己画出一条鲜明的界限，这是它那些特殊的预设带来的要求伦理，没有这些要求，我们能看到落入伦理概念范围里的有哪些考虑，同时我们也能看到为什么无需明晰界定这个范围。"对自己的义务画出的是威廉斯所称的"有别于具体的、经验上的，被决定的个人——这就是我们通常认为自己所是的个人"。③

（二）对他人的义务与公共卫生事件中的社会伦理心态

对自己的义务是直接的义务，与这种义务相对应的是对他人的义务。社会成员无法脱离家庭和社会而独立生存，在与他人的交往中不可避免地要跟他人结成某些契约关系。康德指出，"伦理学要求：我必须履行我在一项契约中所作的承诺（尽管对方无法强迫我这么做）"，这些承诺对自己来说就变

① 〔德〕康德：《道德底形上学》，李明辉译注，联经出版事业股份有限公司，2015 年版，译者前言，第 lxii 页。

② 同上注，第 244 页。

③ 〔英〕B. 威廉斯：《伦理学与哲学的限度》，陈嘉映译，商务印书馆，2017 年版，第 12、80 页。

成了需要履行的义务。在社会生活中，"固然有许多直接的伦理义务，但是内在的立法却也使得其余的义务全部成为间接的伦理义务"。①

对他人的义务（也称作"对社会的义务"），即一个对他人所负有的责任。区分不同类型的义务在于"义务"的概念过于抽象，有必要通过将义务概念具象化使人们清晰地理解自己和他人彼此间各自承担的责任以及为履行责任需要如何行动。在伦理学中，对他人的义务包括"对他人的爱的义务"与"对他人尊重的义务"。

谈及"对他人的爱的义务"，需要进一步认识究竟"爱"是什么。康德将"爱"界定为"一种感觉之事，而非意欲之事，而且无法因我想要爱而爱，更无法因我应当爱而爱（被强迫去爱）"。基于对感觉的难以捉摸，康德断言"一项爱底义务是个荒谬之物"。尽管康德觉得"爱的义务"背离了现实，但他并未彻底否定这项义务，转而从人的行动中寻找弥补爱的义务的对象。在康德看来，"仁慈作为一个行动却能依从于一项义务法则。然而，人们往往也将一种对于人之无私的仁慈称为爱（尽管极不恰当）"②。康德通过"仁慈"的无私性质，将仁慈与爱勾连起来。尽管如此，我们需要追问为何对"爱的义务"既否定又难以割舍。不难推测，由于感觉飘忽不定，而义务一旦确立则是必然之事，因而康德认为"爱的义务"乃"荒谬之物"。他从"仁慈"的无私中发现了一种更高级的爱。有鉴于此，可以认为"对他人的义务"并非彻底的"荒谬之物"，只是这种义务需要在特定的情境中出现，对义务的额外要求不符合"康德的道德领地"对义务绝对普遍化的要求。假设康德写这段话时刚好正在经历一场严重的公共卫生事件，置身卫生紧急状态下的康德也许将改变其"对他人的义务"的态度。作为人的一种感觉，"爱"需要外部环境的刺激，否则，行为主体就难以激发这种对他人的特殊感觉，而某种疫情的"全球大流行"恰恰唤起了社会成员对自己和他人的关

① 〔德〕康德：《道德底形上学》，李明辉译注，联经出版事业股份有限公司，2015年版，第27、29页。
② 同上注，第275页。

心的特殊感觉。这种关心涉及每个人，一个人就可能因为感染而成为"超级传播者"（根据当年世界卫生组织对超级传播者的定义，它是指一个感染者传染给十个人以上），进而危及所有同类的安全。因此，由公共卫生事件所激发的感觉，源于个体的利己的感觉，很快又转变为针对全人类的某种无私的关心，这样的感觉与作为仁慈的行为就有某些相似，因为"仁慈可以是无限的，因为在此毋须做任何事"。仁慈也可以仅限于某种感觉，当它处于这种状态时，跟"爱"的感觉相似。如果说仁慈"要施惠就较为困难"，[①]"爱"则不然，它可以对行为主体身边的人甚至远距离的人（比如，在公共讨论中，一个讨论者可以关心、安慰与他素不相识的人）。对于近距离的人，讨论者将可以以具体的行为表达自己的爱（比如，有人外出忘记戴口罩，身上有多余口罩的人可以送出一个口罩）。在卫生紧急状态下，"对他人的爱的义务"既可以是个体的心理感觉之事（比如，对确诊者表示同情，对帮助过他人的人表示敬佩），也可以是以实际的行动帮助他人，即所谓的"行善"。爱的感觉和因这种感觉而出现的行为，履行的是"对他人的爱的义务"。这种义务在公共讨论中，受到讨论者的普遍称赞，体现的是社会伦理心态的某些义务观念。

"对他人的义务"的另一种形式是"对他人的尊重的义务"。所谓尊重，是指行为主体基于一个人对社会的贡献而得到重视。这样的贡献内容丰富，既可以是个人某种独特的品质，也可以是他对社会做出的不凡成就，还可以是某种不同寻常的经历，由此受到社会成员的普遍重视。尊重是一种基本的社会伦理心态，也是符合伦理心态的行为。在康德看来，"对他人的尊重的义务"是"出于对他人应得的尊重而对他人的德性义务"。伦理学的尊重，必须是一个人毕生得到贯彻的行为。在这方面，康德用自己的行为证明了他的学说。即便在他病重期间，由于医生对他的特殊贡献，他依然坚持迎接医

---

① 〔德〕康德：《道德底形上学》，李明辉译注，联经出版事业股份有限公司，2015年版，第27、265页。

生。康德坚持这么做的理由在于："一个人，总得有一生坚持的东西。我现在年老体衰，但对人的尊重没有离我而去，对给予我帮助的人的感激没有离我而去。"① 在社会生活中，我们总是在接受他人帮助的同时也在帮助别人，贡献的相互性要求尊重也是相互的尊重。尊重涉及人与人的关系，当尊重被纳入义务的范畴，每个行为主体有义务重视那些对他人或对自己有所贡献的人，"对他人的尊重的义务"主体变得多样，这涉及该义务主体间的结构问题。一个行为主体为什么要把尊重他人作为自己的义务？卡蒂·基什（Kati Kish）称赞托马塞洛（Tomasello）"对人类义务意识背后的动机进行了令人信服的分析，重点是义务的主体间结构。但是，义务并不总是只存在于个人之间的协议中。有时，它们是我们对自己做出的承诺，对特定生活理念或道德价值观的承诺"②。主体间彼此的尊重来自某种心灵的默契。即：A 相信 B 将如何对 A，A 愿意先行如此对 B。这样一种独自的道德承诺，当一个行为主体坚持这么对待所有人时，他就被纳入义务的主体间结构中，这种结构的良性发展，"对他人的尊重的义务"具有现实的可能性。在公共卫生事件持续期间，"对他人的尊重的义务"受益的是接受这种义务的每个人。以熟人见面的礼节性问候为例，人们创造性地将传统的握手改成碰脚尖，这种由上而下的礼仪转换既不失尊重又避免了手部的直接接触。对他人的尊重的义务对主体间结构的强调，在于这是一种全民性的义务，一个行为主体对这种义务的放弃将给其他人造成威胁。以随地吐痰为例，唾液可能传播病毒，一个人在公共场所随地吐痰，这样的行为是对他人的不尊重。更进一步来看，服务业的从业者对被服务对象的不尊重，将降低公众对该职业的全体从业者的成就认同感。比如，送餐人员在电梯间私自打开饭盒，有的吐口水，有的偷吃客户的餐食。这类极端的行为被电梯间的视频监控记录下来，在社交媒体上被曝光后，引发的是公众对一个行业的普遍担忧。可见，"对他人的尊重

---

① 辛旭：《礼貌》，《故事家》，2018 年第 10 期。
② Bar-On, K. K., 2020, "Obligations to Whom, Obligations to What? A Philosophical Perspective on the Objects of Our Obligations", in *Behavioral and Brain Sciences* 43.

的义务"是每个人需要承担的义务，个人的行为不再是个人单一的行为，而是履行义务的行为，而"对他人的尊重的义务"则是社会互信的前提。

全球性的卫生紧急状态使人类社会处于即刻而明显的危机之中，"对他人的尊重的义务"关系到每个社会成员的利益。但是，康德在阐述对义务的理解时，并未将行为主体的价值观考虑进去。也许，抽象的义务不需要价值观这类内容，但是，价值观作为观念之物客观存在于社会生活之中，当抽象的义务概念被逐渐细化为若干个具体的义务"行为"时，价值观的分歧成为无法回避的现实问题。即便在公共卫生事件持续期间，理论上普遍化的"对他人的尊重的义务"可以抛弃社会成员平时的价值观的分歧，对于大多数社会成员而言，"当价值观发生冲突时，对诸如忠诚、自由、环保主义或爱国主义等抽象道德原则的认可很可能是判断的糟糕预兆"①。有的行为主体出于个人价值观的考虑，对与自己价值观不同的人（群体）缺乏必要的尊重。价值观的分歧，不是个人之间的分歧，而是以群体为单位，当一个行为主体无法接受某种价值观，如果缺乏与对立价值观的行为主体的基本尊重，当这样不礼貌的行为（动机）被揭露后，"对他人的尊重的义务"的主体间结构将遭到破坏。研究发现，对于个体的失敬举止，该群体的"人们如何将对自己群体的义务优先于对更广泛社区的义务"。相反，抽象的义务衡量"不仅无法捕捉价值冲突时的道德判断，而且无法充分捕捉人们对世界价值的看法"。②

价值观分歧导致的"对他的尊重的义务"的缺失现象，在公共领域的讨论中更具代表性。一个行为主体在现实生活中可以对人彬彬有礼，在匿名的公共领域里则可能缺乏教养，后者与个人价值观带来的偏见有关。"对他人的尊重的义务"在不同空间的矛盾表明，一个行为主体不能始终如一地坚持一种道德观念，包括伦理义务的观念，就可能会出现行为上的矛盾。这个时

---

① Schein, C., 2020, "The Importance of Context in Moral Judgments", in *Perspectives on Psychological Science* 15(2).

② 同上。

候，重温康德的伦理主张就非常必要。布劳德强调："康德标准的惟一重要性在于作为一种避免个人偏见的手段。如果我感到我自己在某种处境下倾向于赞同某种行为，我总是值得考虑一下。""如果我发现我应当谴责其他人的这种行为，然而在他和我之间看不出任何其他的不同，那么，我赞同自己的行为就是出于个人的偏见。"[①]"对他人的尊重的义务"作为伦理学的普遍准则，要求人们在对待他人（包括价值观不同的人）时必须采取中立原则，这是消弭分歧的前提，也是承担义务的内在要求。社会成员间需要彼此相互尊重，相互帮助共渡难关。

（三）公共卫生事件中社会伦理心态的义务冲突与协调

道德原则的普遍性与社会现实的复杂性导致了伦理实践的困境。每一种困境都是伦理冲突难以调和的产物。卡伦·霍妮认为，人类社会的冲突和人们内心的"冲突开始于我们与他人的关系，而最终影响到我们整个的人格，这并非鲜见"。造成这种状况的原因在于，"人际关系有巨大的决定性，注定会规定我们的品质、为自己所设的目标以及我们崇高的价值。所有这一切又反过来作用于我们与他人的关系，因而它们又是相互交织在一起的"。[②]在分析卫生紧急状态下行为主体"对自己的义务"与"对他人的义务"时，已经涉及了两种义务内部的某些冲突。在对自己的义务中，行为主体也可能与自身发生冲突，当矛盾不可调和时，可能酿成悲剧（如自我欺骗，当这种欺骗失灵时可能对自己采取极端方式）；在"对他人的义务"中，由价值观导致的偏见就阻碍了这种义务的履行。卫生紧急状态不同于常规状态，这种状态的人际关系因心理变化的微妙而变得更为复杂，各种有形的和无形的内外部冲突较之于常规时期更具普遍性。具体到这个阶段伦理义务的冲突，由于社会环境的特殊性，临时赋予人们以某些额外的义务。比如，所有社会成员都

---

① 〔英〕C. D. 布劳德:《五种伦理学理论》，田永胜译，廖申白校，中国社会科学出版社，2002 年版，第 105 页。

② 〔美〕卡伦·霍妮:《我们内心的冲突》，王作虹译，陈维正校，贵州人民出版社，1990 年版，第 18 页。

必须按照规定居家隔离。从医学的角度看，唯有这样才可以有效阻断病毒的传播；站在社会管理的角度看，这项义务也是最为经济的防疫手段，这可以从欧美国家疫情长时间控制效果不明显中间接得到证明。假如社会成员普遍拒绝或者不将按规定居家作为一项义务来看待，中国的情况同样无法乐观。当行为主体将居家作为一项临时性义务来看待时，需要区分这种义务的性质，即是法律义务还是伦理义务。威廉斯指出："要把一切都做成义务，这是道德的一个错误"，因为"日常叫作义务的东西，不一定会在道德考虑相互冲突之际胜出"。^①法律义务属于狭义的义务，伦理义务较为宽泛，因此，我们有理由认为卫生紧急状态的社会管理需要社会成员承担的某些具体义务，属于法律义务。如果就此将这类义务从伦理义务清单中去掉，似乎也不那么容易。比如，媒体宣传告诉公众，病毒主要通过空气传播，2020 年 2 月 10 日，媒体报道有的确诊者没有出过门，而楼下的邻居有确诊的，专家怀疑同一栋居民楼上下户之间开窗的话，也存在病毒传播的风险。^②居民家的窗户是否允许根据需要不定期地通风，这种日常的行为无法通过外在的立法进行限制，更多需要由宽泛的伦理义务来限制。当伦理义务变得日常化时，可能导致伦理义务的泛化现象。为避免这种泛化现象，应该尽量减少义务的种类。对于已经被称作义务的事项，如何优化也是个问题。威廉斯指出，"在道德系统内要取消一项义务，唯一被允许的情况是争取的行为应该是另一项义务，一项更为严苛的义务，道德鼓励这样的观念：唯一项义务可以压倒一项义务"。然而，类似于这种用一项一般的义务来支持一项特殊义务的"出亦义务入亦义务原则（the obligation-out，obligation-in principle）"，同样会带来许多的麻烦。当一个社会所规定的义务越多而这些义务本身又无法完全支持防疫时，社会成员反而会追问这样的义务是否合理。威廉斯承认："一旦

---

① 〔英〕B. 威廉斯：《伦理学与哲学的限度》，陈嘉映译，商务印书馆，2017 年版，第 216 页。

② 舒心迎大船：《新冠肺炎病毒可以楼上楼下传播？》，《看点快报》，2020 年 2 月 11 日，https://kuaibao.qq.com/s/20200211A01J7T00?refer=spider，2020 年 10 月 25 日。

上路向更一般的义务进发，我们可能就开始招来了麻烦——不仅是哲学上的麻烦，也是良知上的麻烦——我们可能再也无法为无关道德的活动留下一点空间。"① 因此，当我们在谈论对于自己的义务和他人的义务时，不要轻言将某种特殊义务上升为一般义务，避免因义务的绝对化在伦理实践中碰壁，导致行为主体对这种"一般义务"的怀疑。事实上，伦理学无法为行为立法，它能做的是为具体的行为制定准则。康德指出："如果法则要求行动的准则，而不能要求行动本身，那么，这就是一个信号，即法则为遵循（遵从）留下了自由任性（任意）的一个活动空间。"②

　　在卫生紧急状态下行为主体的义务间的冲突，集中体现在人究竟是目的还是手段。关于这个问题，可以通过布劳德在《五种伦理学理论》中关于伤寒病毒携带者的论述进行解释。针对当时社会的防疫管理中对待病毒携带者的偏颇做法，他写道："你必须不能把 A 或 B 当作目的，而是把他当作手段。如果我们孤立一个伤寒病毒携带者，至此，我们纯粹把他作为感染其他人的原因而对待他。但是，如果我们不把他隔离起来，至此，相对于他的舒服和教养来说，其他人就纯粹成为他的手段。"在感染者与未感染者之间，二者的权利和义务如何平衡，站在伦理学家的角度看，需要摆正何为目的何为手段的关系。布劳德批评前面的论断"言过其实"，认为"每一个理性人都有应当得到考虑的要求，如果忽略他们的要求就不对。尽管总是应当考虑这种要求，但是，并不需要全部满足这些要求，实际上也不可能全部满足它们。因为它们彼此冲突"。针对这种义务冲突，布劳德的意见是由他们自己协商。我们并不觉得他的这个建议具有现实的可操作性，除非血缘关系的人主动以牺牲一方为代价满足对方的意愿（比如，丈夫被感染，妻子宁肯自己感染也不舍不弃）。对于陌生人来说，显然难以达成真正的妥协。对于感染

① 〔英〕B. 威廉斯：《伦理学与哲学的限度》，陈嘉映译，商务印书馆，2017 年版，第216—217 页。

② 〔德〕康德：《道德形而上学》，载《康德著作全集》（第 6 卷），张荣、李秋零译，中国人民大学出版社，2007 年版，第 402—403 页。

者和未感染者而言，两者都不是对方的目的和手段，而只能彼此尊重，相互妥协。布劳德认为："在某些情况下，我们赞同一个自愿减少或放弃他的要求的人，尽管我们不应当认为强行让他减少或放弃（在这种处境下的）要求是正确的。"[①]

卫生紧急状态造成的义务冲突，更多是对自己的义务与对他人的义务之间的冲突，即主体间结构造成的冲突。当一个行为主体无法调和内心的冲突，社会成员也无法相信他有能力解决与他人的冲突。以完全义务要求的不撒谎为例，一个人执意不按规定戴口罩的理由很多（我不怕被感染；我不会被感染；我这把年纪即便被感染也值了），这样的冲突表面上是与他人的冲突（来自外部力量的干预），实际上也与个人内心的冲突有关。对自己的完全义务包括了对生命的爱惜，这种义务是一切义务的来源。在即刻而明显的危险情境下，一个行为主体拒绝对自己完全的义务，在所有的义务冲突中，这类冲突最为严重，这也是为什么我们选择从心理学角度思考道德问题的一个原因。彼彻姆在《哲学的伦理学》中写道："在义务冲突的情况下，我们必须决定事实上什么行为会导致正确性高于错误性的最大余额。"罗斯用"显见义务"表示一个常常被履行的义务，即"在一定条件下不被其他与之竞争的道德要求所凌驾或超过的义务"。与"显见义务"相对应的是"实际义务"，这"是通过鉴定彼此相互竞争的各个显见义务的重要性之后确定的义务。既然在某些条件下显见义务可以被凌驾，那么它就不是绝对的；但同时，它们比简单的朴素经验规则具有更大的道德意义"。[②]罗斯通过"实际义务"缩小"显见义务"的范围，确保被保留的"实际义务"的正确性，使之真正具有约束力。在卫生紧急状态下，感染者、未感染者和专业救援者的义务有所区别，现实空间和网络空间的人所承担的实际义务也有所区别。

---

① 〔英〕C. D. 布劳德：《五种伦理学理论》，田永胜译，廖申白校，中国社会科学出版社，2002 年版，第 109 页。

② 〔美〕汤姆·L. 彼彻姆：《哲学的伦理学》，雷克勤、郭夏娟、李兰芬、沈珏译，中国社会科学出版社，1990 年版，第 185—186 页。

当这些"实际义务"都具有经验的道德意义时，义务间的冲突将因此减少。

减少义务冲突是我们不断试求的事情，因为社会处于变化之中，环境的变化影响到义务的履行。义务的冲突具有绝对性，由于这一点，从伦理学家不断将义务进行分类就能知道。当具体的义务分类依然无法完全避免义务在现实社会的冲突时，他们开始求助于理想化的模式，在绝对标准的环境中尝试解决义务冲突的问题。比如，伦理学所说的"强义务"与"弱义务"，同样是通过设置某种理想状态寻求解决伦理义务的冲突的办法，这种理想的条件必将排斥行为主体的非理性因素，而伦理道德实践问题必然和行为主体的非理性因素紧密相关。任何道德理论终究要通过伦理实践检验其合理性，当理想条件与现实发生冲突时，明智的做法是将伦理理论和经验事实结合起来，通过行为主体的智慧修正理论的不足，这不失为平衡义务理论的理想化与社会问题的复杂性之举。"正如康德所强调的，最高原则或道德法则，是当一个人把一个行为或判断当作自己的义务时，他（自觉或不自觉地）认可的基本原则。"[1] 掌握了这样的道德法则（黄金律），即便是在其他类型的社会紧急状态下，社会成员依然不会因无法调和义务冲突而无所适从。

第三节　公共卫生事件中社会伦理心态的功利论阐释

在整个伦理学史上，功利主义的观点称得上贯穿其中，功利主义的代表人物是休谟、边沁和穆勒。功利主义（或称"功利论""功用主义"）强调以实际功效或利益作为道德标准。透过这些标准，不难发现这种理论遵循的是心理和伦理的双重取向。从心理学的角度看，"在意愿行为中，每个人的确在普遍地或自然地追求他自己的个人幸福或快乐"。"由于存在着一种从心理

---

[1] 〔美〕汤姆·L.彼彻姆：《哲学的伦理学》，雷克勤、郭夏娟、李兰芬、沈珏译，中国社会科学出版社，1990年版，第180页。

快乐主义转向伦理快乐主义的自然倾向，这个心理学命题向伦理学理论的转变必然"。① 在公共卫生事件持续期间，生命的安全与健康成为最基本的社会伦理心态。在这里，我们从功利论的角度具体分析生成这种心态的成因和问题。

一、公共卫生事件中社会伦理心态的功利倾向

趋利避害是人的本性，而"功利主义的最大特点，是在人类趋利避害的本性中寻找道德行为的标准"②。道德本身就是一种道德理论，它由一个基本原则或一组原则组成。康德伦理学和功利主义的道德哲学理论中的都有一个至高无上的原则。③ 功利主义有两个原则：一个是最大多数人的最大幸福原则；另一个是结果的善原则。在卫生紧急状态下，功利论的这两个原则同样成为社会伦理心态的两大基本倾向。

（一）公共卫生事件中社会伦理心态的避祸倾向

在由公共卫生事件带来的卫生紧急状态下，社会成员因面对感染病毒可能终身留下后遗症甚至导致死亡而心存恐惧。从功利论的角度看，整个社会呈现出祈福的心理倾向。因为社会环境的骤变，社会成员不得不重新审视传统的价值观和伦理道德观念。以何为"功利"而言，在伦理学中，边沁对"功利"的经典定义是："靠它能在任何问题上给利益相关的当事人带来利益、好处、快乐、善或幸福"或"阻止损害、痛苦、邪恶或不幸福的发生"。④ 这个定义将可以带来功利的结果类型陈述得相当丰富，更值得赞许的是边沁充分考虑到了特殊的情形：当社会遭受重大挫折时，社会成员无法获得自己所

---

① 〔英〕亨利·西季威克：《伦理学方法》，廖申白译，中国社会科学出版社，1993 年版，第 426 页。

② 甘绍平：《人权伦理学》，中国发展出版社，2009 年版，第 112 页。

③ Hoffmaster, B., 2018, "From Applied Ethics to Empirical Ethics to Contextual Ethics", in *Bioethics* 32(2).

④ 〔英〕尼古拉斯·布宁、余纪元编著：《西方哲学英汉对照辞典》，人民出版社，2001 年，第 1046 页。

期盼的"利益""好处""快乐""幸福"时，边沁为功利论的信徒们开出另一种避免灾祸、阻止不幸发生的清单。通常，大多数社会成员关注的是"功利"定义的前半部分，对灾难时期的功利问题缺乏必要的思考。在日常生活中，行为主体的逐利天性以及客观世界为这种愿望提供的便利，使他们相信通过自己的争取可以获得幸福。获得这种幸福的难度不大，行为主体对未来的幸福抱有期许。当全社会遭遇苦难，避祸反而成为普遍的社会诉求。不论是对幸福的追求还是对灾祸的躲避，功利论都建立在心理学的基础上。穆勒在《功利主义》中提出功利论的两个基础，其中就包括"人的本性理论中的心理基础"。当功利论主张的"最大幸福"原则被宣布为道德的基本原则时，着重强调人的"行为的正确与它增进的幸福的趋向成比例，行为的错误与它产生的不幸的趋向成比例"，[①]行为的正确是降福或避祸的关键。究竟什么样的行为是正确的，什么样的行为是错误的，给每个行为主体留下自主选择的空间。个体主观判断的行为正确，必须通过经验事实得到验证。强调后果的功利论在得到实证的结果时就匆忙地画上句号。从心理学角度和伦理实践的角度看，结果的出现只是伦理反思的开始。以卫生紧急状态下一个行为主体出于任性而拒绝佩戴口罩为例，直觉告诉他口罩是一种"无端端"束缚，该行为主体听从直觉的召唤，为个人的自在、任性而为。当他从电视新闻中看到有人因未戴口罩而被感染病毒时，间接的结果会在他的心里产生连锁反应。假如这个行为主体愿意继续赌下去，当每天都有类似新闻时，他对自己的行为选择带来的究竟是福还是祸，必然会进行权衡。在卫生紧急状态下，新闻报道的反复刺激证明某个行为给人们带来的是祸端而不是幸福，经过这样的自信与间接实践后，行为主体会动摇自己先前的"无妨"心理，为生存而倾向于避祸。他们从本能地拒绝口罩到逐渐接受口罩，从功利论的角度看，反映出卫生紧急状态下社会伦理心态的微妙变化：祈福无望，避祸

---

① 〔美〕汤姆·L.彼彻姆：《哲学的伦理学》，雷克勤、郭夏娟、李兰芬、沈珏译，中国社会科学出版社，1990年版，第110页。

为本。

　　避祸是幸福的特殊形式。关于何为幸福，历来众说纷纭。穆勒理解为"幸福是道德的终点和目的"。[①] 在康德看来，幸福"是自己的圆满性——他人底幸福"。[②] 他们都将幸福与道德相提并论，道德的普遍性将一个人或少数人的幸福排除在外。在日常生活中，人们对幸福是什么感到无所适从，因为个体的诉求不同，他们对具体的幸福的理解难以达成共识。心理学家主要从能否给人带来精神愉悦的体验来界定幸福。精神愉悦具有导向性，暗示这种愉悦是给人以快乐的感觉。显然，这与伦理学所说的愉悦有所不同。康德曾对"感受的愉快"与"道德的愉快"进行区别。他主张化繁为简，从自然秩序和道德秩序两个方面进行分析。康德指出："一种愉快必须先于对法治的遵循，才能使人依法治而行，他便是感受的，而举止则依循自然秩序，但一种愉快若要被感觉，就得有法则先于它，它便是在道德秩序中。"对个人而言，由愉悦而产生的幸福依赖于某种内在的原则，也就是自己内心对个人行为方式的规定，幸福只能是遵循内在原则的结果。如果幸福原则并非"内在立法之自由原则被认定为原理，其结果便是一切道德之安乐死"。[③] 在卫生紧急状态下，这种内在立法的自由原则与外部的社会管理规定不同，前者要求行为主体将后者内化于心，成为个体自愿的行为准则，按照这样的规定去行动，由此获得的愉悦感觉成为个人幸福的一部分。现实的情形可能相反。对于多数人而言，他们对新的管控措施持有异议，遵守规定违反的恰恰是自己的自由意志。在这种情况下，一方面需要接受强制性的外部规则；另一方面如何从内心说服自己将遵守规定作为快乐之事，社会成员普遍需要进行这方面的心理调适。追求幸福产生的愉悦是高级的精神感受，成功避祸带来的是感官的精神享受。和追求幸福的愉悦不同，避祸是暂时的，因为庆幸成功躲

①　Mill, J. S., 1910, *On Liberty and Representative Government*, JM Dent & Sons Ltd London, p. 22.

②　〔德〕康德:《道德底形上学》，李明辉译注，联经出版事业股份有限公司，2015 年版，第 256 页。

③　同上注，第 245 页。

避一次灾祸的同时，内心又在发出新的预警信号：今天能够避祸，不等于明天同样可以这么幸运。在公共卫生事件持续期间，尽管避祸是社会伦理心态的整体倾向，这种心理倾向的稳定性差，由避祸而产生的快乐更多是人们心灵上的满足。这种满足要从个体的体验变成符合道德原则的普遍体验，对避祸的方式提出了要求。如果一个行为主体的避祸给他人带来了麻烦，这种避祸的快乐就不是伦理学所说的快乐，而是心理学意义上的快感。比如，出租车司机拒载一个发烧的人去医院检查，司机躲避了一次可能的危险，这种避祸增加了乘客的困难。因此，这位司机满足的只能是个人的避祸可能。如果这样的行为成为公共讨论的话题，由拒载而带来的避祸快感很快消失，因为网络舆论的批评将增加这位司机的痛苦。不仅如此，有过同样拒载经历的司机也可以受到批评，这显然给这个职业的参与者带来了不愉快的精神体验。这表明，避祸行为不能仅仅站在个人的立场上消极躲避灾祸，需要行为主体从一次避祸行为的因果关系和道德主体间的结构中评估这样的行为是否可取。

与幸福是利益的最大化倾向相反，避祸是灾祸的最小化倾向。边沁在阐述他所主张的功利原理时写道："它按照看来势必增大或减小利益攸关者之幸福的倾向，亦即促进或妨碍此种幸福的倾向，来赞成或非难任何一项行动。"他接着指出："不理解什么是个人利益，谈论共同体的利益便毫无意义。"[①]前面我们提及出租车司机的避祸行为是从他个人的行为角度来谈的，如果我们就此一味指责司机的行为违背道德原则，未免有失公允。出租车是公共交通工具，公共卫生事件持续期间需要承担更多的社会责任。如果把拒载发烧、咳嗽的乘客当作自私的行为，必须面临一个新的伦理困境：假如第一位乘客真的是感染者，司机因为不能拒载而允许他上车，导致司机也被感染，这位司机每天将在接触其他乘客时可能成为病毒的传播者。这样，我们有必要反过来追问，这位司机最初的避祸选择是否符合道德原则。从功利论的灾祸最小

---

① 〔英〕边沁：《道德与立法原理导论》，时殷弘译，商务印书馆，2000年版，第58页。

化原则看，拒载恰恰符合这样的原则要求。我们进一步假设，当舆论在批评过司机拒载的"非道德"行为时，得知他的不道德反而保护了更多乘客的安全，舆论导向将发生反转。近年来，"反转新闻"增多，这种事件的出现与记者的调查不够深入有关，从深层次看，与社会的道德判断力下降也有联系。如果公众的道德判断保持在正常水平，他们就不会急于从一个事实中得到结论，除非单个事实的判断具有普遍性。道德判断力的正常可以帮助行为主体进行正确的避祸选择。以司机拒载为例，他在拒载的同时可以建议乘客在有类似症状的情况下选择拨打120，由医院安排有防护措施的专业车辆接送。防疫运输的分工将出租车留给公共交通服务，将医院的救护车留给防疫服务，这样的避祸可以降低病毒传播的风险。当出租车司机不用再为拒载有类似症状者乘客而纠结，同时也不因乘客无法就医而纠结，由此产生的精神体验才是符合道德原则的愉悦感，而不是心理学意义上的快感。

公共卫生事件给整个社会带来的不仅仅是灾祸，同时也在教会社会成员懂得避祸的艺术，从符合道德原则的避祸中得到普遍性的愉悦。正如霍尔巴赫（Paul H. Dietrich）所说："德行不过是一种用别人的福利来使自己得到幸福的艺术。"[1] 真正的幸福（包括从避祸中获得的幸福），莱布尼茨（Gottfried W. Leibniz）也说，它使人们可以享受到"一种持续的快乐"。这种快乐"是走向幸福的一步或上升的一个梯级"。[2]

（二）公共卫生事件中社会伦理心态的向善倾向

追求多数人的最大利益，功利论把这种利益的满足作为心灵需要的前提，这符合人们的伦理直觉。行为主体受这种直觉的指引，在促进个体和社会利益最大化的同时提升社会整体的道德水准。不过，把幸福（快乐）当作一种道德原则，可能会造成功利主义的悖论。齐泽克（Slavoj Žižek）就曾指出："伦理的精确意义是，它是一种超越快乐原则（激起延伸——现实原则）

---

① 〔法〕霍尔巴赫：《自然的体系》（上卷），商务印书馆，1964 年版，第 247 页。
② 转引自王海明：《新伦理学》（下册），商务印书馆，2008 年版，第 1219 页。

的意志推动力。"[①] 追求幸福和快乐并无不妥，如何避免为快乐而快乐，这是功利论应注意的问题。在幸福（快乐）原则中引入结果的善原则，将不符合善的原则的快乐排除在功利论的围墙之外，这是功利论历来主张的。反过来说，当抽象的善的概念在与具体的幸福（快乐）联系在一起，作为结果的幸福（快乐）是否符合善的原则，如何甄别某个结果的善，显然比较棘手。功利论普遍受到欢迎，在于这种理论立足于社会成员的心理基础，即每个人普遍希望自己幸福（快乐）。一个人的不幸将引起他人的同情，多数人的不幸则是社会的不幸，对不幸的共情传播将使人们惺惺相惜，不论是祈福还是避祸，都具有道德性。正如彼彻姆所说："道德的目的正在于增进我们的自然同情心，反对对同情心的限制，而功利原则是达到这些目的最好手段。"[②]

当代社会，科技的快速发展促使媒体和伦理学研究者经常在讨论"科技向善"的问题。反而对于由某种行为产生的快乐（或幸福感）是否符合善的原则重视不够。作为社会生活某一结果的幸福（快乐）的善，功利论给出了结果的善的原则，比如，密尔主张"快乐是我们应该作为目的唯一的事物，唯一的本身就是目的而且是为了自身的善的事物"[③]。然而，他并未进一步阐述自身的善的事物。在亚里士多德这里，他只是笼统地强调"快乐本身就是善"。密尔和亚里士多德似乎都是从利己主义的角度阐述快乐与善的关系，如何将个体的利己变成社会伦理意义上的利己，即变成最大多数人的利己，经过这种转变的利己，利己就是普遍性的利己，从而符合善的原则。在日常生活中，功利论所倡导的结果的善，是以不损害他人的幸福（快乐）为前提。

---

① 〔斯洛文尼亚〕斯拉沃热·齐泽克：《意识形态的崇高客体》，季广茂译，中央编译出版社，2002 年版，第 228 页。

② 〔美〕汤姆·L. 彼彻姆：《哲学的伦理学》，雷克勤、郭夏娟、李兰芬、沈珏译，中国社会科学出版社，1990 年版，第 110—111 页。

③ Moore, G. E., Baldwin, T., 1993, *Principia Ethica*, Cambridge: Cambridge University Press, p. 116.

在卫生紧急状态下，结果的善有何不同呢？假设有人看到自己不喜欢的人或地区的人被感染了病毒，对于这样的结果，他的心理反应可能有些莫名的快感，有的甚至喜形于色。关于这种现象，在社交媒体的公共讨论中不难发现这样的反常言论。如何把单个人的不幸视作所有社会成员共同的不幸，如何将一个人战胜病毒恢复健康视作社会成员共同的集体快乐，这种经验事实层面的不幸或快乐，因为具象化反而难以变成纯粹的概念。这样看来，功利论强调的"结果的善"需要每个行为主体摒弃前嫌和嫉妒心理，站在无偏见的立场上，从人性的视角审视自己和他人的快乐（幸福）这个结果。当整个社会普遍认可这种结果（快乐或幸福），并愿意以同样的方式获得这样的结果并不被他人所反对时，对幸福（快乐）之事的"向善"由此具有现实的可能性。

功利论也被称作"目的论"或"效果论"。在目的和效果之间，"目的"侧重于个体的欲求，至于目的本身是否符合善的原则，其他人很难做出判断，这是因为目的表述可以被修饰而掩盖了真实的目的。相比之下，"效果"以客观的形式呈现在社会成员的面前。因此，社会伦理心态的功利论分析应将目的和效果进行必要的区分，这样可以避免那些把不符合善的原则的目的和结果的善相混淆。当行为主体以功利为目的时，他未必会首先遵守结果的善原则。一种功利的行为究竟正确还是错误，伦理学家可以说这"取决于这些行为和实践对受其影响的全体当事人的普遍福利所产生的结果"[1]，对于正在将目的变成具体行动的行为主体而言，他无法预料到这种行为本身的正确或错误。以治疗某种新型疾病为例，科学家和医务工作者所有的尝试都是尽快找到有效的治疗办法，这种目的符合善的原则。在医学实践中，所有的医院都在同一时间开始这种尝试，至于结果，社会成员也是从表面的治疗效果评判该方案是否符合结果的善原则。对于有效的方案，他们会认为该方案符

---

① 〔美〕汤姆·L.彼彻姆：《哲学的伦理学》，雷克勤、郭夏娟、李兰芬、沈珏译，中国社会科学出版社，1990 年版，第 108 页。

合功利论的要求，媒体的新闻报道和网络舆论也会给予好评。站在伦理学的角度看，功利论强调结果的善而不是结果本身。也就是说，结果必须经得起时间的检验，通过大量的试验和推广证明该结果的有用性，这样的结果才可以称得上功利论意义上的善。众所周知，在卫生紧急状态下，效果的明显与否可以被测定，但这种效果依然需要时间的检验，这也是为什么疫苗研发要经过长时间的反复检测才被允许进入市场。卫生紧急状态形势的严峻没有给严格的科学研究留下足够的时间，在这种情况下，科技攻关者的职责在于通过药物组合寻找有效的治疗办法。也许，有的办法在后来被证明弊大于利，但这种尝试本身因符合向善的倾向，我们依然认为这样的努力符合功利论的道德原则。在新闻报道和公共讨论中，公众并未就某个方案不够科学而去批评他们。这是因为，科技的向善倾向与社会的伦理心态相吻合，舆论不会将科学试验的失败或不够理想当作道德谴责的借口。

　　我国传统的功利论同样主张结果向善。墨子的"兼爱"就是以功利言善，过滤了各种妨碍爱的因素；宋代思想家叶适和陈亮注重实际功用和效果。冯友兰先生将儒家和墨家的功利观进行对比，肯定墨家"专注重'利'，专注重'功'"[①]。墨子的贡献在于，他"把道德要求、伦理规范放在物质生活的直接联系中，也就是把它们建筑在现实生活的功利基础之上"[②]。改革开放后诞生的"白猫黑猫论"也是从功利论的角度评价实际效果。"效果"这个概念本身就有善的原则。效果是经过社会检验的，社会检验对每个人来说都是公正的。功利论将公正作为自己的理论基础。西季威克认为："我们所关心的与其说是公正情操从功利经验的产生过程，不如说是这个成熟的概念的功利主义基础。"[③] 在卫生紧急状态下，行为主体的活动受中国传统社会的功利观影响，这种伦理观念首先体现在重视具有血缘关系和其他关系的个体

---

① 冯友兰：《中国哲学史》（上），中华书局，1961 年版，第 115 页。

② 李泽厚：《中国古代思想史论》，人民出版社，1986 年版，第 58、59 页。

③ 〔英〕亨利·西季威克：《伦理学方法》，廖申白译，中国社会科学出版社，1993 年版，第 451 页。

的幸福，他们是否被感染，关系到自己的快乐（或痛苦）。结果的善原则促使行为主体优先关注有血缘关系和直接利益关系者的健康（结果），希望这些人健康、安全，并愿意为他们的安全付出努力。这种向善倾向具有"兼爱"功利思想的色彩，但距离荀子所主张的无差别的爱，尚有一定差距。以购买口罩为例，当一个人在满足了自家的口罩需求后，然后主动了解亲朋的口罩是否够用，并表示可以赠送或帮着代购。对于防疫来说，最大的结果的善是口罩不再是稀缺资源，舆论可以责备有些行为主体只帮助自己的熟人而没能将这种善行普及开来。显然，作为功利论的一个原则，结果的善要对"结果"这个概念进行区分。对于个体而言，他能实现的结果是在有限空间里的善，只要这种结果向善，即没有为获得这个结果而采取不当的手段（比如，采取截留他人物资而满足自己或熟人之所需），那么，为结果而表现出的善的倾向就符合功利论的原则。道德原则较强的行为主体，他们的这种向善倾向体现在不囤积、不浪费，最大限度节约有限的社会资源，以此最大限度地减少大多数人的痛苦。只有当这样的结果向善倾向变成他的自主行为，在卫生紧急状态下社会资源的优化才成为可能。当紧缺资源得到合理的使用，减少社会成员的焦虑，这样的结果也是人们普遍期望的。在公共讨论中，在有关紧缺物资的合理使用方面的讨论中，讨论者的基本态度也是将资源优先让给亟须使用的人，这是人们将痛苦降到最低程度的理想结果。正如詹姆士·摩尔（James Moor）所言：自主的幸福是"包括了为了实现我们的目的（能力、安全、知识、自由、机会合理性）所必需的那些善"①。

在公共卫生事件持续期间，社会伦理心态的向善倾向依赖于社会成员的道德信仰，即他们相信某种行为和某种结果是善，值得自己去追求，进而形成向善的倾向。换句话说，社会成员未必根据某种伦理理论的说教去行动，而是需要从内心愿意接受这种理论并将它作为行动指南。西季威克指出，"对

---

① 转引自〔美〕理查德·斯皮内洛：《铁笼，还是乌托邦》，李伦等译，北京大学出版社，2007年版，第5页。

一个人指出将有利于普遍幸福的行为是没有用处的，除非你同时使得相信那一行为将有利于他自己的幸福"，这就需要人们"在实际的解决道德问题时必须把自己的利己考虑和普遍的考虑这两者结合起来"。这样一来，由于向善倾向使"每个人都自然地追求他自己的幸福，所以他应当追求其他人的幸福"。①

二、公共卫生事件中社会伦理心态的功利选择

每一种意见在形成的过程中都将不可避免地接受个体观念的筛选，功利观是其中重要的因素。个体的意见如此，由公共讨论生成的社会伦理心态同样是功利选择的结果。

（一）公共卫生事件中社会伦理心态的人性预设

伦理学是关于人性和人的行为的学说。纵观中西方伦理思想史，不论是哪个伦理流派，"几乎都持有某种对道德行为主体（主要是人类）本性的理解或者预设，如先秦诸子便在人性善恶问题上呈现出多元立场；西方经济伦理的讨论中也存在'理性自利'的人性预设等"②。对照功利论的道德原则，它把"大多数人的最大幸福"或"每个人的平均功利"当作追求的目标。这个目标同样将每个人预设为"理性自利"的行为主体，按照这种预设的人性，行为主体的行为在符合道德规范的前提下，最终可以实现整个人类的最大化利益。功利论的第二个预设的每个行为主体都具有自由意志，他们可以根据自己的意志得到自由而全面的发展。这样的人性预设深刻地解释了社会人的行为本质。

人性的理性自利是就长期的行为概括出来的，它揭示的是人性的整体倾向。如果我们将视线转向卫生紧急状态，在这种特殊的状态下，对于训练

---

① 〔英〕亨利·西季威克：《伦理学方法》，廖申白译，中国社会科学出版社，1993年版，第106—107页。

② 潘麒羽：《应用伦理研究中的康德主义进路》，中国社会科学网，2020年6月30日，网络链接：https://www.thepaper.cn/newsDetail_forward_8054493。

有素的专业人士而言，他们面对的也是前所未有的问题（比如，新冠病毒最初被误认为是 SARS 或类似 SARS 病毒），医护工作者被赋予了拯救公众生命的神圣使命。被派到疫区参加救援的医护工作者全部是行业精英，尽管这个群体堪称训练有素的专家，但在理性自利的目标（拯救生命）面前，他们的群体焦虑也显而易见：对于病毒的认知很少，就难以采取有效的手段阻止它们的传播和对肌体的危害。当我们承认这个群体的工作受理性自利的驱动时，又该如何解释一线医护工作者的自由和全面发展这个预设？理性自利所预设的"自由"摆脱了外部条件的限制，任何束缚都被排除在外。于是，功利论的人性假设就面临一个困境：社会成员对幸福（快乐）的追求，究竟是不是在自由而全面发展意义上的行为？当他们把幸福（快乐）作为目的时，作为行为主体的个人已经失去了严格意义上的自由意志。对于时间紧迫的功利目标，比如，医护工作者拯救重症患者的生命，他们的全部努力可以视作"全面发展"的一部分，只是这种情境下依靠个体自由意志追求的理性自利和功利论所说的"理性自利"并不一致。功利论的理性自利是将个体利益预设为与他人利益等同下的自利，一个人的幸福（快乐）即大多数人的幸福（快乐）。对于一线的医护工作者而言，他们的幸福（快乐）可以等同于大多数人的幸福（快乐），他们的不幸（治疗失败）能否等同于大多数人的不幸，即治疗失败是现场医护工作者和死者家属的不幸，能否被作为大多数人的共同损失？从抽象的意义上是这样，但在现实社会中，社会成员是否这么普遍认为，显然是个有待验证的问题。在社交媒体平台上进行的公共讨论中，这样的讨论经常因自利倾向而显得缺乏应有的理性。因为价值观和世界观的不同，公共卫生事件话题的讨论偏激，这与讨论者的意志不自由有关。既有的观念束缚着讨论者的头脑，他们在自己的思想枷锁中表现得自利，普遍缺乏理性。

功利论的人性预设，尽管也提及个体的人，但同时强调"每个人"。在这里，"每个人"的真实含义已经不是个体的人，而是"大多数人"的意思，只不过是单数人称的表达。从这方面来看，功利论与德性论和义务论的差别明显，后两者均以个体的人为研究的对象，功利论则把大多数社会成员的普遍利益（幸福）作为研究对象。对于个体而言，他们对自身利益的关注度显然高于对整个人类利益的关注。功利论强调"大多数人"，他们的利益（幸福）最终只能是抽象的幸福，或者是平均水平的利益（幸福）。由此带来的问题是，对"大多数人"的预设，导致具体的个人的实际地位下降。威廉斯指出，功利论将"价值在于定位在事态之中的福利差异"，这就导致"行为主体只是第二位的——作为行为者"。个人地位下降所形成的"我们对世界的基本伦理关系是：我们是那些可欲或不可欲的事态的原因"。[1] 行为主体要做的只是以最有效的方式替他人去产生更多的福利。对于个人而言，他以第二主体的身份去行动，这是否影响个体行为的积极性？以卫生紧急状态下的行为主体而言，当他们按要求在家隔离时，多数人可能因此无法获得正常的收入，收入减少对他们的心理造成某些影响，比如生活水平的短期下降。在这种情况下，低于平均利益水平的人继续追求大多数人利益最大化的动力是否存在，这显然也是个无法回避的问题。

　　功利论的人性预设还体现在每个行为主体具备是非判断能力。穆勒认为："接受功利原理（或最大幸福原理）为道德之根本，就需要坚持旨在促进幸福的行为即为'是'、与幸福背道而驰的行为即为'非'这一信条。幸福，意味着预期中的快乐，意味着痛苦的远离。不幸福，则代表了痛苦，代表了快乐的缺失。"[2] 将幸福与不幸福理解为"是"与"非"，这就预设了每个行为主体具备区分两者的能力。除非幸福的概念非常具体，并且这种具体得到大多数社会成员的认可，例如对生的渴望。在多数情况下，幸福与非幸福的界限并不清晰，人们区分二者并非易事。以佩戴口罩为例，部分人始终认为戴口罩是一种束缚，自己内心对这种行为的反感，让他觉得戴口罩并不快乐。

---

① 〔英〕B.威廉斯:《伦理学与哲学的限度》，陈嘉映译，商务印书馆，2017年版，第94页。

② 〔英〕约翰·斯图亚特·穆勒:《功利主义》，叶建新译，九州出版社，2007年版，第17页。

也就是说，戴口罩可以带来幸福（快乐）是因为最大限度减少感染的可能，这种判断的"是"对于不惧怕死亡或者宁肯自在也无惧感染的人而言，他们将戴口罩当作了"非"。在现实空间内，人际关系明晰，行为主体对这类行为的是非判断相对一致，因为一个人的另类行为将招致来自现实的压力。相反，在公共领域内，一种行为能否带来幸福以及这种行为的"是"或"非"，经常莫衷一是。作为功利选择，需要讨论者将个人的主张变成现实行为后，通过实践来验证这种主张是否真的属于"是"（即给个人带来幸福）。

（二）公共卫生事件中社会伦理心态的功利层级

社会生活的复杂性对功利论也提出了挑战，这种挑战一方面表现在功利主义理论如何解释现实问题；另一方面也表现在因为伦理解释的困难引起伦理学家的反思。传统的功利论属于一元论的功利论，将"快乐"当作人们追求的唯一目标。多元论的功利论并不认同传统功利论所强调的"快乐"这个核心概念，持这种观点的伦理学家认为，"构成这个善的并不是单一的目的或状态，除幸福以外的许多价值也具有内在价值——例如，友谊的价值、知识的价值、爱情的价值、勇敢的价值、健康的价值、美的价值，也许还包括某些道德品质的价值（例如公正的价值）"。摩尔认为"甚至某些理智活动中的意识状态和审美欣赏也具有与快乐无关的内在价值"。[1]应该承认，多元论的功利论有其合理之处。如果把行为主体的行为全部归结为对快乐（幸福）的追求，似乎无法解释那些与快乐（幸福）并无直接联系的行为。以公共讨论为例，参与社会话题的讨论的确可以满足讨论者（社交媒体用户）的需求，但不能反过来说所有的讨论都为获得某种快乐（幸福）而有意地参与其中。也就是说，对快乐的追求是一种具有普遍性的社会行为，除此之外必然还有非功利的行为。多元论所列举的非功利的目的或状态，特别是像"意识形态"这类的特殊价值，如果对这类价值的追求也是旨在获得快乐（幸

---

① 〔美〕汤姆·L.彼彻姆：《哲学的伦理学》，雷克勤、郭夏娟、李兰芬、沈珏译，中国社会科学出版社，1990年版，第124页。

福），对立的意识形态本身的追随者的主张南辕北辙，任何一种这样的主张都很难说可以真正造福全人类。因此，多元论的功利论在当代社会就有其合理之处。

在功利论的发展过程中，存在"行为功利主义"和"规则功利主义"两种不同的分支。在"行为功利主义"看来，应该通过对行为效果的判断具体确定一个行为是否正当。行为功利论强调人的行为选择与现实的情境相关联，根据功利原则评估能为相关联的人带来多少利益，然后据此行为。"规则功利主义"将行为进行分类，剔除特殊的行为及其结果，强调将具有普遍性行为及其结果，能带来最大利益即为正确的行为。一般认为，行为功利论可能导致道德相对主义，失去道德的客观性；规则功利论虽然可以为道德提供解释，但它不符合人们的道德直觉。黑尔通过借鉴康德的义务论思想功利主义的主张，认为"功利主义本身由两种因素组成，一种是形式的，一种是实质的"[1]。针对行为功利论和规则功利论的冲突，黑尔提出"双层功利主义"的主张。"双层功利主义把道德哲学分为两个层面，即直觉的和批判的。在直觉的层面，人们可以像规则功利主义者一样思考，并且按照初级道德原则行事。在批判的层面，人们可以像行为功利主义者一样思考，并且基于功利最大化来选择初级道德原则。""直觉性的道德原则"便于解决现实的道德问题，但难以解决伦理困境。[2]"黑尔认为，对于这些相互冲突的道德问题和道德义务，在直觉的层面是无法解决的，但是如果把它们放到批判的层面，这些道德问题就能够迎刃而解。黑尔所说的批判的道德思维有两个作用：首先，基于道德的逻辑性质和所面临的道德处境，解决人们所面对的道德难题；其次，基于道德的逻辑性质和功利的可接受性，选择最好的'初级道德原则'。"[3]

在弗雷（R. G. Frey）看来，"两级功利主义试图将基于偏好的功利主义

---

[1] Hare, R. M., 1981, *Moral Thinking*, Oxford, UK: Clarendon Press, p. 4.

[2] 姚大志：《双层功利主义》，《社会科学研究》，2020 年第 1 期。

[3] 同上。

（在临界水平上）与普遍可靠的行为准则联系起来，这些行为准则在直觉上（每天）都具有道义性"，因为行为主体的"决策基于那些直观的道德规则，除非在特定情况下必须使用严格的推理水平"。弗雷建议"将结果主义作为批判性思维的方法，并在其上构建一种权利理论，但是'不要将结果主义作为行动指南'"。[①]卡拉伊兹迪斯（Ján Kalajtzidis）肯定"黑尔的两级功利主义理论在一个层面上是结果论者，但同时在另一个层面上，它可以蓬勃发展，而不是纯粹影响代理商行为的道德决定"[②]。两级功利主义理论对我们认识公共卫生事件中的社会伦理心态也颇有帮助。不论是在现实空间还是网络空间，行为主体本能地选择如何对外部环境做出反应，这种反应未必是基于道德推理和道德论证的，更多源自人的直觉。比如，单位员工在工作期间，有的会不自觉地摘下口罩透口气，这样的动作几乎没有权衡的时间，这种行为追求的是个体利益的最大化。当他发现同事没有类似行为时，进入了对个体行为的反思和批判阶段，这时道德规则开始发挥作用，然后修正自己的错误。在公共领域的讨论中，双层功利主义理论同样可以得到检验。讨论者对疫情话题的讨论，在以敲字或语音的方式参与讨论时，基本是以直觉的方式表达各自的看法。用道德规则对这种直觉的讨论进行批判时，多数讨论者的理性可以修正个别讨论者的偏激看法。直觉和批判维护的都是功利论的基本思想，这就是满足大多数社会成员的最大幸福。在社会生活中，最大幸福无法通过一次行为得以满足，需要通过两个阶段：先在直觉上按照功利论的原则去行动，然后审视直觉行为中违背道德规则的内容，修正错误，使行为结果符合大多数人的最大幸福的原则。公共卫生事件改变了社会环境，理性者的理性行为更具理想色彩，在这种状态下，正如伦敦大学凯特·琼斯（Kate Jones）教授所说，"我们涌入了所有环境；我们进入未曾造访过的地方，逐

---

① LaFollette, H., Persson, I., 2013, *The Blackwell Guide to Ethical Theory*, Second Edition, Oxford: Blackwell Publishing, p. 235.

② Kalajtzidis, J., 2019, "Ethics of Social Consequences as a Hybrid Form of Ethical Theory?", in *Philosophia* 47(3).

渐暴露自己"[1]，只能在惊恐中应对疫情对人类社会的威胁。

（三）公共卫生事件中社会伦理心态的自利冲动

在社会生活中，经常有人将功利论与利己主义相提并论，这与利己主义也强调快乐相关，通过利己满足自己的利益最大化。因此，利己主义也被称作"利己的快乐主义"。利己的快乐来自人的自利冲动，这种冲动在危险的情境下表现得更加明显。认识这种自利冲动，有必要先了解何为利己主义。西季威克认为："利己主义指的是这样一种方法，它把行为作为达到个人幸福或快乐的手段，把自爱冲动作为行为的主导动机。在遵循这种方法时，行为者只把自身的快乐和幸福作为行为目的，追求对于自身的最大快乐余额。"[2]在伦理学中，通常将利己主义分为"伦理的利己主义"和"心理的利己主义"两种类型，"伦理利己主义宣称每个人都应该仅仅追求自己的利益，相反，心理利己主义确信人们事实上只追求自己的利益"。两者的区别在于行为主体对待利己的态度，伦理利己主义将利己当作自己的道德原则，因而强调行为主体"应该"利己，而心理利己主义受自然科学的影响，强调从行为主体普遍利己的客观"事实"的角度阐释他们的主张。简而言之，"心理利己主义作出对人性的断定，或者是对事物存在方式的断定；伦理利己主义作出对道德的断定，或者是对事物应该的存在方式的断定"[3]。尽管两种利己主义的侧重点不同，却分别从不同的角度阐释了行为主体的自利冲动。在卫生紧急状态下，人的自利冲动成为一种普遍性的社会心态。比如，在开门或关门时，手接触到把手的瞬间，最先闪现在当事者脑际的是"把手上是否有病毒"，这种心理反应是自利冲动的典型写照。在卫生紧急状态严重时期，

———————

① Vidal, J., 2020, "Tip of the Iceberg': Is Our Destruction of Nature Responsible for Covid-19?", in *The Guardian* 18.

② 〔英〕亨利·西季威克:《伦理学方法·代译序》，廖申白译，中国社会科学出版社，1993 年版，第 13 页。

③ 〔美〕詹姆斯·雷切尔斯（James Rachels）、〔美〕斯图亚特·雷切尔斯（Stuart Rachels）:《道德的理由》（第 5 版），杨宗元译，中国人民大学出版社，2009 年版，第 73 页。

大多数行为主体的日常行为中都保持着这样的利己冲动，这种心理是一种无法否认的事实。心理利己主义强调自利冲动这个"事实"，以个体或他人的利己手段获得的快乐这个事实证明这种冲动的合理性。处于卫生紧急状态中的人们，社区里一个人被确诊感染，社区或媒体披露这个人被感染的原因，与人接触或者触摸过某种物品，这个"事实"对于心理利己主义者来说，他们将避免这类事实当作快乐。心理活动产生的条件反射，刺激着这种自利冲动。对于伦理利己主义者而言，以道德命令的形式要求他们"应该"自利。相比之下，心理利己主义显得相对客观，他们受经验事实的支配；伦理利己主义的自利受道德普遍性的规则支配，强调在所有的情况下都应该促成这类"事实"的发生。上面提及的门把手问题，伦理利己主义者从这个具体的事实中，推演出普遍性的事实可能性，即人体所有可能接触到的人或物，都应遵循利己冲动的原则，采取回避的态度。从这个角度看，伦理利己主义类似于心理学中所描述的"强迫症"，强迫行为主体根据某种规则去思维或行动。

利己主义和功利主义的共同之处在于，它们都承认自利的合法性。不同的是，前者将自利作为终极目的，后者将可普遍化的自利当作终极目的。我们无法因为利己主义仅仅着眼于自身的快乐就否定这种理论的合理性，同样，也不能因为功利主义强调大多数人的最大幸福而忽视了个体利益的合理性。在社会生活中，利己的自利冲动应该先于功利的冲动，这在公共卫生事件持续期间表现得更为明显。在谈论这个特殊情境的社会伦理心态时，需要从两种不同的学说中汲取营养成分，客观评价这个时期的社会伦理心态的对错。在社会成员全部受到疫情的威胁时，大多数社会成员的最大幸福这种传统的社会伦理心态属于形式的心态（看法），自利的冲动的本能成为这个时期个体的伦理心态（看法）。两种伦理心态在本质上并无差异，因为人身安全更多依赖于人们自己的自利意识，而这种自利又不是纯粹的自利，个人的安全就是社会安全的组成部分。自利的冲动只要不以损人利己的方式行动，利己而不害人就是对社会的贡献。因此，个体的自利也是对家庭幸福的贡献，家庭的自利也是对社区幸福的贡献。以此类推，每个行为主体的自利（而不害人），就是对社会幸福的贡献。在卫生紧急状态下，行为主体无法判断什么样的行为是符合道德原则的自利，这就需要通过个人的实践积累经验、通过反思保证自利的道德性。西季威克承认："利己的快乐主义的明确方法似乎始终是我们所说的经验——反思方法。"① 这间接地证明了一个事实：尽管公共卫生事件持续期间出现过损人利己的事例，但通过舆论的干预，当事者通过舆论压力反思自己，这样的不当自利行为一般不会重复下去。因此，自利的冲动在维护功利论主流的社会伦理心态的同时，这种冲动也在推动大多数社会成员的最大幸福。也就是说，两者之间并无根本性的冲突。

卫生紧急状态将人性的自利冲动可视化，证明了这种充分的正当性。在这种情境下，个体的自利冲动也是群体的自利冲动。出于安全的自利冲动有效地克服了意识形态对社会成员的价值观的影响，这种自利冲动实际上变成了全社会的自利冲动，由于诉求的一致，这种冲动成为这个时期社会伦理心态的集中反应。不同行为主体之间的自利必然存在主体间的冲突，为缓和这种冲突，可以通过新的管理规定限制现实空间中自利行为的盲目性。在网络虚拟空间，自利冲动因不具有现实的利益冲突，更多是观念的差别导致的。这种冲突的严重程度显然低于因为意识形态观念的不同带来的冲突。从某种意义上说，卫生紧急状态下网络空间的自利冲动是在安全共识主导下的冲突，这种冲突侧重于对自利的方式的分歧，通过讨论可以促进讨论者辨清是非，引导社会成员在伦理道德的框架内理性自利。

三、公共卫生事件中社会伦理心态的功利冲突

与德性论和义务论不同，功利论面向现实问题寻找如何处理个体与社

---

① 〔英〕亨利·西季威克：《伦理学方法》，廖申白译，中国社会科学出版社，1993年版，第144页。

会的利益关系（最大的幸福或快乐），在关系的协调过程中不可避免面临诸多的冲突。在公共卫生事件持续期间，尽管社会成员的幸福（快乐）追求高度一致，这种即刻而明显的"幸福"（快乐）诉求变成了人际的竞争性诉求，功利目的一致与功利手段的多样化造成某些冲突。

（一）公共卫生事件中社会伦理心态的信息功效

公共卫生事件发生于现实空间，在网络空间同步形成网络舆论。与其他类型的公共事件不同的是，这类危及全人类的事件属于全球性事件，其他类型的事件多属于局部事件。更为重要的是，这类事件直击人们的心灵，个人心态和社会心态的变化与他们所掌握的关键性信息有关。公共卫生事件期间的信息传播可以进入公共领域和私人领域。新闻媒体和政府部门发布的信息首先进入公共领域，然后再由行为主体将相关信息带入私人领域。信息作为人造物，本身也有道德性。信息道德在于其特殊的价值，信息的价值善要求信息真实、客观。长期以来，信息的道德属性不受重视，公众关注对虚假信息的有效治理而忽略了对这类信息内在属性的反思。疫情信息事关社会成员的生命健康，信息的道德性从而显现。信息有无价值以及价值的大小，反映出信息采集和加工者对疫情危险性的认知程度；信息的真实程度关系到公众的集体安全，信息的客观程度反映出信息采集、生产和传播者的利益诉求。信息是为个人生产的，信息的大众传播属性决定了它只能先进入公共领域。从功利论的角度看，信息的道德性在于能在多大程度上给大多数人带来最大化的幸福（快乐）。关于公共领域的信息道德性，这种道德性应该处于规则与德性之间，一方面，信息的采集、生产和传播应遵循信息生产的规则，保证信息的价值性、真实性和客观性；另一方面，信息的采集者、生成者和传播者以及信息平台方应具备基本的德性。在公共领域，信息的道德性在于秉承不失实、不欺骗以及作为完全义务的被窄化理解的人文关怀——信息协助抗疫的原则。在私人领域，信息的收受者应坚持自觉甄别信息、不经核查不扩散的原则。通过公共领域与私人领域对信息的双重过滤，增加信息的功效，使之成为服务社会、造福个人的智慧型产品。

　　信息的道德性在信息传播的过程中，不论是在公共领域还是私人领域，都面临被歪曲或被片面利用的可能，降低信息的针对性和服务社会和个人的功效。在公共领域，网络的匿名性便于有专业素养者积极参与信息真伪和价值含量的甄别。这个群体的积极性与网络空间的匿名性有关。在公共领域，社交媒体用户的匿名交流与公众的幸福之间是否正相关？康德对此持怀疑态度，"很难令人信服的论证，匿名性是人类善的核心，它对于人类的繁荣和幸福是不可或缺的"[①]。康德只是不承认匿名性是人类全部善中最核心的（一种）善，也只是不认为匿名性对人类的幸福不可或缺。不论是在康德时代还是在当代，他的这个怀疑都值得重视。在网络空间这个公共领域内，当某些与人类幸福息息相关的信息需要甄别时，匿名用户没有更多的顾虑，他们的甄别即便有误也可以被其他用户来修正；如果甄别正确，减少更多人的麻烦。在卫生紧急状态下，激发有专业素养的人士参与关键性信息的甄别，关系到大多数社会成员的最大幸福。甄别信息是一种善，这种善对于人类的幸福不可或缺。在卫生紧急状态下，整个社会对于相关信息的需求旺盛，这类信息的真伪与实效关系到社会资源功效的最大化。比如，关于医用防护口罩的真伪，专业人士可以通过提供鉴定方法或者录制视频教育公众；某些媒体或专业人士宣传（推荐）的药物功效是否属实涉及制药企业的利益，专业人士更倾向于以匿名的形式发表意见。在舆论学中，信息的功效在于信息提供者所处的位置和他们的专业知识素养。根据有价值的信息量的多少，李普曼（Walter Lippmann）将之划分为"局内人"与"局外人"两种类型，分别指在"特定事件或环境中，那些掌握了一手信息的人和没有相关信息的人"。在李普曼看来，"局内人"主要指联系公众与外部环境的专业人士，而"局外人"指的是普通的社交媒体用户，他们置身于公共领域这个"拟态环境"而缺乏全面认识外部环境的关键性信息。"局内人可以更好地了解问题并采取行动，当事件处于危机状态时，局内人掌控大局，局外人跟随

---

① 〔德〕康德：《法的形而上学原理》，沈叔平译，商务印书馆，2005 年版，第 68 页。

局内人身后。"① 对于作为"局外人"的受众而言，扑朔迷离的疫情信息将社会成员带到"一个无形的巨大困难的环境"中，需要由有专业素养的人士提供必要的补充信息解释造成这种困境的原因。这表明，少数的"局内人"作为专业性关键信息补充、阐释的特殊群体，他们的存在可以缓解特殊时期人们的焦虑情绪，这类信息通过一个个社交媒体用户流向私人领域（他们的家庭、社区或工作单位），专业信息解读所产生的特殊价值，提高了信息的利用功效。这种功效的普遍性，正是公众普遍性的需求。

在卫生紧急状态下，信息功效对促进防疫有着特殊的意义。信息的道德性要求"局内人"应具备较高的道德素养，这个小众化群体的道德素养不达标，可能导致"信息殖民"效应。西季威克将主张功利论的学者划分为两个类别："一类是理论家们，他们能够负责任地为非功效主义的现象提供功效主义辩护，另一类人则无所反思地运用其性向，这个一般观念颇吻合与功效主义与殖民主义之间的重要联系，可以称之为'议院功效主义'，它带来某些严重的后承"，"对现行道德，道德的改善不多，反倒因削弱现行道德而有害"。针对这个问题，威廉斯认为："功效主义者必须认真考虑，无论提供建议还是倡导榜样，应该公开宣扬到何种程度。"② 对照在疫情严重阶段，有的专业人士坚守专业主义精神，严谨地分析疫情和自救的建议，有的专业人士则喜欢向公众推荐具体的药物。随着时间的推移，信息的功效逐渐得到检验，公众对待缺乏职业伦理操守的专业人士评价开始发生变化。这表明信息的德性，最终由解读信息的"局内人"的道德水准所决定。

（二）公共卫生事件中社会伦理心态的苦乐问题

功利论强调最大幸福或最少伤害，这涉及行为主体的感受的两个极端。按照德性论的中道（中庸）原则，最大幸福和最小灾祸（不幸）的中道应该

---

① 〔美〕沃尔特·李普曼:《幻影公众》，林牧茵译，复旦大学出版社，2003年版，第13页。

② 〔英〕B.威廉斯:《伦理学与哲学的限度》，陈嘉映译，商务印书馆，2017年版，第132—133页。

是平淡（无感），即既不特别幸福也没有不幸。从人性的角度看，欲望促使行为主体有所欲求，即他是不甘于平淡的人。因此，平淡显然不是德性论所谓的"中道"。康德对亚里士多德的"中道"学说提出质疑："德行与罪恶的区别绝无法在对某些格律的遵从程度中，而是必须仅在这些格律之特殊性质（对于法则的关系）中去寻求；换言之，（亚里士多德之）受人赞扬的原理，即将德行置于两种罪恶之间的中道，是错误的。"① 在对德性论提出批评的同时，康德也对功利论的幸福概念提出质疑："不幸的是幸福的概念是如此模糊，以致虽然人人都在想得到它，但是，却谁也不能对自己所决定追求或选择的东西，说得清楚明白，条理一贯。"② 幸福和不幸作为人的两种截然不同的感觉，的确难以用某个统一的标准进行判断。公共卫生事件带给人们的感觉复杂，大多数社会成员可能因为未被感染而感到庆幸，这属于功利论的灾祸最小，这种感觉跟幸福无关。灾祸是事实，事实刺激情感，伴随而来的这种庆幸显然又属于幸福的范畴。反过来说，一个行为主体不幸被感染，这是灾祸的开端；可以治疗但会留下后遗症，这是灾祸的"中道"（因为属于恶，康德反对把它视作"中道"）；抢救无效死亡，这是另一个极端。活命但有后遗症，带来的是万幸；死亡，则是最大的不幸。在公共卫生事件持续期间，如果断言社会成员没有幸福感，这显然不符合心理事实；如果有幸福，却不符合客观事实。心理事实与客观事实的矛盾，在于功利论无法完美阐释特殊情境的社会伦理心态。我们认为，疫情时期的社会伦理心态不宜用"幸福"这个概念，也不适合用"灾祸"的概念，虽然这是客观事实。在大多数社会成员的内心中，他们体验的是苦与乐。"对于边沁和穆勒来说，道德理论是以人生的普遍目的理论为基础的，他们认为这种人生的普遍目的就是趋乐避苦。"在他们看来，"快乐和痛苦的产生表现为道德，并且当行为严重地涉及

---

① 〔德〕康德：《道德底形上学》，李明辉译注，联经出版事业股份有限公司，2015 年版，第 278 页。

② 周辅成：《西方伦理学名著选辑》（下卷），商务印书馆，1964 年版，第 366 页。

他人的快乐或痛苦状态时就不仅仅具有个人的意义"①，同时也具有社会意义。卫生紧急状态带给行为主体感官的苦乐感觉，苦与乐是两种截然不同的感觉，不同性质的感觉对个人行为所产生的影响也不同。伴随快乐之感的往往是善的行为，反之则是恶的行为。因此，边沁和穆勒认为行为主体在对苦乐感觉的体验过程中产生道德。苦与乐是两种不同性质的心境，这种心境通过公共讨论也体现在特殊社会时期的社会伦理心态中。在卫生紧急状态下，趋乐避苦的心理倾向（看法）属于普遍化的苦乐感受反应。

　　公共卫生事件中的苦乐问题，是人类对于个体健康和安全的渴望以及严峻的现实威胁而产生的两种截然不同的感觉，这两种感觉是经外部环境刺激而在人们心中普遍产生的反应。关于这类苦乐的程度，西季威克曾针对特殊情境的"痛苦"进行过分析，"在'灵魂的激荡'——在此状态下我们似乎最为活跃——中痛苦意识几乎可能在灵魂中占据任何比例"②。对于经历过卫生紧急状态的行为主体来说，不仅"痛苦"意识记忆深刻，"快乐"（有别于功利论所说的与"幸福"同义的"快乐"）同样深刻。这种"快乐"是指人的生命和健康没有受到致命冲击，类似于"死里逃生"获得的某种"感受性"。这种感受性同样占据人的灵魂，在一定的时间段内，所占的分量也很重。比如，在自然灾难类的重大公共事件中，以特大地震为例，这样的苦乐感受也非常明显。相比于功利论所谈的"快乐"，由类似于卫生紧急状态或特大地震等外部环境刺激产生的"感受性""快乐"相对纯粹，这些特殊情境下的"苦乐"感觉摆脱了物质利益和名誉性质的精神利益的束缚。物质和精神利益的满足带来的是幸福（快乐），而纯粹的"苦乐"感觉则激荡的是人的灵魂，因为这些感觉在灵魂的最深处，它关乎人的存亡，而日常生活中只有濒临死亡的病人或遭遇不测的人才能在临终前有相应的体验。关于这一

---

① 〔美〕汤姆·L.彼彻姆：《哲学的伦理学》，雷克勤、郭夏娟、李兰芬、沈珏译，中国社会科学出版社，1990年版，第120—121页。

② 〔英〕亨利·西季威克：《伦理学方法》，廖申白译，中国社会科学出版社，1993年版，第213页。

点，可以从人际交谈和公共讨论中得到体现，同时发现特殊时期大多数社会成员关于生命的感悟。对生命的珍惜，恰恰是德性论所强调的美德，也是义务论所强调的人的义务。卫生紧急状态带给社会成员的苦乐之感，促使行为主体重新感悟生命的真谛，使他们接受了一次爱护生命的精神洗礼。感悟生命，折射出这个阶段社会伦理心态的核心观念。

公共卫生事件中的苦乐之感，除却不幸确诊又被送进重症监护室的患者，常人的苦乐感觉更具认知价值。大多数社会成员被限制出行、居家隔离时，感慨享受着人生最清闲的一段时光。这种喜悦持续几天后，他们又普遍感觉这种"闲适"非常不快乐，因为他们习惯了游走于社会和家庭之间，当只能在狭小的空间内终日与家人相伴时，"闲适"就从快乐变成另一种"苦闷"。这个时候，处于苦闷中的人们反而无法同意亚里士多德关于"闲适"与幸福关系的论断。亚里士多德认为："闲适是最幸福的状态，应该是智者和哲学家终身保持不变的哲学目标。"[①] 对于经历了 2020 年"全球大流行事件"的智者和哲学家而言，可以保持自己不受外部环境的重大变化影响；对于精神自足度一般的大多数社会成员而言，真正的闲适境界难以企及，公共卫生事件闯入他们的精神世界并占据太多的位置，如果不能攻克病毒、长时间居家隔离，大多数人就只能陷入苦闷的状态而无法摆脱。因此，亚里士多德的闲适即幸福只能对极少数人群适用，适用某个苛刻的条件：智者和哲学家缺乏基本的社会责任感，也就是把他们的责任美德剥离出来，闲适即幸福的状态才可能出现。事实上，这种状态在当今世界上并不真正存在。

（三）公共卫生事件中社会伦理心态的功效度量

从研究的视角看，功利论比德性论与义务论的视角更为宽泛。功利论对道德的研究更具全局观念，不再将研究对象局限于个体的德性与义务，而

---

① 〔德〕弗里德里希·黑格尔:《小逻辑》，李智谋编译，重庆出版社，2006 年版，第205 页。

是从全社会范围考察整个人类的幸福（快乐）问题。关于这一点，从穆勒在《功利主义》一书中对"幸福"主体的强调即可得到印证："在功利主义理论中，作为行为是非标准的'幸福'这一概念，所指的并非行为者的幸福，而是与行为有关的所有人的幸福。"①经过这样的界定，个体行为的幸福具有了普遍性，变成了所有社会成员的"幸福"。我们的困惑在于：个体行为所产生的幸福最先由行为主体感知，作为非行为主体的其他人如何能够感知到他者某个行为的幸福呢？按照功利论的解释，这种幸福来自行为的普遍性。当一个人按照道德准则行动，他将获得某种幸福（快乐），那么，其他人的同样行动也可以获得同样的幸福（快乐），于是遵守道德准则被视作可以给所有人带来幸福。比如，在卫生紧急状态下，社会成员彼此保持社交距离，可以有效避免病毒传播，在这个阶段，社交距离的规定就等同于临时的道德准则。一个行为主体的遵守，保护的是他个人的健康；两个行为主体的遵守，保护的是彼此的健康；所有社会成员的遵守，保护的是社会共同体的安全。通过这样的推论，我们可以说，社交距离带来结果的善，并且这种善可以被普遍化。由保持社交距离减少病毒传播，获得防疫的最大功效。在这里，我们用"功效"代替幸福（快乐），在于幸福（快乐）更多是个体或群体的精神感受，"功效"侧重于指某种客观的事实，由某种具体行为产生的结果的善，这符合行为功利主义所主张的社会行为的道德性以及由这种行为所产生的积极社会后果。行为功利主义的"价值结构是多元的，其主要价值是人性、尊严和道德权利，次要价值观是正义、责任、义务和宽容。所有这些价值都是为了实现积极的社会后果而存在"②。在行为功利主义看来，人类的尊严和道德权利最具核心价值，其目的在于保护、支持人类社会的发展。"积极的社会后果被理解为道德主体的决策和行动的结果，这使道德主体、社区

---

① 〔英〕约翰·斯图亚特·穆勒:《功利主义》，叶建新译，九州出版社，2007年版，第41页。

② Gluchman, V., 2012, "Ethics of Social Consequences: Methodology of Bioethics Education", in *Ethics & Bioethics* (in Central Europe) 2(1–2).

乃至整个社会的需求得到满足",而"积极的社会后果是道德善的来源"。[①]类似于保持社交距离、佩戴口罩这样的显性社会行为可以产生明显的积极社会效果（病毒感染者人数下降），即便是在卫生紧急状态下，公认的可以有效避免病毒传播的行为的数量并不多。戴口罩和保持社交距离，也是在媒体的反复宣传和专家的忠告后，逐渐为全社会所接受（在这方面，中国的防疫实践具有世界意义）。伦理学所说的行为通常具有抽象性，诸如保持社交距离与戴口罩这样的特定行为，而伦理学家并不愿意承认特定行为的道德性，认为道德决策应超越特定的行为。比如，"康德的绝对命令明确地是非个人的：根据这一准则，您可以同时将其变成一项普遍法律"，而功利论"是一个截然不同的普遍道德框架，但它也是非人格化的，它指出正确的道德决定是导致最佳总体结果的决定。用边沁的话说，'最大的幸福就是对与错的度量'"。[②]需要指出的是，在康德晚期的著作中，他的注意力从对个体的美德转向社会秩序的美德，这种美德旨在实现伦理变革的社会的美德义务。[③]康德这个观念的转变，对于我们思考卫生紧急状态下的社会伦理心态不无启迪意义。

功利论所度量的不是功效（最大的幸福）本身的多少，而是这种功效本身的对与错。通过这样的区分，可以避免将功利论沦为计量科学的研究对象。功利论对某种行为功效（最大幸福）的对错度量，主要通过社会成员的态度进行度量。在卫生紧急状态下，新的社会管理规定采用实用主义的方法，强调科学知识对应对公共卫生事件的指导价值，通过科学防控战胜病毒，但防控本身需要从实际出发，在不断试错中积累经验，改进防控措施。

---

① Kalajtzidis, J., 2019, "Ethics of Social Consequences as a Hybrid Form of Ethical Theory?", in *Philosophia* 47(3).

② Hester, N., Gray, K., 2020, "The Moral Psychology of Raceless Genderless Strangers", in *Perspectives on Psychological Science* 15(2).

③ 参见徐向东编：《美德伦理与道德要求》，江苏人民出版社，2007年版，第296—297页。

这种防疫理念允许各级社会治理部门在实践中摸索经验，比如，究竟是居家隔离还是群体免疫，不同国家的理念不同，采取的策略也不同。不论是居家隔离还是群体免疫，实践走在了科学的前面，两种不同的管理模式在社交媒体的公共讨论中引发争议。对于社会治理部门而言，网络舆论对不同措施对与错的争论具有参考价值，至于最终选择何者则需要各自的度量。中国选择的是前一种策略，欧美国家先倾向于后一种策略，随着中国防疫效果的经验积累，大多数国家开始选择居家隔离的方式进行疫情防控。[①]在公共讨论中，讨论者对某种行动功效的度量，在不同阶段，度量的结果也不一样。从功效的直觉判断到行为测试再到实际功效，公共卫生事件中的社会伦理心态也随之发生变化。

社会伦理心态对公共卫生事件治理功效的度量，对与错的度量标准涉及某个具体的行为（与社交距离、居家隔离或群体免疫），涉及个体的人性、尊严和道德权利。人性倾向于自由，个体尊严涉及身份地位的自主性，这两者都是人的道德权利。在卫生紧急状态下，任何一种行为限制都意味着对行为主体的人性、尊严和道德权利的某些限制。站在个体的角度看，在病毒没有真正侵入自己体内时，他们本能地考虑诸如人性、尊严和道德权利的维护。因此，任何一种行为限制都会在舆论场引起争论。争论意味着，支持者对某项行为限制持肯定态度，反对者对该行为限制持否定态度，这是对与错的度量，没有实际的防疫成效（功效），这种对与错的争论就只能持续下去。对于社会治理部门而言，对某项行为的限制，度量的标准则是社会正义、政府责任、公民义务和社会的宽容度，这些标准综合的度量增加了决策的难度。因此，相关决策需要依托于科学预测，同时还应充分考虑社会的宽容度。在这方面，中国民众对防疫管控的宽容度为自己赢得尊严，显著的防疫成效证明了行为限制的对与错。

---

① 南博一、李依农：《第二波疫情比首波更猛，德法等欧洲六国相继下达封锁禁令》，澎湃新闻，2020 年 10 月 29 日，https://www.thepaper.cn/newsDetail_forward_9764072。

　　功利论强调的最大幸福只能在社会实践中得到检验，这需要一个过程。对于功利论而言，只要社会成员在追求最大幸福的过程中贯彻了道德准则，行为的对与错将由行为的结果来检验。在这个过程中，社会伦理心态反映的是社会成员即刻的道德态度，这种态度对度量功利论的功效有参考价值，但不具有决定作用。

第三章　公共卫生事件与中国近代社会
伦理心态的现代转型

社会发展具有历史继承性。当代社会所遭遇的公共卫生事件以及社会伦理心态变化，总能在历史上找到相似的经历。关于历史和现在的关系，齐泽克认为："历史是这样一个学科，其结构不是建立在同质的、空洞的时间上的，而是建立在充满了当下的时间上的。"① 过去虽然已经成为历史，人们在解释历史时，习惯于用当代的知识理解过去发生的事件，从某种意义上讲，历史即现实。因此，当我们研究重大现实问题时，有必要从历史中发现对解决现实有用的历史经验。正如涂尔干所说："现在始终不会逃出我们的视线。它是我们始终趋向的目标，在我们前进的过程中，它会逐步地凸显出来。说到底，只有在过去当中，才能找到组成现在的各个部分，有鉴于此，历史倘若不是对现在的分析，又能是什么呢？"②

第一节　公共卫生事件与中国传统社会伦理心态

研究公共卫生事件中的社会伦理心态，是直接从正在发生的事件开始，还是先回顾历史上曾经发生过的类似事件，从前人的经历中寻找社会伦理心态的历史继承呢？在伦理学历史上，柏拉图就曾有过类似的困惑，正是在这个困惑中，他提出了一个颇有价值的问题：正确的研究途径到底是应

---

① 〔斯洛文尼亚〕斯拉沃热·齐泽克：《意识形态的崇高客体》，季广茂译，中央编译出版社，2002 年版，第 192 页。

② 转引自渠敬东：《教育史研究中的总体史观与辩证法——涂尔干〈教育思想的演进〉的方法论意涵》，《北京大学教育评论》，2015 年第 4 期。

当来自始点或本原，还是应当回到始点和本原？亚里士多德认为："最好的办法是从所知道的东西开始，而所知道的东西具有双重意义：一是指我们已知道的东西，二是指我们可知道的东西。对我们来说，研究还是从我们已知道的东西开始为好。"[①] 在历史文献可以公开检阅的今天，从距离我们不远的近现代历史上的公共卫生事件中发现我国传统社会的伦理心态变化，可以帮助人们更好地理解疫情的"全球大流行"对当代我国社会的伦理心态的影响。

一、中国近现代的鼠疫事件与社会秩序

据《中国疫病史鉴》的不完全统计，从西汉到清末，我国有文献记录的大型疫情事件大约有 321 次。[②] 纵观我国近现代历史上的公共卫生事件，这类事件的种类多样，真正导致全国或局部地区进入卫生紧急状态的疫情主要是鼠疫和霍乱。其中，以鼠疫对我国近现代社会的危害最大。每次大型鼠疫的出现，都在一定程度上扰乱了当时的社会秩序，对特定历史阶段的社会伦理心态影响显著。

（一）1894 年广东鼠疫与社会秩序

按照医学的定义，鼠疫是指由肠杆菌科的鼠疫耶尔森菌感染引起的烈性传染病。从全球范围看，鼠疫属于所有国家必须检疫的传染病。在我国，鼠疫属于甲类传染病，位列法定传染病的首位。鼠疫的传染性强，病死率高，每次发生都会破坏疫区正常的社会秩序。历史学者焦润明对历史上全球范围的大型鼠疫事件进行研究发现，迄今为止，人类历史上共发生过 3 次全球性的大鼠疫：

[①] 〔古希腊〕亚里士多德：《尼各马可伦理学》，苗力田译，中国社会科学出版社，1990年版，第 5 页。

[②] 徐语杨：《中国历代"战疫"简史：从巫鬼之术到公共卫生建设》，界面新闻，2020年 2 月 20 日，https://kuaibao.qq.com/s/20200220A07MGX00?refer=spider，2020 年 9月 28 日。

首次鼠疫大流行发生于公元6世纪，起源于中东，流行中心在近东、地中海沿岸。公元542年经埃及南部塞得港沿陆海商路传至北非、欧洲。这次流行持续了五六十年，死亡近1亿人。这次大流行导致了东罗马帝国的衰落。第二次大流行发生于公元11世纪，持续近300年，遍及欧亚大陆和非洲北海岸，尤以欧洲为甚。欧洲死亡2500万人。第三次大流行始于19世纪末，至20世纪30年代达最高峰，总共波及亚洲、欧洲、美洲和非洲的60多个国家，死亡达千万人以上。中国的云南省、福建省、广东省以及整个东北地区都是此次鼠疫的重灾区。①

医学对"鼠疫"的界定，使人们的内心产生了对这种联系的畏惧。流行病历史学提供的因鼠疫造成的巨大死亡数字，至今依然震撼每个人的心灵。我们无法还原亲身经历过某次鼠疫大流行的人们的恐惧心理，但可以想象得到，历次的鼠疫大流行造成的卫生紧急状态对当时人们的心灵和社会秩序都产生了巨大的冲击。为便于具体观察鼠疫对人类的生命和社会秩序产生的威胁，我们可以通过研究局部地区经历的鼠疫事件，具象化地了解这种严重致命的连续性对我国近现代社会伦理心态产生的影响。

1894年，广州的鼠疫大流行对市民的生命造成严重威胁并破坏了这座城市的社会秩序。当时的新闻媒体对该疫情予以特别的关注，媒体对该疫情的病例报道集中在当年的4—7月，其中以5月份的报道最多。本次鼠疫始发于回民、旗人聚居的地区，流行则较集中在西关和老城南部，西关传染几遍，而老城区的病例呈沿环城玉带河分布的迹象。②

尽管广州这次鼠疫流行的区域面积不算太大，还是严重妨碍了当地的生活秩序，引发市民的恐慌。《申报》的记者深入实地，通过采访还原鼠疫对

---

① 参见焦润明:《1910—1911年的东北大鼠疫及朝野应对措施》,《近代史研究》,2006年第3期。

② 苏新华:《清末广东鼠疫与民众心态探究——以〈申报〉为研究对象》,《四川教育学院学报》,2012年第1期。

人体的摧残："当疫症初起时，身上生一恶核，大如青梅，小如绿豆，痛于心，顷刻间神志不清，不省人事。"① 不论老幼，被感染者"所染之症皆系两腿夹缝或两腑底或颈际起一毒核，初时只如蚊虫所噬，转瞬即寒热交作，红肿异常，旋起有黑气一条，蜿蜒至要害处，随即夭亡"②。鼠疫作为严重的传染病，如果缺乏必要的医学知识和防疫措施，公众只将其作为病人的事情，前去探望或护理，反而殃及自己。当时的地方政府缺乏必要的防护措施，导致鼠疫从一座城市向周围地区蔓延。1894 年 6 月 6 日的《申报》披露："就省中而论，死者已有数万人。"之所以造成如此多的死亡，在于当时的市民不懂得保持社交距离。《申报》在报道前进行过调查："六月朔日，疫势渐轻，死亡日少。仵作一流人始略得问暇。初六日，会饮于某酒楼以志获利之盛，互相会计，自春徂夏，省中死者共 11 万余人，而 4、5 两月为多，此两月中，竟居其半。"通过调查，记者用自己的直觉得出结论："凡无病之人不可与病人过近，如相离六十尺即能传染。"③ 按照今天的防疫社交距离规定，"两个人都戴口罩可以使得彼此的社交距离从 1.5 米延长到 4 米"④。据考证，口罩于 1895 年问世。⑤ 在 1894 年的广州鼠疫大流行期间，就连医生也未必意识到鼠疫传染的途径。健康的人与被感染者的距离应在 20 米以外（3 尺相当于 1 米），这样的距离是否具有科学依据有待检验，不过，"相距六十尺即能传染"表明时人对鼠疫的心理恐慌，这种恐慌使得人们意识到距离的道德性。即便在未被感染者之间无法达到如此远的距离，但人们的交往开始将社交距离赋

① 《粤东患疫续记》,《申报》, 1894 年 5 月 25 日。
② 《广州疫耗》,《申报》, 1894 年 7 月 4 日。
③ 《疫更难弭》,《申报》, 1894 年 6 月 6 日。转引自苏新华:《清末广东鼠疫与民众心态探究——以〈申报〉为研究对象》,《四川教育学院学报》, 2012 年第 1 期。
④ 牛瑞飞:《保证社交距离是疫情防控关键——张文宏为在欧同胞答"疫"解惑》, 人民网-国际频道, 2020 年 4 月 17 日, http://world.people.com.cn/n1/2020/0417/c1002-31677266.html。
⑤ 1895 年，德国病理学专家莱德奇发现空气传播病菌会使伤口感染，判定人们交流时喷出的带菌唾液可能导致手术病人伤口恶化。他建议医生和护士在手术时，戴上一种用纱布制作、能掩住口鼻的罩具。

予是非的道德性，近距离接触则逐渐被视作非道德的距离。

（二）1910—1911 年的庚戌鼠疫与社会秩序

在中国近现代史上，流行范围最广、危害最大的鼠疫是 1910—1911 年的鼠疫大流行事件。关于本次鼠疫的覆盖区域和造成的死亡人数，曹廷杰在《防疫刍言及例言序》中进行了比较详细的描述：

> 宣统二年，岁次庚戌九月下旬，黑龙江省西北满州里地方发现疫症，病毙人口，旋由铁道线及哈尔滨、长春、奉天等处，侵入直隶、山东各界，旁及江省之呼兰、海伦、绥化、吉省之新城、农安、双城、宾州、阿城、长春、五常、榆树、磐石、吉林各府厅州县。报章所登东三省疫毙人数，自去岁九月至今年二月底止，约计报知及隐匿者已达五六万口之谱。[1]

与 1894 年的广州鼠疫相比，本次鼠疫自东北向内地扩散，除了前面提到的直隶、热河、山东等省份外，一路南下蔓延至湖北、湖南等省份。在世界瘟疫史上，本次鼠疫是继欧洲"黑死病"后人类再次遭遇的重大瘟疫事件，史称"东北鼠疫"（亦称"庚戌鼠疫"）。本次鼠疫除了造成"染疫而死者几六万人"[2]之外，还造成巨大的经济损失。据称包括本次鼠疫和稍后的 1920—1921 年的第二次鼠疫，经济损失合计达到 1 亿元，[3]对当时的社会经济生活和伦理道德观念造成冲击。在资讯还不发达的年代，疫情造成的卫生紧急状态主要通过人际传播被民众知晓。当一个地方出现鼠疫后，个体的心理恐慌必然会影响自己的行为，这种反常的行为又会被他人所模仿。"社会

---

① 伍连德：《卫生署海港检疫管理处报告书》，第 6 页，上海图书馆藏。

② 胡勇：《传染病与近代上海社会（1910～1949）——以和平时期的鼠疫、霍乱和麻风病为例》，浙江大学博士学位论文，2005 年。

③ 参见陈钦：《晚清鲜为人知的惊天大鼠疫（上）》，《新民晚报》，2013 年 11 月 7 日，第 A31 版。

是人类相互关系的总网络，社会的组成部分因此不是人类，而是人类间的关系。"在社会结构中，"个人仅仅是关系网中的小结"。[①] 在大范围的公共卫生事件面前，一方面不断增加的死亡人数造成社会性的心理恐慌（比如，时人以白描手法记录人们的心境"风凄雨愁，无天无日，白昼相逢，人鬼莫辨，则回视自身，亦莫知是生是死也"[②]）；另一方面，人人自危的恐慌也带来社会秩序的混乱。比如，满洲里的胪滨府官方报告中有所记录："有华人在俄界大乌拉站务工，宣统二年九月初工棚内有七人暴毙，俄人知其为疫，遂驱逐华人并将棚屋、衣服行李等尽行烧毁。"[③] 华人在国外死亡，在得知系鼠疫所致后，其他华人受到不公正的对待。俄人不仅没有紧急采取防疫措施，反而直接将华人赶回中国，致使并不知情的国人被病毒感染，导致我国东北地区发生了一场巨大灾难。关于这场灾难的序幕，黄加佳的《1910—1911：东北大鼠疫》以白描手法记录了"零号病人"如何将病毒带回国内：

> 1910 年 10 月 21 日，中俄边境小城满洲里，二道街张姓木铺。两名伐木工，风尘仆仆而来。
>
> 他们面无血色、神色慌张，似乎在躲避着什么。店老板旁敲侧击地盘问了几句才知道，原来他们俩是从 130 里外的俄国大乌拉尔站来的。半个月前，大乌拉尔的工棚里，7 名中国伐木工人暴毙。俄国人大惊失色，不但焚烧了工棚和工人们的衣服行李，还把其余的工人都赶回了中国境内。
>
> 店主把他们安顿下来。可两天后，二人却在店内暴亡。同一天，同

① 〔英〕阿诺德·汤因比：《历史研究》，刘北成、郭小凌译，上海人民出版社，2005 年版，第 19 页。

② 林兢：《西北丛编》，载沈云龙主编《近代中国史料丛刊续编》（第十一辑），文海出版社，1980 年版，第 12 页。

③ 《东三省疫事报告书》上册，第 1 编第 1 章，第 6 页。转引自焦润明：《1910—1911 年的东北大鼠疫及朝野应对措施》，《近代史研究》，2006 年第 3 期。

院房客金老耀、郭连印也相继死亡。一天之内，在这个不起眼的小店里，四个人不明不白地死了，且症状相同，发烧、咳嗽、吐血，很快死亡，死后全身发紫。①

在公众对流行病知识了解甚少的年代，一旦发生传染性极强的疫情，社会成员的恐惧无法阻挡病毒剥夺人们的生命。1910 年 11 月 14 日，《盛京时报》披露一组感染和死亡数字："十三日满洲里站共有病者二十一人。是日又病华人二十一名，死二十四人，尚余十八人。扎来诺矿病二人，似病瘟者一人，哈尔滨有似病瘟者十四人，自瘟疫发现之日起至今，满洲站共病一百八十四人。华人死一百六十六名，俄人四名……"当时的媒体还记录了疫情的快速扩散情况："疫情沿铁路一路南下，一时'疫气蔓延，人心危惧'，有如江河决堤，不可遏止。'死尸所在枕藉，形状尤为惨然'。疫情迅速蔓延至龙江、长春、呼兰，甚至河北、山东。"当任东三省总督的锡良称疫情"如水泻地，似火燎原"，就连当时的北京也受到疫情的威胁，疫情对北京的社会秩序造成明显影响，驻华使馆也纷纷做出反应。在《施肇基早年回忆录》中，描述了驻华使馆对疫情蔓延的恐慌："瘟疫逐渐南行，旅华洋人闻之恐慌。各国人士皆畏与华人往来，北京东交民巷外交团区内，亦限制华人入内，时奥国驻华公使任外交团主席日日促余急谋治疫之策。"寥寥数语，可见当时北京城乱象一片。面对愈演愈烈的疫情，各国使节人人自危。②

（三）上海公共租界鼠疫风潮与社会秩序

1910 年，由东北向南蔓延的鼠疫登陆上海。跟其他地区的疫情不同的是，在上海公共租界内，因为检疫和防疫，租界当局与华人发生了冲突。因此，这次鼠疫风潮对于观察公共卫生事件中的社会伦理心态更具参考价值。

现有的史料显示：1910 年 9 月，上海出现因鼠疫死亡的病例。"1910 年

---

① 黄加佳：《1910—1911：东北大鼠疫》，《新华文摘》，2009 年第 2 期。

② 同上。

10月5日，在北区第四卫生辖区的常熟路，发现一人疑似死于鼠疫，10月13日，又有一人死于相似症状。"是年"10月23日，在阿拉巴司脱路475号，有一例被确诊的人感染鼠疫死亡病例。10月29日，另一例人感染鼠疫死亡病例出现在常熟路1202号"。①

20世纪前后，科学研究已经证明，检疫可以有效地阻断鼠疫传播。鼠疫出现后，工部局拟对染疫街区的华人逐户排查。1910年10月27日，租界工部局的董事会主席蓝台尔致信英国驻上海总领事，请求依据《防疫法令》进行防疫。当年10月30日，英国领事佩勒姆·沃伦回函同意在租界内采取强制性的隔离措施，并希望上海道台配合。11月10日，工部局董事会制定并通过"检疫章程"，对发现传染病不报、拒绝迁出染疫房屋、阻碍消毒和种痘、超标准聚居在一个房间，以及疫死不报和自行殓葬者等违规行为，处以高额罚款、拘禁和苦役的惩罚。②

然而，公共租界内的华人居民对瘟疫的检疫并无经验，他们本能地对这种检疫产生恐惧心理。此次负责检查疫情的多为外国职员，他们大多不懂汉语，对中国的文化传统和社会习俗知之不多，加上缺乏对华人的尊重，因此，华人对他们的印象并不好。"当他们来到需要检疫人家时，先使劲砸门，主人稍有拖延、犹豫，立即遭到斥骂；闯入居民家内，不顾华人一向有内室不见外人的传统，对所有男女逐一检查，致使妇女格外感到羞辱；对居住环境杂乱污秽的华人家庭，又往往不加说明，强行进行隔离和消毒。这些临时抽调而来的查疫之人并非训练有素，一见面黄或略带病容者，就指为染疫之人，强行送入隔离病院。"③这种粗暴的强制入户检疫行为，与中国社会传

---

① Vital Statistics，上海档案馆馆藏档案，卷号U1-16-4740。
② 胡成:《检疫、种族与租界政治——1910年上海鼠疫病例发现后的华洋冲突》,《近代史研究》,2007年第4期。
③ 参见《育贤女校校长张竹君女医士致工部局函》,《时报》,1910年11月17日，第4版。转引自胡成:《检疫、种族与租界政治——1910年上海鼠疫病例发现后的华洋冲突》,《近代史研究》,2007年第4期。

统的公序良俗发生冲突，招致租界内的华人对这种检疫产生抵触情绪，最终爆发反对强制检疫的风潮，这次风潮一直持续到 11 月 18 日结束。1910 年 10 月至 12 月的"本埠新闻"栏目，连篇累牍地报道了因上海公共租界市政机关工部局检查鼠疫过严而发生的数起暴力冲突事件，并报道了风潮发生的过程和处理的结果。①

上海公共租界"鼠疫风潮"涉及社会秩序和社会伦理心态等问题。"秩序是反映社会政治、经济和日常生活有序性的基本范畴。"当时，租界的市政管理由工部局负责，其职员主要来自国外。在暴发鼠疫后，如果检疫人员"漠视民间已有的隐性风俗秩序，这种秩序就无异于沙地建屋。两种异质文化平静的表面下是一片潜流暗涌，一个偶然的事件便足以造成缺口，导致社会失序。突然发生的鼠疫便扮演了这一角色，它引发了公共租界显性秩序与隐性秩序间的冲突"。②市政管理"制度影响政治生活，因为它们给定了行为人的身份、权利和战略"③。工部局重视疫情，发现有人感染鼠疫即送医院，并派员逐户检查，而华人居民缺乏这方面的社会经验，人心恐慌导致坊间出现各种传言。比如，"工部局捉人是需要用人身合药，捉黄面捉大腹者，捉小孩强种牛痘等"④。在谣言的推波助澜之下，整个事情由恐慌走向骚乱，导致部分居民拒绝查验鼠疫而出现骚乱。"一时以讹传讹，轰动多人，竟将该差役及二百零五号西捕等殴伤。"负责鼠疫检疫的人员"至嘉兴路哈尔滨路等处调查，人家小孩如有未种牛痘者，劝往医院施种，奈愚鲁小民群起疑，时麇集数百人，跃跃欲试"，更有暴力对抗检疫人员的事例。比如，当工部局盛装药水的车辆在武昌路行走时，"忽有流氓多人捏造谣言，谓车系装运

---

① 参见李婷娴：《近代上海公共租界防疫工作考察——以 1908 年—1910 年鼠疫为中心》，华东师范大学硕士学位论文，2008 年。

② 傅怀锋：《清末上海公共租界的鼠疫风潮》，《二十一世纪》，2003 年 6 月号（总第七十七期）。

③ 〔美〕罗伯特·D. 帕特南：《使民主运转起来——现代意大利的公民传统》，王列、赖海榕译，江西人民出版社，2001 年版，第 7 页。

④ 《为检疫问题敬告沪上同胞》，《申报》，1910 年 11 月 16 日，第 2 版。

小孩者，一时哄集数百人，将车夫唐阿狗等四人揪住肆殴。唐受重伤，车被击损"。① 当工部局派警力维持秩序时，"各店铺一律罢市，以防扰累"。鼠疫风潮的持续发生，导致租界内社会秩序混乱，不少市民担忧公共租界的安全问题，以至于"租界内茶坊酒肆，莫不谈论此事"。在当时社会舆论的影响下，有的人家开始迁入"南市"华界，甚至有宁波籍居民阖家大小乘船返回原籍。当时媒体描述这种逃离的景象："轮船之开往宁波者，无不以人满为患。"②

公共租界的鼠疫风潮主要系工部局未能主动与华人居民进行沟通、检疫人员对华人缺乏基本的尊重所致。与此同时，我们也应承认，这次风潮也与当地居民缺乏科学精神、对工部局的防疫措施抱有某些成见有一定的关系。关于上海公共租界的鼠疫风潮，风潮的发生是公共租界里显性秩序公共租界的三权分立与隐性秩序民间风俗的冲突所致，风潮的平息是重新构序的过程。③ 作为隐性秩序的心理秩序，如果行为主体无法在内心调和矛盾可能导致心理危机，"心理危机是社会失序所引起的直接反应，它不是孤立的个人心理危机，而是普遍的社会心理危机。谣言蜂起便是其社会表现"④。谣言加剧整个城市的恐惧心理，在这种心理的作用下，人们通常聚集在一起议论和谣言相关的话题。聚众则加剧社会矛盾，在特定调解下可能导致社会的失序。在此次鼠疫风潮中，"作为行动主体的民众是在风潮中处于不利地位的人群，他们是被核查的对象，是遭受损失的人，同时还要面对鼠疫可能产生的严重后果"。在人心惶惶的社会环境中，"鼠疫风潮自然地从个人越轨行为走向聚众行为，而一直以来存在的民族间的对立情绪，就构成了风潮的社会

---

① 《租界查验鼠疫之大风潮》，《申报》，1910 年 11 月 12 日，第 2 张第 2、3 版。
② 《上海验疫风潮始末记》，《东方杂志》，第 11 期，商务印书馆，1910 年版，第 348 页。
③ 李婷娴：《近代上海公共租界防疫工作考察——以 1908 年—1910 年鼠疫为中心》，华东师范大学硕士学位论文，2008 年。
④ 傅怀锋：《清末上海公共租界的鼠疫风潮》，《二十一世纪》，2003 年 6 月号（总第七十七期）。

条件"。①

虽然在鼠疫的检疫和防疫中出现了混乱局面,但一方面是公共租界的工部局通过媒体制造舆论,尽力平息矛盾,号召恢复社会秩序;另一方面,租界内的居民开始意识到配合防疫的重要性,他们尝试致力于自主进行检疫工作。当时,租界内的底层华人普遍将瘟疫视作神鬼作祟。针对这种状况,"华人上层需要首先进行广泛宣传,以使普通民众在西方近代防疫学意义上了解鼠疫的传染危险,以配合即将展开的华人自主进行的逐屋检疫和消毒隔离措施"。1910年11月12日,由知识精英组成的慎食卫生会召开第五次会议,"研究鼠疫之酷烈及防范办法,以备布告居民,使知利害,庶日后续行查验,不再致有阻挠之举",②11月16日,《申报》发表《敬告住居租界之华人》的文章,称"吾同胞对于公众卫生,向未措意。故一闻有人代为强迫疗治,则徒起惊疑,指为骚扰"。"其实狃于旧习,昧而不自知耳。记者以为与其将来至疫气盛行,死亡相藉,始叹防维之不早,何如乘今日鼠疫发见之始,稍费一手足之势,以荡除疫气而宁我室家乎?智者,虑患于未形,愿我住居租界之华人一图之。"③华人筹款办专科医院,自行逐户检疫,态度温和,不但逐渐平息了这次风波,而且改变了时人对检疫和防疫的观念。

二、近现代公共卫生事件中的社会伦理心态类型

公共卫生事件使处于卫生紧急状态中的每个社会成员面临着死亡的考验。对每个行为主体而言,再没有比死亡更为严峻的挑战。在这种生死威胁中,人类必须重新思考重大现实问题,这也是产生新的社会思想的特殊时期。人类社会的历次公共卫生事件,根据当时情境下的社会伦理心态生成某

---

① 傅怀锋:《清末上海公共租界的鼠疫风潮》,《二十一世纪》,2003年6月号(总第七十七期)。

② 胡成:《检疫、种族与租界政治——1910年上海鼠疫病例发现后的华洋冲突》,《近代史研究》,2007年第4期。

③ 《敬告住居租界之华人》,《申报》,1910年11月16日,第2张第4版。

些思想，而"历史思想深受思想者所处社会环境中的主导体制的影响"，这"对于一定的社会环境而言，历史思想具有相对性"。① 对于近现代的中国民众而言，他们面对瘟疫这种突如其来的灾难是怎样一种社会伦理心态呢？

（一）死亡恐惧与社会伦理心态

对于人类社会而言，进入卫生紧急状态意味着群体性死亡的降临。人的死亡包括两种形式：自然死亡和非正常死亡。由瘟疫造成的死亡属于后一种形式的死亡，在伊壁鸠鲁看来，这样的死亡事件"对于生者和死者都不相干"。② 尽管这种死亡同样无法避免，但是，按照中国传统伦理观念，由感染某种瘟疫而暴毙的死亡，并不符合善终的死亡伦理观念，因为只有有德之人的死亡才符合"君子曰终"原则，因传染病导致的突然死亡应属于"小人曰死"（《礼记·檀弓上》）的范畴。不论一个人处于社会的何种等级，每个人本能地希望遵循自然规律体面地离开世界，以此获得社会、伦理的最高评价——"善终"，此即"君子曰终"的社会意义。在中国传统社会的伦理观念中，社会成员普遍倾向于将正常的死亡视为"善"，合乎"善"的死亡，可以"引烈行之迹也，所以进劝成德，使上务节也"（《白虎通·谥》）。③ "从某种程度上来说，儒学伦理中的诸多原则也就是基于某些特有的死亡观念而逐步形成的。"爱惜生命，不是服从于个人主体的价值选择与自由意志，而是父祖先人的遗命训诫。在行为方式上，"孝子不登高，不履危"。④ 然而，在瘟疫带来的重大死亡威胁中，先辈的训诫失灵，社会成员感到无处躲避，由此产生对死亡的普遍恐惧，这种恐惧具有先天性和普遍性。关于人对死亡恐惧的普遍性，卢梭指出："谁要是自称面对死亡无所畏惧，他便是撒谎。

---

① 〔英〕阿诺德·汤因比：《历史研究》，刘北成、郭小凌译，上海人民出版社，2005年版，第12页。

② 北京大学哲学系外国哲学史教研室编译：《古希腊罗马哲学》，生活·读书·新知三联书店，1957年版，第366页。

③ 李向平：《修身俟死与尽孝善终——死亡观念与儒学伦理的关系之一》，《探索与争鸣》，1991年第2期。

④ 同上。

人皆怕死，这是有感觉的生物的重要规律，没有这个规律，整个人类很快就会毁灭。"①

历次的公共卫生事件均造成大量人员死亡，疫情的流行酷烈程度远远超过一般的自然灾难。正因如此，面对疫情下的残酷现实，人们普遍感到社会性的极度恐惧。这种恐惧心理导致社会成员的行为反常，行为反常与他们的理性丧失有关。为躲避瘟疫，趋利避害的心理促使人们竞相设法避开有感染者的地方，当每个行为主体都抱有同样的心理时，人们就为躲避危险展开了竞争，其行为的道德性受到考验。在鼠疫大流行期间，行为主体的直接反应就如汪康年所言，"或闻鼠疫，大惊缩，不敢出"②。1902 年，黑龙江一些城市遭受瘟疫后，仅仅半个月的时间，"市断人稀，街面几无人迹"。白天的街上没有行人，这种阴森的场面愈发刺激人的神经，加剧他们的恐惧感。1911年 2 月 5 日，《大公报》一篇谈论如何预防瘟疫的文章，作者非常形象地描述了当时民众的恐惧心理以及这种恐惧的严重程度："诸位呀，请看东三省的瘟疫，是何等的利害呀，初一起时，不过在哈尔滨一埠，没过了几天，吉林见了，奉天亦见了，百人受病，生不得一，比水灾、火灾、刀兵灾不更加十倍利害吗？"③

一旦感染瘟疫，"百人受病，生不得一"。存活率不到 1% 的超低数字，既是对当时医治瘟疫无奈的写照，也体现整个社会对鼠疫这种烈性传染病的恐惧。尽管中国传统伦理强调"善终"，并将这种死亡视作"善"。这种善将死亡与人的行为的善相联系，仁者之死为"善终"。对于死亡本身，儒家文化则将"死"视作最大的恶，人们对生的渴望和对死的恐惧，最终使"恶死"成为儒家死亡文化的伦理取向。在孔子看来，"死亡贫苦，人之大恶存焉"。(《礼记·礼运》)孔子之所以将死亡和贫困当作最大的"恶"，在于"现

<hr>

① 魏骓、尤吾兵：《传统伦理文化的根由——儒家文化对死亡认识的四个维度》，《学术界》，2012 年第 11 期。

② 汪康年：《汪穰卿笔记》，上海书店，1997 年版，第 159 页。

③ 《说预防鼠疫的方法》，《大公报》，1911 年 2 月 5 日。

实世界中人生的贫穷苦难、死亡的来袭都是自然存在的，死亡会毁灭一切价值性的存在，是最大的不能容忍的事情，所以死亡是恶的"[1]。也许，在孔子时代，人类还没真正经历近现代社会意义的公共卫生事件，他所认为的死亡之"恶"，更多是从对生的渴望和珍惜的角度判定的。严格地讲，"恶死"观念，更多是对死亡的心理认知。由自然灾害（包括瘟疫和地震）造成的群体性死亡，显然超出了儒家所说的死亡，因为这种"恶"与个体的人品无关。对于由瘟疫造成的死亡事件，"从伦理和科学的维度看，死亡不是人类真正的敌人，人类真正的敌人是疾病，人类的进步史可以说是与疾病斗争并不断取得胜利的历史。[2] 如何对待疾病体现了如何对待死亡的态度"[3]。

　　对公共卫生事件造成的群体性死亡的极度恐惧，站在社会伦理心态的角度看，可以将这种社会性死亡视作"伦理的恐惧"。保罗·里克尔（Paul Ricoeur）在谈及恐惧为何具有伦理性时指出："因接触而传染的是某种东西。但这种传染的接触是在畏惧一类特定情感中被主观地体验的。经由害怕而不是经由爱，人类才进入伦理世界。"那些处于卫生紧急状态的行为主体所面临的危险有两种：病毒的威胁与因周围多人先后死亡的恐惧，而后者本身具有传染性。在对于疾病缺乏认知的情况下，行为主体意识不到瘟疫的威胁而未能限制自己的行为；当残酷的现实将每个人推到死亡的边缘时，心理的恐惧就具有了另一种传染源。因把保全自己作为首选项进而损害他人的利益，就会造成新的伦理问题。对此，里克尔指出："不洁意识似乎是难以在想象力和同情心中达到任何重新演现的一个要素，由于道德意识本身的进步才被取消的要素。不过，畏惧从开始就包含了后来的所有要素，因为它自身隐藏

――――――

① 魏骅、尤吾兵：《传统伦理文化的根由——儒家文化对死亡认识的四个维度》，《学术界》，2012 年第 11 期。

② 〔法〕米歇尔·沃维尔：《死亡文化史》，高凌瀚、蔡锦涛译，中国人民大学出版社，2004 年版，第 624 页。

③ 姚站军、张怀承：《探求科技时代的死亡伦理智慧——以风险社会、老龄化社会为背景》，《哲学研究》，2013 年第 10 期。

着它自己消失的秘密；由于它已经是伦理的畏惧，而不仅仅是肉体上的害怕，因此所畏惧的危险本身是伦理的，并且在更高级的罪恶意识中，这将是不能再去爱的危险，成为目标王国中一个多余的人的危险。"社会成员对于死亡的恐惧，并不仅仅局限于瘟疫造成的大量死亡事件，天灾人祸都可能在瞬间无情地剥夺他人的生命。对于恐惧的起因，里克尔认为应从最为原始的宿命论中寻找，这是一种直觉的恐惧。里克尔所谓的"恐惧原型""值得当作我们最古老的回忆去加以审视的原因所在。伦理观与受难的自然现象相混合，尽管受难充满了伦理的意义"。①

对死亡的极度恐惧反映出一个时代的社会伦理心态。在死亡威胁社会时，恐惧只会加剧社会秩序的混乱。相反，如果能采取道家对待死亡的开放心态，对于增进社会成员抗疫的信心，尽快解除卫生紧急状态具有巨大的精神激励意义。中国道家的代表人物庄子对于"死亡"相当豁达，在他看来，"死生，命也；其有夜旦之常，天也"。(《庄子·大宗师》)生与死是一对范畴，对于死亡的深刻理解，可以看透生命的本质。正如庄子所说："生也死之徒，死也生之始。孰知其纪，人之生，气之聚也。聚则为生，散则为死。若死生为徒，吾又何患。"(《知北游》)关于生死的辩证关系，如果说苏格拉底"所谓哲学的定义就是死亡的准备。依此我们可以说，庄子的死亡伦理就是叫人准备着死亡的伦理"②。对于死亡持积极态度的哲学家还有黑格尔。在他看来，死亡是"个体的完成，是个体作为个体所能为共体（或社会）进行的最高劳动"③。黑格尔从个体、家庭、社会和国家的角度看待死亡，他跳出了传统社会将死亡当作自然的、偶然的事件的窠臼，将死亡上升为一种由家庭、社会所赋予的伦理行为。正视死亡，思考死亡，不是以道家式的方式消

---

① 〔法〕保罗·里克尔：《恶的象征》，公车译，上海人民出版社，2005 年版，第 27—28 页。

② 甘若水：《论庄子的死亡伦理及其现代意义》，《青海社会科学》，2002 年第 1 期。

③ 〔德〕黑格尔：《精神现象学》（下卷），贺麟、王玖兴译，商务印书馆，1979 年版，第 10 页。

极对待死亡，而是从家庭、社会的角度理解死亡，社会成员从这种升华的理解中获得团结精神，协作行动，将瘟疫造成的死亡威胁降到最低程度。这种团结精神是化解公共卫生事件所需要的社会伦理精神，它是降低对死亡极度恐惧的保障。

（二）巫术迷信与社会伦理心态

在卫生紧急状态下，面对瘟疫造成的死亡威胁，内心的恐惧促使行为主体进行伦理归因，寻找造成这种恐怖局面的个体和社会原因。20 世纪前后的中国近现代社会，民众的科学知识偏低，他们对瘟疫来源的解释更多从人与神灵的关系出发，形成了人亵渎神灵这种朴素的社会伦理心态。这种社会性的伦理心态倾向于将瘟疫的降临归因于人类自身的问题。在没有科学的防疫药物前，大多数行为主体相信自己的判断，这是一种在科学缺位期间造成的不理解的相信，即今天人们所说的"迷信"。从伦理的角度看，"迷信"属于特定的伦理观念，这种朴素的伦理观与伦理学的伦理观不同的地方在于，前者是从人与神灵的关系中反思自己的行为，后者强调人与人的行为的正当性。在瘟疫面前，个体感到自己的渺小，传统宗教宣讲的因果报应引导人们纷纷将瘟疫与"善恶报应"联系起来。按照这种解释，做过坏事或经常作恶的人，必定是神灵降瘟疫以索其性命，严重者还将株连家人。1894 年 7 月 9 日，《申报》在报道广东鼠疫时称："西关西隆里某甲专以刀笔为生。播弄是非，无恶不作，闾里切齿，咸敢怒而不敢言。前日忽染疫气，三日之内，家死者六人，八口之家几无噍类。而某甲刻仍抱病在床，奄奄待毙。语曰：'作善降祥，不善降殃。'观于此而益信矣。"[1] 在经验事实面前，邻居看到善恶报应的灵验，这个结果促使行为主体对这样的伦理归因"益信"。善恶报应只能解释部分"事实"，对于众多行善者遭受同样的死亡"惩罚"，他们无法进一步发现这种伦理归因的逻辑缺陷，相反，行为主体也认为自己得罪于

---

[1] 《穗石薰风》，《申报》，1894 年 7 月 9 日。转引自苏新华：《清末广东鼠疫与民众心态探究——以〈申报〉为研究对象》，《四川教育学院学报》，2012 年第 1 期。

神灵，以集体赎罪的方式讨好神灵，希望他们早点离去。1908 年，河北滦县霍乱流行，民众恐慌，《盛京时报》称，当地民众"遂倡驱逐瘟神之议，以狮子最能驱疫，每晚出狮子会，鸣锣响鼓，游行街市，凡狮子一到之处，门前必皆焚香顶礼，燃放鞭炮，以表敬意"①。1920 年的《盛京时报》曾报道过吉林省长春县的送瘟神场面："本埠城区自入秋以来时疫流行，虽不似上年之剧烈，而人烟稠密之处因疫毙命者，时有所闻。一般迷信家不解疫症发生，由于不讲卫生所致，专归咎于瘟神降灾，有六合屯、太平屯、忠后堂等数十家，于日前购集钱款备洋油、木屑燃火，散放路灯意在护送瘟神，以求太平，当经呈请警厅核准，自 28 日晚 10 钟起至 30 日止，每夜遍游街衢，抬疡神游行，灯笼火把，鼓乐喧闹，实春城之怪现状也。"②民间的恐惧与送瘟神活动，得到"警厅核准"四字，表明当时的官方默认民间社会的伦理归因，并参与社会秩序的维护。"由于当时民众对瘟疫的恐惧是其他灾害所无法比拟的。极度的恐惧很容易使人丧失理性，转而相信迷信。面对政府防疫的不作为，面对鼠疫的猖獗，市民们只能迷信鬼神。"然而，"在大疫期间就搭台演戏，乞求鬼神庇佑，加速了疫情的扩散"③。

对瘟疫的伦理归因告诫世人不得亵渎神灵，敬畏神灵要求每个人以虔诚的态度处理天人关系。维系天人关系所需的祭祀活动，为与瘟疫相关的谣言传播提供便利，助长迷信的乱象。《永嘉县志·杂志》记载，在 1822 年浙江永嘉霍乱流行期间，"民间盛传鸡膀生爪，三爪可食，四五爪不可食，食之杀人"④。1823 年，在广西上林县，亦出现过类似传闻："夏秋之交，时疫流行，鸡之翅下生爪，长二三分，自一至五不等，食之辄暴泻转筋而死。"⑤南

---

① 《直隶唐山：瘟疫惨报》，《盛京时报》，1908 年 9 月 5 日，第 3 版。

② 秦亚欧主编：《〈盛京时报〉长春资料选编民国卷 1920—1921》，长春出版社，2012 年版，第 97 页。

③ 张剑光：《三千年疫情》，江西高校出版社，1998 年版，第 510 页。

④ 光绪《永嘉县志》卷 36《杂志》。

⑤ 民国《上林县志》卷 16《杂志部灾祥》。转引自单丽：《清代古典霍乱流行研究》，复旦大学博士学位论文，2011 年。

方地区的人们从家禽的异形寻找瘟疫的原因，他们以被动的方式劝告世人勿食用这类家禽；北方地区则以想象的方式积极与神灵"沟通"，希望以此祛除瘟疫。1942年，河南商城县脑膜炎大流行，"城关传染更甚，群众求医无望，家家门口贴一张用黄裱纸剪成的纸狗，上写'黄狗黄狗，贴在门口，瘟疫一见，扭头就走'"①，在想象中完成对瘟神的祛除。更有甚者，病人感染时疫，病势沉重，命在顷刻，"其家人不知延医调治，每日请跳大神者疯言诳语，讨取神药，以期痊愈"。②在黑龙江省巴彦县，当时人们患病多以"桃符艾虎，修楔登高，甚则薰香解秽，延巫被除而已"③。而"奉天多邓将军庙"，"抚顺境外部落，凡有疫疠，祷之立应，至今满洲跳神皆祠之"。④

瘟疫的肆虐也为宗教活动提供了温床。不相信瘟疫和神灵存在关系的人，可能利用整个社会对神灵的敬畏感，有的通过制造新的祛除瘟神的宗教仪式，煽动他人参与信教。据《申报》报道："1911年鼠疫大流行时，一些地区甚至出现了黄巾教，又名黄天道教，到处煽动愚民入教，入教者发给黄布一幅，缠在头上，俨如汉末的黄巾军，声称入教者即可避免瘟疫。"⑤预防瘟疫需要的是保持社交距离，聚众活动的黄天道教只能加剧瘟疫的传播。相比于黄巾教，1902年在湖南因瘟疫流行而引发的"辰州教案"更为引人注目。1902年6月，辰州城发生瘟疫，"症极危，患者无救，而传染又速，旬日之间城厢皆遍，蔓延及于四乡，死人日多，人心惴惴朝不保夕"。当年七月，英国牧师二人在沅陵传教，"地方风气未开，洋人来，众已恶之，至是遂疑其施毒水中成疫"。于是人心愈恐，唯恐有人井中投毒，"城内外各井皆围以木栅，雇人巡守"。在乡间，发现携带有"防暑药品即认为是毒药，不

---

① 商城县志编纂委员会：《商城县志·医药卫生》，中州古籍出版社，1991年版，第704页。
② 《信任巫医》，《盛京时报》，1914年12月13日，第7版。
③ 巴彦县县志办公室：《巴彦县志》，黑龙江人民出版社，1987年版，第689页。
④ 杨宾等撰，杨立新等整理：《吉林纪略》，吉林文史出版社，1993年版，第46页。
⑤ 《申报》，1911年3月2日。

问理由，登时击毙，冤死者数人"。七月十二日，妇人张氏吸鸦片时从身上掉下一个药包，他人不知为何物，"遂指为代洋人施药者，拳足痛殴"，"缚以游街"，稍后砸毁教堂，殴打致死两名英国传教士。[①]

《意识形态》一书的作者大卫·麦克里兰（David Mclellan）在阐述宗教与现实的关系时指出："宗教并不仅仅是唯心主义的；它植根于有缺陷的现实，同时它又帮助掩盖这一现实。"[②] 如果把瘟疫视作"有缺陷的"事实，利用宗教仪式从事迷信活动，显然是借助某种仪式在掩盖"有缺陷的事实"。自 1945 年年底起，福建莆田县涵江附近卓坡乡发生鼠疫，病者每不终朝而毙，使得人人自危。当地"乡人竞演戏设醮，大杀牲畜，冀以宁神媚鬼，祈安保病，耗资达百余万，终无效果"。一种仪式的失灵并不会阻止人们对新的仪式的尝试。1946 年"三月间，该乡上生寺，常亮法师"，"环乡绕诵观世音菩萨圣号，暨大悲神咒，并令乡父老执香随绕数匝而归，如是者三日，终仗菩萨慈力加被，消除乡众共业。及第一日诵毕时，患者即无死亡。圆满后，疫竟断绝"。据载，当时不信佛的人则因"障深慧浅"或"偏信邪师邪神，受其迷惑，不独无益身心，且更转造杀业，堕落益深，可不悲怜"。[③] 在这方面，西方同一时期的宗教机构参与防疫比我国民间假借宗教名义搞迷信活动更为理性。例如，1918—1919 年流感期间，葡萄牙科英布拉的教堂参与救援，"主教还建议对圣人施行圣餐，对垂死者进行精神援助，但也建议对这些做法采取谨慎措施。拜访病人时，神职人员应将少量的圣油浸泡在一块棉花中，使用后可立即燃烧，而载有它的器皿也应进行净化。钟声将被暂停或至少被简化，牧师将与当局尽可能地合作，以致力于公共和个人健康"。通过组织公共祈祷呼吁"终结困扰我们的可怕祸害"。对于主动忏悔的游行

---

① 民国《沅陵县志》卷 28《事纪类·教案》，民国二十年稿本。转引自杨鹏程：《民国以前湖南"疫灾"研究》，第六届中国灾害史国际学术研讨会，2013 年 7 月，第 411 页。

② 〔英〕大卫·麦克里兰：《意识形态》，孔兆政、蒋龙翔译，吉林人民出版社，2005 年第 2 版，第 14 页。

③ 释怀西：《大悲咒消除疫病之灵感》，《佛教公论》，1946 年复刊第 8 期。

者"恳求天意，以制止可怕的'肺炎'流行"，"卫生当局强烈建议不要大面积聚集人群作为预防措施"，虽然教会机构和卫生部门的努力"未能阻止人们在无法控制的情况下在这些宗教仪式中寻求安慰"，[①]但这些努力是在避免瘟疫的蔓延而非煽动民众制造混乱。

瘟疫是人类与大自然的博弈。人类在无法在短时间内凭借自己的力量战胜瘟疫时，大多数社会成员渴望胜利的心理生成某种社会伦理心态，即在想象中"战胜"瘟疫。这种想象的"胜利"是以超自然的力量向人类伸出援助之手，即以巫术的方式恢复遭到瘟疫破坏的社会秩序。在中国传统的送瘟神巫术仪式中，"常挑选身强力壮的男人充当替罪者。此人脸上涂抹着油彩，做着各种令人可笑的动作，意思是要诱使一切瘟疫邪恶都附集在他一人身上。最后男男女女敲锣打鼓，追逐他，飞快地把他赶出镇外或村外"[②]。弗雷泽（James G. Frazer）认为，人类依靠巫术克服一切困难并建立新的社会秩序。一旦巫术失灵，人们"就停止了自己的智力和独立思考，而谦恭地听命于某种不可见的隐藏于自然帷幕后面的巨大神灵的摆布"[③]。正如里克尔所说，巫术"在最初合理化的这一危机之前，在灾难（受难、疾病、死亡、失败）和过错分离之前，对不洁的畏惧才展示了它的忧虑：对亵渎的防范承担了所有害怕和所有悲痛：人在受到某种直接谴责之前，已经暗中被指控给世界带来灾祸；这样，在我们看来，当人开始有伦理的体验时，就已受到错误的指控"[④]。

（三）人性自利与社会伦理心态

在瘟疫造成的卫生紧急状态下，这种环境下的社会心理比较复杂。面对死亡威胁，社会成员一方面渴望避免丧命；另一方面人的自利心也在作祟。

---

① Correia, A. M. D., 2018, "Coimbra's Response to the 1918-1919 Influenza Epidemic, Seen from the Viewpoint of a Local Newspaper", in *História, Ciências, Saúde – Manguinhos, Rio de Janeiro* 25(3).

② 〔英〕詹·乔·弗雷泽：《金枝》，徐育新等译，中国民间文艺出版社，1987年版，第807页。

③ 刘卫英：《清代瘟疫、夜游神民俗叙事的伦理意蕴》，《明清小说研究》，2013年第4期。

④ 〔法〕保罗·里克尔：《恶的象征》，公车译，上海人民出版社，2005年版，第29页。

这种自利首先表现在对社会防疫工作的变相抵制，尽量瞒报自己的情况。这种瞒报并非个别现象。1929 年，湖南地方卫生机构向省民政厅呈报，希望通过警方排查，发现患疫病者强制送医院治疗：

> 查近日省垣人民之患痢虎疫等传染病来院就诊者日必数起，考其原因，固内于市民罔知卫生饮食不慎，然亦有因病家屡讳不报，职院无从查知，未得严密消毒，致令辗转传染者。非严为防御，何以灭疫病而保健康？①

在社会生活中，行为主体习惯于根据个人的利益行事。遇到身体不适，惜命者及时求医，自信者静观其变，家贫者宁肯忍受病痛也不愿花钱。适度的自利并无不妥，但在卫生紧急状态之下，过分的自利行为就丧失了道德性。如果是某个人的孤立行为，舆论以谴责的方式限制这种损人利己的行为；如果是群体行为，这种极度的自利反而助推疫情扩散。卫生紧急状态下的极度自利，与世人对现代医学缺乏了解也有关系。在他们意识不到自利的目的是扩大自身的利益的情况下，如果自利可能增加自己感染瘟疫的风险，那么因财物方面的自利反而付出生命的代价，这不是自利害己，而是不当的自利害己。在公共卫生事件持续期间，总有人在危险的社会情境中为蝇头小利铤而走险，可谓"趁火打劫者有之，见利忘义者有之、重财轻命者亦有之"。1904 年的《东方杂志》采用对比的手法，勾勒了疫情时期部分国人的极端自利心态：

> 东西各国之遇有患疫而死也，则凡患者之所用无一不加以消毒之药水而消灭之，甚则且投之于火，凡患者之所居，无处不用石灰水等洒

① 《本旬工作纪要：卫生：命令：令饬犯赤痢虎疫病者须赴院就诊》，《公安旬报》，1929 年第 8 期。

濯之。甚则举其房屋而投之于火。此非不足吝惜也，生命与财产其轻重固自有别也。而我国之风俗又与之相反，身死未寒而争产之人已振臂而起。授之者以是为惠，取之者以是为利，而生命危险所勿顾。生命亦遂因之而多丧。若扫除之法行则害人之物少而贪小利受大祸害者，亦稍有艾矣，凡此三者，不清其源而清其流也。①

为争夺感染瘟疫而身亡者的财物，幸存的人将死者的遗物视作"惠"和"利"，结果反而导致多人因此被感染而丧命。如果看到这种极端自利而丧命的人不思悔过，继续将死者财物作为"惠""利"争夺，暴露出的就不仅仅是对现代医学知识的无知，更是伦理道德的沦丧。

除了人性的贪欲刺激行为主体的自利行为，因恐惧而产生的迷信活动中，同样包含着自利的成分。包括巫术在内的迷信活动，旨在满足的人的精神需求。每当疫情降临，不少人的第一反应是"闻鼠疫大惊缩，致不敢出"②。当世人面对突然严重的疫情，面对众人猝然死亡的情景，没有丝毫心理准备，更没有科学防疫知识和有效防疫药物，这些客观的巨大困难使得人们纷纷转而祈求神灵对人类的庇佑。即便是在诸如广州这样的城市，当时的民众也只能通过迎神赛会的方式希望神灵来解救他们。比如，1898 年 6 月 6 日的《申报》描述了时人以迎神比赛来祛除自己内心恐惧的场景，"各街皆仿古大傩之者，异神像出游以除疫疠，鸣金击鼓，举国若狂"③。"粤俗素来伎鬼，以为人事既穷，唯有请命于鬼。故迎神赛会之事，几乎无日无之。而爱育善堂绅董，亦于三月二十八日，请城隍神巡游各处，金鼓喧天，爆竹震地。"④ 在今天看来，这种活动越是频繁，就越是在加重疫情的危害程度。从

① 《东方杂志》，第 1 卷，第 7 号。转引自胡勇：《传染病与近代上海社会（1910～1949）——以和平时期的鼠疫、霍乱和麻风病为例》，浙江大学博士学位论文，2005 年。
② 汪康年：《汪穰卿笔》，上海书店，1997 年版，第 159 页。
③ 《粤东患疫》，《申报》，1898 年 6 月 6 日。
④ 《时疫未已》，《申报》，1894 年 5 月 21 日。

这个意义上讲，迷信也是特殊的自利，这种自利如果仅限于个人行为，不至于增加病毒传播的风险。如果变成聚集性活动，这样的群体性自利行为从医学伦理的角度看，丧失了其全部的合理性。

研究瘟疫传播的历史学者，主要从档案文献和报刊的报道中寻找一手的资料。其实，每次成规模的瘟疫事件也会成为文人创作的素材。关于人性的贪婪与特殊情境的关系，文人的笔端也多有记载。1832 年，湖南在遭遇饥荒的同时又赶上瘟疫，因瘟疫而死之人众多。当时的诗人阎其相以其所见所闻，写下《悯疫吟》四首。[1] 其中，前三首与疫情中的人性相关。

《悯疫吟》其一《数若主》，描写了瘟疫致使一家八口死亡七人，在幸存者去棺材铺买棺材时，因错算亡者人数，双方发生争执，诗人形象地呈现了争执的场面：

> 市城死人如乱麻，十室九空鬼大哗。三寸棺具价为昂，况乃无钱直须赊。一室八口活者一，前负棺债算未毕。算误曰六贾曰七，呶呶不已贾人怒："若去若室数若主"，仰天大哭不能语。

《悯疫吟》其二《益一人》，描写某家染疫死亡仅剩一位老翁，只好请乞丐代为收尸。不料老翁半夜死去，代为收尸的乞丐也染病死亡的场景：

> 夜半翁死尸犹温，乞儿乃走告诸邻。迟明乞儿呻吟闻，越日亦死尸横陈。一家已尽益一人，呜呼！一家已尽益一人！

与前两首形成鲜明对比的是，在《悯疫吟》其三《城中路》中，诗人描写了当时尸横遍野而豪门富户仍然美酒大肉、纸醉金迷的生活场面：

---

[1]　光绪《湖南通志》卷 244《祥异志》，光绪十一年刻本。转引自杨鹏程：《民国以前湖南"疫灾"研究》，中国灾害史国际学术研讨会，2013 年 7 月，第 407 页。

城中路，昔日繁华今恐怖。蓬头突睛僵死人，相属五步不十步。日暮相戒不敢出，传言尸起击人怒。笼灯簇新传阿谁，美酒大肉方归去。好归去，城中路！

相比于棺材铺老板只认钱、代人收尸者感染暴毙以及富人奢华依旧的场景，最极端的自利是吃人肉现象。中西方的伦理学家都赞同尊重生命，己所不欲，勿施于人。如果我们不希望自己的尸体成为他人的盘中餐，就必须遵循"同类不得相食"的伦理准则。清代王锡纶在《怡青堂文集》中记述了当时瘟疫造成的吃人肉的惨状："死者窃而食之，或肢割以取肉，或大脔如宰猪羊者，有御人于不见之地而杀之，或食或卖者；有妇人枕死人之身，嚼其肉者；或悬饿死之人于富室之门，或竟割其首掷之内以索诈者。"1878 年 4 月，《申报》刊载的《山西饥民单》称，当时吃人肉的事情并不稀奇。同年 1 月 11 日的《申报》称，河南各地"甚至新死之人，饥民亦争相残食。有丧之家不敢葬，潜自坎埋，否则，操刀而割者环伺向前矣"。[①] 按照当代社会的伦理道德观念，我们很难理解这种野蛮的行为距今不过一个多世纪的时间。从吃人肉事件的普遍性以及当时社会的宽容态度中，不难发现瘟疫导致的人类社会伦理道德的扭曲程度。

三、近现代的公共卫生事件与社会伦理心态冲突

在谈及"文明冲突"的原因时，齐泽克指出："我们今天亲眼目睹的冲突，与其说是不同文明之间的冲突，不如说是同一文明内部的冲突。"[②] 公共卫生事件导致疫情的全球大流行，带来的文明冲突依然是同一文明内部的冲突，即同一文明内部的道德冲突。全球性的卫生紧急状态"直接打击了文明的核心和所有生产力要素中最根本的——人类本身，打击了他们的身体，也

---

① 王玉德：《试论中国古代的疫情与对策》，《江汉论坛》，2003 年第 9 期。
② 〔斯洛文尼亚〕斯拉沃热·齐泽克：《意识形态的崇高客体》，季广茂译，中央编译出版社，2002 年版，第 7 页。

打击了他们的心灵"①。

（一）疫情时期传统礼仪变革对社会伦理心态的冲击

中国传统社会强调礼仪，早在周朝就出现专门的礼仪制度，后来每个朝代也在不断完善礼制。礼制不仅在官方被严格执行，民间社会也深受影响，形成独具特色的中华礼仪文化。礼制及其在此基础上规定的礼节，已经深度融入我国传统的社会生活，成为具有道德约束力的一种行为规范。关于道德与社会生活的关系，杜威指出："道德已经作为我们的行为、习惯和做法的一部分而存在于世界上。"换句话说，在社会生活中并不存在单独的道德领域，因为人类全部的社会生活都与道德相关。道德与社会生活的联系之所以如此紧密，在于道德"关心人类发展的健康、效率和幸福"，②公共卫生事件改变常规的社会秩序，社会成员在卫生紧急状态下如何开展生活，这是一个非常现实的问题。因此，道德所规范的社会生活将以伦理实践的形式得到检验。杜威将伦理学定义为"行为科学，只要它被认为是对与错或好与坏"③。面对卫生紧急状态中出现的混乱局面，社会生活的瞬间转变带来公众对新秩序的不习惯。在这种情境下，人们普遍对新的社会方式怀有排拒心理。从宏观的角度看，这种排拒心理表现在行为主体对于疫情时期的丧葬礼俗无法像以往那样入土为安，从心理上难以接受。除此之外，因诸如隔离、剖尸、焚尸、烧屋等防疫措施与中国的传统礼仪大相径庭，导致他们无法适应。从微观的角度看，人际的迎来送往所遇到的问题更为严重。按照传统的礼节，具有血缘关系的人家，一家有人病故，其他亲戚和邻居闻讯后应去探望或吊唁。据王承基编的《山西省疫事报告书》记载，1918 年当山西鼠疫最初发生时，"邻里亲戚之间于其病也，必探视，于其死也，必吊唁"④。这种无视疫情

---

① 邵丹：《人类的恐慌》，中国电影出版社，2004 年版，第 7 页。

② Dewey, J., 1922, *Human Nature and Conduct: An Introduction to Social Psychology*, New York: Modern Library, p. 3.

③ 同上注，第 1 页。

④ 王承基：《山西省疫事报告书》（第 1 编），太原大林斋南纸庄，中华书局，1919 年版，第 135 页。

威胁，沿袭传统的礼仪文化维系血缘关系的做法，随着卫生紧急状态的日渐严重就遇到了现实的考验。当世人按照习俗去感染的亲戚家探视后可能殃及自身。不但如此，还出现"一人得疫，全家疫死"的严重后果。在严峻的现实面前，传统的礼仪受到挑战，以至于"时人多不敢随侍"。当人们不顾及血缘关系开始保全自身安全时，也出现了更为不堪的场面，有的家庭成年人感染鼠疫死亡后，家中"仅余幼孩一人"，任凭幼孩"宛转呼号，亲友不敢收容，最后冻饿而死"。①

　　公共卫生事件改变传统的礼仪。本来，在疫情初始阶段，大多数人不知道集中探望病人或者按传统丧葬礼节操办丧事，人群聚集增加疫情传播的风险。但是，在明知亲戚（或邻居）家仅剩一个孩子无人照料时，无人敢去帮助年幼的孩子，任凭孩子挨饿受冻而死。这种道德冷漠暴露出某些人虚有礼节而无真正的仁爱之心，这种道德虚伪性正是人性之恶的写照。在中国，"礼"属于伦理道德的范畴。按照许慎在《说文解字》中对"礼"字的解释，"礼者，履也。所以事神致福也"。也就是说，"礼"并非我们今天所理解的礼节、礼仪，而具有浓郁的宗教色彩。人们通过对神灵的侍奉使得神灵降福于人间。后来，"礼"才真正被赋予"履"之"足所依也"的本义，成为处理人伦关系的准则。在中国传统社会，"礼"依然强调等级关系，旨在维系和谐有序的基本社会秩序。在疫情期间，家庭中有人感染甚至暴毙，"礼"要求人们尊卑有序，年长者或同辈遇到这类变故，有血缘和地缘关系的人们有义务去病人或死者家中。正如杜威所指出的，伦理学强调行为的对与错。明知外出有被感染的风险还去探望病人或参加葬礼，这是"鲁莽"而非勇敢；在幼孩亟须救助时无人敢伸出援助之手，这又从"鲁莽"滑向另一个极端："胆怯"。两种极端的做法都不是和谐的人伦关系。

　　在中国的传统礼仪中，"礼"的伦理内涵通常包含"诚""敬""序""履"四个方面的内容。真正的"礼"将"敬"置于首位，表明"敬"不仅是"礼"

---

① 绥远通志馆：《绥远通志稿》（第九册），内蒙古人民出版社，2007年版，第19页。

的伦理内涵之一，更是"礼"的根本精神。在《礼记·曲礼》的开篇，即强调"毋不敬，俨若思，安定辞"，然后达到"安民"的目的。"敬"的态度须借助"礼"来体现和推行，即有礼必敬，不敬无礼。[①]《说文解字》将"敬"解释为"肃也"。而"肃者，持事振敬也"。"敬"从原始宗教的祭祀活动所需的虔敬心理逐渐过渡到对每个生灵和大自然的敬畏之心。这是因为，"礼"不仅强调敬天、敬神、敬祖先，更强调敬人。[②]这里所谓的"敬人"，"应敬一切人，对一切人均应以礼相待"[③]。在疫情期间，"礼"的伦理实践确实是个现实的问题。对于每个生命的敬畏和尊重，关键在于人们如何在维护自身利益的同时完成对"礼"的"履"。因此，对于幼孩的见死不救，是"敬"与"履"的双重缺位导致的伦理失序。当然，在疫情期间，并非每个人都因恐惧和自利而置传统的礼仪于不顾。1933 年出版的《慈善汇报丛刊》上有篇《陈孝妇解脱灾疫劫》的故事，为我们呈现了疫情时期的美德伦理实践。文中写道：

> 宁德玉崎乡，于民国七年夏秋间，瘟疫暴发。通计乡人传染死亡不少。有吴某者，生平出外经纪，妻陈氏，前数日归宁母宅，家有年逾耳顺之翁姑与夫弟等。均染时疫势危，遣人告知陈氏，陈氏欲即返。其母恐女受染，再三劝阻之。氏以家中乏人俸侍，情义万不能辞，泣告其母，母仍不之许，氏迫于无奈。乃拂母意，赶回夫家，为翁姑等延医救治。侍进汤药，勤慎照料，不惮辛劳，旬日间，两老及夫弟之病皆告痊愈，全家无恙，说者谓，此乃陈氏孝心所感，故得转祸为福云。[④]

---

① 王先谦：《荀子集解》，中华书局，1988 年版，第 358—359 页。

② 王苏：《"礼"的伦理意蕴》，《齐鲁学刊》，2009 年第 2 期。

③ 肖群忠：《中国道德智慧十五讲》，北京大学出版社，2008 年版，第 269 页。

④ 冷道人：《陈孝妇解脱灾疫劫》，《慈善汇报丛刊》，1933 年第一编《八德纪事》，第 21 页。

这篇报道的故事感人，但故事的伦理归因令人生疑。编者按照当时的伦理道德观念，称赞"虽然世人若皆如陈氏之母，只顾女之生命，不知顾女之翁姑等生命，则子妇道之绝矣，尚何有于家室"。称此"所以全其母女之德也，有此孝妇，疫患何虑不除哉"。①尽管我们并不认同这位编者的道德推理，认为尽孝道可以击退疫情，但这个故事从一个侧面彰显了当时社会渴望在卫生紧急状态坚守传统的家庭伦理秩序的心态，这也符合时人的伦理诉求。

（二）疫情时期殡葬变革对社会伦理心态的冲击

瘟疫在短时间造成大量死亡，死者的善后不再是家庭内部的事务，而成了一个重大的社会问题。特别是当一个家庭成员全部感染瘟疫而亡，尸体处理变成社会性问题。特殊时期的殡葬很难按照常规的程序进行，这个现实问题与中国传统文化对葬礼的格外重视相冲突。千百年来，我国逐渐形成一套完整的丧葬程序和礼仪形式，通过这些程序和形式，亲朋共同表达他们对死者的哀悼。葬礼不仅是有形的告别仪式，也有无形的内容。按照中国社会的观念，社会成员希望通过葬礼严格规定的程序和礼仪表达以及贯穿始终的各种祭祀活动，能够在活人与死者之间建立永久的沟通平台，即通过哀思的表达能够让死者接收到这些信息。应该说，葬礼成为独具特色的死亡文化，这种文化也是国人对待死亡以及对待死后的某种希冀，其中蕴含着颇具民族特色的伦理精神，即对死者的尊重和追思。从本质上说，几近烦琐的葬礼程序是活人对死者的操作形态，通过给周围的人观摩，使在世者以死观生，最终满足人们生死两安的诉求。②

现有的文献表明，在先秦时期，先辈已经格外重视对死者的善后问题。例如，滕定公病故后，孟子就跟人讨论如何料理丧事。在《孟子·滕文公上》中，孟子表达了自己的观点："亲丧，固所自尽也。曾子曰：生，事之以礼；死，葬之以礼，祭之以礼，可谓孝矣。"③《吕氏春秋·孟冬纪》认为为

① 冷道人：《陈孝妇解脱灾疫劫》，《慈善汇报丛刊》，1933年第一编《八德纪事》，第21页。
② 黄瑜：《黑格尔精神哲学中葬礼的伦理意义》，《医学与哲学》，2020年第7期。
③ 《孟子译注》（上册），杨伯峻译注，中华书局，1960年版，第113—114页。

死者举行葬礼乃基本之义："孝子之重其亲也，慈亲之爱其子也，痛于肌骨，性也。所重所受，死而弃之沟壑，人之情不忍为也，故有葬死之义。"①

在葬礼中，灵柩摆放的位置、移动的时辰、停柩的时间都非常讲究。一个人在从小到大的耳濡目染中接受传统的丧礼文化熏陶，对于葬礼的每个仪式都了如指掌。1929 年，广州的报纸在谈及殡葬文化时称："所谓头七、三七、五七、出山是也。"② 彼时，市政管理已经开始着手进行殡葬改革，因为夏天棺椁在家里停放时间久了将影响公共卫生，但市民对改革举措并不认同，卫生局也承认"贫家为经济所限，尚鲜举行。惟富户视为非此不足以表示孝恩"③，"延未迁出安葬者，亦属不少"④。

每遇公共卫生事件，死者遗体的处理都会遇到困难，但真正冲击社会伦理心态的当属 1910—1911 年的庚戌鼠疫。本次疫情来势凶猛，蔓延迅速，死亡人数激增，东北寒冷的天气导致土地冻结，土葬挖墓更加费力。1911 年1 月，哈尔滨傅家甸日均死亡人数在 40 至 60 人之间，不久升至百人，最高的时候竟然达到 183 人。⑤ 当地为防疫采取多种措施，比如要求居民每日在家里消毒、佩戴口罩，直至阻断交通，但是，疫情依然未能得到明显控制。当时负责防疫事务的伍连德博士在反复考察防疫工作时意外发现，已经入土的棺椁里的尸体同样还是病毒传播的载体，因为地下的老鼠可能因此携带病毒。在这种情况下，要想彻底切断鼠疫病毒的传播，如何二次处置尸体成为事关防疫成败的大事。伍连德面临着双重的压力：一方面是疫情蔓延愈发严重；另一方面是入土为安的丧礼观念根深蒂固。伍连德所学的医学知识告诉他，要阻断病毒传播，最好的办法是将尸体进行焚烧。在 20 世纪初期的中

---

① 张双棣等译注：《吕氏春秋译注》，北京大学出版社，2011 年版，第 213 页。

② 《卫生局厉行取缔停柩陋习》，《广州民国日报》，1929 年 3 月 23 日，第 5 版。

③ 《卫生局一再取缔庄房停柩》，《广州民国日报》，1929 年 4 月 30 日，第 5 版。

④ 《卫生局严厉取缔庄房按月报告》，《广州市政公报》1933（426）：59，广东省档案馆藏，政类 537。

⑤ 黄加佳：《1910—1911：东北大鼠疫》，《新华文摘》，2009 年第 2 期。

国，即便是因感染烈性传染病致死，要焚烧死者的尸体，不仅与中国传统的丧礼习俗格格不入，也严重违背中国的传统伦理道德观念。对此，《东三省疫事报告书》中有专门的记述：

> 至于死亡之事，我国人视之，犹重保存尸体，既同于神圣之不可侵犯，而身后之供奉往往厚于生前，以为不如此，则子弟无以明其孝友。尊长不足以表其仁慈也。今者亦因防扼传染之故，乃欲其尸体施种种消毒之法，或则遽令掩埋，或则加以火化，彼死者之父若兄妻若子目击耳闻，能无不动于心乎？[①]

伦理道德观念已经深入人心，挑战这种观念将面临极大的社会压力。防疫的现实压力虽大，伍连德也不敢轻率下令集中焚烧死者的尸体，直接挑战国人传统的丧葬伦理观念。作为抗疫前线的负责人，只有得到清廷的准许，以行政命令平息可能面临的巨大舆论压力和抗议的声音。当伍连德上书清廷，遭到摄政王载沣的强烈反对。施肇基向载沣解释说："臣以为是功在千秋，开一代风气之先，流芳百世之举。摄政王于此紧要关头，若能当机立断力挽狂澜，必能成为我大清中兴之君。"围绕这个请示，清廷内部争议颇大。最终，经三天时间的反复权衡，1 月 30 日，清政府的外务部给伍连德回复电报：准许伍医生之请，可依计划进行。据称，此时"傅家甸已经有四分之一的人感染鼠疫死亡。适逢春节，防疫部下发传单，号召大家燃放爆竹，冲冲晦气。也是从这一天开始，傅家甸一直不断攀升的死亡人数开始出现下跌趋势"。[②] 在疫病面前，清政府和社会朝野全力支持伍连德的火葬举措，以避免疫情的进一步扩散。[③]1911 年 2 月，伍连德开始奉命负责焚烧尸体。他组织了 200 多的人力，考虑到当时冻土层较厚的实际条件，用炸药在野外炸出

---

① 《京津防阻鼠疫南下续纪》，《申报》，1910 年 1 月 25 日，第 1 张第 5 版。
② 冯泽君：《伍连德：中国历史上走近"诺奖"的科学家》，《文史春秋》，2013 年第 6 期。
③ 《火葬场工程告竣》，《盛京时报》，1911 年 2 月 19 日。

多个足以盛装尸体的土坑，将被鼠疫干扰的尸体垒成 22 堆燃烧。为确保尸体全部焚化，他们还在上面洒上煤油。大约 1 小时后，数千具尸体便焚化一净。①据《盛京时报》披露，在黑龙江，"近自防疫会成立后，筹备一切防疫方法不遗余力。日前则将野外抛弃无主尸躯一律用火焚化，并于沿江验疫所内仿照日本焚尸方法修造化尸场，焚烧瘟毙积尸，以敛疫迹"②。在长春，为此还建成火葬场，"道宪自奉准火葬疫死以来，修筑极大火葬场一处，招工兴筑。兹闻该场工程已竣，所有疫死者，定二十一日起一律运至该场实行焚烧矣"③，先后火化 4600 多具尸体。

当传统的社会习俗和卫生紧急状态所需的防疫措施发生严重冲突时，靠民间乡绅和大商户的地方意见领袖难以直接改变某种社会习俗。在把"君权神授"视作社会基本共识的年代，通过世俗最高行政权力发布命令，准许以某种方式超越传统的社会习俗，反而容易在短时间内获得民间的认同。从土葬到火化，本次防疫开创出一条移风易俗的新途径。没有伍连德的科学判断和大胆请命，以火化的形式集中焚烧因感染病毒而死亡者的尸体就无法变成现实。在这方面，伍连德堪称是中国防疫史上了不起的人物。对于伍连德的抗疫贡献，梁启超评价说："科学输入垂五十年，国中能以学者资格与世界相见者，伍星联博士一人而已。"④一个被载入史册的医生，属于真正的伟大之人。汤因比认为："真正伟大之人在于忘我，毫不考虑自己'功德'的回报，乐于把这种'功德'变成众生的利益。"⑤

---

① 夏明方、康沛竹:《20 世纪中国灾变图史》(上)，福建教育出版社，2001 年版，第25 页。

② 《防疫会之纪事》，1911 年 2 月 18 日，《盛京时报》，第 5 版。

③ 《火葬场工程告竣》，1911 年 2 月 19 日，《盛京时报》，第 5 版。

④ 《清末老照片：伍连德东北抗击肺鼠疫现场，设计"伍氏口罩"》，小历史 2020-01-27 15:53:20，网络链接：https://view.inews.qq.com/w2/20200126A0H5A100?tbkt=B8& strategy=& openid=o04IBAB5rMy8S4zbnr1VnMis55hs& uid=& refer=wx_hot。

⑤ 〔英〕阿诺德·汤因比:《历史研究》，刘北成、郭小凌译，上海人民出版社，2005 年版，第 297 页。

（三）疫情时期佩戴口罩对社会伦理心态的冲击

疫情对中国近现代社会的改变，始终伴随着传统社会习俗的某种妥协或变革。每一次这样的妥协和变革，必然伴随着社会舆论的巨大反响，冲击着传统的社会伦理心态。不同类型的疫情虽各有特点，高传染性和致命性却是所有疫情的共同特征。每次公共卫生事件都会在社会生活中留下它的痕迹，在某个方面改变社会的传统或习惯。当我们回溯中国近现代历史上的公共卫生事件，不难发现"历史不是一连串的事实，历史著述也不是对这些事实的叙述"，它们更多是一个个碎片化的事实，我们只能在历史的文献中零星地发掘与之相关的个别事实。不论是历史学家还是伦理学家或者新闻传播研究者，要从有限的历史文献资料中认识某一历史事件对人类社会的深刻影响，就"必须做到让人能够理解事实。这就要求他们不断地对什么是真的、什么是有意义的，作出判断"[①]。对于伦理学研究而言，关注公共卫生事件对中国近现代社会伦理心态的影响，需要寻找那些有意义的事实，观察这些事实在过去某个时期对社会伦理心态的影响。在这里，我们选择的"有意义的事实"是口罩的出现及普及。

在庚戌鼠疫事件中，为阻断鼠疫传播，伍连德博士采用社会隔离的方法。在条件简陋、客观条件不允许临时搭建新的建筑物前，伍连德利用现有的设备进行隔离。他向中东铁路公司借用火车车厢作为临时隔离营，用以安置因鼠疫而被感染者的家属和与感染者有过接触的人，此外还包括当时出现咳嗽等症状的疑似感染者。这种隔离的方法简单，有一定作用，但只要一节车厢有一人感染，也极为容易传染同一车厢的被隔离者。当时的医疗资源紧张，医护工作者数量有限，医护工作者与感染者接触较多，如何保护这个群体的人身安全，阻断病毒在空气中间传播，成为伍连德这位负责人必须考虑的事情。根据自己的从医经验，他自行设计出一种口罩。这种口罩采用两层

---

① 〔英〕阿诺德·汤因比：《历史研究》，刘北成、郭小凌译，上海人民出版社，2005年版，第425页。

纱布，内置吸水药棉，戴上它即具有隔离病毒的功效，这种口罩史称"伍氏口罩"。尽管伍连德为医护工作者发明了工作口罩，但没有佩戴口罩习惯的医护工作者也无法在短时间内积极配合防疫，有的甚至反对在工作中佩戴口罩。伍连德在《自传》中描绘了当时俄国铁路医院的情形："在这病室里的十几分钟，实在感到慌张；俟工作完毕后，方透了一口气。哈医生见到这种情形。觉得好笑；他认为他们已注射他的叔父所制的防疫针，足够安全，不需要其他的预防工具了。"①

医护工作者受过专业的训练，他们对病毒传播的了解比普通人多。当佩戴口罩与自由呼吸发生冲突时，他们习惯性地选择摘下口罩透个气。那些没有接受过医学知识的商业服务人员在工作期间想要保护自己和客户的安全，口罩也是理想的防疫用具。以理发师为例，在工作期间，需要近距离接触客户，彼此的呼吸可能传播病毒。在中国近现代历史上，"理发"的推广就曾引发伦理争议。按照中国传统的习俗，"身体发肤，受之父母，不敢毁伤，孝之始"。一个人随意剪掉自己的头发被视作不孝，而孝道在中国儒家伦理中居于重要的地位。近代社会，随着"剃发易服"政策的推行，在政府的大力倡导下，"毁伤""发肤"才从违背孝道变成一项被新的社会习俗所许可之事，将"发肤"从孝道伦理中剥离出来，剃头理发逐渐成为一种新兴的商业服务行当。

在20世纪三四十年代，当时战乱频仍，每隔几年就会遇到疫情，这种局面客观上为口罩的推行提供了便利。在医护工作者逐渐接受工作期间佩戴口罩后，类似于理发师这类服务业从业者在疫情期间是否佩戴口罩的问题，也曾引发舆论的争议。随着城市卫生管理部门积累了一定的防疫经验，国内的一些城市（如上海、北平、杭州和广州）相继出台要求理发行业加强防治传染病的规定，要求"理发师需佩戴口罩""理发器具应消毒"。比如，1936年2月，苏州卫生管理部门就重申1935年发布的规定，要求自2月1日起，

---

① 黄加佳：《1910—1911：东北大鼠疫》，《新华文摘》，2009年第2期。

全市的理发师在工作期间按规定佩戴口罩。在当时，口罩的美观度和舒适度尚不理想，理发师也没有佩戴口罩的习惯，卫生管理部门的规定要在整个行业落实并不容易。在理发从业者中推行佩戴口罩之所以困难，除了习惯问题和不利于透气，还有一个细节非常值得重视，就是有人觉得口罩显得时尚，也有人觉得口罩与当时市民家里养的宠物狗所戴的嘴罩有点相似。在中国的传统习俗中，狗是动物，再忠诚和可爱的小狗在人们心目中的地位也只能属于畜生。受这种传统观念的影响，口罩不能被当时的社会伦理所接受，在于时人无法从伦理和心理上接受这种类似"狗嘴罩"的物品戴在自己口上。理解到这种普遍的社会伦理心态，就不难发现苏州理发业执行不力的根源所在。当时，有作者在报纸上讽刺理发师不理会苏州卫生管理部门的规定："言者净净，听者藐藐，现在二月将过，苏州的理发匠，嘴上依旧空悠悠，教你罚不胜罚。"① 媒体舆论可以表达他们的失望，但在理发师对口罩的成见没有得到根本性的改变前，市民在伦理观念上依然无法接受口罩。地方卫生管理部门强制推行佩戴口罩的政令，理发参与者对口罩似"（狗）嘴罩"的观念无法协调，最终导致群体性的冲突。根据现有的历史资料显示，1937 年 8 月 1 日，暂未受到日军侵扰的广州开始施行理发师佩戴口罩的措施。在江西九江推行佩戴口罩举措的过程中，还引发理发业组织的罢工。理发师们抗议的理由是：时值夏季，强迫他们戴上口罩多有不便。②

据上海市档案馆所藏档案，因《新闻报》指出理发师戴口罩执行不力，1946 年 2 月，上海市卫生局与警察局之间围绕理发师佩戴口罩问题有公函

---

① 灵修：《苏州理发匠的口罩》，《金刚钻》，1936 年 2 月 28 日，第 2 版。
② 李强：《理发记忆：戴不戴口罩？对于八九十年前来说，是一个头大的问题》，《档案春秋》微信公号，2020 年 3 月 18 日，网络链接：https://mp. weixin. qq. com/s?__biz=MzI0MDE4NjAxNQ==& mid=2650368970& idx=1& sn=64391e73cf3912763bf67b219c96cf32& chksm=f1136c3ac664e52c7fbad03f50be90fa8f90447f9e6512f4b22a1fb4cda727f363e743f88594& scene=4#wechat_redirect。

往来。

      全卫公函 市警保字第 510 号

      三十五年二月

      贵局二月十四日市医卫行（35）第二二六二号函开：查本年二月十日《新闻报》载："战前卫生局为顾全云云，叙出杮应查照为荷"，寻回准只查理发师佩戴口罩等关卫生，现正与管理之理发店规别并案办理。一俟订妥，即火布施行，准函前由相应复印。

      查照为荷。

天岐

上海市警察局

局长俞 [1]

随着越来越多的地方卫生管理部门强制性要求理发师佩戴口罩，市民的审美眼光逐渐发生转变，人们开始倾向于将口罩与宠物用具区别开来。对口罩的社会伦理观念得以改变，标志着中国近现代社会伦理心态在疫情冲击下开始转型。

第二节 中国近代社会伦理心态在疫情冲击下转型

我们在看到公共卫生事件在给人类社会造成巨大损失的同时，也应看到由卫生紧急状态所造成的"艰苦环境对于文明来说非但无害而且有益"。如果说"历史是探讨问题的框架，而问题是由特定时空背景下的特定的人所提

---

[1] 1946 年，上海市卫生局就理发师戴口罩执行不力的问题致函上海市警察局，上海市档案馆藏。

出来的",①那么,19世纪末、20世纪初中国经历的数次瘟疫加速了中国近代社会向现代社会的转型,其中就包括整个社会对待伦理道德的心态发生相应的变化。

一、媒体疫情报道与社会伦理心态

在社会伦理心态由近代向现代转型的过程中,媒体的疫情报道以及由此生成的舆论在这种转型中作用显著。大众传媒是现代文明的倡导者,"文明这个假拉丁词是在近代形成的一个法文单词,是指在一个特定时代存在的一种特定文化或特定文化阶段"。汤因比"将文明等同于一种社会状态",②这种社会状态也包括社会伦理心态。大众传媒在呈现疫情事实的同时也在批评有悖于现代文明(伦理道德)的观念和行为,为社会伦理心态的现代化开辟道路。

(一)西方防疫报道与社会伦理心态

有历史影响的公共卫生事件大多波及多个国家和地区。比如,庚戌鼠疫就来自国外。因此,当我们在审视国内媒体对疫情的报道以及这些报道对社会伦理心态的影响时,有必要观照西方媒体的疫情报道及其对所在国社会伦理心态的影响。这是因为中国近现代的新闻事业与卫生防疫事业基本沿袭的是西方的知识与经验。

在第一次世界大战期间,另一起重大历史事件的出现改变了这场战争,这就是1918年3月至1920年3月的"西班牙流感"。当时,美国堪萨斯州的斯顿军营的厨师吉特切尔(Albert Gitcher)感冒发烧。一周后,3万人的军营中就有1100人发烧,38名士兵丧命,随后其他国家的军营也出现这种超级流感。因为疫情的快速蔓延,这场战争在1918年11月被迫提前结束。在1918年至1919年间,"西班牙流感"在葡萄牙中部城市科英布拉(Coimbra)

---

① 〔英〕阿诺德·汤因比:《历史研究》,刘北成、郭小凌译,上海人民出版社,2005年版,第95、426页。

② 同上注,第19页。

流行。当地报纸《科英布拉公报》(*Gazeta de Coimbr*)的调查表明,当时该市的中产阶层普遍认为这场瘟疫是 20 世纪发生的最为严重的一次公共卫生事件,他们使用"健康灾难"来描述这次流感的全球大流行。尽管报纸编发的个人评论并非官方的正式观点,但读者从新闻报道和评论文章中可以发现该国民众对流感报道的基本反应。在这次的疫情报道中,呈现了当地民众和政府部门对疫情的恐惧心理。《科英布拉公报》在报道与流感相关的重要事实的同时也进行舆论监督,批评市议会、科英布拉大学医学院和梅塞里科迪亚慈善机构在疫情期间的不作为。[①]在巨大的死亡威胁面前,社会对"西班牙流感"普遍存在恐惧心理并不奇怪,然而,大众传媒对官方和慈善机构的行动缓慢表达不满,由此形成的舆论反映出普通市民的心声。公共卫生事件持续期间,民众普遍非常恐惧,职能机构应该对疫情采取行动以消除民众的恐惧心理。在疫情期间,尽管《科英布拉公报》的态度偏向政府,但并不妨碍这家报纸批评政府防疫工作不力的事实。应该说,大众传媒不仅在传播卫生知识方面起着重要作用,而且具有创造和操纵舆论、影响公众对新闻事件做出是非曲直判断的力量。在《科英布拉公报》看来,报社应该调查有新闻价值的相关事实,代表民意评估当局应对措施的积极作用和存在的问题。[②]

在卫生紧急状态下,即使由具有新闻专业素养的媒体从业者参与调查也难以掌握全面的事实,并可能造成新闻的局部失实。民众依据各自的见闻和道听途说以及新闻报道,在人际传播中造成新闻的进一步失实。疫情信息与客观事实的出入必然在舆论中有所反映,影响社会伦理心态。在科英布拉市第二波"西班牙流感"流行期间,当地媒体在未掌握真实信息的情况下,依据记者有限的见闻告诉公众这种流感并无太大危害,结果影响了城市居民对

---

① Correia, A. M. D., 2018, "Coimbra's Response to the 1918-1919 Influenza Epidemic, Seen from the Viewpoint of a Local Newspaper", in *História, Ciências, Saúde – Manguinhos, Rio de Janeiro* 25(3).

② 同上。

疫情危害严重性的科学判断。① 媒体的这种报道，可能与其担心真实披露信息将造成社会性的恐慌有关。1918 年 10 月 5 日，当地有影响的《世纪报》（OSéculo）承认，里斯本的卫生管理部门禁止医院雇员讨论医院内部的相关事情，否则将对这些医疗机构进行纪律处分。卫生管理部门的这种做法，同样考虑到公众的焦虑情绪。当然，并非所有的媒体都回避主要事实。相反，对于社会上的谣言，《科英布拉公报》尊重事实，调查并驳斥传言。比如，当年 9 月 26 日该市有传言称，来自第 35 步兵团的两组士兵被运送到医院，此后不久，大多数人出院了。记者调查的事实是：科英布拉大学医院的全体工作人员确实一度感染流感，但他们很快又恢复了工作。② 此间，还有传言称科英布拉市的许多流感患者激增并涌向附近的菲盖拉-达福什市（Figueira da Foz），《科英布拉公报》的专栏作家将其归类为"胡说和荒谬"。③

　　当一种新的疫情出现时，新闻界同样缺乏对相关流行病的基本认知。受民众情绪的影响，媒体的疫情报道同样存在渲染事实或盲目乐观的可能性。媒体的报道反过来影响舆论，舆论的变化左右当时的社会伦理心态。不过，媒体毕竟需要以事实为依据，新闻报道更多建立在尊重事实的基础上。1918 年 5 月下旬，在"西班牙流感"刚进入葡萄牙时，科英布拉市的《新闻日报》（Diário de Notícias）就在跟进流感的最新情况。④ 6 月 13 日，《科英布拉公报》的新闻在关注邻国的流感疫情发展，尽管这家报纸觉得流感并不危险，但还是渲染了这种流感在西班牙的"传染性"，并提醒公众在葡萄牙已经出现相

① Nunes, M. F., 2014, "Ricardo Jorge and the Construction of a Medico-Sanitary Public Discourse: Portugal and International Scientific Networks", In: Porras Gallo, María Isabel; Davis, Ryan A. (Ed.), *The Spanish Influenza Pandemic of 1918-1919: Perspectives from the Iberian Peninsula and the Americas*, Rochester: University of Rochester Press.

② Correia, A. M. D., 2018, "Coimbra's Response to the 1918-1919 Influenza Epidemic, Seen from the Viewpoint of a Local Newspaper", in *História, Ciências, Saúde – Manguinhos, Rio de Janeiro* 25(3).

③ 同上。

④ de Almeida, M. A. P., 2013, *Saúde Pública e Higiene na Imprensa Diária em Anos de Epidemias, 1854-1918*, Lisboa: Colibri, p. 163.

关病例。在疫情来临之际，媒体的疫情科普对抚慰民众的恐慌情绪作用有限。6 月中旬，《科英布拉公报》以《西班牙疾病》为题向读者介绍了流感的基本症状，[①]建议读者避免出现在人群聚集的封闭场所，提醒人们在住宅和工作场所尽量通风，并在鼻道和喉咙中使用消毒剂。[②]大众传媒刊登的有价值的新闻通常会生成舆论，这样的舆论引导公众如何看待疫情的发展。在葡萄牙，"西班牙流感"有两个阶段，两个阶段有所间隔。在间隔期，不论是当地政府还是媒体都继续关注疫情，以防民众麻痹大意。6 月 22 日的《科英布拉公报》援引卫生总干事里卡多·豪尔赫（Ricardo Jorge）的观点，称尽管这种病毒并不严重，但"与所有恶魔一样具有传染性"，建议读者避免亲吻和握手。为避免这样的建议及其舆论的强烈反弹，该报幽默地指出，恐惧已经在科英布拉居民中安息；"一小撮樱桃引起的"最轻微的胃痛便导致他们上床睡觉并要求医生以为他们患有流感。[③]

大众传媒被誉为社会的良心，新闻伦理也强调美德的重要性。当大众传媒以积极乐观的姿态从事疫情报道，社会伦理心态同样对战胜疫情抱有信心。以《科英布拉公报》为例，这家报纸除了积极报道"西班牙流感"对这座城市的影响外，还对如何战胜流感提出相应的对策。这家报纸相信政府有能力与流感做斗争，鼓励政府部门加强协作。大众传媒的独立性也促使《科英布拉公报》对该市防疫中存在的问题持批评态度，批评城市街道的卫生状况差、缺乏用以隔离患者的医院以及临床医生人数不足。与此同时，报纸也称赞卫生机构和医护工作者以多种方式帮助流感的受害者。[④]《科英布拉公报》还倡导在疫情时期，药店应像医护工作者一样发扬医学伦理精神，倡导医护

---

① 　Jorge, R., 1918, "A Influenza e a Febre dos Papatazes", Lisboa: Imprensa Nacional.

② 　Correia, A. M. D., 2018, "Coimbra's Response to the 1918-1919 Influenza Epidemic, Seen from the Viewpoint of a Local Newspaper", in *História, Ciências, Saúde – Manguinhos, Rio de Janeiro* 25(3).

③ 　同上。

④ 　同上。

工作者利用星期日的休息时间投身公众服务中。考虑到他们的实际承受力，报纸宽慰人们，"希望这种情况不会持续很长时间"①。在当地媒体的配合下，科英布拉市的社会秩序基本保持稳定，表明大众传媒在维护疫情时期良好的社会伦理心态中具有不可替代的作用。

（二）我国防疫报道与社会伦理心态

20世纪前后，我国的报业正处于快速发展期，报纸的影响力日益增加，社会舆论主要通过报纸对时局和社会现象发表看法得以体现。社会问题的善与恶、是与非、应该与不应该，经常在报端进行公开讨论，新闻舆论对某一社会问题的关注度与新闻本身的价值含量有关。公共卫生事件关系到公众的生命健康而最具新闻价值，因而也是舆论的焦点。在中国社会从近代向现代转型的过渡阶段，中国社会的诸多冲突体现伦理道德的观念冲突。媒体在这一时期的防疫报道及其评论文章为我们提供了观察当时我国社会伦理心态的窗口。

在近现代新闻史上，涌现出一批表现不凡的报纸。当时的中国媒体积极参与疫情报道，关注在疫情面前中国社会的伦理道德观念的变化。除了已经闻名的《申报》，还有一些新创办的报纸也加入疫情报道中。比如，《盛京时报》《满洲日报》《泰东日报》《奉天公报》《抚顺民报》《大亚公报》等报纸相继开办，这些新创办的报纸积极参与庚戌鼠疫报道，积累了丰富的防疫历史资料。其中，值得一提的是天津的《大公报》。该报创刊于1902年6月17日（农历五月十二），这时正值壬寅年霍乱暴发时期。正如后人所评价："历史的巧遇使《大公报》对发生于当年的霍乱给予了极大关注。自创刊之日起到疾病结束，《大公报》对其进行了连续详尽的报道。这些报道与评论是1902年霍乱流行模式研究的重要资料来源之一。"② 到了1910年庚戌鼠疫时，中国媒体已经积累了较为丰富的疫情报道经验，东北和国内几乎有影响

---

① Correia, A. M. D., 2018, "Coimbra's Response to the 1918-1919 Influenza Epidemic, Seen from the Viewpoint of a Local Newspaper", in *História, Ciências, Saúde – Manguinhos, Rio de Janeiro* 25(3), p. 9.

② 单丽:《清代古典霍乱流行研究》，复旦大学博士学位论文，2011年。

的报纸参与这次鼠疫大流行的跟踪报道。其中,《盛京时报》《大公报》《申报》等报纸纷纷开辟专栏,连续刊载防疫文章。[①] 由于媒体的广泛参与和深入采访,有关庚戌鼠疫的报道较为全面地呈现了鼠疫的严重危害以及民众对于瘟疫和防疫措施、人际关系的真实态度和中国社会在抗疫中发生的新变化。其中包括由疫灾引发的伦理道德观念的变化,这些变化可以"看成是舆论界和思想界对于此次鼠疫灾难的一种应对"[②]。

　　在中国传统的社会习俗中,巫术一直扮演着重要的角色。巫术不仅用专门的仪式规定了这种活动的形式,而且融入传统的思想观念,使这类存在获得某种合法性并具有相应的伦理色彩。进入 20 世纪,巫术在瘟疫流行期间仍在活跃,民众内心恐惧,相信鬼神可以祛除瘟疫,于是通过祭拜鬼神、邀请戏班演唱驱鬼的剧目,希望以此驱赶瘟疫。然而,聚集性活动反而加剧病毒的传播。各种祛除瘟疫的活动使得疫情加重,伦理直觉开始告诉时人,鬼神不帮自己反而在帮衬瘟疫,于是越来越多的人对待巫术防疫效果产生怀疑,社会伦理心态对于巫术祛除瘟疫的态度发生转变。在经历 20 世纪前后几次鼠疫后,整个社会"对现代防疫手段的抵拒逐步淡化,民众多能改变其心态,从迷信鬼神的信仰中走出来。在防疫过程中,《申报》等主流报纸更是频繁地刊登有关现代的防疫器械和西医药品,显示了西式防疫方式向中国民众日常生活的渗透"[③]。

　　在这个转变中,媒体对于巫术迷信的批判和对于科学防疫的宣传促进了社会伦理心态由近代向现代的转型。20 世纪前后,巫术在中国传统社会还居于主导地位。每遇瘟疫流行,巫术及其衍生的迷信手段就被民众用以"防疫"。在长江流域以南的地区,人们普遍采取"驱避疫鬼"的方式应对各种

①　《鼠疫之话》,《盛京时报》,1911 年 2 月 18 日、19 日,第 3 版。

②　焦润明:《1910—1911 年的东北大鼠疫及朝野应对措施》,《近代史研究》,2006 年第 3 期。

③　何小莲:《传教士与近代中国公共卫生》,搜狐网 2017-07-30,https://www.sohu.com/a/161031607_648070,2020 年 9 月 28 日。

疫情。比如，在苏州，遇到瘟疫，"居民遂终日以禳醮符箓为事，好事者抬神游行街市，装神饰鬼，恐吓小儿。家家门首俱贴黄符，画钢叉官长，形同聋瞽，亦不知清街道污秽"①。对于民间的这种原始防疫办法，《大公报》提出批评："继乃有所谓春申君会者、温天君会者、姜太公会、泰伯会者，自五月中旬至今无日无之，亦不能枚举。遂有青面赤发牛鬼蛇神，装出许多鬼脸，争奇斗巧，异想天开，令人发噱。"②卫生紧急状态下的杭州居民通过举办瘟元帅会祛除瘟疫。《大公报》发表文章在描述这类活动场景的同时进行了道德的批判："倾城士女扰扰攘攘，汗流浃背，人气熏蒸业已不堪触鼻，犹复兴高采烈趾踵相错，真所谓举国若狂矣。是役也，劳民伤财，百无一是。"③对于组织迷信活动的负责人，《大公报》称其为"好事者""青面赤发牛鬼蛇神"，批评这些人"装神饰鬼，恐吓小儿"，指责他们靠装神弄鬼跟瘟疫作对，既"异想天开"又"劳民伤财，百无一是"。当媒体对一种迷信活动进行批判之时，应充分理解社会现实的防疫需要，并为全社会的防疫提出建设性意见，这种意见正是社会伦理心态现代化的核心内容，以便宣扬新的科学防疫措施。在近现代社会的交汇期，媒体通过疫情报道、科学知识传播和倡导现代社会的伦理道德观念开启民智，倡导文明。如果说老牌的《申报》见证了这种转型的全过程，那么，《大公报》则是伴随社会转型而诞生的第一份现代报纸。该报在创刊号中即申明："报之宗旨在开风气、牖民智，挹彼欧西学术，启我同胞聪明。""以开我民智，化我陋俗而入文明。"④为全面报道1902年的疫情，并宣传防疫的科学知识，《大公报》提高这方面文章的比重。比如，1902年7月中旬，短短几天的时间，该报就编发多篇防疫科普文章。其中，7月12日、14日和19日三天的《大公报》就刊发"论说"2篇（《霍乱症预防法》《时疫缘起治法说》），"附件"4篇（以"讲卫生学"为

---

① 《瘟疫流行》，《大公报》，1902年7月5日。
② 《吴中醮会志盛》，《大公报》，1902年7月22日。
③ 《举国若狂》，《大公报》，1902年8月8日。
④ 《大公报序》，《大公报》，1902年6月17日。

题的文章 3 篇）。①

　　在肯定中国媒体的防疫报道功绩的同时，也应承认在 20 世纪初期，我国的中文报纸数量有限，多数报纸创办时间不长，与在中国大城市办报历史悠久的英文媒体相比，中文报纸的疫情报道和宣传还有一定差距。以 1908 年 11 月的上海鼠疫报道为例，在上海公共租界的工部局卫生处大力度的检疫行动中，工部局就充分利用租界的《字林西报》（*North China Daily News*）、《上海时报》（*The Shanghai Times*）等媒体进行鼠疫宣传。② 相反，1908—1909 年，当时上海著名的《申报》对本次鼠疫的报道明显重视不够，相关报道仅有 4 篇：

　　　　工部局卫生部查知美租界虹口一带近有鼠疫，若任其蔓延，将来关系生命，必非浅鲜。故现已设法除灭此患也。③

　　　　英美工部局昨发传单，略谓鼠疫最烈尤易传染，为此劝谕界内居民每家蓄猫一头，屋大者尤宜多蓄。④

　　　　近由英工部局查知，已延及上海。业在筹谋捕鼠之法，以遏其源。⑤

　　　　工部局西医防范鼠疫历纪前报，兹又将毒药和入麦饼每日派人按户分发，为毒毙鼠子之用，次日复派人收取死鼠汇送医院焚化。⑥

---

① 《讲卫生学当知》，《大公报》，1902 年 7 月 12 日，附件；《再讲卫生学》，《大公报》，1902 年 7 月 14 日，附件；《续讲卫生学》，《大公报》，1902 年 7 月 19 日，附件。
② 上海公共租界工部局卫生处关于预防鼠疫的复件及宣传资料，上海档案馆馆藏档案，卷号 U1-16-2866。
③ 《鼠疫宜防》，《申报》，1908 年 12 月 25 日。本篇和以下三篇均转引自李婷娴：《近代上海公共租界防疫工作考察——以 1908 年—1910 年鼠疫为中心》，华东师范大学硕士学位论文，2008 年。
④ 《申报》，1909 年 1 月 13 日。
⑤ 《慎防鼠疫》，《申报》，1909 年 2 月 10 日。
⑥ 《工部局防范鼠疫之认真》，《申报》，1909 年 2 月 11 日。

造成这种状况的原因，与公共租界的特殊性有一定关系。中文媒体的定位是面向公共租界以外的全国地区，公共租界内外国人居多，中文媒体的记者中能用英文采访的人有限。尽管在公共租界的防疫风潮中《申报》的表现欠佳，但从中国近现代社会的疫情报道看，《申报》及其他中文媒体的报道具有举足轻重的地位，这些媒体的报道记录了中国社会从近代向现代转型的全过程。

二、公共卫生事件与我国社会伦理心态的现代转型

汤因比在研究历史时，侧重考查人类社会的文明发展。在他看来，"各种文明是看不见的，但各种文明也有一些可见的显示标志"。在人类所创造的文明成果中，伦理道德观念显然属于文明的"显示标志"。文明并非一成不变，人类的伦理道德观念也是如此。如果说"一个文明是一个可以通过对它的组成部分进行比较而加以认识的领域"[①]，那么，中国社会从近代社会向现代社会的转型，可以通过社会伦理心态的前后对比进行认识。

（一）我国传统公共卫生观念塑造社会伦理心态

一个社会的社会伦理心态由多种社会观念组成。当社会成员普遍关注政治、经济、科技等显性观念时，并未重视公共卫生观念在社会伦理心态中的作用。公共卫生观念问题，不要说在一个世纪前的情况，即便在当代社会仍然未能得到全面重视。2013 年 7 月 24 日，联合国将每年的 11 月 19 日设立为"世界厕所日"，倡导人人享有清洁、舒适及卫生的如厕环境。设置这样一个节日，在于厕所是衡量文明的重要标志。2015 年我国响应联合国的号召，提出了"厕所革命"，公共卫生观念逐渐成为全社会的共识，不讲究公共卫生的行为为伦理道德观念所不容。

现代医学研究表明，瘟疫主要是由于人类不重视公共卫生导致某种病毒

---

① 〔英〕阿诺德·汤因比：《历史研究》，刘北成、郭小凌译，上海人民出版社，2005 年版，第 21 页。

在人体的广泛传播所致。早在周朝时期，我国民间就将战乱、鬼怪和瘟疫视作恐惧之事。在《说文解字》中，许慎将"疫"字解释为"民皆疾也"。郑玄将"疫"与"鬼"并列："周礼两言疫疠之鬼"。在先秦典籍中，已有瘟疫的记载。在《山海经》中有疫、疠、疟、风疥等疾病的分类。在商代，出现了麻风病的记载。《周礼》中提及流行病与季节之间的关系。《吕氏春秋·季春纪》记载："季春行冬令，则寒气时发，草木皆肃，国有大恐。行夏令，则民多疾疫，时雨不降，山陵不收。"[①]众人染疫导致天不降雨、树不结果、作物绝收，如此严重的连锁反应，在科学知识相当有限的年代，社会性的恐惧心理不由得让人们将疾疫的发生与鬼怪的作祟相联系，将疫疾称作"疫气"，"气"虚无缥缈，因而疫疾被视为非正常的疾病。三国时期，曹植在《说疫气》一文中写道："建安二十二年疠气流行，家家有僵尸之痛，室室有号泣之哀，或阖门而殪，或覆族而丧，或以为疫者鬼神所作。"明末吴有性在《瘟疫论·序》称："夫瘟疫之为病，非风，非寒，非暑，非湿，乃天地间别有一种异气所感。"盛弘之在《荆州记》中称青鸟"以三月自苍梧而度，群飞不可胜数，山人见其来，多苦疫气"。[②]正因为疫病诡异，在相当长的时间里，中国社会将其视为恶。王充在《论衡·订鬼》中试图解释"疫鬼"的来源，称"颛顼氏有三子，生而亡去为疫鬼"。"疫鬼"为鬼怪中之恶煞，这样一种社会伦理心态主导社会成员对待瘟疫的畏惧态度，进而创造性地发明了送瘟神的社会风俗。据《周礼·夏官》记载："方相氏掌蒙熊皮，黄金四目，玄衣朱裳，执戈扬盾，帅百隶而时傩，以索室驱疫。"[③]

送瘟神是民间用想象的方式战胜瘟神，这种心理安慰彰显出世人的善恶取向。当某一对象被置于社会伦理的对立面，行为主体普遍厌恶它但无法改变该对象的客观存在和巨大威胁时，需要采取统一的行动抵御这些具有邪恶性质的对象。对疫病由恐惧到行动，始于整个社会逐渐养成个人卫生的习

---

① 《吕氏春秋译注》，张双棣等注译，北京大学出版社，2011 年版，第 52—53 页。

② 《太平御览》，《疾病》，卷 742。

③ 王玉德：《试论中国古代的疫情与对策》，《江汉论坛》，2003 年第 9 期。

惯。早在公元前 21 世纪至公元前 11 世纪，先辈已经懂得洗脸、洗手和洗脚的重要性。汉字"盥"的原意为"洗手"；"洗"的本义是"用水洗脚"。《说文解字》对"洗"的释义是："洒足也。《内则》曰：面垢，燂潘请靧；足垢，燂汤请洗。"民众从注意个人卫生逐渐转向注意公共卫生。比如，在道路两旁设置公共厕所就是其中的一个表现。《周礼·天官》有"宫人，掌王之六寝之修，为其井匽，除其不蠲，去其恶臭"的记载。"井匽"，也就是建于道路旁边的"路厕"，相当于今天我们所说的公共卫生间。

尽管早在商周时期就已经具有了个人卫生和公共卫生的意识，但这种意识显然并未得到庶人的重视。就整个社会而言，直到 1910 年美国社会心理学家罗斯（Edward A. Ross）来华考察时，称"这片土地人口拥挤，感觉压抑，普通民众对于卫生常识一无所知"[1]。瘟疫的流行多与社会公共卫生状况不佳有关，每次发生的公共卫生事件都会促使人们思考公共卫生问题。汉口医师麦考尔（P. L. Mcall）写道："中国卫生问题有多么紧迫。大多数人都可以常常看到这样的景象——某个乡村池塘，在它的一边就是厕所，各种各样的废物被投掷到水中；水上漂浮着死狗，稍远处有台阶，附近人家有人下来打水，为日常家用。就在旁边，有人在塘里洗衣或洗菜。"[2]公共卫生与瘟疫的关系，也引起大众传媒的关注。1919 年，杨督军在《广济医报》撰文指出："疫之发生由于气之不正，细菌之传播。如地方居民不知公共卫生，则其传染甚速，尤为危险。防遏之法。惟恃有时疫病院，施精确之疗治方可化险为夷，转危为安。"[3]《盛京时报》也有作者认为疫症发生"为不讲卫生所致"[4]。媒体所引导的社会舆论在倡导公共卫生时，也强调"迷信与卫生，殆不两立

[1] 〔美〕爱德华·罗斯：《E. A. 罗斯眼中的中国》，晓凯译，重庆出版社，2004 年版，第 124 页。

[2] 何小莲：《传教士与近代中国公共卫生》，《大连大学学报》，2006 年第 5 期。

[3] 杨督军：《时疫病院开幕盛况　时疫病院开院演说词》，《广济医报》，1919 年第 4 卷，第 4 期。

[4] 秦亚欧主编：《〈盛京时报〉长春资料选编民国卷 1920—1921》，长春出版社，2012 年版，第 97 页。

也！使道士而可驱瘟疫，公醮而可保太平，则天下事易如反掌矣"①。民国二年（1913）长春巡警局以"跳神疗病之说至今犹有所闻，不特贻误病人，且有淫诱奸拐之事，伤风败俗莫此为甚，故通饬乡巡各区一体严禁。如有犯者，务将大神及病人宗之家主送城惩办，以儆效尤而端风化"②。

从个人卫生到公共卫生，靠的是行为主体的恒心和毅力，这种习惯的养成需要整个社会对卫生问题的普遍重视。将讲究个人卫生和公共卫生作为社会伦理的一部分，使之成为普遍性的社会伦理心态，以此减少因公共卫生问题导致的瘟疫流行，这需要从伦理道德角度理解讲究卫生习惯所需要的恒心，可以借用1936年孙淼泉关于道德与毅力的论述："道德者即救世之实筏也。唯道德家常兴天下相搏，为相机之竞争者也。天行之为物，往往兴道德之志愿相背。时给予志大剧之反抗，激之刺之，沮之陷之，而欲行道德以维人心，以灭杀伐，以救世界于大治，其毅力充足，孜孜苦行，无一日之乃息也。"③"欲行道德以维人心"，欲防瘟疫，也当始于全民注意个人和公共卫生。当公共卫生成为一个时代的社会伦理心态之时，体现的是社会的现代性。

（二）在中西医之争中改造传统的社会伦理心态

瘟疫带来社会性的恐慌。缺乏专业知识，恐慌将造成更大的社会危害。正如哲学家怀特海所说："错误的恐慌是进步的死亡，而对真理的爱则是进步的保障。"④应对疫病，不能依靠巫术和其他迷信活动，最终还是需要依靠医学界的齐心奋战。在近代社会，随着西方国家的传教士来到中国，西医也被引入中国。于是，中医和西医共存于中国社会。在没有公共卫生事件发生时，中医和西医之间各有自己的患者群体，社会舆论对两种截然不同的医学理念和诊断治疗方法并无太多的争论。及至瘟疫流行，中医和西医的医生同

---

① 《打醮不如打扫》，《申报》，1920年8月30日，第16版。
② 秦亚欧主编：《〈盛京时报〉长春资料选编民国卷1920—1921》，长春出版社，2009年版，第225页。
③ 孙淼泉：《道德本乎毅力》，《道德半月刊》，1936年第4卷，第4期。
④ 〔英〕怀特海：《思维方式》，刘放桐译，商务印书馆，2004年版，第16页。

时参与防疫救治病人，社会舆论对两种取向的医学及其从业者经常出现重大分歧。在近现代的防疫史上，社会伦理心态对西医的排拒心理在现实空间和媒体的舆论空间均有反应。1917 年 8 月，绥远伊克昭盟乌拉特前旗扒子补隆暴发鼠疫。1917—1918 年鼠疫流行时，西医加入救治的行列。在丰镇，伍连德博士在摘取染疫死亡者高氏的脾脏准备用以化验时，"不意被高氏之夫老八窥见，（老八）怒不可遏"，"立往车站，将伍氏之火车围绕"。事态严重，不得不"由军警驰赴弹压，风波始息"。这个事件并未就此彻底平息，当时人对西医的态度变得很不友好，"从此地方仇视防疫官处，恨之入骨"。①伍连德的遭遇并不是个例，在丰镇的法国和美国的医生"察验患疫而死之尸身两具"时，竟然"遭到愚民凌辱，闻此二医士已离丰镇"。②由于当代官方的默认，民众对西医的怨恨继续增加，他们对医生从人身攻击直到威胁其生命安全，"如晚间见检疫人员单独游行，即行杀害"③。在这种令医护群体人心惶惶的环境下，西医很难继续在当地继续参与救治病人。关于这种现象，当地官方承认"边地风气未开，剖解尸体，是属罕见"，"至预防传染，应行检验、隔离、剖解、焚燬诸事，在风气闭塞之地，办理诸多困难，而疫病流行既迅，讳疾忌医尤属万不可能"。④

　　传统的社会伦理心态将"发肤"当作父母所赐之物不应轻易损毁，西医习惯用仪器检查死者体内的器官以查出病因。相比于中医"望闻问切"的看病手法，西医的手术检查涉及病人的隐私和器官的损伤，公众在短时间内难以接受并不奇怪。此外，不少人也不习惯隔离检疫。1935 年，《大众卫生》杂志刊登一篇《隔离检疫的意义》的文章，文中分析了民众不配合隔离的原因："我国人对于隔离检疫这回事，恐怕能够十分了解的人，是不多见"，人们从伦理道德的角度"以为不'亲侍汤药'这在为人子的义务上算是不孝，

---

① 侯光迪：《一千九百一十八年之肺百司笃调查记》，《东方杂志》，第 15 卷，第 5 号。
② 《要闻二·西报对于北方防疫之危疑》，《申报》，1918 年 1 月 17 日。
③ 《专件·绥远检疫纪事》，《申报》，1918 年 4 月 13 日。
④ 《要闻二·京官场宣布防疫情形》，《申报》，1918 年 1 月 22 日。

在臣的位置上就是不忠，在朋友的名分上就是不义"。基于当时的这种社会伦理心态，作者认为采取隔离措施可以，"倘若严格执行隔离检疫，在事实上一定困难不少"。^①应该承认，西医的隔离虽然在理论上科学，但并不等于当时的做法就科学。受当时客观条件的限制，常常"置二三十人于三四间冰冷之空屋内，轻病者与重病者同床，无病者与有病者同居，衣食不足，益以冷浴消毒"。如此简陋的条件，轻重病人在一起，更加令人"惊魂未定，加之以虐待恐吓，虽无疫症，亦不敢不死"。难怪作者认为如此防疫，"人民有不怕疫而怕防，实由于死于疫者少，而死于防疫者多也"。^②

中医在长期的发展过程中也积累了相应的治疗疫病经验。民众对西医的排拒，在于他们有更多的就医选择权。有的中医"就诊日百数十人。往治者亦不下数十人不等，十九皆瘥，亦云盛矣"^③。民国名医叶古红曾说："近人往往以国医不识传染病，为反对国医之理由，古红业医有年，治流行性急性病最多，虽不根据细菌诊断，而自其病之症候经过上观察，则多数属于传染病无疑，吾国医对于传染病，虽不能必识为何菌，却能于适当期内治愈。"^④

在从近代社会向现代社会转型的过程中，由于民众对西医的不理解所产生的偏见导致一些人排拒西医，中医虽然在抗疫中居于重要地位，但是对疫病的医治效果也不尽人意。1911年2月15日，《大公报》报道称，"华宅之男仆及元隆号之国事染疫"为"中医路某"所误而死。该新闻见报后得罪部分中医，除了威胁起诉报社，还呼吁医药界不跟《大公报》往来。中医对媒体和西医的不满，也有利益纠葛的因素。"此次治疫，西医掌握权势，如京津两处防疫经费约共五六十万。这五六十万，多少从西医手中经过，中医见

<hr>

① 《隔离检疫的意义》，《大众卫生》，1935年第1卷（12）。

② 王洪车：《民国中医抗疫的主体作用及其现代启示——兼论儒医的人文情怀》，《昆明理工大学学报》（社会科学版），2018年第3期。

③ 杨浩如：《廊房防疫霍乱治验录》，《北京医药月刊》，1939年第3期。

④ 叶古红：《传染病之国医疗法》，《国医砥柱月刊》，1937年第1卷（3）。转引自王洪车：《民国中医抗疫的主体作用及其现代启示——兼论儒医的人文情怀》，《昆明理工大学学报》（社会科学版），2018年第3期。

了眼红，意中事也。"①然而，在20世纪初期的防疫中，中医的治疗效果不如西医，最终出现民众"咸奉西医"②的局面。

疫情当头，医学界应不分地域和流派，以功利论为治病救人的宗旨，以最大多数人的最大幸福为目标，挽救更多患者的生命。医生无论中西派别，"对于病者之道德，天地间为人之苦者，莫如疾病，而尤苦者为贫而又病。极危扶急，全借医药；济贫起病，端赖医仁。凡一临证，当守四诊之训，宜存怜惜之心，尽一己之能力。下对症之良方，以施于病人，视人之病犹己之病，不可轻用贵药。以药资之价昂，借博医师之技神，不可临危袖手；以病险之可怯，避免重大之责任。医者为生计所关，虽不能普救博施，然诊金之所受，亦当酌其病者之有无而别其丰俭，是为医者之仁心，亦即医者之道德"③。医护工作者的道德来自这个职业的群体义务，这种义务来自疾病对人类生命的威胁。对于医护工作者来说，无法救死扶伤将产生一种职业的罪恶感，而罪恶感和义务与医生的职业身份有关："我必须这样做，因为那不是我们。"医生的"义务感源于某种威胁，这种威胁来自一种'我们'的威胁，人们进入该'威胁'可能会丧失在'我们'中的合作或道德认同"④。医护工作者的这种义务感在公共卫生事件持续期间也是普遍的社会伦理心态，社会成员希望医生（而不是某个流派的医生）承担起呵护人类健康的重任。

（三）科学与迷信的较量塑造现代社会伦理心态

当我们用历史眼光看待中国近代社会的伦理心态向现代社会转型时，应该强调转型不是将现代与过去一刀两断，而是在成长中发现其中的历史连续性。现代化转型的社会伦理心态的成熟实质是一种"成长"，"成长的意思是

---

① 江绍原：《宣统三年天津关于治鼠疫的一切笔战》，《民俗与迷信》，北京出版社，2003年版，第152页。

② 胡勇：《传染病与近代上海社会（1910～1949）——以和平时期的鼠疫、霍乱和麻风病为例》，浙江大学博士学位论文，2005年。

③ 自怡室主：《医者道德论二·对于病者之道德》，《吴兴国医周刊》，1911年第1—100期。

④ Tomasello, M., 2020, "The Moral Psychology of Obligation", in *Behavioral and Brain Sciences* 43.

指：正在发展着的人格或文明，趋向于成为它们自身的环境"，这种"成长的连续性不是表现在空间的延续，而是表现为累加的形式"。中国传统社会伦理心态的现代化，是科学技术推动伦理道德观念拜别过去拥抱文明的体现。如果过于强调技术（如西方医学和医术）的进步，看不到整个社会伦理道德观念的同步进化，可能出现科学技术与现代文明僵持的状态。正如汤因比所言："即使技术得到了改善，社会有可能依旧保持着静止状态。"①

围绕防疫问题，20 世纪初期的中西医之争只是技术层面的矛盾，公众对西医的排拒在于中国传统的伦理道德观念造成的伦理困境：接受西医虽可以在短期内明显减轻疫情，但意味着背叛传统；拒绝西医虽然维系了传统，但其代价是造成更严重的疫情和导致更多人死亡。在这种观念的冲突之下，社会成员对传统伦理道德观念的维护，促使时人以消极的方式与瘟疫较量，即用巫术和迷信对抗瘟疫。因为这类观念有广泛的民意基础，反而可以在短时间内为人效仿。1946 年的《佛教公论》杂志曾披露念咒辟邪的传奇故事："夫以数月纠缠难却之魔患，一旦以咒力清之，菩萨之深慈大悲，感应如响，不可思议，益信而有征矣。现各地疫疠流行，医药率无甚效，倘咸能归向三宝，戒杀放生，持大悲咒，或称年'南无观世音菩萨'圣号者，自可转祸为福，弭于无形也。"②迷信在防疫过程中之所以有市场，在于科学宣传不力，医疗效果有限，这些因素使得社会成员通过迷信寻找心理安慰，最终导致有的人为之付出了生命代价。1910 年，《通问报：耶稣教家庭新闻》披露刮痧治疗疫病的危害，"医家亦尚棘手，镇市中老友男女，发痧殒命者，亦百有余人"，这些人"均系迷信邪神。居多数为基督教信徒，间有偶染是恙者无不立起沉疴。甚足感谢神恩焉"。③迷信当道，在于病人在无望中轻信迷信

① 〔英〕阿诺德·汤因比：《历史研究》，刘北成、郭小凌译，上海人民出版社，2005 年版，第 122、120 页。

② 释怀西：《大悲咒消除疫病之灵感》，《佛教公论》，1946 年复刊第 8 期。

③ 龙子贤：《吴淞教会近信（江苏）疫病不及教友》，《通问报：耶稣教家庭新闻》，1910 年第 418 期。

的疗法，《申报》称之为"病家心态"，造成这种心态的原因在于"霍乱症状之急迫，万分恐慌，病人危在旦夕，情急之下，会出现各种非正常非理性之举"，有的人在亲人垂危之际甚至"跪地祷天，考虑古有割股疗亲之事，遂潜割左肱肌肉一块，煎汤，其母已病重难以入咽，悲痛突然晕仆"，[①] 救人不成反而自己被紧急送往医院。

近代社会，随着自然科学的进步，科学技术逐渐获得社会的广泛认同。斯蒂芬·图尔敏（Stephen Toulmin）讲述了科学如何成为"世俗权威的意识形态，以期随着欧洲民族国家的出现而取代教堂的民事权威"[②]。近现代医学的进步延长了人类寿命，许多重大疾病被现代医学攻克。历史上的瘟疫流行死亡人数以百万或千万计算，医学因在防疫中的贡献树立了自己的权威地位。医学的科学权威是在与巫术和迷信的博弈中逐渐获得社会的认可。近代医学以西方开创的细菌研究和病原研究开始，逐渐向其他地区传播。这些医学理论和技术刚进入中国时，需要在应对重大疾病的实践中检验其效果。西医将疫病视作细菌病毒所致，中国传统医学认为"鬼神司疫"。20世纪的防疫开始倡导西医治疗，但不少地方的民众依然不乏相信巫术者，认为只有这类方法可以祛除疫鬼。家人如果被瘟疫感染，往往"重请巫师，于三更后，巫师画脸，现怪象，助以粉火，大声疾呼，在病人室中大肆搜索，开门驱鬼，出外而返"[③]。医学知识的科普在媒体上进行，地方政府也在推介西医，民间也有将"迷信的宣传品"当作"科普"读物，《鼠瘟宝卷》"卷前绘有鼠瘟惨状图，主要劝人收拾死鼠时，应用'神钳'（铁钳），切戒用手触及死鼠"[④]。

---

① 《申报》，1919 年 8 月 2 日。

② Robert Kugelmann, 2011, "Psychology as a Moral Science", in *Theory & Psychology* 17(1).

③ 傅崇矩编：《成都通览》，成都时代出版社，2005 年版，第 247 页。

④ 范行准：《中国医学史略》，中医古籍出版社，1986 年版，第 243 页。

科学讲究证据，迷信长于仪式。在科学与迷信的博弈中，真正能让公众信服的是找到问题的因果链条。迷信的"伦理归因"在现代科学出现前，人们无法验证其真伪。近代开始，自然科学用仪器检测的方法，以直观的形式揭示事物的内在结构。就医学研究而论，细菌"以显微镜窥之，其形或如动物，或如植物，皆由于不洁所致"，而"日前吕宋（菲律宾）有霍乱甚盛，查其疫虫之来源，乃由中国运来之菜。盖中国以坑厕之粪，浇灌菜田，而此粪即盛行霍乱时所出也"。迷信将疫病归结为鬼怪作乱，科学将疫病归因为不讲究卫生。因此，在科学与迷信的博弈中，科学需要引导全社会树立注意公共卫生的观念。"故西人之至一地，必先考其事而加谨慎焉，如中国之重风水，然有不洁则速去之，盖见者不害，害在不可见也。"① 要让科学深入人心，还需要一批专业的学术队伍。伍连德在完成抗疫后，受委托主办"奉天万国鼠疫研究会"，会上确定了许多国际通行的防疫准则，为此后的国际防疫合作奠定基础。②

在中国社会由近代社会向现代社会转型的过程中，虽然科学与迷信的博弈一直在持续，但只有在遭遇重大历史事件时，科学才有得以快速发展的机遇。正如康德所言，"如果科学应当得到促进，那么一切困难就必须揭示出来，甚至那些尚隐藏在科学道路之中的困难也必须搜索出来；因为每一种困难都唤起一种辅助手段，而这种手段不可能被发现而不造成科学无论在规模方面还是在精确性方面的增长，这样一来，甚至连各种障碍都成了科学彻底性的促进手段"。20世纪中国社会经历的几次疫情大流行事件，逐渐将口罩、社会隔离、火化、解剖和化验等科学防疫的用品和办法引入社会生活，社会伦理心态也在科学与迷信的博弈中趋于成熟。③

---

① 〔美〕林乐知、范袆:《译谈随笔（凡六则）：疫病之源》,《万国公报》,1902年第166期。

② 徐语杨:《中国历代"战疫"简史：从巫鬼之术到公共卫生建设》,界面新闻,2020年2月20日,https://kuaibao.qq.com/s/20200220A07MGX00?refer=spider,2020年9月28日。

③ 〔德〕康德:《实践理性批判》,韩水法译,商务印书馆,1999年版,第113页。

三、公共卫生治理与我国社会伦理心态的现代转型

2020 年，在疫情全球大流行期间，齐泽克称人类社会"正陷入三重危机：医学危机（瘟疫本身）、经济危机和心理健康危机"，人类社会生活的"基本坐标正在解体，这一变化会影响一切"。[①] 卫生紧急状态不仅导致心理健康危机，也导致社会伦理心态危机。20 世纪初期中国遭遇的鼠疫和霍乱，同样使当时的社会面临多重危机的考验。这些危机使整个社会付出惨痛代价的同时，改变了传统社会的社会伦理秩序，包括社会伦理的心态秩序。

（一）疫情推动我国近代公共卫生事业转型

中国近代社会的疫情事件唤醒了中国民众的公共卫生意识。尽管人们的公共卫生意识淡薄，但在典籍中，"卫生"的概念早已出现。据考证，在《庄子·杂篇·庚桑楚》中，就有"夫至人者，相与交食乎地而交乐乎天，不以人物利害相撄，不相与为怪，不相与为谋，不相与为事，翛然而往，侗然而来，是谓卫生之经也"[②] 的记载。这里的"卫生之经"，指的是"养生之道"。这表明，最迟在春秋战国时期，时人已经意识到人与自然的和谐、保持乐观健康的心态以及摆脱外界的物欲诱惑，这样的生活方式就是"卫生"。庄子的道家思想，将"卫生"作为一种延年益寿的个人追求，与现代汉语的"卫生"一词的"干净""不肮脏"相比，意思相去甚远。庄子的"卫生"概念，直到晚清社会仍在沿用。清末李宝嘉的《文明小史》第二十八回中"愚兄听见现在那些维新人常说起要卫生"，这里的"卫生"仍是指个人的养生之道，同时也包含民众追求健康的行为。"公共卫生"与"卫生"的主体不同，事项也有明显的区别。1946 年，毕汝刚在《公共卫生学》中将之界定为："公共卫生乃政府执行关于增进人民健康之设施，用以预防疾病、减少死亡、促

---

① Žižek, S., 2020, "Biggest Threat Covid-19 Epidemic Poses is not Our Regression to Survivalist Violence, but BARBARISM with Human Face", Russia Today TV, 2020-03-19, https://www.rt.com/op-ed/483528-coronavirus-world-capitalism-barbarism/.

② 俞松筠:《卫生行政概要》，正中书局印行，1947 年版，第 2 页。

进健康，以增益体力、效率与快乐，使个人丰富及国家富强。此项解释，对于公共卫生之意义，已包括无遗。"[1] 根据这个定义，虽然"公共卫生"的宗旨与庄子的"卫生"之义异曲同工，但前者强调用于增加民众健康的医疗设施，而不是养生之道或器物的"干净"。在这里，公共卫生事业的建设需要由政府主导，而不再是个人的养生目标或者清洁习惯。

公共卫生事业的出现开始改变个人卫生习惯。个人的卫生习惯看似是个体生活理念的产物，究其实质，也是社会环境塑造的结果。按照塔尔德的模仿律，个体的思维方式和行为习惯主要来自社会模仿，一个时期的社会伦理心态塑造着社会成员的道德行为。当清洁卫生从个人的自由选择变成社会规范的对象，"应该"讲究卫生就具有了道德性。在公共卫生意识淡薄的时代，社会成员所生活的社会环境也处于卫生的真空状态，人们普遍"不讲个人卫生、燃烧兽粪、牲畜及兽类之死骸不加掩埋"[2]。1932 年 8 月 19 日，《大公报》报道了陕甘两地公共卫生设施的落后，这种状况非常不利于防疫的需要："地处边僻，医疗设备向极简陋，对于防治虎疫之医药材料，尤感缺乏"，甚至出现医护工作者"数度罢工，以此而欲防治如火如荼之虎烈拉，自难收效"。可以想见，在城市的公共卫生事业还很不完善时，落后地区的乡村遭遇瘟疫，"劳苦大众，只有听其死亡"。[3] 正是由于当时多次发生瘟疫，地方政府开始转变观念，加大公共卫生事业的建设力度比被动防疫更为根本。1919 年，有志之士就主张地方政府应重视公共卫生事业建设，"防遏之法唯恃有时疫病院，施精确之疗治，方可化险为夷转危为安"。在浙江中部地区，当时虽然设立了医院，但在遇到瘟疫时，医院同样苦于"无专治时疫者，间尝引为大惧"。所以，当有人捐赠建设"时疫病院"时，舆论称赞"法良意美，造福地方，不可限量。而地方居民从此可减除疫患，则尤地方之幸福"。"时疫病院"将推动"地方公共卫生事业，继此以兴，防微杜渐，用弭疫患，

---

① 毕汝刚：《公共卫生学》，商务印书馆，1946 年版，第 9 页。
② 黄奋生编：《蒙藏新志》，中华书局，1936 年版，第 1031 页。
③ 《大公报》，1932 年 8 月 19 日。

亦可以辅助医院之不及也"。[①]

我国近现代的公共卫生事业起步于 20 世纪初，主要标志是防疫体系的建设。1905 年，当时的清政府设立"卫生科"，该机构主管医学堂的设置、医生考核以及检疫计划、审定卫生保健章程等。1906 年，卫生科升级为卫生司，隶属民政部，负责防疫卫生、检查医药、设置病院等事务。[②]1911 年 1 月 28 日，设立京师防疫局，负责研究商讨全国性的防疫措施问题。[③] 防疫管理机构从无到逐步完善，再向地方延伸，我国的公共卫生事业开始起步。

（二）重大防疫防治措施与社会伦理秩序构建

社会的伦理秩序与社会的发展水平相适应。中国社会在由近代社会向现代社会的转型过程中，必然包括与现代社会相适应的社会伦理秩序的重构。这种社会伦理秩序的基本特征是现代文明，它以服务社会和民众为基本方向。这种社会伦理秩序的建构，由政府职能部门、民间团体和公众共同参与。

在由近代社会向现代社会转型的过程中，就公共卫生秩序的创建而论，有个细节并未引起太多的注意，这就是国人的公共卫生概念转变与联军入京后对公共卫生的重视有关。《东方杂志》在谈及北京公共卫生的变化时指出："盖京师只为通国之代表，夫人而知，至于中国北京街道之污秽、房屋之不清、卫生之不讲、疾疫之丛生，为各国报纸所耻笑，自义和团作乱，联军入京后，京师之房屋街道，较前稍为清洁。"一种新的公共卫生秩序建立，社会成员很快感受到街道环境改变的益处。新的公共卫生秩序得到社会认可，政府职能部门持续强化公共卫生工作，成效明显："乃时隔十年，又有鼠疫之扫除，将往时不清而多疾之北京，一变而为清洁宜人之北京矣。其进化之迅速，

---

① 杨督军：《时疫病院开院演说词：疫之发生由于气之不正……》，《广济医报》，1919 年第 4 卷，第 4 期。

② 参见徐语杨：《中国历代"战疫"简史：从巫鬼之术到公共卫生建设》，界面新闻，2020 年 2 月 20 日，https://kuaibao.qq.com/s/20200220A07MGX00?refer=spider，2020 年 9 月 28 日。

③ 《北京防疫汇记》，《申报》，1911 年 2 月 19 日，第 1 张第 5 版。

施行之敏妙，不独为中国政府所不及料，亦为治疫西医所不及料者也。"①

京师的现代公共卫生秩序构建始于 20 世纪，历经十载，逐渐改变市民的公共卫生观念。对于远离京师的地方而言，现代公共卫生秩序的建立，在时间上要延迟多年。1937 年 5 月，福建泉州惠安鼠疫猖獗，由于公共卫生设施落后，这些地区的居民的公共卫生意识不强，到 5 月 20 日前后，"致死的已有千余人"。而地方媒体并未意识到问题的严重性，《国民周刊》对当地的媒体和医学界提出批评："现在稍有科学知识的人谈起了都要变色的。在欧美等国家，这样可怕的消息至少要被登在重要新闻的最前列，引起全国的注意。但我们这次闽南鼠疫的消息只是占着普通新闻版的一角，极少人去注意，更不见医学卫生界怎样极速发动去救治，这是不对的。"该刊将防疫与现代化国家建设相联系，呼吁"政府卫生当局与民间医学人才立刻以大规模的动员，去设法扑灭那种可怕的病菌。这样中国才能称得上是一个现代化的国家"。②媒体、医学界和卫生当局在现代社会伦理秩序构建中扮演着重要角色，工作不力将受到舆论的道德谴责。在现代社会伦理秩序的构建过程中，媒体的监督和舆论的推动，逐渐唤醒公众的社会责任意识。1936 年，江苏遭遇瘟疫。在疫情期间，学校要不要放假，舆论进行讨论：

地方上发生疫病以后，学校儿童的缺席势必增加，甚至教师教工也被传染到，因而不能照常工作，这时学校在事实上不能应持常态。就算学校里各个份子都保持健康，可是在疫病流行的环境中间，许多人聚居在一处总觉得不很相宜，所以临时放假没有什么不应该。但是这种放假不是随便的，应该认作学校的另一种活动方式，例如疫病的认识跟防治救护，当然是这时候最好的教学资料，知识贵乎实践，这放假的时间就是最好的实践时期。学校里应该在这时期里实行消毒，由全校教师教

---

① 李广诚：《扑灭中国北方之瘟疫》，《东方杂志》，1911 年第 8 期。

② 孟：《闽南鼠疫》，《国民周刊》，1937 年第 1 卷，第 4 期。

工儿童等设计共同进行，同时学校可以做成地方防疫中心，由每一个儿童对家庭宣传防疫的必要跟方法，并且把最重要或最容易的工作实施起来。这样，放假的意义就成为一种特别的活动了。……有几点也必须注意到：第一，放假的时间不宜很长，大约十天左右为宜……①

随着公共卫生意识的深入人心，公共卫生被纳入现代社会伦理秩序，不重视公共卫生，讳疾忌医将违反公德，受到舆论的批评。1920 年，有作者在媒体撰文，提出"有形之鼠疫"与"无形之鼠疫"的概念，从功利论的角度将军政两界不重视公共卫生建设的行为视作"无形之鼠疫"。作者运用对比法，先从"西人恐鼠疫之蔓延，因而检查之，医治之。殆不忍坐视东方病夫国，奄奄待毙，而欲令其起死回生耳"，转而批评政府职能部门"只能检查有形之鼠疫，不维检查无形之鼠疫；只能医治彼界之鼠疫，不能医治各界之鼠疫"，作者呼吁"将此无形之鼠疫，亦一例检查之医治之，务使消灭无形，庶我四万万诸父老与昆弟姐妹共庆此幸福也夫"。②

医疗条件是衡量现代社会的一个重要指标。在由近代社会向现代社会转型过程中，中国设立传染病专科医院是社会伦理秩序趋于规范的一个标志。社会伦理秩序不仅是人与人的关系，还包括人与外部诸因素的关系。在古代社会，时人将瘟疫与鬼怪联系，随着近代科学的发展，人们开始研究瘟疫的来源。第一次世界大战后，战争与瘟疫的关系引起关注。当时，医学界已经意识到"大战之后必有大疫"，并寻找合理的解决办法，呼吁"设立一个同人医院是必须的，尤其是春疫的防备，是刻不容缓的事"。③设立专科医院是社会文明进步的标志，当时广济医院的防疫"房舍狭窄，仅容病榻二十五具，设遇时疫流行。或恐不敷"。有志之士呼吁"慈善诸君子，能继起更设

① 陆星如编：《教师顾问：地方发生疫病的时候学校应该不应该放假？ 答陆星如君》，《江苏省小学教师半月刊》，1936 年第 4 卷，第 4 期。
② 余宗义：《鼠疫感言》，《燕南新声》，1920 年第 1 期。
③ 王忧春：《关于病者的问题：今春疫病》，《五金半月刊》，1941 年第 11/12 期。

一规模大者。将来时疫流行，不患无法救济"，这样长远考虑在于"均以时疫病院关系社会生命。虽时疫或不可有，而此院必不可无"。① 在慈善人士的踊跃募捐下，1919 年，"今有两大善士解囊资助，则建筑费有着落，吾之志愿可达，于是卜地于松木场，鸠工庀材，建立此时疫病院，而梅院长又竭尽绵薄之力，出资购置器具，储蓄药品，聘请医士，延选员役"，杭州"时疫病院"挂牌成立，"倘此后吾杭一有传染病发生，即来此院中调治易就痊愈，复断不至蔓延如前矣"。②

（三）公共卫生事件培育现代社会伦理心态

中国近现代史上的卫生紧急状态所引发的社会伦理道德观念的改变，"使我们在某种程度上预见人类未来的存在形式，我们能够通过研究人类过去的历史推导出这种确定的理想样态"。尽管这并不意味着"对我们目前行为的更明确的指导"，③ 但是，我们可以确信的是，在短短的几十年间，假如没有这些公共卫生事件的相继出现，中国社会的公共卫生伦理意识尚不至于迅速觉醒。正是这些直击国人灵魂的重大疫情，终于唤醒痴迷于传统迷信状态的民众。正如陈独秀所说："继今以往，国人所怀疑莫决者，当为伦理问题。此而不能觉悟，则前之所谓觉悟者，非彻底之觉悟，盖犹在倘恍迷离之境。吾敢断言曰：伦理的觉悟，为吾人最后觉悟之最后觉悟。"④ 一个崭新时代的开始，必然是以一连串的崭新事实拉开序幕的。出乎历史学家和伦理学家的意料，中国现代社会的开端与卫生紧急状态有着密不可分的联系。对于刚进入新的历史阶段的国人而言，传统的伦理观念无法解释眼前的崭新事实（佩戴口罩、解剖尸体、火化以及社会隔离），近距离的

---

① 《记事：时疫病院开幕盛况》，《广济医报》，1919 年第 4 卷，第 4 期。
② 阮其煜：《时疫病院开院演说词：今日为时疫病院开幕之日……》，《广济医报》，1919 年第 4 卷，第 4 期。
③ 〔英〕亨利·西季威克：《伦理学方法》，廖申白译，中国社会科学出版社，1993 年版，第 46 页。
④ 陈独秀：《陈独秀文章选编》（上），生活·读书·新知三联书店，1984 年版，第 109 页。

社会生活方式带来的是远距离的社会伦理的反思。认识中国现代社会的开端，认识中国现代社会伦理心态，正如黑格尔所言，如果"远离社会-历史现实，远离个殊伦理生活的具体意义"，现代社会伦理心态如果"离开这些物事那么远，在有些方面比它们所取代的宗教还要远"，那么，现代社会伦理心态的"这些形形色色版本共同拥有一种错误的想象，关于反思怎样联系与实践的错误想象，关于理论的错误想象"。①

　　道德对人类社会之所以重要，在于道德是社会生活的最大公约数，道德让每个人受益。鲁迅指出："道德这事，必须普遍，人人应做，人人能行，又于自他两利，才有存在的价值。"②当人人也讲道德、行道德之事时，道德也就从思想观念转变为伦理实践。伦理实践始于行为主体个人。当伦理从"人人应做"变成"人人在做"，伦理也就从个体伦理进入社会伦理阶段。何为"社会伦理"？在经学家刘师培看来，此即"个人对于一群之伦理"。"社会合众人而后成，故个人即为社会之分子"；个人"谓之'么匿'，或谓之小己；合一群而言之，则谓之'拓都'，或谓之团体。拓都为么匿之范围，么匿为拓都所限制，此即个人与社会之关系"。两者无法割裂，因为"社会之成立在国家成立之先，然社会之成立则在于保全生存"。③

　　当大多数社会成员意识到自己与社会的互利关系时，人们如何看待社会问题，不同的行为主体所站的角度不同，他们的伦理取向也有差异。一个时期的社会是否健康，在于行为主体对待社会问题的伦理态度是否健康。伦理态度是一种成型的伦理取向，而伦理心态则处于伦理选择和伦理判断的动态变化之中。伦理心态要积极健康，依赖于社会心理的健康。为启迪民智、改变传统社会心理，孙中山提出"心理建设"的思想。他在《建国方略之一——心理建设》中指出："夫国者，人之积也。人者，心之器也。国家政治者，一

---

① 〔英〕B. 威廉斯：《伦理学与哲学的限度》，陈嘉映译，商务印书馆，2017 年版，第 236—237 页。

② 鲁迅：《鲁迅全集》（第 1 卷），人民文学出版社，2005 年版，第 124 页。

③ 刘师培：《刘申叔遗书》（下册），江苏古籍出版社，1997 年版，第 2059 页。

人群心理之现象也。是以建国之基,当发端于心理。"①心理包括个体心理与社会心理,其中以前者最为活跃。关于个体心理的特点,梁启超指出:"无论若何固定之社会,殊不能预料或制限其中之任何时任何人忽然起一奇异之感想,此感想一度爆发,视其人心力之强度如何,可以蔓延及于全社会。"人的"心力"强弱,决定了个体心理能否得到社会的承认,成为具有普遍性的社会心理。不论是个体心理还是社会心理,并非纯然之内心的活动,而是外部环境刺激的结果。在梁启超看来,"由于环境之本身为蓄变的,而人类不能不求与之顺应。无论若何固定之社会,其内界之物质的基件终不能不有所蜕变,变焉而影响遂波及于心理"。在他看来,社会变迁的奥秘在于"一个人之个性,何以能扩充为一时代一集团之共性",因此,"所谓民族心理或社会心理者,其物实为个人心理之扩大化合品,而复借个人之行动以为之表现"。②

对于刚跨入现代社会的中国学者而言,他们对社会心理的关注在于社会成员在崭新的现实生活面前一时难以辨明善与恶,在遭遇公共卫生事件时不知如何做出反应,因为是非观念在当时尚处于某种混沌状态,这个时期的中国社会急于形成具有某种共性的欲望。1930 年,社会心理学者曹鸿儒指出:"社会心理构成的元素:寻求共性的欲望。所谓寻求共性的欲望,就是色欲或性欲。盖人类生存不仅满足了自然的欲望之需求,尚须解决性欲的问题。"③虽然这位学者是从女性解放的角度谈论社会心理问题,但我们可以将狭义的"性欲"理解为广义的"性欲",即作为社会的人之本性的欲望。现代社会,个体的权利意识和伦理意识开始觉醒,他们要确定自己对社会的责任以及社会和他人对自己的责任,需要在某些重大历史事件中通过社会(伦理)实践形成某种共识,即生成特定的社会伦理心态。剧烈的社会冲突为培育现代社会伦理心态新形式奠定了物质基础。当时的社会,"社会动荡的一部分是新旧道德之间的冲突。这场争论可以通过几种方式发生。鲁滨逊博士

---

① 孙中山:《孙中山全集》(第 9 卷),中华书局,1986 年版,第 214—215 页。

② 梁启超:《梁启超全集》(第 7 卷),北京出版社,1999 年版,第 4148、4147 页。

③ 曹鸿儒:《社会心理之研究》,《三民半月刊》,1930 年,第五卷,第 3—4 期,第 92 页。

向我们提出了这样一个想法，即未来的法律必须站在边缘，而爱，无条件的邻里爱必须在新道德的中心"①。在瘟疫造成的社会性卫生紧急状态下，新型的伦理道德观念逐渐形成。

卫生紧急状态在改变社会生活的同时，也在培育新的社会伦理心态。在古代，民众对瘟疫的恐惧产生迷信，对上苍的畏惧和相应的祈求神灵庇护，也是特定时期的社会的伦理心态。这种心态并非中国独有的现象，在其他国家也是如此。韩国学者朴允顺（Park Y. Soon）发现瘟疫大流行对古代日本人的思想和道德文化的形成影响很大。在古代的日本民众看来，诸如流行病之类的灾难是由上帝的"愤怒"和"诅咒"引起的，这种观念与平安时代（794—1192 年）的"肮脏"观点一脉相承，深化民众渴望避免恐惧的心理，而恐惧恰恰是解释古代日本社会和政治现象以及各种礼节和习俗的心理基础。流行病等灾难性事件对日本神灵观念的形成产生深远影响，导致宗教信仰片面强调奇迹和美德的务实传统。② 如果说古代社会对卫生紧急状态的恐惧心理为宗教迷信提供了土壤，进入现代社会，中国社会在群体的抗疫与防疫救助过程中培育了民众的集体利益和集体意识，"而救助行为本身则可以进一步看作是：象征'集体良知'的道德媒介。毋庸置疑，涵涉'宗族观念''同乡认同'和'社会伦理意识'的乡情精神在强化共同体成员的道德认同过程中的确起到了团结乡民的积极作用，同时也构成了官民得以合作的道德情感纽带"③。直到当代社会，遭遇公共卫生事件，中国社会的集体精神和社会伦理意识高涨，从全社会的齐力抗疫行动中可以看到这种社会伦理心态的历史延续性。

---

① Dominian, J., 1970, "Book Review: Depth Psychology and a New Ethic", in *Theology* 73(604).

② Park Y. Soon, 2018, "Disasters and Moral Culture in Ancient Japan-Ancient History of Epidemics", in 인문과학연구 (*Studies In Humanities*) 58.

③ 冯磊、张金钟:《清代乡村疫病救助中道德资源的积极作用》,《中国医学伦理学》, 2007 年第 2 期。

第四章 公共卫生事件中现实空间的 社会伦理心态

　　西季威克将伦理学研究分作两个阶段，一个是纯粹抽象的理想阶段；一个是将这种理想状态应用到社会实践的阶段。关于两个阶段各自的侧重点，西季威克指出："对一种理想社会的道德的研究至多只是一种准备性的研究；在这种研究之后，随着推理的过程，还需要从对理想道德的研究转到对现实道德的研究。"①　将伦理理论知识面向现实，解决现实问题，彰显伦理学的社会价值。面向现实的伦理学需要从经验层面认知经验的伦理意义秩序为行为主体提供行为指南。正如约翰·希克（John Hick）所说，"伦理被经验为一种意义的秩序，它伴随着预设的物理意义一同发生，贯穿物理意义并通过物理意义传递"。按照希克的观点，"物理意义"（社会生活的意义）是伦理的意义秩序的媒介，伦理的意义秩序的价值在于"把这世界经验为具有某种特征就是以某种方式生活在一种倾向性状态中"，②　这种倾向性向人们提供"应该"的道德判断。公共卫生事件带来的卫生紧急状态将日常生活秩序暂时"冻结"起来，行为主体在陌生的社会环境中亟须获得理性指导，获得伦理实践所必备的理性伦理知识。艾格尼丝·海勒（Agnes Heller）提出了特定环境下人际交流的规范模型和相应的伦理要求，较之社会伦理对隐私性、准确性、欺骗性和保密性的主流传统要求，新的伦理要求优先关注行为的合理

---

① 〔英〕亨利·西季威克：《伦理学方法》，廖申白译，中国社会科学出版社，1993年版，第43—44页。

② 〔英〕约翰·希克：《上帝与信仰的世界》，王志成、朱彩虹译，中国人民大学出版社，2006年版，第43、46页。

性。[①]沿着海勒的思路，我们关注的是由公共卫生事件带来的临时社会伦理秩序以及相应的社会伦理心态要求。

第一节　公共卫生事件中的临时秩序与社会伦理心态

伦理关注人与人以及人与社会的秩序问题，秩序的变化反过来影响社会伦理心态。由公共卫生事件造成的卫生紧急状态在很大程度上改写了常态化的社会秩序。对于大多数社会成员而言，日常社会秩序被打乱，面对骤然开启的社会临时秩序无所适从，因而显得"混乱不堪"。怀特海认为："彻底的混乱可以与彻底的破坏同等看待。如果我们一定要根据前一个时代的秩序形式来解释一个新的时代，那我们所看到的就是一团混乱。"[②]因此，我们必须重新认识卫生紧急状态下临时秩序中的社会关系以及由此生成的社会伦理心态。

一、公共卫生事件与社会临时秩序

人类社会与宇宙万物一样有其内在的运行规律。社会秩序建立在基本的法律规范和伦理规范之上，因此，社会生活在本质上也是法律生活和伦理生活。伦理义务的宽泛性决定了社会秩序与伦理规范的联系更为紧密。在黑格尔这里，他所理解的"伦理"与"伦理生活"大抵一致。通过这种区分，伦理与道德各自有所侧重。作为"伦理生活"的伦理强调在人类历史长河中被制度化的社会秩序以及与之相适应的各种行为规范。按照黑格尔的伦理主张，行为主体遵守社会这个共同体所规定的风俗习惯，即由此形成的风俗习惯的社会秩序，也就符合了伦理生活的要求。社会规范由一系列的道德标准构成，这些标准不再是抽象的概念，而是被纳入理性化的社会秩序和社会规

---

① Christians, C. G., 2002, "The Social Ethics of Agnes Heller", in *Qualitative Inquiry* 8(4).

② 〔英〕怀特海：《思维方式》，刘放桐译，商务印书馆，2004 年版，第 78 页。

范之中。因此，我们所观察到的或经历的社会生活在本质上都是伦理生活，这种生活遵循相应的伦理秩序。在万俊人等学者看来，社会生活的伦理秩序即社会伦理秩序，"一半呈现为某种形式的社会公共伦理规范、日常生活准则、社会风俗习惯以及社会成员或国家公民的公民美德等具有公共特性的伦理文化体系"①。公共卫生事件造成的卫生紧急状态颠覆了社会伦理秩序的"公共特性"，在这种情境下，个体特性如何转化成适应新环境的"公共特性"，整个社会面临着新的考验。

（一）公共卫生事件与临时社会行为秩序的"善"

伦理生活的重要性在于人类社会是个命运共同体，这种共同体的价值在日常生活中不易被人的直觉所把握。在遇到诸如公共卫生事件造成的卫生紧急状态时，整个社会都处于恐惧之中，没有一个人可以彻底摆脱生命健康的威胁。正如海克尔（Ernst Haeckel）所说，"人要想在有秩序的社会中生存"，就必须懂得"集体的发展也是他个人的发展，集体的灾难也是他个人的灾难"。② 个体和集体的利益具有一致性，彼此的利益成为结成社会的纽带。在公共卫生事件持续期间，任性不再是个人的自由，这种"率性而为"对共同体的命运将构成现实的威胁。在日常的社会生活中，适当的任性可以标榜成"个性的张扬"，这种任性在不损害他人利益的情况下得到宽容。公共卫生事件将个人的利益与集体的利益紧密相连，个人的行为不当可能损害集体的利益。这样，个体行为的道德性凸显，不符合"善"的规定行为在扰乱社会行为秩序的同时会损害集体的利益，"伦理道德的社会使命就是对个体与社会关系的调节，构建一种善的社会秩序"③。当我们将社会秩序与善相关联，需要回答究竟何为社会秩序的善。道德意义的"善"比较抽象，"好"无法满足行为主体对社会秩序的善的理解。就社会秩序而言，善意味着社会

---

① 吴洁珍、万俊人：《伦理秩序与道德资源》，《马克思主义与现实》，1999 年第 6 期。

② 〔德〕恩斯特·海克尔：《宇宙之谜：关于一元论哲学的通俗读物》，郑开琪等译，上海人民出版社，1974 年版，第 331 页。

③ 高兆明：《伦理学理论与方法》，人民出版社，2005 年版，第 190 页。

关系的和谐。和谐是关系的和谐，它要求个体与个体、个体与集体、集体与社会诸关系的彼此适应。在日常社会生活中，传统的伦理道德观念、法律常识和经验事实为社会成员提供了一套较为清晰的社会秩序的"善"的行为准则。美德论、义务论和功利论等传统伦理流派各自提出行为善的要求。行为主体按照这些伦理要求与他人相处，伦理的理性维系社会秩序的稳定。这样的社会秩序，即符合善的要求。社会秩序的这些"善"已经变成社会习俗，规范着社会成员的行为。对于心智健全的人而言，他们具备了识别社会秩序"善恶"的能力，社会秩序因而具有很强的稳定性。相反，公共卫生事件在颠覆日常社会秩序的同时，并未及时提供新的社会秩序所需的行为准则。或者说，临时提供的行为准则因为缺乏伦理实践，导致社会成员无法分辨这些"行为规定"的可靠性，在难以判定临时行为规范的是与非之前，其性质的善或恶自然也无从确定。社会临时秩序所需行为的善是必须具有普遍性的"善"，即得到社会成员的普遍认可。当善无法成为社会临时秩序的内在规定，行为主体从心里对这种秩序持怀疑的态度。马基雅弗利（Niccolò Machiavelli）的学说也证明了这一点："在社会秩序相对稳定的时期，所有的道德问题都可在社会所共有的准则的背景条件中提出；而在社会秩序不稳定的时期，这些准则本身便会受到质疑，并会受到人类的欲望和需要这一标准的检验。"[①]

伦理生活受到重视，在于这种生活以制度性的规范为社会成员提供某种可以预期的未来。即：只要社会成员普遍遵循伦理准则行为，个体行为的规范使社会处于有序的状态，就可以实现共同体和个体利益的最大化。为获得这种预期的利益，行为主体的自由意志会调整各自的行为倾向。在西季威克看来，意志"能够在一定程度上控制我们的思想和感觉"。受意志的驱使，行为主体的伦理道德观念驱使自己追求预期的行为效果，为此可以排除

---

① 〔美〕阿拉斯代尔·麦金太尔：《伦理学简史》，龚群译，商务印书馆，2003 年版，第 180 页。

一切困难。他将由意志转化为行为而取得的结果称为"意志效果"，"意志效果是人的未来行为倾向上的变化，我们必须把它视为关于未来行为的一般决心的一个结果"，对于未来行为的一般决心，"是了解意志力的作用范围对于我们才是最有实践意义的"。①具体到公共卫生事件导致的卫生紧急状态，尽管社会成员普遍相信这种非常态的社会秩序终将离开我们的生活，这种愿景不会自然变成现实，消极对待这类事件可能导致人类社会遭受灭顶之灾。将祸端降到最低程度，要求社会成员以积极的姿态面对疫情，在卫生紧急状态下，常态的社会秩序无论从宏观、中观还是微观层面同时陷入"停摆"状态。在宏观层面，疫情严重的地区采取静默管理；在中观层面，企业、学校和其他社会机构暂停活动；在微观层面，大多数社会成员居家隔离，非必要不外出，人际交往同样被中断。城市的交通秩序、工作秩序和家庭秩序的逆转，使得来不及适应社会临时秩序的行为主体在懵懂中不知所措。意志与意志效果适用于理性状态的人，卫生紧急状态造成的混乱将理性人从世界里剥离出来，恐惧就是典型的非理性状态。没有理性，就无法形成意志，因为意志对向度提出要求。非理性状态的生活缺乏秩序感，在这种状态下社会成员很难辨别是非正误，预期的失灵也影响到行为主体的道德判断，伦理学强调"应当"适用于意志效果明晰之时。在公共卫生事件持续期间，一个人上街被认为是增加病毒传播的风险，感染他人或自己被感染是这种行为的预期结果。当他冒险出门最终没有出现最坏的预期结果，直觉让其怀疑居家隔离这种规定正确与否。因此，现实空间的对与错，社会成员更多从经验事实中验证真伪。相反，"在严格的伦理学意义上，被我们判定为'错误的东西'并不是直接由人的意志所引发的肌肉运动的某一部分实际效果本身，而是他在意欲那项行为时所预见到的效果，或者更严格地说，是它的实现所预见的效果的意志或抉择"②。在伦理意义和经验事实之间，当理论和现实发生冲突时，

---

① 〔英〕亨利·西季威克：《伦理学方法》，廖申白译，中国社会科学出版社，1993 年版，第 95—96 页。

② 同上注，第 221 页。

如何调和社会成员的经验判断与理性结论的这种不一致呢？在巴里·霍夫马斯特（Barry Hoffmaster）看来，应用伦理和职业伦理"并不停留在虚无的理论领域。它根植于反复无常的生活和存在道德的偶然世界中"，伦理框架"解决特定的道德问题需要进行复杂的判断并进行动态的努力"。对于社会临时秩序中的行为主体而言，判定一个行为或者判定这种秩序是否符合"善"的要求，就需要借助理性的演绎推理以避免道德判断的非理性。比如，一个人违反规定外出未被感染属于或然的"幸运"，流行病医学知识证明，不进行隔离感染病毒的风险会增大。可见，离开理性的伦理判断，卫生紧急状态下的社会秩序不仅没有道德可言，也不可能理性。科学防疫措施是"基于过程的理性概念来证明判断的合理性"，[①]这种合理性即社会临时秩序的"善"。

一种被视作"善"的社会临时秩序如何被社会成员普遍接受，这需要大多数人通过新社会秩序所获得的经验判断来证明这种秩序的合理性，间接证明社会临时秩序的善。社会临时秩序的理性来自应用伦理的演绎推理。康德指出，将先验道德律与原则相结合，需要"凭经验精明的判断，以便区分在哪些情况下适用"[②]。与此同时，康德认为，运用道德原则应注意：①确定道德原则是否与特定情况有关；②评估一个人是否认识到道德原则与特定情况有关；③确定一个人是否有动机采取被认为与特定情况有关的道德原则。[③]不可否认，社会临时秩序所确立的道德原则仅仅适用于各种社会性的紧急状态。尽管社会成员意识到这些道德原则与社会紧急状态的关系，但多数人缺乏主动遵守这些原则的动机。在这种情况下，社会临时秩序的"善"主要停留在理论层面，这是应对公共卫生事件所采取的手段与行为主体所直觉到的

---

① Hoffmaster, B., 2018, "From Applied Ethics to Empirical Ethics to Contextual Ethics", in *Bioethics* 32(2).

② Kant, I., Abbott, T. K., 1949, *Fundamental Principles of the Metaphysic of Morals*, Indianapolis, IN: Bobbs-Merrill, p. 5.

③ Hoffmaster, B., 2018, "From Applied Ethics to Empirical Ethics to Contextual Ethics", in *Bioethics* 32(2).

非善有关。按照人的直觉，善的手段应该给行为主体以愉悦或某种可以预期的快乐，隔离、禁止聚餐、减少人际交往干预了他们的行动自由，正如乔治·摩尔（George Moore）所说："无论什么时候我们断定一事物'作为手段是善的'，我们就是正在作一个关于它的因果关系的判断：我们既断定它将有一种特殊的效果，又断定那效果本身将是善的。"[①] 同样，当我们在断定应对措施所规定的行为准则是善的同时，也在断定尊重社会临时秩序遏制病毒扩散并得出新秩序的善。一个人因遵守行为而得到善的结果（未被感染）可能缺乏足够的证据。当这些个体的行为与结果被管理部门统计成数据，这些数据的真实性便得到科学证明，个体的经验事实与社会经验事实相吻合，在社会成员普遍接受社会临时秩序的善时，就形成了维系这种秩序所需要的社会习惯，即社会成员将对应对措施所规定的事项从厌恶变成行为，并逐渐变成普遍性的社会习惯。"习惯的作用常常有相反的效果：使一开始无差别的甚至不合意的活动变得令人愉快。"社会行为秩序的规范在于社会成员一旦将某些"使人厌烦的义务"变作行为习惯，"通过习惯的作用，对这一义务的厌烦将会消失，而从履行义务的行动中得到的收益却是永恒的"。[②]

（二）公共卫生事件与临时社会精神秩序

社会秩序包括有形的和隐形的两种秩序。社会成员的行为秩序是有形的，每个人如何行动，以直观的方式呈现。个体的行为与他所处的环境、知识和经验相关。亚里士多德强调"实践智慧"，将这种智慧"看作是指导人类活动以达到福利目的的智力"。智力以理性为基础，这种能力的发挥既可以形成善的行为，也可能导致非善甚至邪恶的行为。为预防理智可能导致的不良行为，亚里士多德将伦理的"应当"引入理智，认为"具有实践智慧的人懂得哪些目的是应当选择的，并且懂得如何达到这些目的，同时能把自己的情感控制在合理的范围内，能审慎地从许多可能的行为中挑选自己可以

---

① 〔英〕乔治·摩尔:《伦理学原理》，长河译，上海人民出版社，2005 年版，第 25 页。

② 〔英〕亨利·西季威克:《伦理学方法》，廖申白译，中国社会科学出版社，1993 年版，第 207 页。

去做的行为"。^①当理智受到"应当"的限制，理智的伦理性使这种能力转变成我们所说的"智慧"，这种具有伦理特征的智力可以指导社会成员的行为。"实践的智慧"是一种目的性的行为选择的应当，这种智慧由行为主体的思维能力决定，它与个体的情感相关。社会伦理秩序属于隐形的、"'惰性'的、稳定的内在精神秩序，西方伦理学家通常以'伦理精神'（ethos）概述"。社会伦理秩序的这些特点，使其"变动更深刻地反映出社会生活的变革趋势和内在本质"。^②在由公共卫生事件导致的卫生紧急状态下，隐藏在行为背后的伦理秩序引发的问题值得重视。适合伦理秩序的惰性维护的是传统的伦理秩序，而公共卫生事件对传统社会秩序的改变需要与之相适应的伦理秩序，这种秩序意味着对传统社会伦理秩序的变革。退一步讲，即使卫生紧急状态所带来的临时社会行为秩序暂不具有变革的性质，但在某种程度上也预示着社会变革趋势。这一点，可以从历史上的公共卫生事件对后世社会伦理秩序的影响得到证明。社会伦理秩序的改变并非出于伦理观念或伦理理论的自我变革，而是骤然变化的社会环境对整个社会提出刚性的要求。比如，清末庚戌鼠疫带来处理遗体方式的变革，就是由清廷颁布圣旨，由最高行政当局强制推行。这表明，当社会伦理秩序的隐形问题成为舆论关注的焦点时，伦理道德观念的"惰性"在强大的外部环境和政治力量的干预下，这种秩序的变革可以在短时间内变成现实。伦理学的社会属性客观上要求它与政治的距离更近。关于伦理学和社会、政治的关系，亚里士多德就将伦理学称作"政治学的分支"。不过，他所说的"政治"是希腊文的"politikos"，这并不等于今天人们所说的"political"，前者有"政治的"和"社会的"的双层含义。罗斯认为："亚里士多德的伦理学是社会的，而他的政治学是伦理的。"^③换言

---

① 〔美〕汤姆·L. 彼彻姆：《哲学的伦理学》，雷克勤、郭夏娟、李兰芬、沈珏译，中国社会科学出版社，1990年版，第236—237页。
② 吴洁珍、万俊人：《伦理秩序与道德资源》，《马克思主义与现实》，1999年第6期。
③ 〔美〕汤姆·L. 彼彻姆：《哲学的伦理学》，雷克勤、郭夏娟、李兰芬、沈珏译，中国社会科学出版社，1990年版，第231页。

之，伦理、社会和政治，三者可以视作三位一体。在卫生紧急状态下，静默管理成为临时性的社会行为秩序，并逐渐得到社会的广泛认同，成为特定阶段的社会伦理秩序（社会精神秩序）。

在卫生紧急状态下，社会性的普遍恐慌可能导致个体行为的自行其是，而应对这种突发状况需要全社会的行动一致，通过伦理规范维系社会行为秩序的一致性，维系社会伦理秩序旨在保障全体社会成员的共同利益。在构建诸如"静默""保持社交距离"和"佩戴口罩"这类有形的行为秩序时，以避免造成更多的社会成员被感染为基本目标。在亚里士多德看来，每个国家共同体都寻求实现某一确定的善好或目标。[①]在公共卫生事件持续期间，目标的善好单一，至于如何规范社会成员的行为则需要借助于精神秩序。行政手段的行为规范类似于法律规范，它属于狭义的规范，而伦理规范则属于广义的规范。以要求社会成员出门佩戴口罩为例，没有办法具体指导他们如何佩戴口罩。就像欧洲人的大鼻子，当口罩并非针对白色人种涉及的专用型号时，就未必遮挡得住翘起来的鼻梁。即便是在中国，有的人将口罩遮住嘴巴，鼻孔和鼻梁裸露在外，这样的"佩戴口罩"遵守的是形式的社会行为秩序，行为主体明知这种行为并不符合规定，但很难指责其违反规定。在这种情况下，需要从社会伦理秩序的角度判断这类准合规行为的正当性。在卫生紧急状态下，社会成员佩戴口罩已经成为当代社会防疫的基本准则。正如乍得·舒兰德（Chad V. Schoolandt）所言："尽管社会规范的存在本身并不会以正当性推定为依据，但对于已经建立并长期保持稳定的道德化社会规范体系而言，似乎可以适当地推定正当性。"社会成员重视传统，希望"随着时间的流逝，规范本身的存在似乎倾向于产生自己的理由"。[②]当社会规范的正当性变作传统的行为，这种传统也就成为正当性的理由。口罩遮蔽的是嘴巴和鼻孔，社会所认可的戴口罩必须同时遮蔽这两个部位，才算符合这项

---

① 甘绍平：《伦理学的当代建构》，中国发展出版社，2015 年版，第 108 页。

② Van Schoelandt, C., 2018, "Moral Accountability and Social Norms", in *Social Philosophy & Policy* 35(1).

行为的社会规范。有的人既不希望违反社会行为秩序，又以任性的方式逃避这种行为规范的不利影响（透气性差），只遵守形式的行为秩序而违背伦理精神，这种行为并不符合伦理法则的习俗取向，而是在制造新的不公平。显然，这类行为挑战的是卫生紧急状态所倡导的新习俗。布莱士·帕斯卡（Blaise Pascal）认为："习俗就是全部的公平，这仅仅因为它能为人接受。那就是其权威的神秘根基。任何人，只要想将其带回第一原理（first principle），就会毁灭它。"① 在 20 世纪以前，中国社会没有戴口罩的伦理命题。因此，公共卫生事件持续期间外出佩戴口罩是后世的习俗，我们无法将其回溯到最初的伦理命题。

社会伦理秩序要求社会成员为维护社会共同体的利益，遵守基本的社会伦理准则，做到这一点需要每个社会成员具备相应的道德能力。"道德能力""伦理原则"和"伦理共同体"是康德主义伦理学实践理性的三个核心要素，"道德行为主体由自身的道德能力设立伦理原则，进而构建共享相同伦理原则的伦理共同体"。② 公共卫生事件中的社会伦理秩序同样以"道德能力""伦理原则"和"伦理共同体"为基本点。在这种情境下，每个行为主体都是伦理共同体的成员，他们为祛除病毒必须遵守特殊时期的伦理原则，对伦理原则的贯彻在于道德行为主体对这些伦理原则的设置。以隔离感染病毒者或疑似感染者为例，为避免病毒扩散，对于已经确诊或正在观察的群体进行隔离是卫生紧急状态的伦理原则。这种原则通过行政手段颁布，符合伦理共同体的利益，也是道德行为主体所认可的原则。比如，社会成员对于感染者采取回避的态度，即便有血缘关系的人也尽量避免接触。隔离是伦

---

① 〔斯洛文尼亚〕斯拉沃热·齐泽克：《意识形态的崇高客体》，季广茂译，中央编译出版社，2002 年版，第 50—51 页。

② 潘麒羽：《应用伦理研究中的康德主义进路》，中国社会科学网，2020 年 6 月 30 日，网络链接：https://www.thepaper.cn/newsDetail_forward_8054493。

理抉择的产物，防疫性质的隔离是一种"可怕的休克"。①作为特殊环境的伦理原则，对感染者和疑似感染者的隔离，需要同时维护未感染者、感染者以及疑似感染者的基本权利。其中，安全权"维护的是人的身体与心灵的完整性"②。对安全的欲求具有普遍性，对于被隔离者而言，隔离也符合他们的利益。如果不隔离救治，将导致家人的安全受到威胁，他们自己的生命也处于危险之中。对于意识不到隔离的社会意义的行为主体而言，觉得隔离是一种强迫性的非善的行为。一旦他们认识到隔离的积极意义，发现身体不适主动申请隔离就是伦理精神的体现。隔离期间，将被感染者和疑似感染者交给医生救治，"从而认可了只能透过疾病的抽象普遍性所建立的关系"；对于被隔离者而言，"也只能透过同样抽象的理性与社会交流。这种理性就是秩序、对肉体和道德的约束、群体的无形压力以及整齐划一的要求"。③

公共卫生事件持续期间的社会伦理秩序由于伦理精神正在形成，导致了这种秩序具有模糊性。在这种情况下，对个体的道德素养提出更高的要求。在特殊情境下，理性的道德主体更懂得约束自己的行为，更懂得主动辨别善恶对于行为的重要性。即，社会成员需要通过道德自治约束自己，当个体的道德自治变成一种社会现象时，具有道德自治能力的人自觉地配合制度化的伦理秩序。在卫生紧急状态下，制度化的防疫需要个体的道德自治与社会伦理秩序共同发挥作用。黑格尔的社会伦理思想"植根于具体的社会环境、历史环境，强调制度化的、理性的、客观的伦理秩序对个体的绝对优先性"④。卫生紧急状态所构建的临时的社会行为秩序需要将这种行为内化为与之相

① 〔法〕米歇尔·福柯:《规训与惩罚》，刘北成、杨远婴译，生活·读书·新知三联书店，2007年版，第138页。

② 甘绍平:《人权伦理学》，中国发展出版社，2009年版，第19—20页。

③ 〔法〕米歇尔·福柯:《疯癫与文明》，刘北成、杨远婴译，生活·读书·新知三联书店，2007年版，第3页。

④ 马凤阳:《黑格尔社会伦理思想探析》，《道德与文明》，2016年第3期。

适应的社会伦理精神，实现伦理规训行为的目标。正如福柯所言："如果说，麻疯病人引起了驱逐风俗，在某种程度上提供了'大禁闭'的原型和一般形式，那么可以说，瘟疫引出了种种规训方案。"[①]正是这些规训方案，最终变成新的习俗，成为疫情事件特殊的社会伦理秩序。

二、公共卫生事件中的社会伦理心态

外部环境影响社会成员的心理变化。剧烈的社会变动影响社会伦理道德观念的变化，这些变化表现为行为主体的社会伦理心态的变化。在公共卫生事件持续期间，新的社会生活模式带给社会成员心理的不适应，他们对社会生活和社会行为的善与恶、是与非的判断标准发生了变化。

（一）外部环境变化与伦理心态摆动

人类社会的伦理道德观念来自何处？在宗教学家尼尼安·斯马特（Ninian Smart）看来，所有的道德言说无不根植于宇宙现状。这揭示了一个真理：道德理论并非神创或上苍的恩赐，而是源于人类社会的现状。不过，并非所有的现状都能孵化出新的"道德言说"，外部环境的陡然变化，这是创造"道德言说"的最佳时机。公共卫生事件造成外部环境的剧烈变动，对某一行为的伦理判断可能呈现出截然不同的结论。正如摩尔所说，"在各个不同的情况下，同一行为可能产生的各个效果，在各个效果的价值所依赖的各个方面是完全不同的"。以居家不出门为例，在工作日，一个职业者蛰伏在家，会被认为"偷懒"；节假日选择不出门，则是个人的自由。同样，在卫生紧急状态下，除了医护工作者和其他需要坚守岗位的参与者，其他社会成员居家不外出变成美德，不听劝告擅自出门要受到邻里的谴责。同样的行为，仅仅因为时间和社会环境的变化，将影响到对该行为的伦理判断。不同的伦理判断所适应的时间和环境也不同。摩尔指出："许多伦理判断尽管在

---

① 〔法〕米歇尔·福柯：《规训与惩罚》，刘北成、杨远婴译，生活·读书·新知三联书店，2007年版，第222页。

一个时期一般是真实的，但在另一些时期却一般是荒谬的。"[1] 伦理判断的时代性和特殊性要求社会成员将静态的"道德言说"置于动态变化的现实生活中，从"使得伦理学免于过多地去依靠单纯的直觉判断与形式推理，而是更关注事件本身的复杂性，更多地关注经验的可靠性材料，注重伦理学理论与实践的关联"[2]。这就要求，当我们在审视公共卫生事件对社会行为秩序和伦理秩序的改变时，需要摆脱个体对某个行为的直觉判断和伦理推理，而应着眼于这种社会情境下的人们，他们如何从全面的经验事实中甄别事实的真假、行为的对与错。当这样的伦理判断超越了个体的判断，具有社会一致性的评价时，由此形成的社会伦理判断真正反映了特定时期的社会伦理心态。

随着伦理学不断面向现实生活，将不可避免地遇到一个问题：道德言说是否具有时效性？如果道德观念（理论）只能适用于某个时代，抽象的道德形式将受到挑战。如果道德不具有时效性，道德理论为何会不断自我发展？也许，回答这些问题是伦理学家的事情。对于芸芸众生而言，他们面临的难题有所不同：社会生活的转场将造成多数社会成员身体和心理的不适应。在旧的现实发生逆转，新的社会秩序带来新的伦理规范时，诚如吉多·弗隆吉亚（Guido Frongia）所说，在这种情况下，"一个人可能会问自己，在某种程度上抵抗身体或心理上的外部胁迫，旨在朝着人们认为在道德上不可接受的方向改变自己的行为是正确的吗？"所谓"道德上不可接受"，指的是在骤然发生变化的社会环境下，社会成员无法用传统的道德观念评判新的社会生活方式（行为）。比如，对于主张个性张扬的人而言，居家隔离这样的新的生活方式被看作不道德的；对于习惯于我行我素的人而言，疫情期间对个体活动范围的限制将是"道德上不可接受的"规定，而新的社会伦理秩序承认这些规则的道德性。弗隆吉亚接着问道："当一个人接触到一个与自己的标准体系非常不同的规范体系，并规定出于道德原因而不愿遵守

---

① 〔英〕乔治·摩尔：《伦理学原理》，长河译，上海人民出版社，2005 年版，第 25—26 页。

② Lafollette, H., 2003, *Practical Ethics*, New York: Oxford University Press.

的行为形式时，该如何表现？"可以说，人类社会所经历的每次公共卫生事件，这样的问题都会引起社会性的共鸣。这样的不知所措在本质上是社会环境骤变造成的伦理困境。与常规意义上的伦理困境不同，这样的伦理困境是一种相对的伦理困境，亦即，这并非不可调和的伦理冲突，而一般的伦理困境则具有不可调和的性质。在大自然面前，承认人类的渺小和无奈，顺应各种人力不可控制的"紧急状态"，调整自己的伦理道德观念，使之与社会环境的剧烈变动相适应，以此化解这种相对的伦理困境。弗隆吉亚指出："在绝大多数情况下，道德观念的改变不是以孤立和随意的方式发生的。有时，这些条件及其影响之间的关系更容易定义，因为这些变化是在人类条件下发生的，甚至是经常发生的。"[1] 所谓人类条件，是指在处理人类与自然界的关系时，社会成员遵从自然规律调整自己的行为以及指导这种行为的伦理道德观念。地震、火山、泥石流等自然灾害以及瘟疫造成的卫生紧急状态，尽管这些危及人类生命安全的重大事件并不从根本上改变或动摇人类社会的道德根基，却可以对职业伦理和特定时期的社会伦理观念产生影响。这些影响被留在社会伦理道德的记忆之中，成为构筑社会伦理心态的原材料。

社会伦理道德观念并非单一的道德命题或道德公式，不可以用简单的语言进行概括或描述。伦理道德观念是一种思想体系，这种体系是框架性质的伦理道德思想的组合，其中重要的思想观念作为某种框架，支撑着整个伦理道德思想体系。框架是结构，整个伦理道德思想体系还有巨大的空间，留给社会成员去丰富和创造。社会成员的行为只要不超越伦理道德体系，不损害体系内的伦理道德框架，他们就有行为的自由。至于如何选择，在于社会成员的伦理心态如何看待伦理道德框架与外部社会环境的关系。伦理道德框架相对稳定，布里·比尔（Bree Beal）认为："框架随着内在心理的变化而在

---

[1] Grongia, G., 1998, "Justification of Change in Moral Attitude", in *Topoi* 17(2).

隐性水平上发生变化。"①也就是说，形式的伦理道德框架依然起着主导作用，在卫生紧急状态下，行为主体的心理发生变化，他们的伦理心态发生微妙的变化。比如，人与人的基本信任，在这个特殊时期，行为主体倾向于本能地将其他人全部假设成可能的病毒携带者或感染者。尤其是会把感冒的人——由感冒引起的咳嗽、发烧——误认为是传染性病毒的感染者，于是对这些人怀有敌意。不信任何人的心理事实与信任他人是伦理道德的基本要求，在这两者之间，社会伦理道德的框架受到个体心理的明显影响，这种非理性的道德认知影响着社会成员的行为，也在促使人们为自身利益的最大化而采取某些策略。比如，将自己的局部身体与外部环境隔离开来。没有防护面具的人，可能因陋就简，将桶装水桶截开，把桶套在自己头部以防护空气中可能残留的病毒。这种行为的创造性，折射出特定时期的不害人也不被伤害的伦理心态。巴里·霍夫马斯特肯定这种"非形式理性从道德理论的束缚中释放了伦理。一旦发生这种情况，道德规范就会变得丰富、健全和现实。价值观变得突出并为道德慎思（moral deliberation）带来灵活性"②。福柯也称赞特定环境下的民众创造。他将伦理学美学化，认为"每个主体都必须抛开任何普遍法则的支撑，建立他自己的自制模型（model of self-mastery）；为适应环境变化他被迫竭力创造自身，把自己当成主体生产出来，寻找他自己特定的生存艺术"③。

在社会伦理秩序处于混沌期内，伦理道德的边界相对模糊，社会伦理心态的"尺度"缺乏明确的标准。由于行为主体对善与恶、是与非、应该与不该缺乏普遍的共识，相应地增加了道德惩罚的难度。在现实空间，无关痛痒

①　Beal, B., 2020, "What Are the Irreducible Basic Elements of Morality? A Critique of the Debate Over Monism and Pluralism in Moral Psychology", in *Perspectives on Psychological Science* 15(2).

②　Hoffmaster, B., 2018, "From Applied Ethics to Empirical Ethics to Contextual Ethics", in *Bioethics* 32(2).

③　〔斯洛文尼亚〕斯拉沃热·齐泽克：《意识形态的崇高客体》，季广茂译，中央编译出版社，2002 年版，第 2 页。

的道德惩罚对于矫正人们的不道德行为无济于事，道德惩罚只有直击人的灵魂才能激起人的积极道德情感。对于道德惩罚，马布利（G. B. de Mably）的态度是："如果由我来施加惩罚的话，惩罚应该打击灵魂而非肉体。"①在卫生紧急状态下，乡村社区的道德惩罚不是邻里间的人际舆论，而是村里的大喇叭。村干部通过这种有线媒介对违反防疫措施的人或行为进行"道德审判"，这种审判在小范围内效果明显。乡村的权力权威以他们的社会伦理心态"尺度"裁决村民的行为是否符合特殊时期的伦理规范。大喇叭式的"道德惩罚"仅限于乡村权力权威的道德评价，如果村干部的德行不具备道德权威的资格，这种"道德审判"无法成为人人自觉遵守的道德准则。相反，会形成"道德摆动空间"。这是道德半真空状态的特殊现象。行为主体不认可社区行政权威的道德评价，认为和防疫措施有些出入的行为并无大碍。尼娜·玛扎尔（Nina Mazar）等研究者认为，特定时期，社会成员怀有"一种心理上的需要，即认为自己是道德的"，对于临时性的伦理规范，有的人"通过作弊来利用'道德摆动空间'逃避道德惩罚"。②迈克·普伦蒂斯（Mike Prentice）指出："人们可能会利用行为歧义来维持道德感"，"尽管存在'摆动空间'的问题，如果没有损害公众利益"，③社会反而会对具有分歧的行为保持宽容的心态。这一点，从私自进出小区者并未引发社区成员的众怒得到证明。因为道德的边界模糊，行为主体的道德就有一定的"摆动空间"，对错由社会成员自行判断。

（二）公共卫生事件中的社会伦理心态类型

在卫生紧急状态下，伦理道德观念受到外部环境的影响，社会成员评价

---

① 〔法〕米歇尔·福柯：《规训与惩罚》，刘北成、杨远婴译，生活·读书·新知三联书店，2007年版，第17页。

② Mazar, N., Amir, O., Ariely, D., 2008, "The Dishonesty of Honest People: A Theory of Self-Concept Maintenance", in *Journal of Marketing Research* 45(6).

③ Prentice, M., Jayawickreme, E., Hawkins, A., Hartley, A., Furr, R. M., & Fleeson, W., 2019, "Morality as a Basic Psychological Need", in *Social Psychological and Personality Science* 10(4).

社会事实、行为的看法有所波动，由此生成的社会伦理心态并不稳定。关于一个时期的社会伦理心态究竟取决于社会环境的剧烈变动还是道德信仰的变动，赫伯特·C.凯尔曼（Herbert C. Kelman）指出，在社会心理学领域，"从所罗门·阿施（Solomon Asch）区分'屈服于行动'的社会影响力和'屈服于判断'的社会影响力开始，社会心理学家们试图解释信仰形成如何受到社会生活的合规性、识别性和内部化的不同影响"[1]。社会心理学家的这种区分，对于社会伦理心态研究颇有启发意义。伦理道德观念属于信仰的范畴，一个社会选择何种伦理道德观念固然与普遍性的行为有关，但是，社会成员行为的社会影响力毕竟有限。在卫生紧急状态下，不保持社交距离的行为对社会有一定影响，社会成员对这种行为的宽容或谴责归根结底受制于普遍性的利益。当无法确定不保持社交距离具有明显危害时，这种行为的社会影响力相对有限。相比之下，一个人在电梯间内对着按钮吐口水的恶意行为触及社会成员的道德底线，必然招致更大的舆论反响。这表明，一个行为的社会影响力最终屈服于社会群体的道德信仰。尽管在不同的时代和环境中这类行为所产生的影响不同，行为主体也是依据个人的道德判断去思考问题。尼采发现，"'好'的判断不是来源于那些得益于'善行'的人，其实它是起源于那些'好人'自己"。高尚的人"感觉并且确定他们自己和他们的行为是上等的，用以对立于所有低下的、卑贱的、平庸的和粗俗的"。[2] 从这段话中不难发现，尼采道出了社会伦理心态的精妙之处：人们将自己的行为判定为道德的，以这种尺度评判他人行为的伦理性。当多数社会成员的伦理尺度具有一致性时，社会对于某个（类）行为的道德判断（结论）就是社会伦理心态的核心内容。在卫生紧急状态下，社会性的"伦理关切是很棘手的，它们需要

---

[1]　Kelman, H. C., 1961, "Processes of Opinion Change", in *Public Opinion Quarterly* 25(1).

[2]　〔德〕尼采:《论道德的谱系》，周红译，生活·读书·新知三联书店，1992年版，第22页。

的是'脉络化的推理方法',而不是抽象的规则"①。特殊的社会环境无法给道德评判以现成的答案,而是需要社会成员对崭新的问题进行集体思考,将传统的伦理知识作为推理的依据,创造性地给出道德结论。

在一个行为的背后,伦理和心理的因素同时发挥作用。威廉斯认为,研究伦理问题应关注"行为者的心理状态"②。布伦塔诺(Franz Brentano)也持类似的看法。在他看来,"思考伦理知识和道德实践问题,行为者的心理因素不可或缺,因为道德心理是影响行为者履行道德义务的关键性因素"③。在公共卫生事件持续期间,行为主体从伦理角度思考、评价社会的经验事实以及由此产生的新问题。社会成员的看法千差万别,具有普遍性的社会伦理心态可以概括为以下三种类型。

第一种类型是社会伦理心态中的圣洁心态(Holy mentality)。在希伯来语和希腊语中,"圣洁"(Separated for God)含有"与……隔离而达到洁净(的目的)"之意。这种"隔离而圣洁"只为信奉他们的"神"。在卫生紧急状态下,社会成员普遍将某种烈性传染性病毒作为这个时期的最大"恶"。对这种恶的恐惧导致行为主体产生某种类似于"道德幻觉"④的心理反应,受这种心理的影响,行为主体将自己视为"神",他所接触的任何人或物体都是"不洁"的。不洁即"恶",这些"恶"必须与自我这个"至善"体保持距离。基督教的"圣洁"是信徒出于对神的虔诚而主动将不洁之物与神隔开,避免亵渎他们所信奉的神。在卫生紧急状态下,行为主体本能地将自己"圣洁

---

① 〔英〕梅拉尼·莫特纳、〔英〕玛克辛·伯奇、〔英〕朱莉·杰索普、〔英〕蒂娜·米勒主编:《质性研究的伦理》,丁三东、王岫庐译,重庆大学出版社,2008 年版,第5 页。

② Williams, B., 1985, *Ethics and the Limits of Philosophy*, London: Fontana Press.

③ Brentano, F., 1969, *The Origin of Our Knowledge of Right and Wrong*, trans by R. M. Chisholm and E. Schneewind, New York: Humanities Press.

④ 这里所说的"道德幻觉"类似于心理学的"达克效应"(Dunning-Krugereffect)——由于认知偏差,越愚蠢的人越难以认识到自己的不足,越容易高估自己的能力,从而产生过度自信的错觉。

化"，通过这种心理活动将自我与外部的物体或人隔开，如果无法隔开，通过过滤（消毒或不直接接触）避免"恶"对"至善"的自我的侵蚀。相反，任何对自我的"圣洁"缺乏敬重的行为，都会遭到来自自我内心的严格的伦理审查，严重的时候他们将做出必要的行为反应。公共卫生事件中社会伦理心态的"圣洁心态"具有明显的功利色彩，这是为了将祸端降至最低程度而产生的特殊伦理心理反应。在这个时期，每个社会成员都面临着病毒的现实威胁，"圣洁"是保证自身安全的最佳手段。

从历史的维度看，社会伦理心态的"圣洁心态"始于隔离意识的萌芽。福柯在研究传染病与社会习俗时指出："麻风病的奇异消失，无疑不是长期医疗简陋的医疗实践的结果，而是实行隔离，以及在十字军东征结束后切断了东方病原的结果。"麻风病退隐后，"留下了一些习俗。这些习俗不是要扑灭这种病，而是要拒之于某种神圣的距离之外，把它固定在反面宣传之中"。① 不论"圣洁"的主体是何人，这种伦理心态要求行为主体与他人保持距离。社会成员的这种是非观念一旦产生，亵渎（玷污）一个人就等于亵渎社会共同体的所有成员。此时的行为主体从内心将亵渎"圣洁"的人排除出社会共同体，人们通过舆论的道德谴责保持人体的"圣洁"（即健康）。社会伦理心疼的"圣洁心态"具有较强的仪式感，这种仪式属于道德仪式的特殊表现形式，它的核心是对个体卫生负责，对公共卫生负责。"圣洁心态"也是伦理的"应当的心态"，即：在卫生紧急状态下，个人必须把行为和物体全部纳入这种道德仪式中，确保它们与"至善"的自我保持某种隔离。比如，乘坐电梯时，用卫生纸或其他物品将手指与按钮隔开；未进家门，先对门把手和自己的鞋底进行消毒；在单位食堂或饭店用餐，需要与邻桌的用餐者保持距离或者选择带有有机玻璃屏风的餐桌。所有这些，在行为主体看来都是善与恶的较量。如果卫生紧急状态持续的时间足够长，"圣洁心态"的

---

① 〔法〕米歇尔·福柯：《疯癫与文明》，刘北成、杨远婴译，生活·读书·新知三联书店，2007年版，第3页。

仪式化可能产生新的社会习俗。正如威尔施所说，"在一个道德规范日渐丧失的世界中，餐桌礼节和礼仪，成为一种美学的构建。事实上，倘若发达的西方社会，诸如酒杯的正确选择以及庄重场合下的适当举止等等，却还似乎依然是轻轻地守住了阵地"，新闻媒体和防疫宣传"传授的审美能力，补偿了道德规范的失落"，①使社会伦理的"圣洁心态"具有某种合法性或合规性。

　　第二种类型是社会伦理心态中的导师心态（Tutor mentality）。万俊人在谈到多元现代性与命运共同体时，认为现代性是公平、开放的。这个时代的社会成员善于捕捉新的社会现象并善于发现别人的优点。因此，学习是学习者的第一美德。他强调学习不仅仅是看书，也包括与他人的交往和对社会的观察。关于学习的美德，万俊人对社会上流行的"导师心态"提出批评，认为有这种心态的人是在教训别人而不是指导人去学习。②"导师心态"在公共卫生事件持续期间表现得尤为明显，且这样的心态从个体心态变成社会成员的普遍性心态。在卫生紧急状态下的"导师心态"，是某些行为主体以自我为全知全能者自居，直接或间接干预他人的生活方式（行为方式）。这样的干预，不仅存在于近距离的现实空间的直接干预，也存在于远距离的网络空间的间接干预。面对未知的病毒和混沌的社会状态，没有哪个社会成员可以作为全社会的"导师"，也没有资格以训斥的口吻指导社会成员如何规避风险。真正意义上的导师，应该是知识的生产者与传播者，也是经验事实的累积者与传授者，知识具有善的特征，知识（理论知识和经验事实）对处于混沌状态的人们具有启蒙的作用。启蒙的作用在于开启民智，给社会成员以自主选择的权利。相反，如果知识传播者以知识权威自居，传播行为的恶将抵消知识的善。在卫生紧急状态下，社会伦理心态的"导师心态"以社区的广播和横幅宣传最为典型。宣传者的语态和用语采用平和方式和被宣传者交流

①　〔德〕沃尔夫冈·韦尔施：《重构美学——品味新美学》，陆扬、张岩冰译，上海译文出版社，2006年版，第9页。

②　万俊人：《多元现代性与命运共同体——审视现时代的一个可能的视角》，湖南师范大学2020年岳麓国际道德文化论坛，2020年8月11日。

才能实现知识的善的最大化。相反，以训斥口吻强行要求公众如何行为，或者羞辱他人的宣传，知识的善几近于零。

在卫生紧急状态下，"导师心态"并不全是训斥，也包括了将知识含量的信息包装成"知识"传授给公众。站在"导师"的角度看，公共卫生事件导致的社会性恐慌必须用某种"解药"来减缓。通过将知识含量的信息包装成社会亟须的"知识"传导给社会成员，他们在接受这种"知识"后产生的反应，可以有效减缓公众的心理恐慌。这种含蓄的教导以全民涵化的方式抚慰社会。在休谟看来，公正是一种"人工的德行"，而在罗尔斯看来，"公正已成为社会建构的第一德性"。① 作为公共卫生事件中的社会伦理心态，"导师心态"追求社会公正，就应该被视为善。相反，在现实空间，"导师心态"借助社会治理的权力，以恶的方式追求善的目标，既背离了伦理精神，也违反了基本的职业操守，自然招致网络舆论的强烈批评。

第三种类型是社会伦理心态中的等同心态。等同是将在内容或形式上具有部分相似的事物当作同样的事物来看待。伦理学强调属行为的可普遍化，而不在意属物（事）的东西，因其不属人而不予关心。心理学的研究对象既包括个体对自身行为的关注，也关注个体对外部事物的心理反应。在卫生紧急状态下，行为主体的心理相当微妙，一个未被感染病毒的人在看到报道后，联系自己的某些症状，也可能将自己等同于"患者"。社会伦理心态的"等同心态"将自己对应于现存的某类人或物，据此做出是非判断。"等同心态"有两种极端的形式：善的等同与恶的等同。关于前者，前面已经提及，即社会成员习惯于将自己当作至善的代表。在常态环境下，他们出于对恶的憎恶，不会直接将自己等同于恶的化身。但在卫生紧急状态下，自利促使社会成员将病毒这种恶与自己相联系。这一点，在英国疫情初期表现得最为明显。起初，英国民众不相信自己会感染病毒（即"恶不害己"），当首相鲍里斯·约翰逊（Boris Johnson）利用人的逆反心理提出"群体免疫"，通

———————————

① 甘绍平：《伦理学的当代建构》，中国发展出版社，2015 年版，第 16 页。

过这种方式让病毒和每个人交锋，效果反而立竿见影，"伦敦地铁里都没有人了"。①公共卫生事件中的社会伦理心态的"等同心态"，当这种心态将恶与自己"等同"（即"恶必害己"）时，等同心态对伦理规范的促进作用超乎预期。

在卫生紧急状态下，社会伦理心态的"等同心态"也有舒缓精神压力的作用。出于应对紧急状态的需要，个体的行为空间受到限制，长时间的封闭式生活，增加他们的烦躁情绪。每位社会成员都渴望自由，希望自己像正常人一样生活，客观条件却无法满足这样的愿望。"等同心态"在恪守行为善的前提下，以虚拟的方式"体验"现实生活。如同在虚拟场景的游戏娱乐活动，行为主体通过虚实结合的方式满足自己的心理需要。在居家隔离期间，不少城市家庭进行"旅游观光""体育比赛"和"水上钓鱼"活动。孩子的玩具变成仿真的道具，家庭的不同空间或家具被当作"经典""赛场"或"池塘"。为配合公众的"等同心态"，有的马戏团允许观众坐在汽车或篷车内远距离看表演，有的航空公司则推出半虚拟的"空中观光"游览项目。例如，2020 年 9 月，澳大利亚航空推出"哪都没去"航班（空中观光 7 小时，假装出国旅游，然后飞回原地），机票在 10 分钟内售罄。②需要指出的是，"等同心态"也有仇恨的极端案例。比如，个别外卖配送员在没人的地方偷着往盒饭里吐口水，以此泄愤。社会伦理心态的"等同心态"必然包括这类阴暗的心态。布里·比尔提醒"道德心理学家必须认识到道德的阴暗面"，人们"必须对每天的道德认知保持敏感"，③认识到人性的恶，有助于规避心态的恶

---

① 明清书话：《正话反说，把英国民众吓到呆在家中 | 鸡贼的英国人》，2020-03-16 09:27，网络链接：https://xw.qq.com/cmsid/20200316A06GJG00。

② 蔺丽爽：《澳洲航空开售 7 个小时"观光游"航班 起落同一机场》，北青-北京头条，2020 年 9 月 18 日，https://new.qq.com/omn/20200918/20200918A0B9EX00.html，2020年 9 月 19 日。

③ Beal, B., 2020, "What Are the Irreducible Basic Elements of Morality? A Critique of the Debate Over Monism and Pluralism in Moral Psychology", in *Perspectives on Psychological Science* 15(2).

而追求心态的善。

以上三种类型的社会伦理心态在公共卫生事件期间的社会生活中均具有一定的普遍性。每种社会伦理心态的客观存在，将会影响客观事实所谓人感知的状态，社会成员的道德情感和道德判断将介入个体的心理反应。当事实的重要性退居次要位置，将造成伦理认知的差异。正如彼彻姆所说，假若人们"陷入基本的道德分歧（即态度上、情感上或者信仰上的分歧）"，别指望通过事实解决争端。在这种情况下，"我们必须放弃所有的靠证据来使对手信服的尝试"。[①] 罔顾事实的道德判断将造成新的悖论：社会成员习惯于先判断再追补推理的过程。在海特看来，偏离事实的道德判断因脱离实际而让判断者自己无所适从，"他们解释道德判断而产生的'推理'形式似乎是事实之后的建构，因为发现它们要么包含判断中没有想到的事项，要么不包含在判断中明确出现的事项"[②]。在现实生活中，每种社会伦理心态都可能出现类似的现象，这与社会成员所处的环境有关，也与他们的认知能力和思维定式有关。

三、公共卫生事件中的社会伦理心态冲突

社会伦理心态有个预设，即：这种心态所关注的问题必然是充满道德争议的社会热点问题。相反，"一种关切若达不到这种普适性，就算不上是真正道德的关切"[③]，因为这样的"关切"是部分社会成员的关切，最多属于群体性关切。对于具有普遍性的道德关切问题，因为社会伦理心态的多样性，依然存在心态冲突的可能。

---

① 〔美〕汤姆·L. 彼彻姆：《哲学的伦理学》，雷克勤、郭夏娟、李兰芬、沈珏译，中国社会科学出版社，1990 年版，第 531 页。

② Saltzstein, H. D., Kasachkoff, T., 2004, "Haidt's Moral Intuitionist Theory: A Psychological and Philosophical Critique", in *Review of General Psychology* 8(4).

③ 〔英〕B. 威廉斯：《伦理学与哲学的限度》，陈嘉映译，商务印书馆，2017 年版，第 21 页。

（一）个人德性的社会伦理心态冲突

公共卫生事件是人类社会的悲剧，在这种悲剧的场景下，需要每个社会成员围绕最基本的人性问题进行选择，思考该如何开展行动。卫生紧急状态造成的社会悲剧是自然界和人类社会冲突造成的恶对善的巨大冲击，这仅是社会悲剧的形式之一，伦理学所关注的社会悲剧是个体的德性与社会伦理心态的关系，因为"悲剧经常戏剧性地凸显了伦理哲学想要解决的那一类问题的特别情况"，"鼓励我们去认同具体人物的内心观点，同时又并不妨碍我们去判断他们。同时它又避免了使人看不清真实生活两难处境的琐碎细节，这样，便能促使思考超越具体的情形"。① 在卫生紧急状态下，个体内心如何看到自己与外部的关系，这与其德性相关。在这种情境下，有的行为主体被临时赋予监督他人的权力，这种权力只是临时的工作职责，仍可能与德性发生冲突：一方面，德性要求尊重所有人；另一方面，工作权限的提升对德性造成侵蚀，缺乏理性的管理者更看重自己的权力，在工作中呈现出社会伦理心态中的"导师心态"。以乡村社区的疫情执勤为例，假设村民 A 被安排到村口检查行人的出入。为控制疫情扩散，路口可能装上了篱笆或者被挖了沟壑以阻止行人自由出入。乡村是熟人社会，出入者和执勤者全部相识，但在执勤过程中，执勤者 A 的权力使其以训斥的口吻跟村民说话，德性的节制几乎消失，态度粗暴将人性的恶呈现在执勤过程中。站在执勤者 A 的角度看，他们未必觉得这种简单粗暴有何过失，相反，"导师心态"是"工作需要"，因为有的人总想打破规则。其实，执勤者 A 也同时兼具"圣洁心态"和"等同心态"。这三种心态交织在一起，执勤者若缺乏足够的道德意志克制自己的行为，理性的缺失将导致社会伦理心态的冲突；乡村社区的被管理者的人格无法得到尊重，他们对所有执勤者的道德情绪产生怨恨；执勤者为履行职责，把权限当作权力运用到极致。

---

① 〔美〕M. W. 布伦戴尔：《扶友损敌——索福克勒斯与古希腊伦理》，包利民、吴新民、李春树、焦华红译，生活·读书·新知三联书店，2009 年版，第 8 页。

在卫生紧急状态下，类似的管控伦理叙事归根结底是"好人怎么可能"。社区是由伦理叙事交织在一起的，"这些叙事反映了他们对善与恶、幸福与回报、生与死的意义的共同理解。恢复和塑造道德话语有助于增强我们最深层的人性"①。"好人"是通过内在的品质和具体的美德直观地显现，"好人"形式的简单与人性的复杂构成内容和形式的矛盾。在公共卫生事件持续期间，个体的德性与社会伦理心态的关系如何调适以避免与社会伦理道德观念的冲突，需要行为主体将个人置于现实生活中，而不是简单地贴上"好人"或"坏人"的标签。在现实生活中，行为主体的道德直觉可以在瞬间对他人进行道德判断，个体的体验作为道德评价的标准，合乎自身利益和道德情感的即为善，具备这种"善"的行为主体即为"好人"；反之，就是"坏人"。将对复杂环境的人、事简单地贴上"好"或"坏"的标签，这也是"导师心态"的隐性表现，所不同的是这种道德判断局限于内心的判定，未必以言语的形式表达出来。这种对人的德性的简单评价难免以偏概全，涂尔干将这种思维方式称为"过度简化的理性主义"（oversimplified rationalism）。这种"理性主义"惯于"抽象、概括和简化"，他们"却根本看不到不同于其组成部分的整体的独特性、复杂而深刻的人性、多样甚至无限丰富的现实"。② 现实生活中的大多数社会成员是第一次遭遇卫生紧急状态，人们在匆忙中进入社会临时秩序，在还不知道各自的权利和义务之时开始行动，行为和人性的碰撞带来社会伦理心态的冲突。

个体的德性与社会伦理心态的冲突是造成普遍性的道德伤害的结果。在卫生紧急状态下，当行为主体在与外部发生联系时，多数人习惯于认为自己具有道德感，即个体的行为符合公认的社会道德标准。按照罗伊·鲍麦斯特（Roy F. Baumeister）的观点："人们需要道德感是一种经典的心理观念，这

---

① Christians, C. G., 2002, "The Social Ethics of Agnes Heller", in *Qualitative Inquiry* 8(4).

② 王楠：《现代社会的道德人格——论涂尔干的道德教育思想》，《北京大学教育评论》，2016 年第 4 期。

种需求似乎是解释并维护人类道德认知和行为发展的必要组成部分。"[1] 在迈克·普伦蒂斯看来，道德感之所以不可或缺，在于"道德提供了有关人们的生活状况是否良好的重要信息"[2]。众所周知，公共卫生事件造成社会行为秩序和伦理秩序的紊乱，这种状况无疑是道德缺失所致。与此同时，社会成员并不认为个人的行为有何不当。这种普遍的伦理心态与社会秩序的紊乱形成鲜明对比，认为利益受损的一方，他们的道德情感受到某种伤害。乔纳森·谢伊（Jonathan Shay）将"道德伤害"划分成三个基本要素："①背叛了正确的事情，②处于合法权威或自我中的人，③处于高风险情况下。"[3] 卫生紧急状态下的道德伤害现象明显多于常规环境的道德伤害，在于多数情况下社会成员具备了三要素的两项甚至全部的要素。首先，道德伤害的实施者和受害者都处于高风险之中，因为这是在卫生紧急状态下每个行为主体的境遇；伦理秩序的变化导致社会成员暂时难以辨别行为的对错，在这种情况下人们习惯地认为自己的行为"正确"，当两种截然相反的"正确"对峙时，至少造成其中一方感到遭受道德伤害；道德评价的主体是自己，自我道德判断的"正确"基于个人的"合法权威"而得出的结论，这种状态中的行为主体也是"自我中的人"。当行为主体将自己视作道德"合法权威"，道德伤害就"不仅是对内在价值的侵犯，而且是对我们对'什么是'的最深刻的内在理解的更深刻的扭曲"。站在客观的角度看，自我感觉的"'良好'和'正确'被视为追求扭曲和有毒的道德物品"。这样，道德伤害"被构筑为意识到一个人的道德取向，即他或她的意愿所遵循的，与一个'良好的事物'

[1] Baumeister, R. F., Leary, M. R., 1995, "The Need to Belong: Desire for Interpersonal Attachments as a Fundamental Human Motivation", in *Psychological Bulletin* 117(3).

[2] Prentice, M., Jayawickreme, E., Hawkins, A., Hartley, A., Furr, R. M., & Fleeson, W., 2019, "Morality as a Basic Psychological Need", in *Social Psychological and Personality Science* 10(4).

[3] Shay, J., 1994, *Achilles in Vietnam*: *Combat Trauma and the Undoing of Character,* New York: Scribner Press, p. 182.

保持一致"。① 当个体的道德意志与内在价值受到伤害，这种状况不能及时得到纠正，道德伤害将成为普遍性的社会现象。在公共卫生事件持续期间，社会伦理心态的复杂性和个体诉求的多样性无法调和，将造成社会伦理心态的冲突。

社会伦理心态的冲突与德性的缺失有关。正如一篇网贴所说："这场天灾，是一个大浪淘沙的过程，对所有人的体质、阅历、认知、人性、良知、勇气、思想、灵魂、价值观等，都是一场赤裸裸的筛选。"② 人性的筛选是通过大量的细节进行的。德性是通过具体的行为展现出来。现实空间的舞台如此之大，以至于行为主体很容易忽略微型事件的道德力量。社会生活的许多小事件，它们也许"小得不足以引起社会科学家的注意，尽管这些科学家一直试图解释为什么公共观点是向上移动而不是向下移动的"。由于小事件"随时发生于现实当中，发生了但是没有留下可以追溯的记录"，③ 导致社会成员的道德情绪和道德认知发生变化。在现实生活中，这些小事件往往是以"无伤大雅的谎言"（lies proper and white lies）的方式"把罪恶说成美德，为了犯罪而否定美德"。④ 按照《牛津英语辞典》的释义，这种谎言是"一种有意识的不真实的陈述，它不应该被视为是有罪的：就其动机而言，它是一种应予以原谅或应受到赞赏的虚假"⑤。伦理学家对"无伤大雅的谎言"持宽容态度而对"真正的谎言"持批判态度，这显然是一种误解。美德伦理并未给谎言留下存在的空间。相反，在职业伦理中，如医学伦理允许医生为安抚

① Powers, B. S., 2017, "Moral Injury and Original Sin: The Applicability of Augustinian Moral Psychology in Light of Combat Trauma", in *Theology Today* 73(4).

② 《同一辆列车上，有人感染有人安全，全靠 TA》，搜狐网，2020 年 8 月 20 日，https://www.sohu.com/a/414087523_120748087。

③ 〔美〕第默尔·库兰:《偏好伪装的社会后果》，丁振寰、欧阳武译，长春出版社，2005 年版，第 69 页。

④ 〔法〕古斯塔夫·勒庞:《乌合之众——大众心理研究》，冯克利译，广西师范大学出版社，2007 年版，第 9 页。

⑤ 〔英〕理查德·麦尔文·黑尔:《道德语言》，万俊人译，商务印书馆，1999 年版，第 54 页。

重症患者而善意地撒谎，大多数职业伦理也不会允许"无伤大雅的谎言"存在。在卫生紧急状态下，发烧的病人为顺利出行临时服用退烧药来逃避检查，有的机构为赚钱帮阳性的人做假核酸检测报告，前一种情况也许"无伤大雅"，后一种情况则属于"真正的谎言"。我们很难想象，公众会只谴责后者而宽容前者，因为这些行为背离了德性的要求，非特殊职业需要的合乎职业伦理要求的谎言，都是社会伦理心态所排斥的行为。

社会环境快速变化对社会秩序造成的破坏，对人性的善恶做出检验。我们可能意外地发现，平日文质彬彬的人可能在疫情期间会做出某些出格的行为。性格心理学研究表明，在特定情境下，个体的非理性"是因为他们不快乐，而反过来，他们的不快乐却不是特别从伦理方面界定的，而单单就是基本的不快乐——悲催、火气大、孤独、绝望，这是人所周知的、触目的事实"。针对社会上的这类人，威廉斯的问题是这个群体"在何种程度上是一种文化现象"。① 应该说，是特殊的社会环境和混沌的社会秩序造就了威廉斯所说的"混账家伙"。只要明白善与恶是人性的两面，行为主体难以在所有的情境下恒定地保持自己的德性，人性的复杂与社会环境的多变，造成个体德性与社会伦理心态之间的冲突。

（二）道德义务的社会伦理心态冲突

道德哲学将"义务""回溯到形上学的根基，以便在清除了一切经验之物（所有情感之际），却使义务概念成为动机"。② 作为动机的义务，行为主体在开展行动前已确定行为的动机，为履行某项责任而行动。与法律义务"直接规范行为本身，而在行为的层面并无回旋余地"不同，伦理义务（德行义务）属于宽泛义务，这种义务"仅规范行为的格律，而在行为的层面留

---

① 〔英〕B.威廉斯:《伦理学与哲学的限度》，陈嘉映译，商务印书馆，2017年版，第58—59页。

② 〔德〕康德:《道德底形上学》，李明辉译注，联经出版事业股份有限公司，2015年版，第242页。

下回旋余地"。①在卫生紧急状态下，行为主体的义务随着社会秩序的变化而变化。我们可以将防疫对社会成员的行为限制视作准法律义务，这种义务直接规范人们的行为。比如，居家隔离规定了居民的活动空间范围，进出社区需出示临时出入证、测体温、戴口罩。在这种义务下，个体的行为没有回旋余地。卫生紧急状态下的道德义务由行为主体给自己的行为制定准则，这种准则给自己创造性地遵守行为规范留下余地。比如，在狭义的义务中，应按规定佩戴口罩；在道德义务中，口罩戴的位置以及和面部的松紧程度，这样的规范则由行为主体把握。在社会紧急状态中，社会成员是在近乎陌生的环境（熟悉的景物，因行为秩序改变对眼前景物的陌生感）中生活，每个行为主体对自己、家人和邻居（同事）或陌生人承担何种义务，这些概念相对模糊。对于习惯于自律的个体而言，理性使他们懂得如何与外部的环境进行协调；对于习惯于无拘无束的个体而言，他们崇尚自由，在道德许可的条件下自主行事。在社区封闭式管理期间，理性的行为主体通过自律将自己的活动空间限制在室内，缺乏自律的行为主体则会在小区内照常活动，因为管理规定限制的是离开社区而没有规定每个人只能在自己家里。在这种情况下，道德义务就处于重要地位。一个具有道德义务的人，在特殊的情境下必须评判自己对他人承担的责任。行为主体对家庭成员的义务、血缘关系决定了他们优先考虑家人的安危。因此，进门前将鞋放在门外，进门后洗手和全身消毒，这些行为体现的是道德义务的完备性。对于非血缘关系的人，行为主体通过保持社交距离和戴口罩履行自己的道德义务。道德义务将一个行为主体对待其他社会成员按照责任的大小进行排序，至于序列的分配更多的是看行为主体的道德信念。公共卫生事件改变社会秩序，社会成员依据社会临时秩序调整自己的行为，行为调整改变的只是行为本身，并不因此改变自己的道德信念。多数社会成员相信，社会临时秩序只是暂时的现象，而道德信仰不

---

① 〔德〕康德：《道德底形上学》，李明辉译注，联经出版事业股份有限公司，2015 年版，第 62 页。

会因为环境的临时变化而背叛道德信仰。在卫生紧急状态下，社会成员普遍面临的困惑是：这种状况将持续多久就连专业人士也未必清楚，而社会临时秩序要求社会成员遵守的规定以及这期间他们的义务究竟要维系多久，在时间方面缺乏精确的划界标准，将不断冲击整个社会的道德信念。尽管道德信念相对稳定，但是，"某种信念在被称为'稳定'之前需要持续多长时间？显而易见，良心无法面对这种量化标准，特别是当良心真诚地寻求解决自己的道德困境的方法时"。从抽象的意义上讲，"真诚的道德信念同样可以持续一会或一生，以便在同样的理由下被认为'稳定'"。道德信仰的真诚有度的范围，道德义务依据各自对道德信仰的真诚度划定自己的责任。以不聚餐为例，为配合防疫的需要，暂停人际交往和社交活动可以被大多数人所接受，但超出一定的时间，这种状况就难以为继。在公共卫生事件持续期间，社会成员更多的是在凭良心决定自己的行为，因为"良心事件肯定不能用时钟来衡量"。^① 相反，道德信仰只是相对稳定，而良心则是人与生俱来的一种思维方式和做人原则。在此期间，当行为与良心发生冲突时，良心促使行为主体按照内心的指引去行动；道德信仰也有类似的作用，但在涉及人性和巨大利益冲突的情况下，道德信仰以及由此行使的道德义务反而不如良心更为稳定。

伦理学家经常将义务与责任相连，但很少从心理学角度思考承担自我利益之外责任的原因。就道德义务而言，这种义务是由于德性行为带给人某种愉悦的情感。也就是说，做一件分外的事情，不但主动去做，而且愿意付出这样的努力。这样的努力耗费行为主体的心血且没有回报，有时甚至要冒着生命危险却依然义无反顾地坚持做到底。比如在卫生紧急状态下，遇到某种不可耽搁的情理，孩子要去看病而家里只有一个口罩，那么父母对子女的道德义务促使他们宁肯冒着自己被感染的危险，也要优先将口罩给孩子使用。在这种情形下，父母对子女的道德义务表现的是一种"无悔的心态"。在西

---

① Grongia, G., 1998, "Justification of Change in Moral Attitude", in *Topoi* 17(2).

季威克看来，真正的道德义务是由这种"无悔的心态"形成的。对于非血缘关系的个体而言，道德义务"间接地产生于由于坚持有德性的倾向和习惯，而在行为者的精神结构上造成的那种影响"。^①道德义务的精神结构意味着，一个行为主体对他者的义务不是单一的"无悔心态"，而是包含较为复杂的道德情感，比如怜悯、同情、慷慨等，它们共同构筑一种"积极的责任心态"，促使行为主体据此去做分外之事。比如，每遇卫生紧急状态，总有人以志愿者身份到危险的环境中帮扶素不相识的人。卫生紧急状态将社会成员的生存环境变得恶劣，在恶劣的环境中，社会成员的心态积极还是消极，决定着整个社会对待生活的态度。积极的心态看到的是人类必将战胜困难，继而主动协助防疫工作，并承担对他人和社会更多的分外责任。相反，消极心态造成道德推诿，只为自利而仅考虑保全自己，不愿履行社会共同体成员的共同责任。因此，越是在恶劣的环境下，社会成员越应履行更多的道德义务。宽泛的道德义务将个体与集体更紧密地联系起来，集体的安全也是个体的安全。在卫生紧急状态下，以家庭和社区为单位的防疫责任需要社会成员自觉承担更多的道德义务。正如塞利格曼（Seligman）所说："积极的人类特质来建立能够帮助个人和社区不仅忍受和生存而且还能蓬勃发展的素质。"^②

　　道德义务的范围宽泛，便于行为主体决定做什么以及如何做。道德义务建立在道德认知的基础上，这种认知随着外部环境的变化而有所不同。在卫生紧急状态下，道德勇气决定道德义务的履行。在社区内，假设居民A不按规定佩戴口罩，或者在社区的公共空间开展健身活动。社区内的居民基本认识，要制止这种违反规定的行为，要么靠社区工作人员巡逻时制止，要么靠有道德义务的人主动向社区管理部门举报。在这种情形下，道德义务与社会

① 〔英〕亨利·西季威克:《伦理学方法》，廖申白译，中国社会科学出版社，1993年版，第185页。

② Jayawickreme, E., Chemero, A., 2008, "Ecological Moral Realism: An Alternative Theoretical Framework for Studying Moral Psychology", in *Review of General Psychology* 12(2).

伦理心态发生某些冲突。中国传统社会讲究明哲保身和难得糊涂，干预他人的行为招致怨恨，不符合中国传统伦理的观念。因此，只有当一个行为主体意识到违规行为对社区的危害足够大时，道德勇气促使其履行道德义务。这种道德义务的履行可能造成社会伦理心态的冲突，因为不是每个人都理解举报的伦理性。肯定举报与道德义务的正当性，但不应忽略举报的恶意动机。法无禁止即许可。社区的管理规定可以限制某些具体的行为，道德义务的宽泛性要求行为主体的道德认知将恶意的动机排除在外。在常态环境下，动机的善与恶容易辨别，但在卫生紧急状态下，动机的善恶并不容易辨别。卫生紧急状态下的社会成员的心情普遍压抑，自制力弱的人的情绪愈发不稳定，情绪波动影响行为的理性程度。西季威克认为："任何人都不会承认我们始终能够压抑一种强烈的情感，而且如果我们打算去做那些恶冲动引发的行为，这种压抑还将尤其困难。"①有的人在非常郁闷的时候对邻居的反应敏感，甚至出现幻觉，以履行"道德义务"的方式向社区"举报"邻居。有的人觉得邻居家有外地人，尽管他们并非近期入住，对于恶意动机的举报者而言，会隐瞒必要的真实信息，在举报时强调"外地人"的身份，要求社区驱赶这样的"外地人"离开社区。"用边沁的例子来说，一个恶毒的告发者的动机可能是想不公平地占他的对手的便宜，或通过煞费苦心的侮辱使其蒙受不必要的痛苦；而且他显然有可能抵制——这也是他的义务——这类动机。"②特殊情境下，由于个体的情感压抑而导致个别人以"道德义务"的方式报复他人。在其他人不清楚具体情况时，这种"道德义务"反而受到肯定。如何分辨卫生紧急状态下的举报是否属于道德义务，康德的分析值得我们借鉴。在康德看来，"作为一项道德义务，是否为德行义务之试金石，如果每个人在所有情况下都使你的格律成为普遍法则"。相反，如果举报只是受制于个人的情感，"在这种情况下，这项义务就不是由理性所授意

---

① 〔英〕亨利·西季威克：《伦理学方法》，廖申白译，中国社会科学出版社，1993年版，第222页。
② 同上注，第223页。

的，而只是依本能，因而盲目地被当成义务"。①卫生紧急状态下个体的情绪波动带来的"可厌之事、痛苦与匮乏是极大的诱惑，使人背离其义务"②。要避免这种情况，"一个人的自律就是他（或她）通过这些道德原则约束自己的能力"③。

（三）个体幸福的社会伦理心态冲突

处于卫生紧急状态的社会成员比在常态环境下更希望获得幸福。当社会处于危险之中时，人的生命安全受到直接的危险，生与死不再是哲学的思考命题而是现实的重大问题。在这种情境下，生命的价值以及自己如何维护生命安全成为头等大事。对"活着"并且"健康地活着"的渴望成为大多数人的基本诉求。在这种语境下，"健康地活着"即人之幸福。康德将这样的幸福诉求归结为人性。在他看来，"由于人性，行为主体必然会期望自己拥有幸福——亦即对其自身状况的满足（只要人们确定幸福会持续下）——去且追求之"。在构成幸福的具体内容中，再没有比生命这种幸福更为持续。因而，值得人们一直追求下去。与常规环境下对"幸福"的理解不同（在这种情况下物质的满足程度、精神的满足程度都可以让人们获得幸福感），这种状态下的幸福更多的是"幸福感"，维系这种感觉的条件一旦改变，幸福感随之消逝。卫生紧急状态中的"幸福"关乎生命的价值，这是个人最为核心的价值所在。往常，人们未必将这生命价值的延续当作幸福感的来源，社会环境的骤然变化则将这种生命价值凸显出来，使社会成员意识到这是最大的幸福所在。以生命价值延续为特征的幸福，在常规环境下依靠个人的体质。在卫生紧急状态下，个人体质退居其次，感染病毒后，医疗资源成为维系患者生命的保障。每天都有一定数量的人确诊感染，医疗资源的满足程度与个

---

① 〔德〕康德:《道德底形上学》，李明辉译注，联经出版事业股份有限公司，2015 年版，第 242—243 页。

② 同上注，第 260 页。

③ 〔美〕汤姆·L. 彼彻姆:《哲学的伦理学》，雷克勤、郭夏娟、李兰芬、沈珏译，中国社会科学出版社，1990 年版，第 175 页。

体（确诊者）的生命直接相关。在这种情况下，幸福就不再是单纯意义上的个体幸福，而具有了伦理意义。在康德看来，"这已不是一项同时是义务的目的"，因为有些人将"幸福"分作两类："道德的幸福"与"自然的幸福"。关于这两种类型的幸福，康德分别予以界定："前者在于对人们的人格及其自己的道德行止，因而对其所为的满足，后者则在于对自然之所赐，因而对人们所享受的外来赠予之满意。"对照这样的定义，在卫生紧急状态下，一个重症患者面临着何种幸福的选择。首先，他们已经失去"自然的幸福"的机会，因为病毒无情地侵蚀着他们的肌体并威胁其最大的幸福（生命）。在这种情况下，重症患者选择更多的是"道德的幸福"（虽然"自然的幸福"依然存在，比如，一个生命力旺盛的人，在缺乏优质医疗资源的情况下依然可能凭借自己的生命力和坚强的意志战胜病毒），因为享受优质医疗资源意味着存活率的增加，而优质医疗资源的有限性决定了并非每位患者可以获得这种待遇。在这种情况下，获得优质医疗资源（比如呼吸机）意味着可能延续生命。在公共卫生事件持续期间，现实空间普遍存在医疗优质资源供需矛盾的现象。在年轻的患者看来，延续他们的生命对社会更具价值，因此应优先享受优质医疗资源；在年长的患者看来，他们凭借对社会的既往贡献，应优先获得优质医疗资源。在这种情况下，"自然的幸福"是一种本性的幸福，求生欲望促使人们本能地这么考虑；"道德的幸福"则以个人的目的为义务，有德性的人同样珍视生命，渴望获得"自然的幸福"，但道德义务告诉他们，获得优质医疗资源不能损害人的正当利益。在必要的时候，将活的机会留给更需要的人，对自己来说同样是一种幸福，这种幸福即"道德的幸福"。康德反对滥用"幸福"这个词，"则人们必须注意，此处且不指摘对于'幸福'一词的滥用（这已包含一项矛盾）"，[①] 因为"道德的幸福"意味着人的生命的"圆满性"，即生命（活着）是躯体和精神的双重圆满，而仅仅为活着而挤占

---

① 〔德〕康德：《道德底形上学》，李明辉译注，联经出版事业股份有限公司，2015年版，第259页。

优质医疗资源的"自然的幸福"，失去了幸福的伦理价值。

在卫生紧急状态下，优质医疗资源的分配存在较大争议，争议的焦点是何者的幸福更具伦理价值。"道德的幸福"意味着幸福必然具有普遍性。亦即，"当事涉幸福而将幸福当作我的目的来追求，应当是义务时，则是其他人的幸福，则我因此也使他们（被允许）的目的成为我的目的"①。康德对"幸福"与"义务"的论述将内容从形式中剥离出来。在形式的"幸福"与"义务"和内容的"幸福"与"义务"之间存在一个鸿沟：在常态环境下，经济实力决定优质医疗资源的优先分配序列。在卫生紧急状态下，经济实力的优先性不再具备先天的优势。比如，某大城市一位离休官员希望按照行政级别优先享受医疗资源的诉求并未得到满足。在这种情况下，"道德的幸福"的普遍性与"自然的幸福"的具体性之间，更多在于患者个人的意愿以及他们背后的因素（家人的意愿和所在医院的实际情况）发挥作用。假设一家医院的优质医疗资源不算特别紧张，重症患者的数量不多，那么，道德义务所需要的"使他们（被允许）的目的成为我的目的"，可以在形式和内容上得到满足。反之，当对于优质医疗资源的普遍主张与这种资源供给的矛盾突出，义务的形式与内容之间也将发生冲突。在这种情况下，"道德的幸福"依赖于个人的道德义务所形成的道德力量。与康德的义务理论不同，在卫生紧急状态下，功利论对优质医疗资源与幸福的关系影响更大。按照功利主义，"道德的幸福"是最大多数人的最大幸福。在这种情况下，多数人的最大"幸福"面临幸福的原子化挑战。所谓幸福的原子化，是指个体为自己的幸福最大化而将他人的同样幸福置于次要的位置。在常态环境下，幸福的内涵丰富，只要互不损害，这种最大化的幸福易于形成。在非常态的社会环境下，幸福被聚焦于健康地活着，这种单一的诉求与优质医疗资源之间的矛盾难以在短时间内解决，社会伦理心态对于"幸福"的理解越是接近，由

---

① 〔德〕康德:《道德底形上学》，李明辉译注，联经出版事业股份有限公司，2015年版，第260页。

于客观条件的制约，大多数人的最大幸福反而越是难以实现。在这种情况下，根据普伦蒂斯等学者的研究，社会成员在同一时间对同一幸福的普遍追求，使得他们对"道德的幸福"的追求与自我决定理论（Self-determination theory，SDT）的基本心理需求出现矛盾。按照 SDT 理论，"我们发现需求受到阻碍不满意和'最糟糕'的事件，它对令人沮丧的动态具有高度的响应能力"。卫生紧急状态导致优质医疗资源紧张，当社会成员知道这种现实的状态，他们的"响应能力"提升，因为这与个体的幸福相关。舆论对于呼吸机等优质医疗资源分配的争议表明，幸福的主体缺乏清晰的概念，我们很难说在年轻人和老年人之间，何者优先获得优质医疗资源满足是大多数人的最大幸福。在这种情况下，尊重个体的意愿，具有道德觉悟的行为主体依据他们的道德判断，自主决定对优质医疗资源的选择，只要这样的选择可以为自己带来幸福，那么他就获得"道德的幸福"。一个正常的社会，道德认知的相近，必然可以寻找到符合功利论的幸福主张的选择模式。普伦蒂斯等学者重申"道德在重要生活事件中的中心地位、对环境的反应能力以及对福祉的影响"①。

在卫生紧急状态下，除了优质医疗资源的分配对个体幸福的影响，更多的时候在于个体的快乐。当"健康地活着"被当作幸福，而这种幸福需要持续进行才有意义。现实生活中的人们，一方面从新闻报道和社区的宣传中得知最新的疫情信息进展，感染者和死亡者数字的增加带给他们的是对死亡的恐惧和对生的渴望；另一方面，在自己的生命不存在即刻的威胁时，他们获得的是快乐的感觉。不被感染、健康地活着，是这个阶段人们普遍的心态。对生命和健康的欲望，使人们对战胜病毒充满信心。西季威克认为："一个被欲求的目的获得总是在某种程度上伴有快乐，而且一旦离开意识的检验，我们似乎就找不到明确的方法来确定，在行为的诸多结果之中哪一个

---

① Prentice, M., Jayawickreme, E., Hawkins, A., Hartley, A., Furr, R. M., & Fleeson, W., 2019, "Morality as a Basic Psychological Need", in *Social Psychological and Personality Science* 10(4).

是行为的目的。"①西季威克的这段话揭示了一个普遍存在的心理事实：越是在特殊情境下，人的欲求的动机越是明确，快乐的程度就越高。离开了特定的情境，快乐（幸福）的动机获得反而难以得到检验。人类历史上所经历的每次公共卫生事件，总能使社会成员加深对"幸福"的普遍认知。当一次卫生紧急状态离我们而去，整个社会对健康和生命的欲求程度随之降低。在这种情况下，需要行为主体从不同的时间维度加深对"自然的幸福"和"道德的幸福"的认知。如果说幸福（快乐）本身就是一种偏好，用威廉斯的话说，"我们关于自己未来偏好的知也是这样。在我们的此刻对彼刻（now-for-then）的偏好之中，应该把我们所预期的彼刻对彼刻（then-for-then）的偏好（黑尔发明的这组有用的术语）也包括进来"。这样，通过"用此刻对彼刻的实际偏好来充当替代物，完完全全像行为者在反思时采用其他人众的偏好那样"。②在"此刻对彼刻"与"彼刻对彼刻"之间，大多数人难以长时间地保持清醒的认识，因此，待下一次卫生紧急状态降临时，大多数人因把握不好"此刻"而不得不重复"彼刻"的教训。

第二节　公共卫生事件中的社区管理及其伦理心态

伦理学侧重从人的道德品质分析具有共性的人。在伦理实践中，道德品质只是构成人的一部分，学识、信仰和经历等方面的差异，将影响他们的行为能力。怀特海指出，在现实生活中，"一个人没有学识可以是一个有道德、有宗教信仰的并且非常愉快的人，但他不是一个完全文明的人，他会缺乏非常精确的表达力"③。学识不仅关系到一个人的表达力，也关系到他的思维方

① 〔英〕亨利·西季威克:《伦理学方法》，廖申白译，中国社会科学出版社，1993年版，第75页。
② 〔英〕B. 威廉斯:《伦理学与哲学的限度》，陈嘉映译，商务印书馆，2017年版，第107页。
③ 〔英〕怀特海:《思维方式》，刘放桐译，商务印书馆，2004年版，第150页。

式，两者反过来影响到人的道德品质。在卫生紧急状态下，作为社区共同体成员的行为主体在面对管控措施时，他们的综合素质决定着社区共同体成员整体的认知和反应。

一、公共卫生事件中的社区管理与伦理心态

社区是现实社会的缩影，社会所具有的特征被社区以浓缩的方式继承或呈现。黑格尔指出："精神生活构成国家存在的一个基本内容。"[①]黑格尔所说的"精神生活"，主要指伦理道德生活。离开伦理道德，就无所谓国家和社会。同样，离开伦理道德这种精神生活，社区也就失去其精神价值。公共卫生事件改变社区的日常秩序，社区临时管理影响社区伦理心态。

（一）公共卫生事件中的社区动员与伦理立场

在社会生活中，个体利益与公共利益处于动态的博弈之中。从本质上说，这是一种不对称的博弈，因为单个人的力量可以忽略不计，个体只有组成某种共同体，通过集体的力量实现与公共利益的博弈。社区是现实空间的地域性共同体。社区共同体由于空间位置的相近结成相对稳定的利益共同体。这个共同体一方面代表社区成员的利益参与外部利益的博弈，另一方面，共同体内部也存在个体与个体、个体与社区的利益博弈。这样，社区共同体具有虚与实的两种形式。在卫生紧急状态下，社区共同体的个体利益与公共利益矛盾凸显，社区共同体的防疫以社区的姿态"采取一种和实际利益（不论是单个的还是共同的）脱离的独立形式，也就是说采取了一种虚幻的共同体的形式"[②]。这种虚幻的共同体形式主要体现在社区的宣传动员过程中。社区的防疫宣传动员是国家防疫总动员的延伸，尽管这种动员的有效性毋庸置疑，但也应认识到，媒体的防疫动员是远距离的动员，这种动员针对的是

---

① 〔德〕弗里德里希·黑格尔：《小逻辑》，李智谋编译，重庆出版社，2006年版，第1页。

② 〔英〕大卫·麦克里兰：《意识形态》，孔兆政、蒋龙翔译，吉林人民出版社，2005年第2版，第17页。

对共性问题进行宣传。我国幅员辽阔，媒体动员针对不同群体进行相同的宣传，动员效果主要体现在营造社会氛围。从微观层面看，现实空间的社区即便相隔不远，由于社区成员的学识、经济收入水平和文化背景等方面的差异，不同社区的防疫动员各有特点，国家层面的动员无法针对不同类型的社区专门设计动员的策略和具体的方案。全国性的社会治理部门无法直接在基层进行防疫动员，这就需要"各个实体之间的协同努力，以及民间社会的动员与合作；尽管后者的参与只是由于国家的推动而引起的，但反应是积极的，并以多种方式组织起来"①。也就是说，在社会范围的动员开展后，社区获得进一步动员的合法性。这种近距离的动员所产生的反应更为显性和积极。

卫生紧急状态的社区动员旨在改变社区成员的伦理立场。社区日常管理构建社区的日常秩序，这种秩序由社区和社会共同构建，并且已经变成社区成员的习惯。习惯意味着社区成员赋予这种秩序和习惯的合法性，符合社区管理的伦理规范。随着社区进入卫生紧急状态，社区成员预感到外部环境的骤然变化，意识层面的感知与行为方式的惯性之间并不同步，这种不同步可能妨碍现实空间的防疫。在这种情况下，社区的临时性管控措施继续改变社区成员的伦理立场，即他们的行为习惯。在新闻传播领域，研究者将动员当作一种行为宣传。伦理学研究二者，在肯定动员的宣传功能时，应侧重思考如何通过动员改变行为主体的伦理立场。社会秩序的伦理立场体现为普遍的伦理信念。一种秩序的形成不是某种伦理信念塑造了现实生活的某种秩序，而是社会成员通过伦理直觉获得行为模仿的范本，然后通过模仿响应这种秩序的建构，逐渐形成对这种秩序的伦理信念。威廉斯在谈及伦理信念与直觉的关系时指出："这些初始的伦理信念在当今哲学里常常被称为直觉，但这个词现在不再带有很多的从前一度携带的意味，人们

---

① Correia, A. M. D., 2018, "Coimbra's Response to the 1918-1919 Influenza Epidemic, Seen from the Viewpoint of a Local Newspaper", in *História, Ciências, Saúde-Manguinhos, Rio de Janeiro* 25(3).

从前把直觉视作打破抽象真理的一种智性能力，在伦理领域里他们直觉背后的想法是这种能力可以先天地把握伦理真理。""直觉是藉以回答某个伦理问题——通常是用一般的词项表述的假设的问题——之时的自发信念，这些信念包含一些反思，但尚未形成理论，这类问题经常是问我们该怎么做。"① 在卫生紧急状态下，伦理信念以及由这种信念所形成的伦理立场，直觉的作用再次显现。社区成员凭借自己的直觉能力感知社区秩序与外部环境的变化。尽管直觉具备这种能力也不会马上发挥作用，社区动员宣传会激发社区成员将这种直觉唤醒，形成社会临时秩序所需的伦理信念以及与之相适应的伦理立场。

社区的临时性管控措施可能影响居民的伦理立场，比如，从积极参与社区活动变成居家隔离，将在社区散步、锻炼身体作为不道德的行为，这样的伦理立场转变非常明显。社区动员首先应说服居民，秩序改变对个体利益和社区利益的同等重要。动员形成伦理信念的直觉依赖于现实案例，如果本社区有确诊者，该患者被感染的原因就成为动员的教材；如果本社区暂未发现确诊案例，需要从附近发现确诊的社区中寻找动员的案例。通过真实可感的人及其教训，刺激被动员者的心灵，使他们直觉上意识到延续日常社区秩序对自己和他人的危害。社区动员回答的正是个体利益与社区利益一脉相承。随着社区成员直觉上意识到秩序改变的重要性，他们的伦理立场将发生改变。直觉是一种快捷的判断，这种判断有纯心理的感知判断，也有与是非相关的判断，后者属于伦理意义上的直觉。西季威克提醒人们注意区分两种不同类型的直觉。他指出："经验告诉我，人们常常可能把道德直觉混同于与之截然不同的其他心态或心灵活动——对某类行为的盲目冲动，偏爱这类行为的模糊情感，从迅速的半意识的推理过程中产生的结论，以由日常的耳濡目染造成了一种自明的幻象的流行意见。但是，由于这类错误粗心和肤浅

---

① 〔英〕B. 威廉斯：《伦理学与哲学的限度》，陈嘉映译，商务印书馆，2017 年版，第114—115 页。

的反思而发生的，任何这类错误又只能通过更缜密的反思来纠正。"[1] 伦理学意义上的直觉虽然也是半意识的推理得出的判断，但这种直觉判断建立在反思的基础之上，这与"自明的幻象的流行意见"显然不同。依照西季威克的思路，我们进一步阐述直觉在社区的应急动员与伦理立场改变中的作用。社区的应急动员既普及知识也提供违背专业知识付出的代价。许多时候，行为主体不是从知识中改变自己的立场，而是在惨痛的教训面前瞬间改变立场。直接的教训深入骨髓，可以快速改变伦理立场；间接的教训同样有助于伦理立场的改变，尤其是当行为主体没有重复这类教训的机会时，这类教训的教育意义同样重要。公共卫生事件意味着每个人都可能感染某种病毒，一旦感染将危及生命。这种无法重复的悲剧，通过社区动员提供间接的教训案例足以刺激社区成员的心灵，并且他们会重视这种教训，因为受害者就在附近。重视是反思的行为反应，近在咫尺的教训促使社区成员改变伦理立场，接受社区的临时秩序规范。

　　所有的动员都有伦理性，动员的实质是倡导一种当下的"应当"。卫生紧急状态改变社会旨趣，行为主体的直觉并不认为这种秩序改变的必然性和合理性。心理的本能抵触情绪，在现实空间表现为消极对待防疫措施。社区作为社会的一个网格，可以有效地限制居民的行为。这种限制的有效性只是相对的，因为社区管理部门无法真正限制居民的行为。比如，一个人在楼道里穿行，或者到社区某个场所活动。社区动员提供一种规范的行为方式，需要由社区成员从可能的行为转变成具体的行为。从这个意义上讲，社区动员所倡导的"应当是一个可能的认识对象，就是说，我判定为应当的必然为所有真正在判断问题的有理性者同样判定应当的，除非我判断错了"[2]。动员针对的是社区全体成员，这是因为动员倡导的"应当"必须具有伦理应当的普适性，使之成为群体性的伦理判断。对于被动员者而言，他们对动员事项的

---

[1]　〔英〕亨利·西季威克：《伦理学方法》，廖申白译，中国社会科学出版社，1993年版，第231页。

[2]　同上注，第57页。

接受需要一个过程，尤其是在缺乏近距离的动员案例刺激他们的直觉之前。在这种情况下，社区动员所倡导的"应当"与社区成员不依照这种"应当"行事，对于后者而言将因为违规而面临自然的惩罚。在这种情况下，"'应当'表现一种必然性及与——在自然全体中任何处所不能见及之——某种根据之一种联结"，虽然"此种'应当'表现一种可能的活动"，①它事实上是在为社区成员指明行为的方向。

社区动员向社区成员阐明并倡导"应当"如何，这种"应当"是伦理的"道德应该"，不响应动员的这种"道德应该"将引起其他社区成员（邻居）的负面道德情感。不戴口罩在社区里随意走动，不按规定在社区里跑步或者任性地在户外进行娱乐活动（如打乒乓球），这些不符合"道德应该"的行为将引发人们的憎恶感。对接受动员宣传的社区成员而言，不珍惜自己生命的行为也不会珍惜社区的安全，这种行为具有明显的罪恶感。这些在平时看似正常的行为，因伦理立场的改变而不再符合新的伦理立场要求。在现实空间，每个社区都会有类似的非道德行为，这是自我间差异的结果。缩小这种自我差异，需要社区的应急动员，将"应当"塑造成社区的群体理想，以统一社区成员的伦理立场。"理想"和"应当"的共同点在于，二者都涉及"强力评价"，现代哲学通常将其描述为"道德应该"。②社区安全关系到每个家庭和个体的核心利益，利益的一致性为社区动员的"应当"升华为"理想"奠定基础。"应当"是一种舆论评价，"理想"以及对这种"理想"模式的维护具有强力评价的作用。社区共同体的伦理立场一旦确立，强力评价将协调社区成员的行为，这既是社区动员的目的，也是社区动员的结果。

（二）公共卫生事件中的社区管理与社会习俗

社区管理涉及对社会习俗的引导或干预。习俗是在漫长的社会发展中通

---

① 〔德〕康德:《纯粹理性批判》，蓝公武译，商务印书馆，1960 年版，第 403 页。
② Cornwell, J. F. M., Higgins, E. T., 2015, "The 'Ought' Premise of Moral Psychology and the Importance of the Ethical 'Ideal'", in *Review of General Psychology* 19(3).

过自然的力量延续下来的生活方式，它得以延续的奥秘在于经历了跨越时空的判断。在黑尔看来，所有的习俗都"涉及一种标准，并且都表达着人们对这一标准的接受，而这种标准也应该可以用于其他类似的事例"。在所有的习俗中，以传统文化节日及其相关的节日仪式这类习俗最具强制性。2020年春节期间，我国社会进入卫生紧急状态，应对这种状态需要社区采取强制手段限制人际交往，几乎所有人是在毫无准备的情况下同时迎来农历新年和疫情管控。全社会性的管控严格限制人员流动，而根据春节习俗，亲朋要在此期间相互拜年。一方面是百年不遇的全社会的临时管控；一方面是延续了上千年的春节拜年习俗。管控任务交给网格化的社区具体执行。在这种情况下，社区成员面临两种标准的选择：要么依据社区管理规定，全部居家隔离；要么延续社会习俗，按照事先预定的走亲访友计划进行正常的人际交流。习俗所规定的标准是一种隐含着普遍性的价值判断，接受习俗洗礼的行为主体意味着赞同哲学标准。"赞许即是引导各种选择。就引导某一特殊选择来讲，我们有一种与赞许无关的语言学工具，即单称祈使句。"①黑尔所说的这种简单祈使句，在春节期间就是"走，拜年去！""好，走亲访友去！"这是一种强大的社会赞许，它在无形中命令社会成员按照传统的方式完成春节规定的各种意识。社区管理既要尊重习俗，也要考虑防疫的现实需要，这就对卫生紧急状态期间的社区管理提出道德方面的要求，需要调和防疫要求与社会习俗的矛盾，而这种调和建立在充分了解社区成员的群体心理基础之上。勒庞敏锐地注意到社会习俗与道德之间的关系，他指出："如果'道德'一词指的是持久地尊重一定的社会习俗，不断抑制私心的冲动，那么显然可以说，由于群体太好冲动，太多变，因此它不可能是道德的。"公共卫生事件冲击社会习俗，社区管理限制得住居民的行为却无法缓和他们对春节仪式的向往。在这种情况下，社区管理要倾向于防疫需求，需要调动社区成员的

---

① 〔英〕理查德·麦尔文·黑尔:《道德语言》，万俊人译，商务印书馆，1999年版，第123页。

道德情绪。"如果我们把某些一时表现出来的质量，如舍己为人、自我牺牲、不计名利、献身精神和对平等的渴望等，也算作'道德'的内容，则我们可以说，群体经常会表现出极高的道德境界。"①社区管理部门将响应防疫号召的"自我牺牲"当作一种"献身精神"，个人的遵守规定是一种"舍己为人"的高尚行为。所有这些，都是对安全的渴望与追求。当社区管理融入这些道德的元素，公共卫生事件对社会习俗的冲击将因为社区成员的心理得到抚慰，他们更容易配合社区的管控措施。

公共卫生事件中的社区管理赋予社区成员一项临时义务，即遵守卫生紧急状态期间的特殊管理规定。相比于传统的社会习俗，这种义务也有期限。社会习俗也有"义务期"，比如春节的"义务期"有将近40天（从农历腊月初八到次年的正月十六）的时间。在此期间，社会成员有义务遵从习俗（比如进入正月，遇到有人病故，葬礼延期到正月以后）。这种习俗年复一年地进行，在遭遇卫生紧急状态时，现实问题需要春节的习俗尽量向现实妥协，社会成员通过自行压缩春节的"义务期"与现实妥协。相反，卫生紧急状态所需的社区管理要求居民遵守临时管理的"义务期"远不如社会习俗的"义务期"界限明晰。人们相信卫生紧急状态终将结束，却无法知晓准确的时间，由此增加了社区管理的难度。防疫的常态化将遵守社区管控措施作为社区成员的义务，需要社区成员无条件地遵守。随着这种义务的持续进行，管控措施具有某种"社会习俗"的性质。这里所说的"社会习俗"，是指在卫生紧急状态结束前人们必须遵守某些行为方式。比如，出门必须佩戴口罩，进出社区必须接受体温监测，外来人员或从外地归来人员必须出示健康码。作为义务遵守这类"习俗"，其性质是什么？达尔沃尔（Darwall）提出两种"直接义务"，第一种是一个行为主体作为他者而欠别人的义务；第二种是作为第二人称身份的义务，这取决于第二人称代理的一般规范原则，但并不特

---

① 〔法〕古斯塔夫·勒庞：《乌合之众——大众心理研究》，冯克利译，广西师范大学出版社，2007年版，第72页。

别针对其他人。① 第一种"直接义务"意味着在卫生紧急状态下，社区成员彼此间的健康安全的"互欠"关系。假如一个行为主体忽视安全，也就欠他人的安全（病毒具有极强的传染性）；对于另一个行为主体而言，同样存在这样的"互欠"关系。遵守社区的管控措施将避免"互欠"。第二种"直接义务"则是"你"对社区的安全义务。这是站在社区管理部门角度对社区成员发出的义务，"你"做好自己（遵守管理规定），这种第二人称针对的是社区全部居民，但在每个行为主体的理解中，仅仅是他自己的义务。

所有的习俗都有禁忌。社会习俗延续的时间越久，越是需要经过不同时代的伦理筛选。以春节期间燃放烟花爆竹为例，在当代社会遇到环境伦理的限制。在卫生紧急状态下，有人依据传统的文化信仰认为鞭炮驱邪，主张通过燃放鞭炮遏制病毒扩散。没有证据表明鞭炮可以遏制病毒传播，因而这类建议并未被采纳。不过，由此提出一个问题：社会习俗的道德判断问题。如果说传统的习俗在当代社会不得不限制某些元素，那么，持续进行的社区管控措施作为阶段性"习俗"出现时，同样需要社区成员进行必要的道德判断。所有的规定"都必须接受适当的道德判断的必要条件"。同样，对于由这些措施（或规定）所产生的"行为是否在道德上是错误的，取决于该行为的特征"。② 随着公共卫生事件的持续，具有普适性的管控措施可能得到延续，这些规定作为禁忌也具有某种"习俗"的性质。至于哪些措施可能超越时间和空间的限制成为未来社会的习俗暂不明朗，可以肯定的是，能够适用于不同时代、不同区域的措施（规定），无疑将作为未来的禁忌得以延续。以公共卫生事件中的社区管理为例，有的社区实行凭证出入制度（专门加盖社区公章的门条），有的社区逐户登记检查，有的帮住户代购日用品。这些形形色色的措施，并非每一种都能经得起道德判断。"硬核"防疫手段确实可以

---

① Tomasello, M., 2020, "The Moral Psychology of Obligation", in *Behavioral and Brain Sciences* 43.

② Sinnott-Armstrong, W., 2011, "Emotion and Reliability in Moral Psychology", in *Emotion Review* 3(3).

有效限制离开居室，但伦理学强调的是行为的可普遍化。假如一项规定（手段）在直觉上就无法通过道德判断，它也就失去了伦理性，属于典型的道德过失。这样的行为在特定环境下都具有争议，显然也难以被大多数社会成员所接受，人们不愿将这类禁忌作为"习俗"延续。一种习俗是否经得起伦理筛选，关键在于习俗伴随的行为是否存在过错。如果一项限制性规定本身就存在道德过错，那么它必然无法得到社会的广泛承认。关于"道德过错"，托马斯·斯坎伦（Thomas M. Scanlon）解释说："存在着一些一般的规范行为的规则系统，而无人能够合情合理的拒绝承认这些规则是信息充分的、非强制的、一般的协议之基础，如果在这些条件下所实施的行为是任何这样一个规则系统都不允许的，这个行为就是错的。"[1] 所有流派的伦理理论都不认可某个规定（行为），应引起社区管理部门的反思。

公共卫生事件为社区管理的自主创造提供实验空间。历史上的疫情应对，总能留下一些社会习俗，比如近现代社会在防疫期间采取的遗体火化手段，就延续至今。卫生紧急状态要求社区管理依据自身条件进行创造性发展，这需要管理者具有敏锐的洞察力和伦理意识，通过创新为未来社会贡献新的习俗（出行）。应该说"这是一个具有挑战性的方法，并通过自我知识为整体性铺平圣洁之路"。只要临时性的管控措施具有新颖性并注重伦理规范，就能"较少依赖于法律的外部原则，而更多地取决于人类的洞察力的扩展"，[2] 它们在满足社区伦理自治的基础上，可以将这些创新规定（禁忌性限制）作为社会习惯向外传播。在卫生紧急状态下，有的家庭创造性演绎出一些娱乐项目，通过短视频传播，这类跨社区传播的活动项目也许正孕育着新的社会习俗。

---

[1] 〔英〕B. 威廉斯:《伦理学与哲学的限度》，陈嘉映译，商务印书馆，2017 年版，第 92 页。

[2] Dominance, J.,1970, "Book Review: Depth Psychology and a New Ethic", in *Theology* 73(604).

（三）公共卫生事件中的社区层级与伦理心态

在卫生紧急状态下，社区管理的实质是公共选择，给每个社区成员以某些规定的行为选项。比如，购物只能通过网购，快递送到社区门口，自己到门口提取；出门办事分单双号，可以抽签或按楼号领取；遇到紧急事项，可以找其他楼栋的居民调换出门凭证。尽管这些选择的余地有限，但并不妨碍社区临时性管控措施的公共选择性质。在现实空间，公共选择因受到社区层级和管理权限的影响，公共选择具有不平等性。一个社区成员被选为社区执勤人员，他就获得更多的行政自由；一个有身份背景的成员，社区也会在某些方面给予其比普通居民更多的选择自由。社区层级和管理权限（身份）与公共选择之间的现实关系必然在社区伦理心态中有所反映。受传统观念影响的居民可能将这种选择视为特权；受现代观念影响的居民可能质疑这类不平等的选择模式。在社区内部的社交媒体交流平台（如微信群）上，可能集中反映两种不同的心态。而在卫生紧急状态下，社区层级与伦理心态较少引起关注，这与社区的熟人社会性质有关。

相对于城市的社区，乡村社区的层级更为明显，由层级引发的防疫问题所生成的社会伦理心态更为明显。乡村社区的"群体边界被描述为不可渗透的"[1]，这种不可渗透性是血缘关系造成的客观事实。乡村的血缘关系是在历史发展中缔结的，这种关系一经形成就难以更改。血缘形成的辈分无法渗透，每个人的辈分在出生那刻就已经被严格规定，在乡村社区要终身按照这种层级地位发挥作用。乡村社区的管理者在管理社区中也需要照顾辈分高者的意见，或者礼让辈分高者。用现代社会的眼光审视社区层级的这种不可渗透性，让人觉得匪夷所思。但在卫生紧急状态下，社区成员的层级结构也有独特之处。一个社区成员的辈分无法选择，但辈分一旦被血缘关系所规定，按照儒家伦理的观念，长辈必须在道德层面优越于小辈。也就是说，在社区

---

[1] Pearce, J. M., Charman, E., 2011, "A Social Psychological Approach to Understanding Moral Panic", in *Crime, Media, Culture* 7(3).

享受尊重的辈分高的人，不论长幼，都必须注意自己的言行举止。道德行为的规范，符合辈分的层级。相反，辈分高者的行为经常不具有伦理性，他的道德荣誉（辈分优势）将受到损害。可见，乡村的社区具有"城邦"的性质，美德是维系乡村社区的黏合剂。邓安庆在谈及古希腊的城邦时认为，古希腊的美德有阶级性，城邦等级的固化要求贵族讲荣誉，是这个等级赋予的美德。柏拉图强调城邦的人们按照等级和美德各司其职，各尽其能，构成一个"存在链"（存在史结构）。① 理解了乡村社区的城邦性质，就不难理解公共卫生事件中乡村社区管理的独特之处。乡村社区的封闭性弱，社区成员走街串巷甚至绕过交通要塞离开社区相对容易，在客观上增加防疫的难度。村干部通常是辈分或社会地位（财富或社会任职经历）高的人担任。发现有人不遵守社区临时管理规定，乡村社区的管理者会通过乡村自媒体（有线广播，俗称"大喇叭"）进行通报批评。2020 年疫情肆虐期间，媒体报道一些乡村社区的"硬核防疫"措施，其中就包括村干部通过大喇叭公开批评违反防疫管理规定的行为。乡村社区大喇叭形成的社区舆论，对社区成员的伦理心态产生强烈的反应。乡村社区是熟人社会，尽管大喇叭的通报批评未必点名，街坊邻居间大抵清楚何人违反了规定。违规者的身份一旦不再是秘密，社区成员的耻辱感随之萌生，人们在私下议论违规者及其行为或者社区管理者的通报批评的方式是否"应当"，并从伦理层面评判他们的是与非，最终形成基本的伦理态度。这种主流的伦理态度反过来影响乡村社区的防疫质量。通常，乡村社区的荣誉观念更为强烈，行为稍微偏离村规民约已经引起邻居的注意，明显的出格行为将受到来自长辈、同辈甚至小辈的批评。因此，乡村社区的层级在应对疫情方面，成效相对显著，这也是乡村疫情的严重程度低于城市的一个原因。

不同于乡村社区由血缘形成的固化层级，城市社区层级的不可逾越性较

---

① 邓安庆：《论康德作为美德论（Tugendlehre）伦理学的现代奠基者》，湖南师范大学 2020 年岳麓国际道德文化论坛，2020 年 8 月 16 日。

弱。社区管理部门如果得不到社区成员的群体认可而失去存在的合法性，面临要求更换物业公司的尴尬。社区层级受到权利意识和外部舆论压力的影响，虽然依然具有某些合法性，比如保安、物业中高级管理者依照层级享有各自的管理权限，这些权力的获得也是历史演进的产物。在布莱恩·鲍尔斯（Brian S. Powers）看来，"人类文明随着社会的分化而发展，在这个过程中，个体责任从自给自足转移给由社区管理的特殊群体来承担"。社区成员要自由发展，自己就必须"在等级制度中放弃一定的责任"，需要他们为"接受'更大好处'而服从等级制度的合法性"。[①] 社区管理者的权限与责任挂钩，这与乡村社区的管理者与被管理者还存在血缘关系不同，社区管理者以纯粹的服务者身份履行职责。在卫生紧急状态下，社区管理者既要保证防疫任务的完成，又要考虑自身和社区成员的商业服务关系。临时管控措施过硬激起社区成员不满，将危及社区管理者的生存；管控措施不到位，将受到社会管理部门的处罚。显然，城市社区的应急管理比乡村社区的同类工作更具挑战性。在这种情况下，重视利用社区层级的合法性，强化社区的利益共同体观念，激发社区成员的防疫同理心，引导社区成员在道德意识中明辨是非，可以促进社区防疫工作。这就需要社区成员更好地认识"受到共同的'道德心理'激励的社区，他们的这种'道德心理'是基于彼此之间的特殊共同关心"[②]，而不是诸如血缘那样的固化关系而形成共识。面对公共卫生事件，避免自己所在的社区出现感染者是人们共同关注的焦点。虽然社区成员的成分复杂，但当利益兴趣高度一致时，社区共同体意识的唤醒，社区成员的伦理认知和伦理态度区域一致，对于违反规定的人，他们可以向社区管理部门投诉，或者在社区的微信群曝光这样的人或行为。当一个公认的缺乏伦理合法性的行为被曝光，社区管理者进行规劝就相对容易。对于个别不服从管理的

---

① Powers, B. S., 2017, "Moral Injury and Original Sin: The Applicability of Augustinian Moral Psychology in Light of Combat Trauma", in *Theology Today* 73(4).

② Yack, B., 2012, *Nationalism and the Moral Psychology of Community*, Chicago: University of Chicago Press, p. 69.

人，社区的"原住民"更具道德权威（这有点类似于乡村社区的"长辈"）。一个社区不论历史是否悠久，"它们是由试图从过去传承而不是选择传承下来的人们创造或想象的"①。谁是社区的"原住民"，社区的历史主要由他们所创造和修改。社区临时管理在遇到难题时，发动"原住民"（即首批入驻社区的居民）的道德权威作用，有利于协调社区成员的关系，解决接受的问题。对于社区成员而言，对社区的了解与热爱程度，首批入驻的"原住民"的声望显然高于后期零星入驻的"散户"。前者的道德权威在社区日常管理中的作用并不明显，但在类似卫生紧急状态的特殊情境下，这个群体的道德责任显然高于其他居民。

社区层级导致道德权威和道德顺从。现代社会，不论是城市还是乡村的社区，层级的壁垒出现裂化的现象。在乡村社区，血缘的层级依然明显，但财富、社会地位也对层级进行分化。在城市的社区，社会地位和权力以及知识同样造成社区层级的再次分化。层级带来道德的某种优越感。高兆明认为："以前人们习惯于将职业打上道德寓意，教师被视为人类灵魂的工程师，记者、法官、政治家、牧师同教师一样，即便不能看成是高度的道德权威的样板，至少也属于道德上优越的特权阶层。"②在卫生紧急状态下，城乡社区都聚集着不同层级的成员，其中有固定的成员，也包括临时的成员（因故滞留在某一社区者）。对于社区的安全和防疫措施以及社区管理者的态度和工作质量，高层级者的评价具有某种道德权威。一个德高望重者的意见，很快会得到多数社区成员的附和。如前所述，层级不单单是社区等级的分化，也与责任相关。在关键时刻，社区高层级者的建模将损害其道德权威。不同层级的权利与义务的分配也存在差异，社区体系的正义，本质上依赖于不同阶

---

① Miller, D., 2014, "Book Review: Nationalism and the Moral Psychology of Community, by Bernard Yack", in *Political Theory* 42(3).

② 高兆明：《伦理学理论与方法》，人民出版社，2005 年版，第 279 页。

层中如何分配基本的权利义务以及他们所获得的各种机会和便利条件。[①] 高层级的社区成员对于社区管控的意见和建议，可以选择不同的语言，根据需要表达他们的真实意图。语言的艺术"在于驾驭辞藻的学问。这门艺术遇到的最大困难之一，就是在同一个社会，同一个词对于不同的社会阶层往往有不同的含义"[②]。不同层级针对社区防疫发表的看法，只要语言与其所处的层级（身份）相匹配，语言符合社区成员的道德心理，就容易得到普遍的认同。相反，缺乏尊重的语言不适合于任何的社区层级，这类意见因不符合社区伦理心态，其实际意义反而很小。

二、公共卫生事件中的社区制裁与伦理心态

在由公共卫生事件导致的卫生紧急状态下，一些行为的是非边界相对模糊，社会成员并不容易区分行为的道德与非道德性质，使道德制裁的难度增加。非道德的行为得不到制裁，效仿这类行为的可能性增加，对非道德行为"道德化"的误识影响社区（社会）的伦理心态。

（一）公共卫生事件中社区的舆论制裁与伦理心态

公共卫生事件没有给社会成员留下研习的时间，人们必须在匆忙中应对骤然开启的社会临时秩序。在这方面，我们远不如伦理学的先哲幸运，不论是古希腊时期的亚里士多德还是春秋时期的孔子，他们可以通过长期的社会观察和哲学思考为世人如何按照伦理原则去生活指明方向。正如西季威克所说，亚里士多德和孔子等先哲"是为了实践而研究伦理学，而在实践中我们关心的是具体问题"。伦理学的基本理论奠定了当代社会生活的原则性框架，这些框架给社会成员以足够的创造空间。伦理学理论所提供的社会生活框架仅仅是个粗线条的轮廓，至于如何进行伦理实践则留给每个时代的人们根据

① 〔美〕约翰·罗尔斯：《正义论》，何怀宏、何包钢、廖申白译，中国社会科学出版社，1988年版，第5页。

② 〔法〕古斯塔夫·勒庞：《乌合之众——大众心理研究》，冯克利译，广西师范大学出版社，2007年版，第116页。

特定的社会环境自主摸索。伦理实践意味着对社会生活进行道德判断。西季威克接着写道："我们必须作出苏格拉底率先做出的那种努力，并尽可能令人满意地定义通常被我们用来表达对行为的赞许或谴责的义务与德性的一般概念。"① 按照西季威克的观点，社会生活的伦理实践一方面要求行为主体必须具有德性的品质；另一方面，行为主体必须对自己的行为进行道德评判。处于卫生紧急状态的社区成员，减少外出是这个时期的德性生活，无端外出则是非道德的生活方式。社区的物理空间虽然不大，但再小的社区，居民的行为也无法整齐划一。在社区里，空荡的公共空间便于居民监督他人的户外活动。偶尔一个居民出现在社区的公共空间，其他居民可以隔着窗户或阳台观察外面的一举一动。受特定环境的影响，遵守管控措施的行为主体会不自觉地反感出现在公共空间的人们，认为这类行为加大病毒扩散的风险。在伯纳德·威廉斯看来，"在思考伦理道德实践问题时，不考虑行为者的情感、心理状态等非理性因素是不能取得成功的"。当社区成员对一个在户外出现的居民表达不满的情绪时，应本能地追问其行为的目的。假如该居民的家人身体不适需要出门购买药品，或者采购的物品送到社区门口必须去取，这个居民的行为就应该得到理解。对于无视社区管理规定而随意活动的社区成员，无论是对伦理道德规范的阐明，还是对行为者道德动机的解释都不能获得满意的答案。因为行为者的道德感和义务感以及相应的心理状态对道德行为的影响是巨大的。② 在这种情况下，社区成员可以对这类缺乏伦理性的行为表达自己的道德态度，不论赞许抑或反对，都是作为个体的社区成员的道德表述。只要在公共空间出现的居民没有出格的举止，道德评判者的情感就应控制在理性的范围内。对于轻度违反管控措施的行为，社区成员可以提出自己的劝告，因为理性的评判有利于劝服。在彼彻姆看来，"说理性不起作用，并不是说在情感理论中论证也没有作用"。应该承认，"我们经常试图

---

① 〔英〕亨利·西季威克:《伦理学方法》，廖申白译，中国社会科学出版社，1993 年版，第 235 页。

② 〔英〕B. 威廉斯:《伦理学与哲学的限度》，陈嘉映译，商务印书馆，2017 年版，第 214—215 页。

通过说服其他人接受我们的观点来解决争论"。①

　　在公共卫生事件持续期间，城乡社区内部都不同程度地出现过偏激的行为。比如，出于防疫需要对出入社区的人进行管控和测试体温，但不是所有的居民都会自觉接受检查，有的甚至以粗暴的方式做出反应。置身于这种场景的人们，道德意志促使其对这类行为予以谴责。显然，这是一种显性的道德谴责，谴责者的"'意志'这一心理事实似乎不仅包括意图或对行为结果的观念的再现，而且包括选择、分析、确定这些结果的自我意识"。它们是依据个人对现实环境的判断以及自主行为选择的结果，对拒不配合进出检查者行为的批评。西季威克将发出道德谴责者的"道德意志"参与行为判断并做出强烈反应的心理过程陈述为："我把我的慎思的意志归诸其中的那个自我，是一个具有严格确定的道德性质的自我，一个部分的是天生的，部分的是由我以往的行为和感觉，由它以无意识地接受了的所有生理影响而形成的独特品性，以至我的全部善的或恶的行为，在任何时候都完全是由这一品性的确定性质，以及由我的环境或那时对我发生作用的外部影响。"②自我的道德素质、个人的社会阅历以及现实的情境，三种因素叠加一起，以个人谴责的方式对抵制管理规定者进行道德制裁。这种制裁可以是现实空间的制裁，也可以是网络空间的制裁。相比之下，现实空间的制裁更具针对性。设想在一个社区的门口发生这种谴责，虽然围观的人不多，但只要有其他在场者，道德的天平一旦向执勤人员倾斜，对于被谴责者的心理压力迅速增加，因为现实空间的社会舆论具有更多的画面感，视觉和心灵的冲击力更大。在这种场景下，道德的舆论制裁对违规者的干预更具效力。对于舆论的发动者，即发出道德谴责的行为主体而言，他（们）的行为出自良心表达自己的道德情感。日本学者浮田和民（Ukita Kazumi）将出于良心的制裁分作两类："自

---

① 〔美〕汤姆·L. 彼彻姆：《哲学的伦理学》，雷克勤、郭夏娟、李兰芬、沈珏译，中国社会科学出版社，1990 年版，第 530 页。

② 〔英〕亨利·西季威克：《伦理学方法》，廖申白译，中国社会科学出版社，1993 年版，第 84—85 页。

己之良心，对于自己之行为，既有所谓制裁众人之良心。对于各人之行为，亦有所谓道德的舆论是也。"第一种是自我的良心责备，第二种是我们所说的道德的舆论制裁。在东方文明中，"道德的舆论，有所毁誉，有所褒贬。诗三百篇，无非美人者刺恶，皆道德的舆论也"。违反进入社区的管理规定"而所以为道德者，莫不过各自良心之中，存有一种道德的法则。加以两种道德的制裁，即良心之苛责"。在社会生活中，社区的"社会之舆论是已由舆论渐成社会的习惯，此习惯予道德上之制裁"。[①] 社会生活强调人的行为，行为偏离道德规范，需要通过生成舆论进行干预。与伦理实践不同，道德判断"道德总是把两个极端选择摆到我们面前，可说实话，几乎所有值得去过的人生都处在两个极端之间"。因此，威廉斯主张应避免将道德判断以及由此形成的道德谴责绝对化，"引导道德去强调这些对照的是一种整体态度，我们可以给这种态度贴上个标签：道德纯粹性"。需要注意的是，道德纯粹性"坚持把道德意识从其他种类的情绪反应和社会影响中抽象出来"，这样一来，"不仅掩盖了它用于对待共同体中不正常成员的手段，而且掩盖了这些手段的德性"。[②]

在传统社会，乡村社区的乡绅即道德权威，他们的辈分、阅历和威望使其在乡村生活中充当道德裁判的角色。这种特殊的地位使得他们的道德谴责所形成的舆论制裁具有单一性。也就是说，这种制裁一经发布，被制裁对象并无辩护的余地。在现代的乡村社区，乡绅阶层基本消失，乡村干部、乡村老师和商业成功人士共同组成乡村社区的"意见领袖"。虽然这个群体继承了乡绅的部分道德权威，但是，社区成员获得了自我辩护或争取他人帮助辩护的权利。至于城市社区，社区的"意见领袖"更为零散。他们的威望因社区成员成分的复杂，权威性弱化。在卫生紧急状态下，对某个行为的道德

[①] 〔日〕浮田和民：《普通道德与特殊道德》，孟心违译，《教育周报（杭州）》，1915 年第 102 期。

[②] 〔英〕B. 威廉斯：《伦理学与哲学的限度》，陈嘉映译，商务印书馆，2017 年版，第 233 页。

谴责以及在此基础上形成的舆论制裁出现后，被制裁者可能做出回应而不是
被动地接受。不接受道德谴责的舆论制裁，在伦理学中被称作"道德推脱"。
加里·谢尔曼（Gary D. Sherman）提出"道德推脱"的 8 种表现形式：①道
德辩护；②委婉标签；③有利比较；④责任转移；⑤责任分散；⑥忽视或扭
曲结果；⑦非人性化；⑧责备归因。道德推脱与行为主体的道德认知或道德
观念偏差有关。有的道德推脱是行为主体的认知水平不高所致。个体的知识
结构和智力水平以及他们的社会阅历，影响了他们的道德判断。在卫生紧急
状态下，社会行为的道德边界相对模糊，当一个社会成员的行为（比如，戴
口罩不遮住鼻梁或嘴巴）遇到来自外部的批评时，他未必认同这种观点。相
反，有的居民意识到自己行为的不当之处，甚至可能在内心萌生愧疚感，但
在现实空间面对众人的责难时，自尊心促使其本能地为自己进行辩护。如果
此人先前的行为确实缺乏伦理性，这种辩护就是道德推脱。在正常情况下，
社区成员"通常会避免违反道德规范，至少在这些规范被内部化的情况下"，
他们会不由自主地调节自己的行为（比如，在听到别人批评自己佩戴口罩的
方式不合规时，及其调整口罩的位置）。正如谢尔曼所言："如果他们确实违
反了道德规范，就会为此感到内疚。但是，在发生道德推脱的情况下，这种
自我调节的过程就会失败——一个自由地，没有内地进行道德上可置疑的
行为。"①

　　道德推脱意味着道德的舆论制裁，这不利于社会秩序的构建。不可否
认，在现实生活中，道德的舆论制裁并非全部符合道德原则。比如，一个社
区成员因为客观情况需要外出，在尚未搞清楚其行为的动机和后果前，匆
忙启动道德的舆论制裁机制，对其施加道德压力，这种不公对于具有权利意
识的人而言，显然会为自己辩护。相反，个别成员的行为失当不服从道德舆
论制裁，这是对权利概念的误用，如果道德的舆论制裁无法说服当事人或公

①　Sherman, G. D., 2020, "The Moral Psychology of Continuation Decisions: A Recipe for
Moral Disengagement", in *Organizational Behavior and Human Decision Processes* 158.

众，反而会产生不良的社会后果。在卫生紧急状态下，尽管社区成员渴望自由，但这种自由不能被抽象地理解，否则，任性地依据自己的方式行事将导致社区临时管控变成一盘散沙。

（二）公共卫生事件中社区的内部制裁与伦理心态

道德惩罚的舆论制裁在遭遇道德推脱时，这种惩罚的实际效果将被打折扣。道德惩罚的有限性，决定了这只是社会制裁的一种方式，需要其他制裁的辅助。一般将道德制裁与法律制裁视作两种常见的制裁形式。在现代社会，社会治理部门的行政权力，也具有矫正个体行为的功能。因此，权力制裁是道德制裁与法律制裁的必要补充。当权力制裁所处罚的对象（行为）不是特别严重，尤其在缺乏明确的行政条例时，这种制裁需要借助道德的力量以支持。在卫生紧急状态下，权力制裁包括两种形式：一是行政职能部门依据规章条例限制明显违反管控措施的行为；二是以社区为单位的自治共同体，根据社区管理部门自主制定的规则，对社区内违反规定的行为进行必要的限制。这种"权力制裁"不同于行政权力的制裁，而是社区共同体依据社区内部的管理职责限制某些行为。为区别于社会治理部门的行政制裁（行政处罚），我们将这种制裁称作"内部制裁"。由于社区的权力只是象征性的权力，社区管理者在行使其职责时无法像行政执法那样具有强制性。以不按规定强行进出社区的行为为例，社区保安通常会以劝告的方式做当事人的工作，劝说对方遵守社区的管理规定。对于符合社区成员伦理观念的规定，保安的做法将赢得民意的支持。相反，如果一项规定缺乏社区民意基础，当社区管理者干预某类缺乏伦理性的规定时，这项规定的推行将遇到阻力。社区在制定管理规定时应考虑这些规定的伦理性，以确保规定具有权威性。用于内部制裁的管理规定的伦理性体现在两个方面：一是规定自身的伦理性；二是管理规定实践的伦理性。早在 1936 年，我国伦理学研究者刘真如就已经意识到，"在实践上只有具体的规例才可以发生道德的固有作用"。他援引近代新批判主义的大哲学家李奴危野（Ch. Renovier，今译作"雷诺维尔"）《道德科学》（*Science de la Morale*）的"道德分类"方法，将"道德分为纯粹道德与应用道德两类"。根据雷诺维尔的观点，"纯粹道德的目的是和平，是理论的目的。应用的道德是战争，是消极的、相对的。前者常以本务正义说教，后者是依力量以制裁"。在刘真如看来，应用道德"是由前者来决定的"。[①] 社区的内部制裁依靠伦理的力量（"应用道德"，即今天的"应用伦理"），通过程序正义和伦理原则获得制裁的合法性。在卫生紧急状态下，社区管理工作单靠道德说教难以完成防疫任务。按照规定，外地归来人员需要先隔离 2—3 周，确认无问题时再进入社区。有的社区成员将外来人员隐藏在车内，以此逃避检查。对于有疫区旅居史的人员要求如实上报，可能有人隐瞒他们的这段经历。一个社区成员的舞弊或撒谎将增加整个社区的防疫成本。在这种情况下，社区管理部门对违反规定者进行内部制裁，既维护社区的临时秩序，也可以赢得社区成员的支持。社区的内部制裁比社区的舆论制裁更为直接。社区工作人员通过与违规者面对面地接触，对这种行为提出批评，甚至进行必要的处罚（比如，减少其近期的门条数量），以达到实质性制裁的效果。尼采指出，"惩罚据说是具有价值的"，为的是要在违规者"心中唤起一种负罪感，人们在惩罚中寻找那种能引起灵魂反馈的真实功能，他们把这种灵魂反馈称为'良心谴责''良心忏悔'"[②]。而在黑格尔看来，"精神可以制裁'心情'但必须依赖于自身的新生"[③]。社区内部制裁的精神性质在于社区的地缘特点。乡村社区的内部制裁，让违规者的行为曝光在整个社区，这种轻微的实质性制裁已经震撼社区成员的精神世界。城市社区的内部制裁虽然达不到触动每个居民良心的效果，但是，行为的限制和处罚的通报依然具有实质性的威慑意义。尤其是楼号和门牌号的披露，这种通报本身已经类似于乡村社区的内部制裁。

---

① 刘真如：《社会道德的基础》，《文化建设月刊》，1936 年第 3 卷，第 2 期。

② 〔德〕尼采：《论道德的谱系》，周红译，生活・读书・新知三联书店，1992 年版，第 70 页。

③ 〔德〕弗里德里希・黑格尔：《小逻辑》，李智谋编译，重庆出版社，2006 年版，序言，第 3 页。

在常态社会环境下，道德真空的危害已经显露。在卫生紧急状态下，社会成员心理的恐惧导致人性中恶的成分可能在某种特定情境下被放大。如果缺乏必要的行为干预，将造成更多的麻烦。在这类特殊的情境下，用勒庞的话说，"就像许多其他方面一样，群体中的个人类似于原始人"。"原始人"的比喻是指人们的行为受直觉的指引，缺乏必要的理性。在城市的社区中，在长时间的居家隔离过程中，"群体感情的狂暴，尤其是在异质性群体中间，又会因责任感的彻底消失而强化"。有的居民希望冲破社区设置的封锁线，希望结伴出门，有的冒着感染病毒的危险，跨越社区聚集打麻将；有的餐馆私下营业，为熟客提供服务。对于违规聚集者而言，他们"意识到肯定不会受到惩罚——而且人数越多，这一点就越是肯定——以及因为人多势众而一时产生的力量感，会使群体表现出一些孤立的个人不可能有的情绪和行动"。① 这些看似零星的聚集性行为，可能将整个社区多日的防疫成效归零。限制这类行为，道德谴责的舆论制裁如果有效，就不会发生这类聚集性活动。如果缺乏有效的制裁，这类活动会被更多的人效仿。"黑尔并不认为，用批判性的道德思维在行动之间进行选择可以避免依附于我们表面行为原则相联系的道德情感。"② 在密尔看来，对于违反道德的行为必须有所惩罚，这需要社区负起责任，严格依照自己的职责规范社区成员的行为。关于"内部制裁"，黑尔将这种制裁描述为"为了做违反我们的权利标准的事情而必须突破的一种感觉，如果我们仍然违反了这一标准，那么以后很可能会以悔恨的形式遇到这种感觉"③。违反者的"悔恨"意味着"内部制裁"（权力制裁）的有效性。需要指出的是，社区的这种制裁形式也可能被滥用。在公共卫生

---

① 〔法〕古斯塔夫·勒庞：《乌合之众——大众心理研究》，冯克利译，广西师范大学出版社，2007年版，第67页。

② Miller, D. E., 2014, "Reactive Attitudes and The Hare–Williams Debate: Towards A New Consequentialist Moral Psychology", in *The Philosophical Quarterly* 64(254).

③ Mill, J. S., 1969, *Utilitarianism*, in John M. Robson (ed.) Essays on Ethics, Religion and Society: Collected Works of John Stuart Mill, vol.10, Toronto: University of Toronto Press.

事件持续期间，有的居民家中并未有人出现发烧、咳嗽等症状，核酸检测也呈阴性，仅仅因为家中有户籍系疫区的临时人员而被临时管控。这种"内部制裁"因缺乏伦理性而违背民意，在社区成员中造成不良影响。社区共同体在面对卫生紧急状态达成防疫共识，但并非所有的管控措施都符合道德原则。不符合道德原则的规定或制裁，引起社区成员的道德憎恶，反而降低了社区管理部门的权威性。

卫生紧急状态的社区"内部制裁"可能出现在找不到具体对象的情况下，社区管理部门以虚幻的形式实施这类制裁。防疫全国同步进行，但疫情严重程度不同的地区表现并不相同。即便是在情况严重地区，不同社区的严重程度也有所差异。有的社区暂时未发现感染病毒者，受同城或外地防疫宣传的影响，他们以模拟疫情最严重社区的防疫模式进行防疫。没有直接的病毒感染者，社区依然采取严格的管控办法。在没有实质性违反规定的情况下，如何预防违反行为就成为一个非常值得关注的心理现象。这里，我们借用心理学的"移情"概念来阐释社区在没有违规者时进行的内部制裁。"移情"是指社区管理者将现实生活中发生过的某些行为以及社区成员对这种行为的情感投射到他人身上。这种"内部制裁"多以防疫宣传横幅的形式悬挂在社区，横幅内容针对某类违反管控措施的行为进行谴责或发出威胁。在伦理学上，这种惩罚被称作"没有受害者的道德冒犯行为"。彼彻姆在区分"道德冒犯行为"时提出这种"仿佛并没有人受到伤害，或者因为出于自愿的没有受害者的冒犯道德的行为"。① 出于防疫管控的需要，社区为防患于未然，通过悬挂防疫宣传横幅，以想象的方式将可能冒犯的人作为精神制裁的对象。这种"内部制裁"是一种预警式制裁，旨在向社区成员宣讲违反管控措施的后果。内部制裁的伦理意义在于，它以近距离的惩罚引导社区成员遵守社区管理规定，通过养成良好习惯，最终将这些习惯变成社会习惯。正如

---

① 〔美〕汤姆·L.彼彻姆:《哲学的伦理学》，雷克勤、郭夏娟、李兰芬、沈珏译，中国社会科学出版社，1990年版，第412页。

民国时期的伦理学者司震所说："道德对于社会是有着制裁社会行为的作用，这一点正和法律一样；不过法律往往是带着强制的意味，而道德多半是出于习惯的。"①当一种制裁成为习惯，这种制裁也就与社会伦理心态相吻合。

（三）公共卫生事件中社区的道德暴力与伦理心态

在卫生紧急状态下，社区以管理者的身份对社区成员提出要求，强调应该做什么或者禁止做什么。这种"应当"在缺乏道德理由时属于道德暴力。有的社区成员会对邻居或社区提出某些要求，同样希望其他社区成员必须做什么或者不得做什么，这也是一种特殊的道德暴力。道德暴力作为一种不当的道德要求，在社会生活中具有一定的普遍性。在公共卫生事件持续期间，人们出于对病毒的恐惧以及自身的安全考虑，希望其他人按照自己所希望的方式生活。这种站在个人立场的愿望，以"应当"或"必须"等语词表达出来，且这些要求在缺乏道德原则的支持时，在旁观者看来，这就是道德暴力。这种情境下的道德暴力又集中反映着特定时期社区成员的伦理心态。也就是说，将个人的理想行为模式诉诸道德，以"义务"的形式向他人发出道德方面的"绝对命令"，这样的道德暴力不但没有招致舆论批评，反而因迎合社区伦理心态得到其他居民的默许。这种心理现象的背后，折射出卫生紧急状态下社区道德生活的紊乱。

当一个行为主体在向周围所有人发出道德命令，要求他人"应当"或"必须"如何时，真实的情况是多数人并非按照这种命令行事。康德的"绝对命令"是依照个人义务的道德原则，剥离具体内容后以纯粹的道德形式对所有人提出普遍的要求，即这种原则适用于所有人，不存在例外情况。在卫生紧急状态下，社区管理部门或社区成员对他人发出的道德命令包含具体的内容，即在当下的社区，一个人必须按照这种方式行事。至于这种道德命令是否适合其他社区，则不是道德命令发出者考虑的事情。如果说卫生紧急状态下的社区生活是一种"自然状态"，一项道德要求是否符合道德原则需

① 司震：《道德·罪恶》，《知识与生活》（上海），1941年（第1卷），第12期。

要经过反复论证，在得到大多数人的许可后，这项要求可以获得"普遍性"（社区意义上的普遍性）。假如这项要求无法获得多数人的同意，可能招致他人的反对。关于这种争吵，彼彻姆援引托马斯·霍布斯（Thomas Hobbes）的观点："处于自然状态的人们，有三点原因引起他们相互争吵。第一点原因是竞争；第二点原因是胆怯；第三点原因是荣耀。"[1]在卫生紧急状态下，社区的道德暴力与这三种援引存在不同程度的联系。"第一点来说，人们是为了获得而侵犯他人。"因彼此"竞争"而发生的争吵在于社区成员为获得各自的安全而展开"竞争"。因为社区成员间的安全尺度不同，尺度小的社区成员更在乎与他人的竞争。为此，希望所有人按照自己认为最安全的方法生活，对于拒绝按照自己意见生活的人，便认为这样的人危及社区的安全，这是由生命安全的竞争而产生的道德暴力。"第二点，是为了安全"，恐惧是这个时期的社会心理，一个缺乏恐惧心理的人在邻居眼中反而最为危险，这让大家感到更加恐惧。在卫生紧急状态下，社区的道德暴力多源于显性的恐惧心理。"第三点，是为了荣誉"，这个原因似乎有点让人难以理解。站在社区管理者的角度看，社区未发生一例感染者是社区管理者的最大荣耀；站在社区成员的角度看，自己和家人未被感染也是一种莫大的荣耀，这种荣耀使其认为自己的防范措施最为科学，为保持这种荣耀"必须"向整个社区推行这些方式。当社区成员的心理诉求趋于一致，不论是社区还是某个居民发出的道德倡议（即你"应当"或"必须"）时，不同的意见可能很快消失（例如，要求对家里有原籍是疫区的人或者有疫区旅居史的人进行强制隔离或者在门口标注地域身份），这种反道德的社区心态反而获得社区"伦理心态"的认可。也就是说，"道德暴力"的反道德性质被淡化。关于这种"道德暴力"的"合法性"，霍布斯解释说，这是"由于在自然状态中的人们总是处于一种'暴力死亡的恐惧与危险'之中"[2]。这种恐惧心理促使人们去寻找祛除恐

---

[1]　〔美〕汤姆·L.彼彻姆:《哲学的伦理学》，雷克勤、郭夏娟、李兰芬、沈珏译，中国社会科学出版社，1990年版，第390页。

[2]　〔英〕霍布斯:《利维坦》，黎思复、黎廷弼译，商务印书馆，1985年版，第129页。

惧的办法，而"应当""必须"的道德命令与其说是一种道德暴力，不妨将其理解成某种"伦理规约"的倡议。约翰·麦克里兰（John. S. McClelland）指出，"一切契约都是出于恐惧而订立"。因此，社区成员"出于对彼此的恐惧，而自愿将他们的自然权利让渡给主权者"①。每个社区的管理部门（物业公司、村委会）就是这样的"主权者"，它们以管理者的身份向社区成员提供安全保证，假使社区管理工作"没有有形的力量使人们畏服"，并以"硬核"之防疫措施"约束他们履行新约"，道德争论"便是人类自然激情的必然结果"。②

　　在卫生紧急状态下，一些社区的防疫工作伴随着不同程度的道德暴力现象，这是社区临时秩序缺乏明确伦理指引的结果。道德"是行为的灵魂，是行为的心和支柱"，社区成员的行为合规与否，"以行为人动机的正当与否为定"，这需要"每个人依照他的意思"③进行生活。这种生活方式对于社区成员来说又显得相当陌生，而这种方式必须在短时间内被每个家庭和个人接受。对于社区成员而言，一方面他们"就要进入的时代，千真万确将是一个群体的时代"④；另一方面，这又是一个缺乏道德秩序的时代。在这种情形下，任何人都可以依据自己的道德直觉提出自己的道德主张。提出道德主张的人以道德权威自居（包括社区管理部门），认为自己的主张最为权威，当遭遇不同意见时，以某种暴力方式强迫他人接受。比如，对于乡村社区的管理者而言，社区的大喇叭是唯一的"大众传媒"，掌握大喇叭的广播发布权，意味着他们站在道德高地上，可以依据他们认为正确的方式向整个社区提出道德要求。疫情期间，有的乡村社区为防范可能的病毒携带者，将出村的路

---

① 〔美〕约翰·麦克里兰：《西方政治思想史》，彭淮栋译，海南出版社，2003 年版，第
　230 页。
② 〔英〕霍布斯：《利维坦》，黎思复、黎廷弼译，商务印书馆，1985 年版，第 260 页。
③ 〔法〕路易·若斯兰：《权利相对论》，王伯琦译，中国法制出版社，2006 年版，第
　188 页。
④ 〔法〕古斯塔夫·勒庞：《乌合之众——大众心理研究》，冯克利译，广西师范大学出
　版社，2007 年版，第 22 页。

口挑断，留下唯一一个狭窄的通道，装上篱笆，安排专人彻夜把守。这种道德倡议因受多种因素影响而具有"权威道德"的色彩。从道德发展的历程看，这是属于初级阶段的道德形式。罗尔斯将这个阶段的道德比喻成"儿童的道德"。在罗尔斯看来，"道德发展的第二个阶段是社团的道德"。关于两个不同阶段道德的区别，罗尔斯分析道："儿童的权威的道德主要是由许多准则构成的，而社团的道德则是适合于个人在不同的社团中的角色的那些道德标准。这些标准包括常识的道德规则及其与个人的具体地位相适应的调整形式；它们是由于有权威的人们或团体的其他成员的赞许与非难形成的。"①应该承认，乡村社区管理体现的是"权威道德"，城市社区管理体现的是"社团道德"，因为后者必须有所妥协和认可。"权威道德"以道德命令的方式要求社区成员"必须"如何；"社团道德"以道德倡议的方式希望社区成员"应当"如何。两种形式的"道德"均含有道德暴力的成分。不论是乡村还是城市的社区，在疫情期间均不同程度地发生过道德暴力冲突的现象。不过，这种冲突多以消极对抗的形式出现，即以私密的形式违反管理规定。在准社区的地方（如医院、商场）因为缺乏严格的社区身份限制，个别外来人员与管理人员发生肢体冲突，这种暴力博弈获得的不是道德的合法性，而是行为的强制性规范。

　　公共卫生事件中社区的道德暴力反映出特殊时期社区伦理心态的不稳定。社区伦理心态应该是一种伦理共识，它以多数社区成员的认同为基础，引导社区成员按照伦理规范行事。在新的临时秩序下，社区成员无法即刻进入临时秩序所规定的角色，由于缺乏公认的新的生活方式标准，人们只能在道德冲突中寻找公式。在疫情期间，"道德暴力"的动机往往正确，即人们希望通过提出某项道德规范保障社区安全，至于道德倡议的内容是否明智应同步考虑，这是亚里士多德强调的"实践的智慧"。一种倡议在尚未付诸实

---

① 〔美〕约翰·罗尔斯：《正义论》，何怀宏、何包钢、廖申白译，中国社会科学出版社，1988年版，第465、470页。

践之前，以"应当""必须"的形式宣示这种倡议的强制性，对于不认同这种倡议的人而言，就是一种粗暴的道德干涉，甚至是一种间接的"道德制裁"。西季威克指出："道德的外在制裁本身并不总是足以使不道德的行为被视为不明智的行为。"① 真正的道德倡议应该符合"同质信念"要求，"并拥有某种依赖权威而不诉诸暴力来消除冲突的途径"。② "同质信念"即普遍性的信念，这是道德普遍性的本质特征。这种信念通过社区权威（乡村社区的"村干部"与城市社区的管理者）倡导，这既使道德倡议符合道德规范的要求，又避免了社区成员的负面道德情绪。正如勒庞所说："打动群体心灵的是神话中的英雄，而不是一时的真实英雄。"③ 避免社区道德暴力，重要的是在社区内部存在真正的道德权威（道德方面的"意见领袖"）。在卫生紧急状态下，他们是被社区成员所认可的"道德英雄"，这个群体的观念更易于被群体接受。如果没有这样的人物，远距离的科学家（如公认的有良知的医学权威），借助他们的意见指导社区生活，也不失为避免自我贴上"权威道德"的标签，简单粗暴地要求他人"必须"如何的可行之策。

三、公共卫生事件中社区管理的人称变化与伦理心态

社会生活的实质是一种人际交往，这种交往以彼此间的交流为前提。社区管理是社会生活的一种形式，管理者需要向社区成员讲述他们的管理理念和管理的事项。以何种人称进行讲述，本质上是"叙述者与他讲述的故事之间的关系"④。

---

① 〔英〕亨利·西季威克：《伦理学方法》，廖申白译，中国社会科学出版社，1993 年版，第 185—186 页。
② 〔英〕B. 威廉斯：《伦理学与哲学的限度》，陈嘉映译，商务印书馆，2017 年版，第 122 页。
③ 〔法〕古斯塔夫·勒庞：《乌合之众——大众心理研究》，冯克利译，广西师范大学出版社，2007 年版，第 65 页。
④ 〔法〕热拉尔·热奈特：《叙事话语新叙事话语》，王文融译，中国社会科学出版社，1990 年版，第 249 页。

（一）公共卫生事件中社区管理的第一人称与伦理心态

在卫生紧急状态下，社会成员本能地希望知道自己该如何面对这种状况。当萌生这种念头并思考他们的行为选择时，这样的行为就具有伦理实践的性质。关于行为主体与伦理实践的关系，威廉斯指出："实践思考从根本上说是第一人称的，它必须判断并回答'我将怎么做'。"伦理实践与"我"的关系如此紧密，在于人们需要对行为提前做出道德判断。尽管我们每天在与他人发生联系，许多选择却无法由他人代为选择。伦理实践的普遍化要求我们的任何选择在适应自己的同时，也必须适用于所有人。当"我"和"我们"一致时，行为具有了真正的伦理性。伦理实践的这种普遍化，人类早就开始思考。比如，"苏格拉底的反思似乎驱使我们去把我普遍化，甚至单单反思的效力就驱使我们采纳了伦理眼光"[①]。"伦理眼光"并非出于人的直觉，而是社会塑造的结果。人性的利己倾向促使人们以第一人称思考，只是这样的第一人称是单数的，即"我"想如何。每个社会成员的欲求不同，导致行为的无法普遍性；欲求相同，行为也未必可以普遍化。比如，在卫生紧急状态下，每个行为主体都渴望拥有自主活动的空间，希望能够和亲朋聚会。这是"我"的欲求，"我"也可以付诸行动。但是，获得自主活动的空间意味着此人需要穿越走出社区抵达意欲的空间。假如每个社区成员都有这样的欲求并付诸行动，等于解除了管控措施对个体活动的限制。也就是说，当"我"意欲的事情仅仅是我个人意欲的事情而不是普遍化的"我们"意欲且同时可以付诸行动的事情时，这种意欲和行为就不是伦理意义上的意欲和行动。同样，"我"也未必是自然人的"我"，也可以是社团性质的"我"（或"我们"）。在现实空间，社区管理也是从"我"的角度出发，用第一人称思考如何开展工作。这项工作要达到预期的效果，就必须将社区管理者的"我"变成复数第一人称的"我们"。在社区管理层面，第一人称从单数向复

---

① 〔英〕B.威廉斯:《伦理学与哲学的限度》，陈嘉映译，商务印书馆，2017年版，第28—29页。

数的转变并不难。社区是个利益共同体，所有的管理者都肩负着同样的使命，"我"的职责也就是"我们"的职责。伦理实践的普遍化所需要的"我们"则是跨越了利益共同体的"我们"。在一个社区内，管理者和社区成员之间的根本利益相通，但具体的利益诉求却并不一致，两者甚至经常存在利益的博弈，这种博弈的客观存在造成"我"和"我们"的隔阂。如何将社区管理者的"我"变成整个社区的"我"，这是社区管理的艺术。明智的社区管理者通常会淡化单数第一人称的"我"，以复数第一人称的"我们"来宣讲社区事务。以卫生紧急状态的社区管理为例，社区管理者有自己的职责，这个职责是限制社区成员的行为。"我"的职责与"我"的工作是管理社区的居民，作为被管理者的"我们"如何与作为管理者的"我"统一，利益的共同点是社区。"社区是我家，人人爱护她"，这样的第一人称叙事将管理者与被管理者各自的"我"转变成统一的"我们"。

罗兰·巴特（Roland Barthes）指出："真正的叙述（或者叙述者的代码）同语言一样，只有两个符号系统：人称体系和无人称体系。"[①] 在社会生活中，无人称体系主要是管理制度的叙述。这种文本将叙述者和受众全部隐匿起来，只是以纯然的客观叙述阐释工作。不论是管理者还是被管理对象，他们在解读这类文本时习惯于依照各自的身份理解相关的内容。社区被管理者关注的是管理叙述的伦理性。道德判断针对的是对与错，一项管理制度在限制某个群体的行为时，作为被管理者的他们首先看到的是这些规定是否可取。在卫生紧急状态下，社区要求居民"应当"如何。至于"应当"本身的合理性，需要进行人称的转换来测试。当"我"应当如何时，社区成员的"我"与社区管理者的"我"可否等同。比如，"我"家人生病需要离开社区，不巧的是临时出门遇阻，理由是出门需要事先报告，在得到准许后方可出去。站在社区成员的角度看，如果这个病人是管理者（"我"）的家人，他

---

① 〔法〕罗兰·巴特：《叙事作品结构分析导论》，载张寅德编《叙述学研究》，中国社会科学出版社，1989 年版，第 30 页。

们是否愿意履行同样的手续。明智的社区管理者需要让社区成员"用'可接受'代替'真',用'不可接受'代替'假',只要他们承认道德判断的某些组合是不可接受的,就必须这样做,以避免背弃每一个愚蠢的道德判断"。① 在常态环境下,第一人称叙事的重要性并不突出。在卫生紧急状态下,第一人称叙事与外部环境的联系紧密。依据环境变化适时调整叙述方式,将硬性的措施通过柔性的语言传递给社区成员,第一人称的叙述给人以亲切感。第一人称叙事也是一种文化的选择。在乡村社区,血缘关系的第一人称多以"咱(们)"的形式出现。血缘和地域结成的乡亲关系,文化认同和利益接近,"咱(们)"的叙述语言和无人称的祈使句相比,传递的情感信息不同,居民的接受程度也不同。城市社区的管理者与社区成员之间不存在血缘和地域的联系,第一人称"我(们)"的叙述可以让居民接受社区的管理方式。"接受"即"相信",第一人称为社区成员普遍"接受"管理奠定情感基础。

第一人称适合特殊情境的叙事,在于这种叙事蕴含着叙事者自身的伦理责任。通常,"第一人称以两种形式出现。一种既是人物又是叙述者,亦即一面担任讲述故事的角色,一面进入人物层。另一种则是目击者或见证人叙述者"。在公共卫生事件持续期间,社区成员普遍希望了解社区防疫的工作以及遇到的问题,包括一些居民违反规定的情况。社区管理者见证了社区发生的事情,他们在转述这类见闻时需要"避免第一人称叙事过分的主观性",以"达到更为真实和客观的叙事效果"。② 在卫生紧急状态管控问题上存在冲突的社区,多与社区管理者的第一人称叙事难以被社区成员接受有关。出现这种情况的原因,在于第一人称的叙事缺乏可信性。比如,为减少居民外出,社区管理者可能夸大社区外部的疫情严重程度,通过第一人称叙事增加故事的形象性。在资讯发达的时代,社区成员很快可以通过其他渠道验证这

---

① Sinnott-Armstrong, W., 2011, "Emotion and Reliability in Moral Psychology", in *Emotion Review* 3(3).

② 伍茂国:《现代性语境中第一人称叙事的伦理意义》,《中国文学研究》,2011 年第 3 期。

类叙事的真伪。詹姆斯·费伦（James Phelan）等学者区分了三种不可靠性类型，"即：①发生在事实／事件轴上的不可靠报道，②发生在伦理／评价轴上的不可靠评价，③发生在知识／感知轴上的不可靠读解"[①]。在此期间，社区管理的第一人称叙事可能同时存在以上三种类型的不可靠叙事情况。一个从外地归来的居民，这类人的旅居史（所去之地）尤其敏感，但未必因此就必然被感染；同样，一个有发烧、咳嗽症状的人，也未必就是病毒感染者。与他们近距离接触过的社区管理者在向他人叙述时，眼见的"事实"与真实的情况未必一致。第二种类型的不可靠值得重视。伦理判断是依照叙事者的自我认知做出的是非判断，这样的"是"是以第一人称视角做出的判断，至于这种"是"是否符合实际，需要时间的验证。社区管理多数是在现场的管理，没有为伦理判断的真伪留下足够的验证时间。第三种类型的不可靠更具典型性。在卫生紧急状态下，社区管理者为方便开展工作，通常以医学专家的角色向居民科普疫情防控知识。比如，多开窗户通风的建议是否可靠，在没有发生意外情况时容易被社区成员信以为真。一旦新闻报道称某社区的上下楼住户发生感染病例（楼上楼下的住户），专家怀疑是两家同时开窗导致病毒通过空气传播给楼下邻居。在这种情况下，知识或感知轴上的不可靠反而增加了社区成员对社区管理部门的不信任感。

在公共卫生事件持续期间，社区防疫宣传的第一人称叙事更容易被接受。社区宣传的叙事者不一定是管理者，而是经历疫情的社区成员。他们以第一人称视角向其他居民讲述自己的故事，"小人物"的叙事角色在心理上容易得到社区成员的认可。其实，第一人称叙事并不局限于社区的疫情宣传，2020 年 1 月 29 日起，央广中国之声推出疫情特别节目《天使日记》。该节目内容来自直面新冠疫情、与死神赛跑的白衣天使们，以语音自述的形

---

① 〔美〕詹姆斯·费伦、玛丽·帕特里、夏·马汀：《威茅斯经验：同故事叙述、不可靠性、伦理与〈人约黄昏时〉》，转引自〔美〕戴卫·赫尔曼主编：《新叙事学》，马海良译，北京大学出版社，2002 年版，第 42—43 页。

式、第一人称的视角，记录一线医护工作者的日常工作状况。[①] 自 2020 年 2 月 12 日开始，《新华每日电讯》播发了系列报道"我的战疫"[②]。新闻媒体的第一人称叙事是远距离的叙事，社区宣传的第一人称叙事是近距离的叙事。相比之下，近距离的叙事对叙事者的身份、叙事内容和学识方式提出更高的要求。这种叙事的效果以得到社区成员的心理认同为前提，因拔高人物和事件或者带有明显的叙事者主观情感的叙事，导致这种叙事与社区成员的伦理观念存在冲突而失去叙事的意义。

（二）公共卫生事件中社区管理的第二人称与伦理心态

人称体现着叙事者的角度以及其与被叙事者的距离。如果说第一人称是一种近距离的叙事，第二人称则在叙事者与被叙事者之间留出了空间。在这个空间内，意味着允许叙事者对被叙事者行为的存疑或批评。人称选择包含着叙事者的某种道德判断。第一人称叙事意味着叙事者与被叙事者之间的价值观或行为的认同，即伦理心态的一致；第二人称叙事制造的空间距离意味着双方伦理观念的差异。人称选择与道德判断是叙事者个人的认知，这种认知具有主观性。沃尔特·辛诺特（Walter Sinnott）指出，尽管伦理学家并不认为某种道德判断相对可靠，但他们普遍同意某些道德判断不大可靠。"如果人们相信第一人称道德判断（例如，'在这种情况下，我这样做在道德上是错误的'），但否认其他相同的第二人称或第三人称道德判断（例如，'如果您或他在相同的情况下执行相同的行为在道德上是错误的'，那么这些道德判断中正确的或可以接受的道德判断不超过一半。"对照公共卫生事件中社区管理的人称使用，同样可以印证辛诺特的观点。"在社区严格限制不必要的户外活动时，我继续在社区溜达在道德上是错误的"，如果否认相同的

---

① 《抗击疫情，主流媒体用实力做好宣传工作》，新闻与传播编辑，2020 年 3 月 19 日，http://www.media-learning.com/january_info_analysis/january_info_analysis483.html，2020 年 10 月 2 日。

② 白旭:《第一人称视角在新冠肺炎疫情对外传播中的独特作用》，《对外传播》，2020 年第 5 期。

第二人称或第三人称判断（"在社区严格限制不必要的户外活动时，你或他继续在社区溜达在道德上是错误的"），当第一人称和第二人称不能做出同样结论时，道德判断显然是错误的。在卫生紧急状态下，社区管理者可以在社区自由走动，社区成员则没有这样的权利。站在社区成员的角度看，他们将追问这种区别的理由：为什么"你（们）"有自由活动自由，而"我（们）"却没有。两种事项和判断一致（在社区溜达在道德上是错误的），人称不同导致权利的不同。辛诺特继续分析说，"如果对情景的等效描述（例如'她节省了五分之二'与'她未能节省五分之三'）导致某人做出不相容的道德判断，那么这些道德判断将是错误的或不可接受的"。同样的行为，人称和内容必须保持一致，即，社区管理者和社区成员的叙事和判断，人称可以互换而不能无法相容。"当判断或信念随命令、人称和等同用语变化时，判断是不可靠的。"[①]

在卫生紧急状态下，社区的人际关系呈现出两极化的趋势：一类居民主动接受临时管理规定，规范自己的行为；另一类居民消极对待临时管理规定，强调个体权利而放任自己的行为。现实空间客观存在的两极关系，要求社区管理部门具有驾驭第二人称的能力。所谓第二人称能力，斯蒂芬·达尔沃（Stephen Darwall）将其界定为："只要一个人有能力以第二人称的观点对待他人和他本人，就可以从这个角度做出判断，就可以确定哪些要求，并通过提出自己的相关要求来（自我）调节自己的行为（例如，通过罪恶感），该人被视为第二人称能力。"具体到公共卫生事件中社区管理所需的"第二人称能力"，是指社区管理者具备调和两种对立的观念或行为的能力。围绕卫生紧急状态管理出现两种对比的观点，社区成员各执一词。在这种情况下，社区管理者通过对道德义务和道德责任的阐述，使双方达成道德认知的共识。在斯蒂芬·达尔沃看来，"社区中的个人以类人的方式对彼此的道义

① Sinnott-Armstrong, W., 2011, "Emotion and Reliability in Moral Psychology", in *Emotion Review* 3(3).

负责"，这就需要他们"拥有第二人称能力，彼此承认自己具有或多或少平等的能力"。按照第二人称的叙事，"每个人都必须'像我一样'认可并尊重社区中的其他人"，每个人都将自己视为"彼此之间相互负责的那个人"。社区管理者以道德裁判者的身份，将处于两极关系的人置于同一个位置（道德信念）上。当"我"就是"你"，"你"的过失也就是"我"的过失，需要承担同样的责任；或者"你"就是"我"，我的过失"你"也要承担同样的责任。通过人称的置换，两极关系的人都与彼此的道德责任相联系，有利于协调双方的冲突。以佩戴口罩为例，"你"不按规定戴口罩可能感染病毒，"你"的感染危及自己的家人和更多的人（大类的"我"或"你"），这样，"你"为不戴口罩承担责任（感染），"我"也可能因"你"的过失而承担责任（感染）。假如"我"及时提醒"你"或者要求"你"遵守规定佩戴口罩，"你""我"都可以避免承担责任（被感染）。基于这样的责任推断，达尔沃得出结论：第二人称的相互指称显示出"相互问责的人之间的相互尊重"[①]。在社区管理中，恰当地使用第二人称有一个基本的心理预期。正如迈克尔·托马塞洛（Michael Tomasello）所说，"第二人称代理人可以期望另一个第二人称的行为者对自己负责，以便他将适当地对责备做出反应（例如，通过给予良好的辩解或道歉）"。当一个人向他人表达"你应当如何"时，这种预期希望"你"像"我"这样行事。社区管理者在使用第二人称对某个社区成员提出要求时，实际上委婉地表达了自己的态度，即"你"目前并未按照社区所预期的方式行动。当然，第二人称也包含着逃避责任的可能性。当"你"按照他人预期的方式行动造成不良后果时，期望"你"这样行动的人却可以站在道德高地上指责是"你"的行为本身的问题。换句话说，造成的后果与"我"的预期并不一致，责任在于"你"自身而不是"我"（社区管理者的指导）。托马塞洛指出，在厘定责任时，第二人称的行为者可能会授

[①] Stephen, D., 2006, "The Second-Person Standpoint: Morality, Respect, and Accountability", in *Philosophical Books* 49(3).

权其他人在他遇到麻烦时将他排除在外。① 在卫生紧急状态下，围绕管控措施的执行，不少社区发生的内部冲突，这不是人称运用出现的偏差，而在于第一人称和第二人称、第二人称和第二人称的使用者彼此缺乏尊重和担责精神。第二人称要真正起到相互问责的作用，在达沃尔看来，不论是社区管理者还是社区成员都"必须是理性的行动者，必须具有反应性态度（例如责备）和基本的同理心（使自己陷入困境）的能力，以及'通过规范性判断来决定和维持自己的态度'"②。

卫生紧急状态要求社区管理者既要让社区成员彼此尊重，也需要激发他们的义务感。在康德看来，"一切真正的道德考虑归根到底在深层上面依据于行为者的意志，人们不能只因为我在社会中的位置"来思考问题。从"我"到"你"的角色转换，伦理的强制性要求自己"以道德方式行为，是以自主方式行为而不是社会压力的结果，这在相当程度上镜映出道德这个子系统特有的关切"。如果说第一人称反映出社区成员做出决定的自愿性质，那么，第二人称则具有某种强制性，即对他人提出某项要求。长期以来，人们习惯于"认可这样一种伦理观念：只因为我是这个人，只因为我处在这个社会环境中，就可以对我提出这样的要求"③。一个人如何对第二人称的"你"（行动者）提出自己的道德方面的要求？在达沃尔看来，"第二人称能力对于道德义务既必要又足够"④。他解释说："义务的特殊强制性品质，直接源于对象对社交互动（第二人称）伙伴的合法抗议或主张（或想象中的抗议或主张）的认可。"在卫生紧急状态下，社区管理者与社区成员之间的关系主要通过

① Tomasello, M., 2020, "The Moral Psychology of Obligation", in *Behavioral and Brain Sciences* 43.

② Darwall, S., 2013, *Morality, Authority, and Law: Essays in Second-Personal Ethics I*, Oxford University Press, p. 47.

③ 〔英〕B. 威廉斯：《伦理学与哲学的限度》，陈嘉映译，商务印书馆，2017 年版，第 13 页。

④ Darwall, S., 2013, *Morality, Authority, and Law: Essays in Second-Personal Ethics I*, Oxford University Press, p. 47.

管理者强制性要求社区成员如何行动，而不是首先"我"和"你"一起如何行动。但社区管理者按照防疫部署指导社区成员如何行动时，有时会遇到阻力。比如，进出社区检测体温，一个体温正常的社区成员未必认同这种做法具有必要性。有的社区购置自动检测体温设备，只要有人进出，摄像头自动检测体温，不会对居民造成不便；人工检测体温可能面临某些冲突，即居民必须先停下来配合保安的检测。当居民不认可这种配合是其义务时，可能与保安发生争执。"你"应该如何，结果并未如何；"我"要求"你"如何，"你"却拒绝这样，在这种互动中体现出的是第二人称的主张（甚至是不满），只有社区成员意识到配合防疫工作是每个人的义务，不履行这种义务就将在内心产生愧疚感，在这种情况下，需要社区成员"将第二人称互动者的指责或抗议（或预期为此类的指责或抗议）内部化，并在他们认为有必要的程度上，将其适用于自己，个人通过使用这种内在化过程来自我调节自己的社会行为"。这种心理的自我调适在于第二人称的行动者因为自己的行为带来不良后果，比如，降低了邻居对自己的评价，或者导致他人感染病毒。在这些情况下，因个人过失而产生的愧疚感可以促使"你"增进遵守管控措施的义务感。从这个意义上说，第二人称所要求的是更高层次的义务感。这是因为，"对交互式合作伙伴的义务感不是简单地同意社会规则（休谟），而是第二人称代理对我提出或可能对我提出的主张的效力和合法性"[1]。

(三)公共卫生事件中社区的道德共同体与伦理心态

卫生紧急状态是全社会的一种公共卫生危急状态。在这种情境下，所有人的健康安全处于危险之中。正如齐泽克所说："一旦身陷危机，我们都是社会主义者。"[2] "社会主义"强调利益的共同体的团结与协作，以维护共同体和自身的利益。尽管共同体中个体都是社会性的存在，但个体的利益才是共

---

[1] Tomasello, M., 2020, "The Moral Psychology of Obligation", in *Behavioral and Brain Sciences* 43.

[2] 〔斯洛文尼亚〕斯拉沃热·齐泽克:《温情脉脉的野蛮行径乃是我们的宿命？》，季广茂译，《三联生活周刊》，2020 年第 13 期。

同体合法性的根据。防疫需要社区以及由社区组成的更大体量的社会团结起来，相互配合，共同抗击病毒对人类社会的侵袭。作为共同体，共同体成员的人称意识与以社区为单位的人称指代在心理上有所不同。在以社区为单位的空间内，社区成员意识到自己的存在和可感的利益。比如，"我"或"你"要出入社区，这种语境下，个体意识到自己的身份特征和利益的归属。"共同体"概念与"社区"不同，前者是剥离了内容的虚幻的共同利益的组织。共同体侧重于虚幻利益的一致性，我们身为共同体成员，却未必意识到自己作为共同体成员的存在。比如，隔离在家的人，他的居家隔离本身就是共同体成员间的协作形式，但他们自己无法直观地感受到自己的共同体成员身份。在共同体状态中，社会成员摒弃了具体的人称意识，即不必考虑第一人称、第二人称，更多是以无人称意识的方式存在于共同体中。当一个人摆脱了对确定的、个体意识的依赖，这种"无我之境"使其消弭了人与人之间的伦理意识差距，社会伦理的心态秩序随之发生变化。在公共卫生事件持续期间，社区以及由无数个社区组成的社会（区域）不仅是直接利益的共同体，更为重要的也是个标准的道德共同体。真正的道德共同体不需要人称意识，这是因为，"道德共同体并不是能够按照道德规范相互对待的一切个体和群体的总和，而是应该被道德地对待或应该得到道德关怀的个体和群体的总和，是应该被道德地对待或应该得到道德关怀的对象的总和"[1]。在这个共同体内，个体包括心智成熟的人也包括心智不成熟的人，甚至包括与人类共命运的其他生命体，后者在道德共同体内也享有某些"道德身份或道德地位"。在卫生紧急状态下，全社会为寻找传播病毒的宿主可能会怀疑某些动物。2003年"非典"期间，曾一度将果子狸当作传播这种病毒的宿主。2020年新冠疫情肆虐期间，海鲜市场的冷冻食品被怀疑可能是新冠病毒的宿主。某种动物一旦被确定为病毒宿主，在疫情未彻底被击退前，该物种就很难在人类社会的道德共同体中获得相应的道德地位。也就是说，针对该物种的封

---

① 王海明：《论道德共同体》，《中国人民大学学报》，2006年第2期。

存或限制被认为是符合道德规范的。

　　道德共同体以共同善为基础。在这个共同体里，个体的权利应该被同等地对待。在现实空间，这种抽象的"应该"要成为普遍化的行动显然并不容易。一个正处于感冒中的人，尽管他的发烧和咳嗽并非新冠病毒引起的，但要得到道德共同体的道德对待，在检测手段的准确率还不理想的情况下，人们首先会以第三人称的"他"来与其他共同体成员交换意见。但无人称意识的道德共同体在局部的范围内或某个时刻恢复了人称意识，道德的普遍性就将受到挑战。疫情期间，一方面是道德共同体要求道德地对待每个人；另一方面，病毒的现实威胁迫使整个社会在筛查核酸检测为阳性的人以及无症状感染者，并在这个群体中进一步确定感染者。某个人的病者身份一旦得到确认，道德共同体就会要求善待这些人。这些病者的道德权利与共同体的共同善之间构成冲突。"公共卫生伦理最重要的原则或核心价值是'个体权利与整体利益的统一'和'团结互助'。"如果道德共同体无法为"个体权利与整体利益的统一"提供辩护，"个人权利与共同善的冲突"因无法"提供独立的个体间的属人的团结互助"[1]，使其面临名存实亡的危险。在现实生活中，囤积物资，甚至以变相的方式扣押他人物资留给自己使用，这种人称意识的存在，个体利益（地方利益）意识的抬头，破坏了道德共同体的平等性。道德地对待所有人要求共同体成员履行起码的善邻义务（obligation de voisinage）。[2] 我国传统社会强调善邻，并将善邻作为治国理政的道德原则。比如，"亲仁善邻，国之宝也"（《左传·隐公六年》）；"夫固国者，在亲众而善邻"（《国语·晋语二》）。在卫生紧急状态下，善邻即善己。道德共同体要求每个社会成员摒弃私利，当所有人都能无偏私地共同应对公共卫生事件，最终才能获得真正的个体，欧美国家的防疫实践充分证明了这一点。在防疫

---

① 蔡昱：《论作为公共卫生伦理基础的"超个体的个体"和"人类生命共同体"》，《中国医学伦理学》，2020 年第 4 期。

② 〔法〕路易·若斯兰：《权利相对论》，王伯琦译，中国法制出版社，2006 年版，第 4 页。

需要建立道德共同体时，这些地区因个体权利带来的人称意识强烈，个体的自由和权利与道德共同体的利益构成冲突，导致疫情的失控。道德共同体需要每个社会成员采取无偏私的态度对待眼前的危机。人称意识追问"一个采取无偏私的我怎样还能保留足够的个人身份，去过一种尊重自己利益的生活"。对于这样的"有我之境"，威廉斯指出："如果道德竟是可能的，他还会留下任何空间让我保持为个殊者吗？这些既是关于道德的，也是关于人生的重要问题：它们关乎道德，因为道德作为伦理性的一种特殊观点，以格外尖锐的方式提出这个问题；它们关乎人生，因为无论怎么看待伦理问题，在无偏私性和个人满足、个人目标之间乃至于差不多所有个人承诺之间——但凡这些个人承诺比普遍关切或尊重权利所索取的承诺要狭窄些，哪怕它们并非必定是自我中心的，都存在着实实在在的问题。"①

道德共同体必须超越城乡社区的限制，将与疫情相关的生命体共同纳入到这个共同体内，在道德上无差别地对待所有的人（或动物）。社区只是局部的实体利益的共同体，这些最基本的实体利益共同体的防疫成效虽然构成社会防疫成效的一部分，但是，它们毕竟是分割的共同体，而道德共同体是类似于人类命运共同体的组织。消除了现实空间的利益割据，道德地对待每个共同体成员才成为可能。在现实生活中，因为不同地区、街道或社区的人称意识客观存在，在公共卫生事件持续期间，曾出现过不同地区的部门为巩固各自的防疫成效出现道德推诿的现象。2020年2月中下旬，湖北黄梅和江西九江两地为控制感染人数，限制两地人员的流动，动用警力限制人员的正常跨地流动，并在社交媒体上相互指责对方。后来，在媒体和舆论的关注下，2月22日，双方的官方微博表达团结协作抗疫的意愿：

　　黄梅公安：缘分一道桥，同饮一江水，我们一起加油！

① 〔英〕B.威廉斯：《伦理学与哲学的限度》，陈嘉映译，商务印书馆，2017年版，第86—87页。

　　九江公安：兄弟同心！共度时艰！①

　　在卫生紧急状态下，不同地区的防疫任务的艰巨程度有别，但社会成员的最高利益具有高度的一致性。在实体的网格状的共同体（遍布城乡的社区）之外，要取得防疫的最终成功，必须构建超越空间区域限制的道德共同体。道德共同体协调的是社区内部和社区之间以及地区与地区之间的利益关系，当社区内部的共同体成员和社区间以及地区间不再局限于狭小的局部利益，不再局限于明确的利益指向的人称意识，道德共同体将开始发挥作用。摆脱卫生紧急状态是社会共识，以道德的方式防疫是这个时期的社会伦理心态的一致性观念。道德共同体使"每个人都感到并懂得自己处于群体这一整体内部，都感到自己的血液循环于这一群体的血液之中，自己的价值是群体精神的价值的组成部分"②。然而，现实社会的防疫任务层层分解，每个地区（社区）将任务化解到具体的部门和个人。明确的职责与任务以及惩罚机制变相地解构了道德共同体的内部结构，在没有外部力量干预的情况下，每个社区本能地优先维护自身的利益。这样一来，城乡的社区反而被异化成一个个"细胞王国"，这些"细胞王国"为生存需要而进行博弈，道德地对待每个人成为一种道德理想。这样的条块分割出来的"社区"（地区）如果没有基本的道德共识，将只能作为表征的"共同体"而存在。卫生紧急状态需要通过道德共同体将每个社会成员团结在一起，需要全社会在无人称意识状态下思考防疫这个社会性严峻问题，当每个社会成员以道德行动者或道德承受者的身份参与到防疫行动中，道德的普遍性使他们可以忽略人称意识对道德共同体的损害，走出卫生紧急状态方指日可待。

① 转引自是 RUJIA 呀的新浪微博，2020 年 3 月 28 日 00:00，原微博已删除。
② 〔德〕马克斯·舍勒：《价值的颠覆》，罗悌伦等译，生活·读书·新知三联书店，1997 年版，第 153 页。

第五章　公共卫生事件中网络空间的
社会伦理心态

　　现代社会，知识依据不同的学科进行分类。每个学科在各自发展的过程中"都必须接受其他科学的成果"[①]。在20世纪下半叶，伦理学研究通过整合学科内部其他流派的观点完善自身，通过与其他学科理论相结合创新伦理研究。新的伦理理论"至少由两个部分组成：原始的基本立场（要素）和新颖的补充观点，这些观点不是原始理论的一部分，而且是从立场出发的被认为是矛盾的（或至少不兼容）。可以说，这是将至少两种真正理论的要素与一种新理论相结合的过程"[②]。伦理学和心理学的结合开创道德心理的研究路径，应用伦理学将伦理学的视野扩大到现代生活的每个领域。伦理学必须回答人类社会的重大关切。黑格尔将"社会"视作"介于国家、教会与家庭生活之外的场所"。按照布尔迪厄的观点，社会本身就是个大场域，它由若干个子场域组成。在互联网这个场域之内，"公共生活的复杂性与多元性是形成不同的'社会'观的主要原因"。[③]舆论场社会观念的分歧需要"健全的社会心理，是寓于健全的舆论，因为舆论就是社会的先进者，没有健全的舆论，就不能纠正社会一切错误的心理"[④]。

[①]　〔英〕怀特海：《思维方式》，刘放桐译，商务印书馆，2004年版，第116页。

[②]　Kalajtzidis, J., 2019, "Ethics of Social Consequences as a Hybrid Form of Ethical Theory?", in *Philosophia* 47(3).

[③]　参见李超、赵浩：《"社会伦理"何以可能？——基于黑格尔精神哲学对"社会"之伦理构造的解释》，《齐鲁学刊》，2019年第6期。

[④]　王特生：《病态的社会心理与河北舆论》，《河北周刊》（北平1929），1930年第18/19期。

第一节　公共卫生事件与"好的网络舆论"

公共卫生事件将人类社会带入全球性的卫生紧急状态。在这种状态下，居家隔离的人们主要通过网络平台感知社会的最新变化。碎片化的信息、社会性的恐惧心理和丰富的想象力，使这个时期的网络舆论空前活跃。网络信息真假难辨，苦闷中的居家隔离者将怨气发泄到网络讨论中。由此提出的问题是：公共卫生事件中的网络舆论如何有利于疫情防控和舒缓人们的心理压力？"伦理学主要是从哲学的角度研究人性问题，主要是研究人怎样才能更好地生存，也就是伦理学家经常说的好生活或善生活问题"，思考"人之生存为了什么""人应具备什么样的品质""人应该怎样行动"[1]等系统性问题。以社交媒体为主体的网络媒体"不是道德导师，也不享有道德优越感，而是一个致力于为公民的道德判断力的培育提供服务的信息平台"[2]。对照公共卫生事件中的网络生活，同样向我们提出在网络空间参与公共卫生事件讨论究竟是为了什么，参与网络舆论公共讨论的社交媒体用户应具备什么样的品质以及如何讨论等问题。

一、公共卫生事件中"好的网络讨论"如何可能?

在常态环境下，众声喧哗、观点纷呈是网络舆论的两大特征。随着卫生紧急状态的到来，网络舆论空前活跃，公共讨论的议题设置聚焦于全球性的公共卫生事件。在这种情况下，讨论者希望在理性、规范的社交媒体平台上畅所欲言。如何在众声喧哗和观点碰撞中有个"好的网络讨论"，这是舆论学和伦理学共同关注的现实问题。"苏格拉底说，我们在谈论的是，人应该怎样生活？""问的是一般意义上的怎么做"，在某种意义上它还是"反思性

---

① 〔古希腊〕亚里士多德:《政治学》，吴寿彭译，商务印书馆，1965 年版，第 11 页。
② 甘绍平:《人权伦理学》，中国发展出版社，2009 年版，第 281 页。

问题，这并不决定答案，但的确影响答案"。① 回答"好的网络讨论"如何可能？需要回答海勒"好人如何可能的决定性问题"。②

（一）公共卫生事件中的网络讨论与道德领域

公共卫生事件在拉下现实生活"闸门"的同时，也为社会成员开启了充分享受网络生活的大门。在卫生紧急状态下，网络舆论的活跃对社会成员的道德信仰提出相应要求。玛丽·埃尔斯伯恩德（Mary Elsbernd）指出："信仰与公共生活之间的关系是社会伦理学中相当重要的一个领域。"③信仰是精神的指南针，它将异质的人群引向一个通往未来精神生活的道路上。在所有的精神生活中，道德信仰对精神生活至关重要。在社交媒体平台上，数以亿计的用户离开对道德的普遍信仰，网络虚拟空间的舆论秩序将不可想象。网络生活的实质是信息交流和观点碰撞，后者是形成网络舆论的重要载体。现实空间的观点碰撞受制于传统礼仪的约束，人们可以彼此争论，但需要遵守基本的礼貌原则，这是交流存在的前提。网络空间的公共讨论则不然，参与交流的成员并不固定，一个讨论者可以随时加入或离去，匿名聊天的性质决定了来去不跟他人打招呼，别人不会计较你的失礼，因为彼此并不清楚各自的真实身份，他们在现实生活中也绝少交集。网络舆论场的活跃在于讨论者的匿名性和"不拘小节"（事实上也无法拘泥于此），每个讨论者可以就公共事务发表自己的看法。讨论的自由度给网络舆论秩序带来威胁，假如参与讨论的社交媒体用户缺乏必备的道德素质，一个讨论者的谩骂、攻击将破坏网络舆论的秩序。这种不文明的言论引起回应，"以牙还牙"的讨论将充斥网络舆论场。道德真空造成网络舆论失序，两者无法分割。关于网络生活以及这种生活形成的网络舆论为什么需要道德，我们不妨借用弗兰克纳（William Frankner）的观点。弗兰克纳认为："因为如果没有这一系统，则人与人之间

① 〔英〕B. 威廉斯:《伦理学与哲学的限度》，陈嘉映译，商务印书馆，2017 年版，第 5、27 页。
② Christians, C. G., 2002, "The Social Ethics of Agnes Heller", in *Qualitative Inquiry* 8(4).
③ Elsbernd, M., 2005, "Social Ethics", in *Theological Studies* 66(1).

就不能有在这一集体中共同生活的令人满意的条件。"[①]隐居深山的个体生活不需要道德，而两个人的世界就有了道德的存在价值，三人以上的生活就需要多项道德原则规范他们的行为。在匿名的网络世界里，人性受到的约束最少，因此网络生活最能检验人性。如果网络空间没有道德的约束，网络舆论所需的公共讨论将失去理性，人性中恶的一面可能被无限地放大，使置身其中的每个讨论者成为潜在的受害者。在公共卫生事件持续期间，更多的人为舒缓精神压力转向在网络世界里打发时光。群体性恐惧带来的焦虑在遭遇不同的看法时，道德素质对这个时期网络生活的质量影响更为明显。关于这一点，从明星关闭微博跟帖评论甚至退出新浪微博现象可以得到证明。当公共资源被驱逐出某个社会成员的"道德领地"时，他对浪费公共资源就变得漠不关心。道德冷漠并不必然带来公共讨论的冲突，由道德冷漠刺激所产生的道德谴责，将道德原则从理性的讨论中剥离出去。缺乏基本的道德素质，公共讨论难免充满敌意，这样的讨论变成"抬杠"，攻击成为"网络公共讨论"的武器。网络舆论场的"劣币驱赶良币"现象加剧了公共讨论的非理性化趋势。当类似的非理性充斥网络舆论场时，关闭跟帖评论反倒成了一种明智之举，这是为自我保护而采取的不得已的举措。

当我们将目光转向公共卫生事件中的网络舆论场并分析这个舆论场的社会伦理心态时，发现社会学和伦理学分别用自己的语言描述网络舆论场，这就是社会学的"场域理论"和伦理学的"领域理论"。皮埃尔·布迪厄（Pierre Bourdieu）将"场域"定义为位置间客观关系的网络或形构，该位置因被各种条件所限定而包含着某种力量或潜力。网络舆论是社会场域的一个分支，不同的价值观和利益诉求将社会成员分别置于相应的网络结构中，为各自所认同的价值和所代表的利益而与对立的一方进行博弈。与场域理论的无所不包相反，"领域理论"的"领域"相对专业，有时甚至显得生僻。道德领域理论"源于对道德认知的思考"，"强调人们对于道德领域事件的思考

---

① 甘绍平:《伦理学的当代建构》，中国发展出版社，2015 年版，第 52 页。

不同于对其他领域社会事件的思考，具有领域特殊性"。①公共卫生事件中的
网络舆论也反映着这个时期的社会伦理心态。网络场域理论关注的是网络公
共讨论的内容，道德领域理论关注这种讨论的动机以及如何讨论的心理。公
共卫生事件和生成网络舆论领域的特殊性为伦理研究提出新任务，需要我们
通过网络生活和网络舆论发现隐藏在其中的社会伦理心态问题。从经验事实
到抽象的道德认知，这是当代伦理学发展的主要路径。在伦理学界，海勒认
为道德永远不会"从零开始"，伦理研究不能被"发明"，而是在（好）人的
"现实道德"中被"发现"，然后被"普遍化"。②从微博讨论话题的变化，反
映出公共卫生事件中的网络社会伦理心态。在卫生紧急状态下，"病毒""防
疫"一时成为网络舆论的热点词语。"封城""武汉加油""口罩"以及"社
交距离"成为高频词，"李文亮""方方日记""中西药"等议题引发争议。
从网络舆论的激烈辩论中，既可以发现意识形态和价值观的对立对网络舆论
走势的影响，也可以发现伦理立场对观点表达的影响。价值观和意识形态产
生的是不同的意见和主张；伦理立场带来是与非或"应当"与"不该"的分
歧。讨论者之间的伦理立场相近，但个体间的理性和道德素质悬殊，同样可
能造成他们观点表达的差异。不论是何种立场的讨论者，总有合乎理性的声
音，也必然伴随着非理性的道德谴责。海勒强调从"好"的"现实道德"中
发现道德哲学，而我们则从理性与非理性两个角度发现网络生活的伦理心
态。如果现实空间的公共讨论维系观点的基本一致性，这是理性约束带来道
德秩序的和谐。这是因为，"常规领域事件则关乎一致性或规则，服务于社
会和谐的功能"③。相反，在社交媒体平台上的公共讨论中，冲突替代了和谐，
一致性被多元化所替代，讨论者在彼此陌生的环境中为捍卫自己的价值观而
放弃理性。理性一旦被抛弃，非理性将成为参与公共讨论的支配性力量，人
性中恶的一面夹杂在公共讨论之中。

---

① Turiel, E., 2006, "The Development of Morality", in *Handbook of Child Psychology* 3.

② Christians, C. G., 2002, "The Social Ethics of Agnes Heller", in *Qualitative Inquiry* 8(4).

③ Turiel, E., 2006, "The Development of Morality", in *Handbook of Child Psychology* 3.

　　按照道德领域理论，公共卫生事件中的网络舆论道德问题的特殊性在于缺乏坦诚和尊重。网络生活是远距离的生活，网络舆论是远距离的讨论，陌生用户的远距离讨论需要遵循人际交流的礼貌原则。一个不在我们面前且我们也不清楚对方是谁的讨论，基本的尊重是网络舆论场的伦理准则，当讨论者具备基本的德性，在讨论中始终体现这种德性，他的言语不会偏激，言语不会构成冒犯，观点虽然碰撞但并不存在攻击。当人的价值得到体现，人的尊严得到维护，这种尊重超越时空的界限，包括现实空间和网络空间的限制，讨论者的心理压力得到缓解，他们可以排遣现实生活的压力（居家隔离，家庭人际关系的和谐度下降，网络讨论的轻松愉快，抵消现实生活的不愉快）。因此，网络舆论的道德领域应关注陌生用户之间的心理问题，坚持匿名的毋伤害准则，减少讨论者的内心冲突，促进网络舆论秩序的和谐。反观公共卫生事件中的网络舆论，真正的彼此尊重显得"特殊"，充斥网络舆论场的是人身攻击，由此造成的普遍性心理伤害加重了讨论者的心理压力。在关注社会事件中道德与心理的关系时，图列尔（Turiel）指出："人们对于社会事件的判断包括许多重要的领域：与身体伤害、心理伤害、公平或正义有关的行为都被视为道德领域事件，往往被描述成为内在的、会对他人造成消极结果的。"[1] 图列尔所说的"道德领域事件"，与我们所讨论的网络公共讨论有相通之处，网络虚拟空间的公共讨论要求"毋伤害"，这种伤害不是损害讨论者的物质利益而是精神利益（心理），它们"与冲突性伤害或公平和权利无关、不能由社会常规调控、属于个人权限之内的行为就是个人领域（personal domain）事件"[2]。网络舆论秩序的特殊性要求通过构建符合伦理原则的公共讨论"习俗"限制缺乏尊重的观点碰撞。"以道德哲学来反思'社会'，我们发现社会作为实体是客观的精神之体现，即伦理，伦理往往会形成一个社会的习俗和约定俗成的限制，它具有结构性、稳定性，需要全社会

---

[1]　Turiel, E., 2006, "The Development of Morality", in *Handbook of Child Psychology* 3.

[2]　同上。

的成员遵守实行。"① 为维护这种"习俗",新浪微博等社交媒体通过限制某类词语(如侮辱性言语)发言,或者限制发言甚至销号,规范网络公共讨论的秩序,引导网络舆论向善发展。

（二）公共卫生事件中网络讨论的理性与任性

公共卫生事件持续期间的网络生活,讨论者围绕与疫情相关的话题进行讨论。现代社会,文明的讨论以理性为原则。任性是无目的的自在活动,理性要求讨论者清楚讨论的目的。公共讨论尤其如此。这样一个看似简单的命题,在网络讨论的伦理实践中颇为不易。网络讨论发生在网络空间这个公共领域,针对公共卫生事件的任何讨论必须有讨论的价值。跟常态的讨论不同,不论是群体免疫、静默管理还是地域歧视,卫生紧急状态话题的讨论价值不成问题。网络公共讨论的价值越大,在多元社会越需要用理性来保证讨论的质量。网络的理性包括思辨和实践两种理性,前者以对问题本质的探究为目的,后者以对经验事实的评价为目的。在网络公共讨论中,两种理性不可或缺,但也容易发生冲突。思辨的理性追求在理想的状态讨论完善的事物,这种理想模式需要每个讨论者清楚这是在实验状态才能存在的至善状态;现实的不完美暴露出的问题主要通过实践的理性来评判,这种讨论旨在为改进事物的不完善之处提出建议。伦理学将任性作为不成熟的无目的活动,伦理学服务的对象是生理性的事物。具体到公共卫生事件中的网络公共讨论,需要明辨这种讨论的动机以及争论的意义何在。正如威廉斯所言:"为伦理生活提供辩护的目的何在,或我们为什么要提供这类辩护,这些并非不言自明。"威廉斯是就常态环境的伦理生活辩护而言的,在非常态的卫生紧急状态下,虽然社会成员的生命安全和健康这个终极目标不言自明,但在浩瀚的网络虚拟世界里,大多数讨论者并不知道自己的辩论对象是何人,自己的辩论该从何处开始,也未必清楚辩护的核心问题何在。针对不由自主

---

① 李超、赵浩:《"社会伦理"何以可能?——基于黑格尔精神哲学对"社会"之伦理构造的解释》,《齐鲁学刊》,2019 年第 6 期。

的辩护，威廉斯继续写道："关于这类自命的辩护，我们有三个问题：它在对谁发言？它从哪里起步？它针对的是什么？"[①]应该说，威廉斯归纳的为伦理生活辩护的三元素，它们同样适用于公共卫生事件中的网络讨论。如果网络讨论只是为了消遣，或者发泄情绪，将降低特定时期特定话题网络公共讨论的价值。如果不是如此，需要知道自己是在跟何种立场的人在讨论，自己批判和辩护的各是什么；需要清楚这类讨论持续了多久，哪些问题已经达成共识，哪些问题还处于争论之中，以此决定自己的发言从何处开始，针对不同意见中哪些具有代表性的人（和自己认知水平接近的人）提出自己的意见。理性讨论的目的性要求网络伦理生活应客观了解讨论者自己所处的环境。在毫无准备的情况下匆忙加入网络公共领域的话题讨论，理性的匮乏反而让任性主导这种讨论。

现阶段的社交媒体制定了公共讨论的底线原则，即不能侮辱、攻击他人。对于违反这些原则的用户，主要通过敏感词自动检测或网络举报进行处置。在网络讨论中，触发敏感词智能屏蔽的概率不高，网络举报针对的是某些出格的言论，在严重伤害他人尊严时，举报是捍卫个体尊严的手段，举报有最低的人数要求，这就需要发起人联合他人替自己维权。这种机制也存在漏洞，有的用户利用举报机制打击与自己观念不同的人，即恶意举报。恶意举报以任性的方式破坏正常的网络讨论秩序。当我们思考公共卫生事件中网络讨论的伦理性时，主张以网络讨论的伦理规范而不是依靠外部的制约机制维护网络讨论的正常进行。克尔凯郭尔认为，行为主体应主动根据道德原则参与讨论，说服人们按照某种道德立场发表各自的看法，而不需要每个人理解公共讨论的宗旨或同意每个结论和原则。[②]网络讨论的基本原则是理性，这种理性是伦理学意义上的理性，而不仅仅是理智地预期某种结果。伦

① 〔英〕B. 威廉斯：《伦理学与哲学的限度》，陈嘉映译，商务印书馆，2017 年版，第32 页。

② Du Toit, A. P., 1998, "Kierkegaard's Psychological Explanation of Moral Sense and Moral Courage", in *South African Journal of Psychology* 28(3).

理学的理性将道德原则引入网络讨论，围绕一个事物性质的善恶、行为的应当与否以及结果是否促进社会进步展开。显然，这是网络讨论的理想模式。网络讨论人数动辄上万，在大规模的匿名状态下，讨论者围绕某个话题发表看法，有多少讨论者始终坚持道德原则，以理性的方式参与讨论确实是个悬疑的问题。以地域或身份歧视为例，经济地位、学历和行政级别甚至颜值和性别都普遍性地被区别对待的今天，在卫生紧急状态下针对生命安全进行的讨论，这个核心利益引起的差别对待更为普遍。思辨的理性告诉讨论者应平等地对待每个人，包括来自疫情严重地区或核酸检测呈阳性的人，并为他们的权利进行辩护。那么，一旦这样的人就在你的身边，实践的理性是否依然无差别对待这样的人？道德原则要求我们无差别地对待所有人，生命原则要求我们优先考虑自己的安全。当思辨的理性与实践的理性在网络公共讨论中交互出现时，如何识别某个意见是基于思辨的理性还是实践的理性，就是个现实的问题。将网络讨论作为伦理生活的延伸，在道德原则的框架下，讨论者清楚思辨的理性是网络讨论方向，通过网络讨论明辨是非，确立卫生紧急状态期间正确的为人处世的态度与方式，即是对社会的现实贡献。这是因为，网络讨论始于多数社交媒体用户的闲暇和恐惧，通过公共讨论大家在舒缓心理压力的同时还能明确生活的方式，这是网络讨论的"功绩"；当然，"谦卑要我们对自己的功绩作较低的评价"[1]。网络讨论所达成的社会共识应避免被所谓的"网络大咖"[2]以功臣自居，因为网络讨论是集体智慧的结晶，它是思辨理性和实践理性与公众智慧和经验的产物，而不是某个人的深刻见解颠覆了社会的某个传统观念。网络讨论的伦理生活要求每个讨论者（特别是

---

[1] 〔英〕亨利·西季威克：《伦理学方法》，廖申白译，中国社会科学出版社，1993年版，第350页。

[2] 这里所说的"网络大咖"与舆论学所说的"意见领袖"不同。网络大咖标签的显示度和粉丝数量符合意见领袖的某些外部条件要求，他们也发布自己的看法，具有一定的网络影响力。但是，真正的意见领袖是靠个人的思想见长，他们凭借自己的思辨能力赢得公众的尊重和追随，网络大咖则与个人的社会地位和其他成绩相联系。网络大咖是阶段性的网络产物，意见领袖则具有相对的稳定性。

"网络大咖")以谦卑的姿态参与讨论，而不是以社会导师的姿态经常性地为公共讨论指点迷津。

　　公共卫生事件中网络讨论对道德原则的强调，在于环境的压抑和现实的威胁使得人性善恶的边界变得模糊不清。更重要的是，有的讨论者也分辨不清现实空间与网络空间的界限。道德和空间边界混沌，社会成员在现实生活中的情绪不经"冷却"被直接带入网络讨论中。当一种情绪跨越空间被应用于异质的空间时，情绪客体的改变将造成无辜者受到伤害。有的以寻找情绪的无辜受害者为乐趣，间接达到报复伤害自己的人（在现实空间导致自己不愉快的人）的目的。这样的人一旦尝到转移目标报复更为便捷的甜头或滋味，他们可能产生特殊的快感。这是一种恶意的反伦理的快感，这种快感脱离理性实践的伦理束缚，以纯然的任性方式宣泄个人的情绪。威廉斯将这类非伦理考虑称为"反伦理的考虑"。在他看来，"反伦理动机是具有重要意义的人类现象，它们以多种形式出现"，"这类动机中我们最熟悉的是恶意，它经常与行为者的快感连在一起"。[①]在网络空间的公共讨论中，针对某个人不幸感染病毒，恶意的快感让个别讨论者觉得这是上苍的报应，或者将自己的侥幸当作上苍的保佑。反伦理动机以任性的方式阐述行为主体的内心感受。此时此刻，这样的讨论者沉浸到一种虚幻的快感之中，这样的快感是伦理空场、理性失灵的结果。网络讨论的非理性，在某些情境下为任性的扩张提供了可能。匿名的网络讨论，只要这种反伦理动机不触及道德底线，它们伤害人而不必付出同等的成本。这种现象的普遍存在，也是网络讨论秩序紊乱和网络讨论质量下降的原因所在。威廉斯提及另一种恶意，他将这种恶意称作"纯粹的无私的恶意"。在他看来，"一个人抱有这样的恶毒，自然不比亲自在场来享受他所愿望的伤害，这种恶毒有别于反公正——这说的是那种因任性的不公平而生的快乐"，他们"用不着先等仁爱有了一番作为才知道自

---

① 〔英〕B. 威廉斯：《伦理学与哲学的限度》，陈嘉映译，商务印书馆，2017 年版，第20 页。

己该怎样施展，情况倒更像是恶意和仁爱，从同样的感受性出发，分别行向两个相反的方向"。[1]公共卫生事件中的网络讨论，"纯粹的无私的恶意"讨论成为一种现象而非个案。有的讨论者怒气冲冲但又缺乏外部刺激，他们只是因无法出门而烦躁，这种烦躁在网络空间变成了莫名的愤怒。理性的网络讨论只能被理性的讨论者向往，对于任性的讨论者而言，恣意纵情的讨论更为刺激（快感）。对于这种状态的人，卢梭认为："只由胃口控制自己的人是处于奴隶状态的，而命令自己服从法则的人是自由的。"[2]摆脱卫生紧急状态对人的精神奴役，让所有人真正获得精神的自由，这是网络讨论走向理性的必由之路。至于如何将任性的人引向理性讨论，苏格拉底的策略不无借鉴意义。"苏格拉底总是把他的对话者逼到极端狂怒的状态，而这根本不是一种令人信服的道德教育方式。但是激怒某人，也许是真正有效地扰乱他心境从而迫使他在道德问题上进行哲学反思的惟一方式。"[3]理性并非人之天性，在特定的情景下以物极必反的方式间接改变人的处世方式，故意激怒也不失为一种特殊的伦理手段。

（三）公共卫生事件中网络讨论的社会伦理心态

公共卫生事件中的网络舆论是自然形成的。当我们从伦理学角度探究该如何进行讨论时，社会伦理心态决定着网络讨论的伦理向度。按照社会伦理心态建构的网络舆论，用齐泽克的话说，这样的"社会现实"显然属于特定的"伦理学建构物"。[4]伦理理论可以指导社会生活，那么，这种知识又是怎样产生的呢？关于"道德知识如何可能？英语世界的哲学首先倾向于建构理

---

[1] 〔英〕B. 威廉斯:《伦理学与哲学的限度》，陈嘉映译，商务印书馆，2017 年版，第 20 页。

[2] 〔美〕约翰·罗尔斯:《正义论》，何怀宏、何包钢、廖申白译，中国社会科学出版社，1988 年版，第 264 页。

[3] 〔美〕阿拉斯代尔·麦金太尔:《伦理学简史》，龚群译（根据 1967 年版译出），商务印书馆，2003 年版，第 48 页。

[4] 〔斯洛文尼亚〕斯拉沃热·齐泽克:《意识形态的崇高客体》，季广茂译，中央编译出版社，2002 年版，第 49 页。

论，其次才是通过现实生活中的伦理应用来检验道德知识的科学性"。道德知识的来源多样，海勒试图"在最广泛的层面上阐释经验"，这种研究模式更具挑战性。[①] 纯粹的道德知识生产，以康德式的形而上方式创建伦理体系的时代已经过去，当代的伦理学家更多的是用亚里士多德式的方式生成道德知识，即以现实问题和生活感悟为基础，在对富有时代气息的重大问题的反思中获得新知识。公共卫生事件及其网络讨论为伦理学提出新的研究课题，我们需要知道网络空间的行为主体如何思考，他们的伦理态度对网络讨论的具体影响。在网络讨论和动态的网络舆论变化中，如何做一个合格的网络讨论者就成为"一种现实的选择，有的人实际上成功地接受了这种选择"。如果说社会成员纷纷选择在网络舆论场当个"好人"（网络讨论者），社会伦理心态研究的任务是要"清楚地了解这样做所涉及的一切，包括概念、经验、评价和理论上的考虑。所有的焦点都集中在实际的道德经验上"。[②] 社交媒体用户以道德方式参与网络讨论与以非道德的方式参与讨论，对网络舆论的形成意味着不同方式的人从中收获到什么，有哪些教训。这些经验事实无法由伦理学的道德知识提供行为指南，更多是给社会成员以行为准则，每个讨论者根据自己对道德知识的理解以及对道德原则的应用，以自己的方式参与网络讨论。在讨论中享受的乐趣和遇到的阻力，需要他们自己进行反思，校正讨论的方式。道德知识收获的经验事实反过来促进网络舆论场的公共讨论。对于伦理学研究而言，直观的网络讨论以及讨论的语言和方式，给他们提供了观察社会伦理心态的窗口。在这里，直观的现实材料经过反思和提炼，反过来成为构建新的道德知识和伦理理论的原材料。疫情期间的网络舆论空前活跃，为道德知识的发展提供新的契机。

网络舆论场的公共讨论激烈，是什么心理促使不同的社交媒体用户在同一时间就某个话题展开讨论的？换句话说，网络讨论的凝聚力何在？前文中

① Christians, C. G., 2002, "The Social Ethics of Agnes Heller", in *Qualitative Inquiry* 8(4).

② Burnheim, J., 1994, *The social philosophy of Agnes Heller,* Amsterdam: Rodopi, pp. 9-10.

提及，卫生紧急状态话题关系到生命健康，这是公众最为核心的利益所在，因而具有极大的网络讨论价值。还有心理层面的原因，社交媒体用户希望自己的声音被人听到，希望自己的观点得到普遍的认可。这些诉求得到满足，他们会愈发关注外部世界的变化，愈发愿意按照多数人容易接受的方式发表看法。个体的这种愿望必须与具体的环境相结合来验证其合理性和可信性。现实空间的人际对话，通过面对面的交流以线性的顺序进行，在特定的场合基本每个讨论者都有发言的机会。网络讨论是非线性的发言，不存在顺序问题，这也是"网易跟帖"出现"二楼定律"的原因。为争抢发言，一个声音出现，很快会有人紧随其后。在众声喧哗的网络平台上，讨论者个人的声音可以全部得到呈现，但未必会被每个用户所接受，因为人们习惯于根据点赞量和回复帖子的数量重置跟帖的次序，只有那些受欢迎的"热帖"才会被看到。当一个讨论者纠结于自己的声音"曲高和寡"时，这是自身问题力的问题，而不是公众对"冷贴"发布者的歧视。一个话题可以有多种声音，但这些声音经过严格地分类后，最终只剩下正反两种声音，因为极端的声音往往更容易被关注。正如萨德瓦特所说："虽然交响乐中有许多种声音，只要一个人注意它的基本主题，使它们部分地被听见，众多的声音就不会破坏整体，反而有助于理解。"[①] 网络舆论也是如此。公共卫生事件中的网络舆论异常活跃，真正形成网络舆论的话题也不过 20 个左右。网络讨论主题一旦确定，除了核心的"意见领袖"的声音被普遍听到，大多数讨论者的声音只能被部分地听到。认识网络舆论的这个特性，网络讨论者所做的应该是发出自己的声音，支持而不是扰乱网络讨论的议题。

公共讨论及其所生成的舆论在本质上是一种思想战争。舆论即"思想战争"的论述，1948 年 6 月在美国举行的"世界道德重整运动十周年纪念大会"的闭幕式上，在大会发表的联合声明中，会谓"世界今日所进行之战争，在

---

① 〔美〕M. W. 布伦戴尔：《扶友损敌——索福克勒斯与古希腊伦理》，包利民、吴新民、李春树、焦华红译，生活·读书·新知三联书店，2009 年版，前言，第 1 页。

基本上，乃思想之战争"。[①] 当代的网络舆论与 20 世纪 40 年代的社会舆论无论是规模上还是活跃度上，已经不可同日而语。网络舆论是人与人之间的思想交锋，至于如何交锋，还有一场隐藏的"道德战争"，这就是网络讨论者在内心与自己的"交战"。"我"该以何种价值观参与公共讨论，"我"的讨论应该是文明的还是野蛮的，"我"应该真实地坦白心迹还是学会伪装自己……这样的自我"思想交战"决定其以何种姿态参与网络讨论。个体的伦理心态仅仅决定一个人舆论实践的伦理性，而网络舆论场是由公众群体参与的在线即时讨论。在一个理性、文明的公共讨论中，一个不遵守伦理秩序的讨论者显得非常刺耳和另类，但遵守伦理规范的讨论者又会显得非常平凡。相反，在一个充满暴戾气息的网络讨论中，遵守伦理规范的讨论行为可能被湮没在非理性的"道德谴责"之中，突破道德底线的言论才可能受到关注。网络讨论需要遵循社会伦理准则，将人与人、人与群体以及群体与群体的"思想战争"纳入伦理道德的框架之中，声音多元但网络舆论秩序相对和谐。网络讨论在激烈的论战中才能真正彰显道德。需要指出的是，作为抽象概念的"道德"是美丽的词语，作为实践的"道德"则是在于与人性做斗争，这需要道德行为者（代理人）具有坚定的道德意志力。正如卢梭所说："道德是一种战争，我们要过道德的生活，必须常常和自己交战。"[②] 信奉并坚守道德就需要经常在内心说服自己，甚至跟自己"交锋"，这是因为社会成员必须在动态的社会环境变动中选择自己的行为方式。道德的方式和非道德的方式是社交媒体用户在网络公共讨论中经常需要做出的选择，这种选择依据当时的伦理心态。伦理心态并非一成不变，伦理心态促使人们向善，对待他人如同对待自己。激烈的网络讨论刺激人的好胜心理，为在网络讨论中不受歧视，讨论者会不由自主地捍卫自己的尊严。在这种情况下，事实的真假并不重要，如何在言语中驳倒对方，这是社交媒体用户普遍的心态写照。康德的

[①]　陈如一：《道德重整运动与新道德运动》，《道德专刊》，1948 年第 3 卷，第 2 期。
[②]　《道德篇：道德是一种战争……》，《新园林》，1948 年第 7 期。

道德原则排斥以恶的动机获得的幸福，网络讨论本来是寻求共识，一旦被当作"讨论竞技"，"赢"变成讨论的终极目标，这将刺激恶动机的产生，促使有些讨论者为博取眼球和名利而用非道德的方式与不同立场的人进行辩论。康德指出："如果不是有一个善的意志在此矫正它们对心灵的影响，并借此也矫正整个行动原则，使之普遍地合乎目的，它们就使人大胆，且往往因此也使人傲慢。"① 在网络舆论场内，个体的伦理心态受讨论者整体的文明程度影响，多数讨论者的道德水准决定了讨论的文明程度。社会伦理心态对于网络讨论的态度，在很大程度上左右着个体的伦理心态，社会伦理心态也决定着网络讨论的方式。西季威克指出："文明社会的成员们受舆论准则的左右，受社会惩罚的强制，然而经过反思的人尽管已服从舆论准则，却不把它视作道德准则或有绝对约束力。"西季威克看到了舆论（讨论）准则的脆弱性，因为它显然是不确定的，它受制于普遍性的道德准则。"只要舆论的要求不与道德直接冲突，多数经过反思的人都认为按照自己要求去做——我们可以举例说，在较重要的事情上按名誉准则去做，在较细微的事情上按礼貌准则和良好教养规则去做——一般来说是有道理的。"② 在网络讨论中，受害者会获取同情而选择以真实身份发表看法。相反，发起人身攻击者大多数选择以匿名的方式羞辱与他们观念不合的人。舆论准则需要为网络讨论制定规则。如果彼此尊重是网络讨论普遍接受的伦理心态，为公平起见，对公共卫生事件热点话题全部采取一致的身份方式（比如全部实名），那么，舆论准则与道德准则的一致性，可以促进重大社会问题网络讨论的理性和建设性。同样的讨论，讨论者身份信息披露的一致性，应该是未来网络社会伦理心态的基本诉求。

---

① 李秋零主编:《康德著作全集》(第4卷)，中国人民大学出版社，2010年版，第400页。
② 〔英〕亨利·西季威克:《伦理学方法》，廖申白译，中国社会科学出版社，1993年版，第54页。

二、公共卫生事件中网络舆论的道德叙事与社会伦理心态

聚焦于某个重大社会关切的话题展开网络讨论，表面上是意见的交流和观点的碰撞，但如何呈现意见和观点以说服他人，这涉及观点表达的叙事艺术。网络讨论要求参与讨论的社交媒体用户具备独立分析社会问题和表达自己思想的能力。网络讨论的秩序需要以道德原则为依据。对于并不处于同一现实空间且彼此陌生的人来说，采取道德的方式进行讨论，"这相当于对社会建构论的能力进行了一次漫长的全民公决，以'阐明生活的道德层面'"①。

（一）公共卫生事件中网络舆论的道德叙事与道德信念

当代社会，科技在各个领域具有某种统治性力量。网络公共讨论依托于社交媒体，而社交媒体服务社会的程度，在一定程度上取决于网络科技向善的程度。科技向善是在技术带来某些社会性问题后社会成员对科技工作者提出的伦理要求。网络技术的向善，保障的是网络公共讨论的公正、透明和不受伤害。网络讨论是众多社交媒体用户的公共聚集活动，它本身要求每位参与网络讨论的用户具备基本的道德素质，以道德的方式再参与到公共讨论中。在网络舆论场，不少讨论者以"道德导师"自居，在海勒看来，"道德属于人的条件。有不道德的行为但没有道德的人。为了善良而存在的人类选择是宣称善人是可能的基础"。在网络生活（包含网络讨论）中，海勒观察到以道德的方式讨论的"好人"，但网络"生活中的好人"也有他们自己的尴尬和困境，她记录了这些"好人"是如何摆脱困境的。海勒写道，"我想成为一个全面的记者，渴望陪同体面的人无论走到哪里，无论他们做什么"②。海勒将依据道德原则处世的人称作"体面的人"。在网络公共讨论中，每个讨论者都具有成为"善人的可能性"，他们可以体面地参与公共话题的

---

① Richardson, F. C., 1995, "Beyond Relativism? Psychology and the Moral Dimension", in *Theory & Psychology* 5(2).

② Christians, C. G., 2002, "The Social Ethics of Agnes Heller", in *Qualitative Inquiry* 8(4).

讨论。通过这样的身份选择，更多的社交媒体用户参与到网络讨论当中。

网络公共讨论有别于面对面的人际交流，讨论者隔着电脑屏幕发表看法，"体面"地参与讨论。值得一提的是，他们以道德的方式阐述个人对于社会问题的看法。"道德叙事并非一种独立的叙事方式，它是就叙事的道德性质和伦理教化而言的，其旨趣不仅仅在于讲述故事情节，而是通过展现故事情节告知人们做事的规则、做人的道理。"①网络讨论包括相关的故事情节。比如，为应对公共卫生事件采取的静默管理，限制公共聚餐活动。在社交媒体上，社交媒体用户讨论卫生紧急状态期间聚餐的对与错时，针对的是这方面的新规，但在讨论的过程中，不可避免地涉及聚餐的故事。春节前预约好的聚餐，来自四面八方的同学，几十年难得一遇，趁着庚子春节回乡过年相约团聚，组织人员的艰辛、预定饭店的不易，随着静默管理被迫取消。这样的"故事情节"在许多地方具有普遍性。当事者的失望与怨言，饭店经营者垫付的资金，都是公共讨论中叙事的素材。守约是同学聚会和商业经营的基本美德，这种美德因卫生紧急状态被迫中断，人们在网络讨论中倾诉实现愿望的在即与遵守临时社会秩序的必要性，通过自己的经历阐述如何做个疫情期间的"好人"的道理。在网络公共讨论中，"道德叙事之所以可能，在于人有接受教化的潜质；道德叙事之所以必要，在于人并不先天拥有德性"②。通过道德叙事，改变原本对静默管理和禁止公共聚餐抱着批评态度的讨论者，使更多的社交媒体用户通过参与讨论而拥有防疫所需要的个体德性。假如在公共讨论中没有道德叙事而只有直白的观点，讨论将因缺乏佐证材料而显得单调乏味，这样的讨论也难以聚集人气，最终难以成为真正的网络舆论。网络讨论讲道德，但更要摆事实。事实中包含着道德的成分，通过叙事间接表达自己对于遵守管控措施的意见，这本身就是道德叙事的艺术。

网络讨论的道德叙事，每个讨论者都是叙事的主体和客体，叙事的内

---

① 晏辉:《论道德叙事》,《哲学动态》, 2013 年第 1 期。

② 同上。

容丰富，叙事的方式不拘一格，也能充分达到教化公众的目的。在网络讨论中，有的用段子的形式讲故事，网络段子的道德叙事功能对于表达公共意见具有意想不到的效果。网络讨论的这种道德叙事方式，在我国近现代社会的防疫过程中，就曾发挥过独特的作用。有编剧在阐述"坏人"与瘟疫的关系时，通过对染疫病死者的伦理归因教育人们要积善行德。比如，清代龚炜《巢林笔谈·瘟疫篇》通过设计冥狱的"终极审判"进行道德说教：

> 疫气缠联，触之即病，病即死，死亡无算。
>
> 有市牙赵某者，病疫，为鬼卒摄至冥司。一绯衣者坐堂皇上，先有二人参差伏阶下，视之，则素熟诸生诸某，后则其子也。绯衣者拍案大怒，数其刀笔构讼，喝卒以戈之，肠出于腹，其子为乞哀，曰："尔助恶，亦无生理，差几日耳。"次及赵，卒亦掉而殴之，伤其目及臂。赵惺（醒），眚一目，不觉臂忽短。诸生吴师圣，病七日不惺，一绿衣吏导之去，殿庑如城隍庙，俾写册籍。写几日，手腕欲脱，询其旁，曰："他日当来莅事，今且听归。"吴惺，一一可记忆，语予曰："冥中定罪，莫严于刀笔，而骨肉相残者即次之。吾后当为冥官，大约判官录事类耳。"[1]

作者通过将因感染疫病而暴毙者在阴间的奇遇，间接告诉世人，在阳世不积德就没好的下场，到阴间也要受到惩罚。不论是近现代社会还是当代社会，围绕疫情话题展开的公共讨论目的在于协调人们的共同行动。在杰罗姆·布鲁纳（Jerome Bruner）看来，所有的"道德叙事"无不是在塑造"我们的道德信念"。[2]

所谓信念，是指人们"对理论的真理性和实践行为的正确性的内在确

---

[1]　［清］龚炜：《巢林笔谈》卷六《瘟疫》，中华书局，1981年版，第145—146页。

[2]　Richardson, F. C., 1995, "Why Moral Psychology is Disturbing", in *Theory & Psychology* 5(2).

信"。具体到道德信念，指的"是人们对某种道德理想、道德原则和规范的笃信，以及由此产生的履行相应的道德义务的强烈责任感"。① 由内在的确信到行为主体对这种信仰肩负的责任，为宣传自己所信奉的真理和行为而进行道德叙事，终极的目的在于引导更多的人和自己的信念保持一致。纵观网络讨论的道德叙事，不论是以虚构的故事情节还是真实的故事，事实是辅助性地验证意见（观点）的道德性，发表看法的讨论者是希望更多的人通过可感的道德叙事增强他们的道德信念。参与网络讨论的社交媒体用户都有自己的价值观和伦理道德观念，他们评判疫情生活的善与恶或应当与否，出发点不是客观的事实而是他们信以为真的那些事实。比如，当科学家怀疑某种动物是病毒的宿主时，原本食用这类动物并无太多的伦理争议（动物中心主义者例外），公共卫生事件对人类造成的生命威胁，使社会成员接受科学怀疑的宿主并将该动物的肉作为非道德的对象。食用这类动物的行为也是不道德的行为，因为他们可能因此感染病毒而殃及无辜。罗素指出："一种信念是真理还是虚妄，永远依赖于信念本身之外的某种东西而定。"信念的实质是意见性信息，它本身只是特定的断言。要将这种断言从某个人（道德权威）的观点转变成具有普遍性的共识，必须依据让人接受的某些事情，尚处于通过道德推理接受这种论证，将之转变为一致性的信念。在罗素看来，"在我们信念体系中，缺乏一致性就是虚妄的标志，而一个真理的精髓就在于构成为一个圆满的体系，也就是构成为大真理的一部分"②。当代社会，热点事件全部聚焦于网络公共讨论当中，每个事件所揭示的道理只是社会真理的一个组成部分。在卫生紧急状态下，网络讨论集中关注与防疫有关的话题，包括"群体免疫""封城""钟南山""地域歧视""疫苗（受试者）""人传人"以及"中西医之争"等，即便每个话题只有一种观点，也只能是防疫讨论中的一种意见。实际上，每个话题都有两种截然不同的观点，每个观点都有众多

---

① 朱贻庭主编：《伦理学大辞典》，上海辞书出版社，2011 版，第 45—46 页。
② 〔英〕伯兰特·罗素：《哲学问题》，何兆武译，商务印书馆，2007 年版，第 99、100 页。

的支持者和反对者，每个立场的讨论者都将自己的观点当作真理性的道德信念劝说公众接受。

网络讨论的道德叙事为各自的道德信念服务。沃尔特·辛诺特·阿姆斯特朗（Walter Sinnott-Armstrong）将道德信念归纳为以下四种特性：偏好、片面、感性和分歧。[①] 一个客观事实（比如社交距离）可以形成两种不同的道德信念，认同其中任何一种信念的行为主体，对他的这种信念承担相应的道德义务，为宣传这样的信念选择相应的事实。这种事实是经过精心筛选和加工的事实，其中充满着阿姆斯特朗所说的"偏好""片面"和"感性"，这些事实的价值不是消除分歧，而是得到更多的支持。社会成员的这种道德信念并非天生的。就像保持社交距离或者佩戴口罩，但只要人们接受这种建议并将之作为信念去追求，他们对不保持社交距离和不佩戴口罩的人就产生了某种敌意。在网络讨论中，不论是支持还是反对这类行为，讨论者会本能地认同和自己信念一致的观点。里贾纳·林（Regina A. Rin）指出："道德信念的心理学渊源暴露了它们的自动性。"[②] 网络讨论的冲突性显著，同一批讨论者关于同一个话题可以连续数天进行辩论，谁也无法改变对方的立场，这与信念一旦成型就坚定不移有关。按照心理学的观点，人们的信念在"成型之前，数据可能已经对其有所影响，但是在信念成型之后，便没有直接的影响了"。对照欧美国家的民众对口罩的防疫效果的轻视，在于他们不相信口罩可以阻断病毒传播。随着感染人数和死亡数字的上升，虽然有些人改变了看法，但多数人依然坚信他们最初的看法。即便在卫生紧急状态下，道德信念依然"管理着我们首先注意的东西。我们有选择的感知更容易注意那些与我们信念一致的事实"[③]。为维护自己的信念，有的社交媒体用户在严峻的疫情数据面前依然不改初衷，他们在参与讨论这类话题时倾向于选择改变话题转

---

① 王奇琦：《论道德直觉的可靠性》，《厦门大学学报》（哲学社会科学版），2015 年第 2 期。

② Rini, R. A., 2017, "Why Moral Psychology is Disturbing", in *Philosophical Studies* 174(6).

③ 〔美〕第默尔·库兰：《偏好伪装的社会后果》，丁振寰、欧阳武译，长春出版社，2005 年版，第 157—158 页。

移别人的注意力，而不是面对残酷的现实。

（二）公共卫生事件中网络舆论的道德叙事与道德态度

在公共卫生事件中，社交媒体用户在网络空间讨论疫情需要运用叙事的方式阐明自己的观点。道德叙事包含着叙事者对事实的道德判断，这种叙事与叙事者的态度有关。在网络讨论过程中，叙事"强调的是态度的作用、情感的意义、有说服力的定义以及微妙的影响"。一个讨论者对疫情期间的个人经历和身边见闻以及新闻报道进行叙事。网络公共讨论的这种叙事是在生成舆论而不是文学创作，讨论者通过对疫情话题的叙事阐明自己的道德态度。在从叙事向道德态度转化的过程中，需要通过伦理判断完成这种转化。在论及叙事与道德判断的关系时，彼彻姆指出，"在伦理判断中总有某些描述成分，但这种成分毫无意义。它们的主要用途不在于指出事实，而是要产生一种影响"。彼彻姆强调叙事的伦理价值，认为叙事只是为制造某种舆论氛围服务。承认伦理判断在这个过程中的特殊作用，但不能就此否定叙事的存在价值。应该承认，伦理判断生成道德态度所需的事实的作用不可替代，只是这种叙事有别于纯粹真实与客观的新闻叙事，而是一种"涂层事实"。所谓"涂层事实"，是指为叙事需要，叙事者将符合叙事主题的事实增加道德的成分，使客观真实的事实具有道德的色彩。"涂层事实""与仅仅描述人们的兴趣相反，它们改变或强化这些兴趣。与其说它们陈述已经存在的兴趣，不如说它们重新唤起人们对客体的兴趣"。事实本身的兴趣原本只是事实本身的社会认知价值，经过道德加工的"涂层事实"形成公众的道德态度，通过强化人们对某种事实的兴趣而改变事实的叙述方式。因此，支持一个人"伦理判断的理由只是加强你的影响的手段"[①]。公共卫生事件中网络讨论的叙事经常会被叙事者根据需要有意"涂层"，以强化公众的兴趣，影响他们的伦理判断。比如，一个在公共场合拒绝配合防疫措施的人受到批评，

---

① 〔美〕汤姆·L.彼彻姆：《哲学的伦理学》，雷克勤、郭夏娟、李兰芬、沈珏译，中国社会科学出版社，1990年版，第532、533页。

拒绝佩戴口罩或者体温监测是客观事实。当这个人在网络讨论中转述事实时，他为赢得舆论的同情可能选择强调自己遭受的不公待遇（比如，在叙事中突出管理人员态度的"粗暴"，淡化自己的责任）。通过强调某个事实与弱化某个事实，网络舆论场的社交媒体用户看到的不再是因为违反管控措施这个基本事实，而是受到不公待遇的那个"事实"。"涂层事实"引导公众的伦理判断和对该叙事的道德态度，形成这种道德态度的事实虽然被标记为"道德事实"，但可能是为达成道德叙事目的而加工裁剪后的"涂层事实"。

在网络讨论中，存在大量的为道德叙事而呈现的"涂层事实"，这种"事实"不是真正意义上的道德事实，因为后者要求坚持叙事的普遍性准则。正如康德所说："要这样行动：你意志的准则始终能够同时用作普遍立法的原则。"① 道德叙事和道德态度要求遵循这种普遍性立法原则，即"你"（讨论者）在现实空间的个人经历与在网络讨论中所陈述的这种经历必须一致；"你"（讨论者）对同一行为的陈述也不能因为现实空间和网络空间的变化而被改变（歪曲事实）；同样的事实，"你"（讨论者）的态度不能因为时间和主体的变化而有所不同。比如，当"你"（讨论者）站在防疫执勤人员的角度要求他人配合检查时，依然认同自己先前的抵制态度。道德叙事和道德态度的普遍性原则，要求社会成员贯彻道德的普遍性立法原则。在网络讨论中，坚持这种立场的恒定并非易事。角色置换，很快会暴露一个用户的立场是否经得起检验。媒体信息的存储功能赋予媒体的记忆功能，媒体记忆为验证一个人的言行是否一致提供可能。网络讨论的每句话都有据可查，甚至当删除了某些内容，通过技术手段依然可以恢复这些内容。应该说，网络技术的恢复技术为网络讨论的道德叙事与道德态度提供了道德普遍性立法原则的验证可能。只要我们注意观察，或者运用微博搜索功能，通过关键词的检索，通过对比不难发现一个用户参与的疫情讨论，哪些叙事符合事实，哪些观点前后一致，哪些态度未曾发生变化。网络讨论的经验事实表明，符合道

---

① 〔德〕康德：《实践理性批判》，韩水法译，商务印书馆，1999 年版，第 37 页。

德普遍性立法原则的叙事和态度并不理想。相反，多数讨论者的叙事不同程度地包含着偏见。彼彻姆指出，"偏见"是"有关判断的态度，它们重视的是那些为我们的习俗所排除的考虑"。① 疫情期间的网络讨论，"涂层事实"造成偏见的流行。以地域和身份歧视为例，一个人所生活的地方以及他的健康状况并不影响他的人格。但在网络舆论场内，远距离的讨论使一些讨论者放弃了对陌生人的人格尊重，将某个地区或某类身体状况的人当作歧视的对象。因为这种歧视，他们加工事实，甚至不顾及传统的社会习俗。比如，对于春节期间从外地返乡的人进行不礼貌的盘问甚至限制行动自由。偏见作为绝对叙事的方式会影响道德态度。隐藏在偏见背后的是个人的心理问题。当一个人在思考问题时将道德的因素排除在外，不考虑基本的社会伦理秩序，单纯依据个人的偏好进行判断，这种判断所需要的事实必然被裁剪加工，表达态度的言语可以温和理性，但人们可以透过表象的温和、理性发现内在的不友好。这种不友好通过事实和观点的双重叙事间接地呈现出来。事实的叙事前面已经涉及，观点的叙事是构成道德态度的核心内容。讨论者对于事物的态度依赖于基本的道德叙事，但更多是以批评的形式阐明自己的观点。20 世纪 30 年代，我国伦理学者口夫在舆论批评与道德的关系时指出："批评家对于一恶的社会现象的批评，并不只在表面分析净化出恶的社会现象的'恶'，还要使这恶的社会现象不再是'恶'。而对于一善的社会现象的批评，也不只在表面，分析净化出善的社会现象的'善'，还要使这同样的社会现象都成为善。"作为主观性评价的态度，必然包含着某种情绪的成分。网络讨论者的道德态度不在于简单地表明各自的看法，而在于透过事实发现背后的真理，即事实的善恶性质。在当下的网络舆论场内，不少讨论者依然停留在浅层的经验事实的争论，而缺乏从事实性质本身阐述该事实的道德属性，这样的网络讨论降低了讨论的价值。假如讨论者只是"一味愚者意气的

---

① 〔美〕汤姆·L. 彼彻姆:《哲学的伦理学》，雷克勤、郭夏娟、李兰芬、沈珏译，中国社会科学出版社，1990 年版，第 29—30 页。

性感的发泄，自演着独角的翻天覆地，世界反而从此多事了！指鹿为马的赵高，投清于浊的李振，就是这类批评者的典型"。在口夫先生看来，网络舆论"客观的批评，（有）力的批评家，能把握着'深为感动的力量'，还要有这种真挚的正义的气质的道德来维持着的"。在卫生紧急状态下，人们将大量闲暇时间用于网络生活（讨论），在消遣之余，更在于希望创造并维系一个理想的社会临时秩序。为此，他们积极参与疫情话题的讨论，在于"客观的还他（社会问题）一个好坏来，好的固然说是好，坏的还得指出他（社会问题）的坏"。舆论所需要的叙事和态度之所以被贴上"道德"的标签，在于"批评者不要，切不要忽略了批评的道德"。① 网络舆论所需的"批评"必须剔除偏见（个体的偏见与群体的偏见），"涂层叙事"被道德叙事所取代，讨论者判断问题的伦理立场遵循道德的普遍性立法原则，这样的舆论才能推动防疫工作的有序进行。

公共卫生事件中的网络讨论旨在形成对某一个相关话题的共识。纵观这个时期社交媒体上的争论，不难发现网络舆论场的尖锐对立。2020 年 10 月 2 日，特朗普核酸检测呈阳性，某些国家网络舆论场的狂欢景观湮没了出于人类本性的同情声音，"活该论"一度成为主导型的网络伦理心态。"道德态度"指的是"人们对人类的行为、品质或者目的正当性所持的态度"，② 形成这种态度的"道德判断表达发言人的态度，并且，一般说来，发言者是带着希望其他人持相似态度的意图的"③。然而，在意识形态冲突尖锐的当下，对于一个知名人士被病毒感染的看法，网络舆论场呈现出两极化的道德态度。关于两极化的道德态度，达尔沃尔承认这是一个经验事实。他指出，"在人类道德社区中，个人积极维护自己的权利。他们积极地互相追究自己的义务。他们通过对那些拒绝所谓道德谴责行为的人表达自己的反应态度"，人

---

① 口夫：《批评的道德》，《闽锋周刊》，1931 年第 9 期，第 14—17 页。
② 〔美〕汤姆·L. 彼彻姆：《哲学的伦理学》，雷克勤、郭夏娟、李兰芬、沈珏译，中国社会科学出版社，1990 年版，第 28 页。
③ 同上注，第 531 页。

们"期望或要求他人做出适当的回应作为回报"①。然而，当一项回报脱离了道德的束缚，片面化的叙事和态度导致网络讨论的撕裂，减低了网络舆论的社会认知价值。两极化的道德态度扭曲人性，将网络讨论者变成低于社会平均道德水平的人，这样的讨论者将别人的不幸当作自己的阴暗乐趣。

（三）公共卫生事件中网络讨论的另类赞美与心态妥协

在互联网刚出现时，网络讨论并无现成的模式，用户是在摸索中发展出今天的讨论方式。当人们发现网络空间的力量强大，个体的声音相对单薄，在匿名的网络讨论中，依附于某种立场更适合表达的自由，网络舆论对立的双方都有一批坚定的支持者。于是，这样的经验事实演变成今天的网络讨论的传统。"经验是形成意见的唯一准则，也是明智的行动的唯一准则。"②当代的网络舆论经常处于尖锐的对立状态，这是网络讨论的经验塑造的网络舆论的准则。网络讨论即辩论。当一个话题成为网络关注的热点时，一种论点的呈现必然会招致不同论点的反对，赞成与反对贯穿于网络讨论的全过程。正常的网络讨论是在寻求真理，缺乏道德约束的讨论是对立双方的相互贬损而不是求同存异。李建华认为："互损是不同伦理主体之间由于某一主体过分突出自身利益而损害其他主体利益导致的利益链中断，造成彼此的伤害。"③公共卫生事件中的网络讨论，在讨论前参与讨论者的利益原本一致。以中西药治疗新冠病毒为例，话题本来是讨论中药和西药各自的药效如何，随着讨论的进行，有的讨论者开始将中医药与"科学"相联系，这个变量的引入改变了议题的走向，支持西药者认为西药是科学的代名词，中药则是"伪科学"；认同中药的讨论者反过来从系统论的角度贬低西药，强调唯有中药才能进行全身调理，从根本上治疗疾病。当讨论变成"互损"，最终以一方

---

① Tomasello, M., 2020, "The Moral Psychology of Obligation", in *Behavioral and Brain Sciences* 43.

② Mill, J. S. & Magid, H. M., 1843, *On the Logic of the Moral Sciences*, Indianapolis, IN: Bobbs-Merrill, p. 3.

③ 李建华：《伦理连接："大断裂"时代的伦理学主题》，《浙江社会科学》，2019 年第 7 期。

贬损过另一方为获胜的"准则"。对于参与网络论战的讨论者而言，匿名状态的他们以"原子式"的方式独立存在。在严重对立的论战中，双方的观点和论据都有瑕疵，但各自为维持自己的基本主张"趋向于自保，而与他人处于'对立'的关系"。从社会长远发展的角度看，"互损"并非一无是处，恰恰相反，它在一定程度上刺激人们更深刻地认识网络讨论议题的实质。尽管讨论者在讨论过程中只发表维持个人立场的观点，讨论的意义在于它竖起两面"镜子"，使不同立场的社交媒体用户彼此看清楚事物的复杂性，而不是非此即彼的单一结论。这样，"重新理解自我是改变'互损'模式的前提"①。这样的"理解自我"适合于脱离了具体的网络讨论实践后的理性的自我反思状态。一旦他们重返网络舆论场，非理性的网络环境又将其带入"互损"状态。如果他们足够理性，避免"互损"的唯一办法是保持缄默或者放低姿态，这样在网络讨论中难以引起太多的关注，而与人性中希望得到广泛认同的心理发生冲突。

　　网络讨论是现实空间讨论的延伸，这种讨论凸显观点交锋的激烈程度。不论是在现实空间还是在网络空间，即便是智者的内心也经常充满矛盾，这是现实与理想的差距无法调和的产物。在网络讨论中，尽管讨论者多采取匿名形式出现在网络舆论场，一个讨论者可以真实地坦白自己的心迹，却依然无法避免内心世界的自我矛盾。一个非常热爱自己社区的人，当这里出现感染者，网络舆论对该社区的"糟糕状态"持批评态度时，他无论是替自己所在的社区辩护还是附和这种批评，其内心深处都会感到不安。面对疫情严重的事实，一味地赞美只能使自己被孤立；简单地批评，又违背自己对赖以生存的社区充满的爱意。对"真实情感"的批评和对"问题"的称赞，显然是个艰难的选择。这种纠结有着悠久的历史传统。苏格拉底承认"没有人愿意做错事情"，如果明知自己有过失而不肯承认，古希腊诗人西蒙尼德

---

①　周山东、王泽应：《突发公共卫生事件中公民健康责任的伦理分析》，《东南学术》，2020年第4期。

斯（Simonides）的意见是：一个好人应该在称赞他不公正的城市（家乡）时应提供这种称赞所涉及的精神冲突，因为"善良的人应该用矛盾的灵魂来赞美他的不公正的城市"[①]。如同前面所提及的中西药治疗为例，不论哪一类药物都有其利弊。在网络讨论中，主张中药更有价值的讨论者，有的是中药的受益者，他们以往的经验事实支持自己的立场，相信中药可以在抗击疫情中继续发挥作用；有的是因为中药是中国的传统药物，贬损中药即贬低本国的医药事业，因而极力维护中药的地位。反之，西药的支持者也有类似的心理因素。一个接受现代医学知识并崇拜这种科学的人，经验事实和科学的标签，使其坚信西药的唯一合理性。围绕中西药与新冠治疗，讨论者不是普遍地采取实践的智慧，以"中道"的方式取长补短，而是在群体的争论中选择立场。对于苏格拉底而言，他要赢得辩论，将赞美不公正的城市作为道德义务，而这与他的道德信仰构成心理冲突。"在这种情况下，心理和谐实际上会与美德相抵触，因为它类似于盲目的爱国主义（即对一个人的不公正城市的无冲突赞美）。"艾米丽·奥斯丁（Emily A. Austin）认为："如果苏格拉底认为美德需要心理上的和谐，那么他还必须认为美德取决于好运，至少在某种程度上，政治环境超出自己的控制范围。"[②] 公共卫生事件中的网络讨论，有的话题涉及国家利益、地区利益和社区利益，讨论者来自不同的地区（或国家），他们的立场与地域的矛盾造成内心的冲突。对于自己无法从人心改变的立场而在讨论过程中不得不暂时遮蔽自己的真实立场，这需要一个讨论者将称赞自己所不认同的观点作为苏格拉底所说的另类"美德"。艾米丽·奥斯丁关注"对不公正行为进行赞美的道德要求和满足该义务的道德主体的矛盾道德心理"[③]。她进一步阐明苏格拉底的观点："对一个不道德的城市进行赞美的道德负担甚至不算是道德上的责任，即使对于（或尤其是）对有

---

① Austin, E. A., 2017, "Praising the Unjust: The Moral Psychology of Patriotism in Plato's Protagoras", in *Apeiron* 50(1).

② 同上。

③ 同上。

道德的人而言也不是轻而易举的事情。"当一个讨论者在内心说服自己热爱家乡、笃信自己的价值观，在现实与信念发生冲突时，对存在明显瑕疵的东西进行赞美，也符合苏格拉底的观点。在网络讨论中，有的讨论者为自己的信念而改变自己的态度，在网络舆论场同样被视作"有道德的人"，即所谓"深明大义者"。网络讨论的"深明大义者"，在现实与信念发生冲突时"必须'强迫'自己去赞美的东西。为了满足表扬的需要，他的心理控制需要掩饰和安慰自己的受伤感觉"。有趣的是，这是意识形态的差异导致的另类赞美，是一个在说服改变自我后以心态妥协的方式积极参与网络公共讨论。对这些人而言，他们的所作所为"不同于所谓的盲目、无冲突的爱国者"，尽管卫生紧急状态造成许多现实的问题却依然愿意对这些问题持肯定的态度甚至不乏溢美之词。面对这种看似矛盾但具有一定普遍性的网络讨论现象，心理和谐模式的说法从心理学和伦理学两个层面解释这种奇特的现象。按照艾米丽·奥斯丁的说法："大多数苏格拉底美德观念的支持者也否认有德之人的内在心理冲突事实。在这种'和谐模式'的美德上，善良的人承认做正确的事，并渴望这样做。"[1] 也就是说，受到某种不公正待遇的讨论者，"有时应该以反直觉的方式赞美他人"。面对种种不公正待遇，"他们仍然'爱并赞美'自己的所钟爱的国家"。[2]

在网络讨论中，看似荒诞的"另类赞美"却是维系网络讨论的润滑剂。假如没有苏格拉底所谓的这种"有道德的人"的心理"核心模式"，网络讨论将无法持续进行，舆论场也难以形成观点鲜明的两种舆论（意见），因而也不会有网络舆论场的活跃。争论与和解犹如"毒药"与"解药"，通过自我心理的这种"和谐模式"使网络舆论的议题可以不断变换，但讨论者参与其中的热情不减。在柏拉图的《普罗泰戈拉》（*Protagoras*）中，苏格拉底为捍卫西蒙尼德斯声称："为了和解，一个人有时必须强迫自己称赞不公正家

---

[1]　Austin, E. A., 2017, "Praising the Unjust: The Moral Psychology of Patriotism in Plato's Protagoras", in *Apeiron* 50(1).

[2]　同上。

庭或国家。"奥斯丁不满柏拉图对苏格拉底这个论述的忽视，认为"这样做会削弱人们对苏格拉底真诚概念以及他对军事权威的服从以及对美德与心理和谐之间关系的看法的普遍理解"。[1] 网络讨论发生冲突是网络舆论的必然代价，只是需要辩论的双方能够最终达到最低限度的和解，对于伤害过自己的一方表现出适度的宽恕，这应是网络讨论的基本美德。宽恕对方是一种美德。玛丽·埃尔斯伯恩德认为："越来越多的人正在思考关于社会冲突的背景下的和解，即社会和解。""和解强调一个公共和社会过程。""在社会和解的背景下，宽恕一般被认为是受害者的特权。为受害者辩护有助于获得宽恕。辩护承认受害者的尊严和真相的发现。"[2] 在公共卫生事件持续期间，网络舆论的撕裂更应重视解决工作的心理冲突问题。奥斯丁建议人们"将苏格拉底作为心理冲突的辩护律师"，她承认这样的解释可能招致批评，但拒绝它"将会付出更大的代价"。[3] 的确，通过另类赞美达到心态妥协，使网络讨论辩论而不撕裂，维持网络讨论的秩序。

三、公共卫生事件中网络讨论的道德推理与伦理心态

道德需要理由，但在网络讨论中，"群体不善推理，却急于采取行动"[4]。公共卫生事件中的网络讨论同样如此。所不同的是，不经论证直接表态的论证背后，折射出社会性的焦虑不安。

（一）公共卫生事件中网络讨论的价值取向与伦理心态

在卫生紧急状态下，个体行为对社会的意义重大。现实空间的个体行为违反管控措施可能给社会造成直接的伤害，网络空间的不当讨论同样可能误

---

[1] Austin, E. A., 2017, "Praising the Unjust: The Moral Psychology of Patriotism in Plato's Protagoras", in *Apeiron* 50(1).

[2] Elsbernd, M., 2005, "Social Ethics", in *Theological Studies* 66(1).

[3] Austin, E. A., 2017, "Praising the Unjust: The Moral Psychology of Patriotism in Plato's Protagoras", in *Apeiron* 50(1).

[4] 〔法〕古斯塔夫·勒庞：《乌合之众——大众心理研究》，冯克利译，广西师范大学出版社，2007年版，第37页。

导公众，造成社会性的精神伤害。因此，公众的价值取向关系到网络讨论的质量。价值取向是个体基于某种价值观念处理各种关系时所坚持的立场和态度。道德价值社会成员的价值体系中居于核心地位，它决定着人们的行为方式。所谓道德价值，是指个体的行为对于他人和社会所具有的道德意义。道德价值体现在个体的行为符合道德原则，所有的行为旨在谋求或维护社会福祉。公共卫生事件中网络讨论的道德价值主要体现在"关怀""公平""奉献""责任"和"诚实"等五个方面。卫生紧急状态期间，社会成员的心灵普遍受到伤害，社会性的恐惧笼罩在现实空间和网络空间。病毒对人类构成的现实威胁使大多数人感受到有限生命体的渺小。在这个时期，网络讨论暂时摆脱了现实生活的烦恼，但讨论者心灵的脆弱亟须得到安慰。在网络讨论中，对他人表达自己的关怀，这种无成本的安慰可以增进社交媒体用户对战胜病毒的信心。关怀不限于讨论开始或结束时象征性地的礼节性问候，而需要贯穿网络讨论的始终。在现实空间，由于各人的情况不同，必然存在事实的不公正现象。在口罩紧缺的阶段，不同家庭储备的口罩在数量和质量方面有所不同。在网络讨论中，允许每个讨论者自由地发表看法，机会均等可以部分抵消现实生活不公平事实造成的心理压力。疫情期间，为防疫做出牺牲也是一种特殊的奉献，网络讨论应倡导群体奉献精神。对于在家隔离产生的郁闷情绪，大家可以通过彼此交流减缓这种消极情绪的影响。网络讨论应围绕这个时期的个体责任展开讨论，彼此开诚布公地消除对个体临时责任的误解。在网络日益成为公众生活方式的今天，人们的"行为受其对自己关心事务的承诺所支配"。在网络讨论过程中，个体的道德价值要成为其参与的网络讨论的价值取向，需要讨论具有相应的道德人格。正如法兰克福所说，道德人格的"结构比一方面出于道德而另一方面出于个人利益的一维尺度更为复杂"[①]。道德人格强调对道

---

① Bar-On, K. K., 2020, "Obligations to Whom, Obligations to What? A Philosophical Perspective on the Objects of Our Obligations", in *Behavioral and Brain Sciences* 43.

德自我、道德判断和道德行为负责任。具体到网络讨论中，讨论者的言论和行为需要替他人考虑。当一个讨论者清楚自己在网络讨论中的行为和社会的关系时，他会自动选择遵循道德原则与他人进行沟通。

人类的道德价值观念是社会发展到一定阶段的产物。正如布雷·比尔（Bree Beal）所说："在我们形成道德价值观之前，道德关系就有机地出现了。"在日常的社会交往中，利益冲突并不总是显而易见。即便是在网络讨论中，通常的公共事件也是具体的事件，只有少数人被卷入其中。公共卫生事件则不然，它将整个人类社会全部牵涉进来。在事关生与死、健康还是感染等利益攸关事项上，向每个社会成员发出威胁。在这种情况下，人类社会的利害关系从没有像在卫生紧急状态下暴露得如此赤裸，道德价值的重要性凸显。布雷·比尔指出："仅在所有这些动态性和复杂性的表面上，与其他个人和群体进行交流时，我们才能开发出抽象的道德价值，以帮助我们应对各种关系、处境和角色。"[①] 而在网络讨论中，讨论者的道德价值取向是在具体的讨论过程中得以体现的。一个正在进行中的讨论话题，除非技术故障或者网络管理的干预，否则很难被某个讨论者所终止。参与讨论的社交媒体用户越多，讨论的环境越复杂，讨论者越是需要应对各种关系。这种关系是如此复杂，讨论者的道德价值取向在于不断调整自己与其他讨论者的关系，以维持讨论所需的网络秩序的和谐。网络讨论看似只是一次网络公共聚集活动，讨论者的立场也泾渭分明，以此否认这种活动的复杂性。在当代的网络舆论管理中，网络舆论引导是个相当棘手的事情，迄今为止尚未找到有效的对策。这是因为，网络讨论是社会生活的延伸，社会生活有多么复杂，社会成员的观点和各自的看法就有多么复杂。即便是道德价值这样的抽象概念，尽管我们可以将卫生紧急状态讨论归纳出几项具体的内容，它同样属于不可简化的复杂事物。话题转化，讨论的主体发生变化，或者同样的话题由

---

① Beal, B., 2020, "What Are the Irreducible Basic Elements of Morality? A Critique of the Debate Over Monism and Pluralism in Moral Psychology", in *Perspectives on Psychological Science* 15(2).

不同的群体进行讨论，道德价值的侧重都可能随之发生变化。有鉴于此，布雷·比尔甚至怀疑"价值多元化是否足以解释日常道德认知的复杂性和活力"。这是因为，"人际和群体间的道德差异，以及个人内部道德判断的动态波动，似乎根本无法用价值观来解释"。在价值观多元化的网络讨论中，社会成员的道德判断也处于动态的变化中。道德价值也不再是抽象的概念和简单的几个基础性内容，而是复杂社会的混合物。在具体的讨论中，讨论者的价值观念经常受到挑战。以公共卫生事件话题的讨论为例，在病毒通过人与人传播得到证实时，有的讨论者从宿命论的角度发表看法，他们认为命中注定有此一劫则无法逃脱病毒的威胁；有的讨论者以无畏的牺牲精神坦言不害怕病毒。价值指针的倾斜，影响讨论者的判断。网络讨论中的道德价值取向面对的是无数种见解的冲击，这需要讨论者区分作为原则的价值和归因于特定事物的价值。遗憾的是，道德心理学家经常将这两种价值相混淆。"作为原则的价值"指人们赖以生存的原则，它为人们处理与外部的关系提供依据"。在网络舆论场内，所有的网络论证针对的不是学术讨论的抽象概念，而是"特定事物或关于特定事物所需要遵循的原则，而这些原则是从特定关系中抽象出来的"。[①] 它们以有限的抽象性原则指导人们用于处理社会事务，包括处理网络讨论所需的人际关系。

公共卫生事件中网络讨论的话题通常与公众的切身利益息息相关。从道德价值的角度看，这类话题关系到社会的福祉，关系到人类社会的发展。网络议题的价值必须为大多数用户感兴趣，这由这类议题的道德价值所决定。正如杰森·恩尼亚波纳基（Jason Nkyabonaki）所说，"伦理学只意味着对与错、什么是可以接受的、什么是不可以接受的，以及与人的价值体系交织在一起的东西，关于道德行为的普遍主义和特殊主义辩论尚无定论"。但

---

① Beal, B., 2020, "What Are the Irreducible Basic Elements of Morality? A Critique of the Debate Over Monism and Pluralism in Moral Psychology", in *Perspectives on Psychological Science* 15(2).

是，"普遍接受的行为标准导致建立了道德准则，以指导社会成员的互动"。①在人类社会漫长的发展历程中，日常行为的对与错、可以接受与否以及行为价值的大小，通常以社会习俗的形式被确立下来。随着网络社会的到来，不同的文化在网络空间交汇，同一行为的对错、接受程度以及价值大小出现分歧。在卫生紧急状态持续十个月后，欧美国家对于是否强制佩戴口罩依然存在分歧。在网络舆论场内，社会临时秩序的建立离不开网络讨论的互动。一种行为被认为有价值，首先需要让多数讨论者对其产生浓厚的兴趣，这是形成道德价值的必要条件。哈里·法兰克福（Harry Frankfurt）认为："人类的行为受我们所关心的事物影响。尽管道德考虑决定我们与其他人的关系（使用道德义务），但我们常常没有发现道德要求是我们唯一关心的问题。即使是对他人具有强烈道德义务感的人也可以平等地关注诸如忠于家庭传统的理想。"②应该说，法兰克福关于兴趣与价值的观点，与中国儒家伦理所说的血缘关系造成的爱有等差相似。新闻价值理论将地理接近性作为衡量新闻价值大小的一个标准。同样，在网络讨论中，普遍性的道德价值要求讨论者无差别对待每个人，但人性的复杂在于，讨论者对亲人和周边的环境变动更感兴趣。当本社区或自己的家庭发现病例，或者是自己熟悉的某个地区发生疫情，他们的兴趣决定了关注的优先次序。在网络讨论中，讨论者主体间的道德价值观要平等地关注某个话题并不容易，因为利益或兴趣很容易分散部分人的注意力，因为有更值得关注的事情将他们吸引过去。真正能吸引讨论者注意力的是那些受到不公的行为。道德价值促使公众关注社会公正问题。当社会上出现不公正的行为引起网络舆论注意时，这类事件就被上升到道德的高度。网络讨论对这类事件的关注表明，这类个性化的价值的重要性是构成

---

① Nkyabonaki, J., 2019, "Effectiveness of the Public Service Code of Ethics in Controlling Corrupt Behaviour in The Public Service: Opinion from the Grassroots at Toangoma Ward Temeke Municipal Council", in *Journal of Asian and African Studies* 54(8).

② Bar-On, K. K., 2020, "Obligations to Whom, Obligations to What? A Philosophical Perspective on the Objects of Our Obligations", in *Behavioral and Brain Sciences* 43.

社会公平的重要内容。它们关系到每个社会成员的福祉，网络舆论对它们的关注反映人们"对伤害和不公正的关注"①。

（二）公共卫生事件中网络讨论的道德认同与伦理心态

在网络讨论中，讨论者渴望在辩论过程中结识志同道合的人。由于网络空间的虚拟性，寻找价值观相近的用户主要通过彼此辩论言语中透露的伦理道德观念识别辨认。黑尔用"想象的认同"来处理行为者与他人欲望之间的关系。②道德认同关注的是伦理道德观念如何深入人心，即个体对社会道德体系中诸多规范的认可程度和接受程度。泽山·艾哈迈德·巴蒂（Zeeshan Ahmed Bhatti）将"道德认同"界定为个人的"围绕一系列道德特质而组织的自我概念"，这些道德特质包括诸如"友好""公平""善良""关怀"和"勤奋"等内容，具备这些特质的社会成员在与他人的交往中"容易认出自己，并排斥与自己不同社会道德价值观的人或行为"。在网络讨论中，"道德认同是亲社会行为的有力预测指标。考虑到观念行为是一种亲社会行为，因为它关注的是建设性挑战而不只是批评"。在公共卫生事件的讨论中，对于管控措施和防疫实践的道德评价，讨论者普遍关注的是如何化解公共卫生事件，恢复社会秩序。这类讨论涉及批评，但批评也是为改进工作而不是简单的否定或抨击。在网络讨论中道德认同之所以重要，在于讨论者期望将"道德认同作为一种基本稳定的心理因素，比建构性声音行为的人际和情境先行因素更能促进建设性声音行为"③。以网络舆论场为例，当讨论者在忧心舆论场的撕裂对社会发展的消极影响时，也应认识到这种撕裂只是正反两种观念的对立，我们倾向于认为这是一种"有序的撕裂"。所谓"有序的撕裂"，是指少

①　Niemi, L., Hartshorne, J., Gerstenberg, T., Stanley, M., & Young, L., 2020, "Moral Values Reveal the Causality Implicit in Verb Meaning", in *Cognitive Science* 44.

②　〔英〕B. 威廉斯：《伦理学与哲学的限度》，陈嘉映译，商务印书馆，2017 年版，第 100 页。

③　Bhatti, Z. A., Arain, G. A., Akram, M. S., Fang, Y. H., & Yasin, H. M., 2020, "Constructive Voice Behavior for Social Change on Social Networking Sites: A Reflection of Moral Identity", in *Technological Forecasting & Social Change* 157.

数核心观念呈现出的对峙状态，每种观念都有众多的认同者。反观社交媒体用户担心的社会撕裂，则是将道德认同排斥在外，认为价值多元造成社会的多维度撕裂，亦即社会处于无限度的撕裂状态。显然，这是不符合实际状态的过度想象。从古至今，伦理道德观念从来都存在冲突，这种冲突只是优先种类观念的冲突。道德认同的实质是一种团结，自我的认同与自己与社会某一主流伦理道德观念的认同。不论选择哪种伦理道德观念，认可意味着责任。正如伊斯提亚克·哈吉（Ishtiyaque Haji）所说："在某种程度上，一个人认同自己的行为，他对这些行为承担责任，并获得道德责任。"[1] 同样，在网络舆论场内，社交媒体用户普遍认同与自己伦理道德观念相近的人，这种认同一经形成，将为之承担间接责任。当自己认同的人的观点遇到反对甚至攻击时，所有的认同者都有义务替其辩护。在卫生紧急状态下，每个地区都在摸索适合本地区的管控模式，这些模式成为网络讨论的议题时，当地的社区成员不是根据事实本身进行客观评价，而是根据对本地区的道德认同程度发表意见。2020 年 11 月 21 日，上海和天津两地应对疫情的做法被社交媒体用户用来对比，称赞前者的观点居多，但也有表示更认同后者。在讨论中，认同天津的观点已经超出议题本身，而是从认同这座城市推出其管控模式的合理性。这表明，一个行为主体认同某个人或某个城市时，他的具体言论已经变得次要，重点是道德认同者自觉地认同这个人（城市）的全部。在这种情况下，道德认同者的心理发生了微妙的变化。

在网络讨论中，道德认同意味着承认道德权威的客观存在。道德认同首先是自我的认同，其次是在网络空间与他者的认同。在麦金泰尔看来，"不可避免的是，我们每个人都是自己的道德权威。认识到这一点（康德称这为道德当事人的自主性），也就认识到，外在的权威，即使是神，也不能为道德提供任何标准"。网络讨论充满争论，但不会有人强迫一个人接受某种道

---

① Haji, I., 1996, "Moral Responsibility and the Problem of Induced Pro-Attitudes", in *Dialogue* 35(4).

德标准。即便是诸如"社交距离""佩戴口罩"等近乎社会新习俗的话题，对这类"新习俗"的真正的认同还是源自自我的内在认同。道德的自主性决定一个行为主体选择认同何种伦理道德观念。需要注意的是，在网络舆论场内，不同立场的群体之间各有自己的"意见领袖"。意见领袖是产生新见解的权威，他们的粉丝认同其观点，进而也认同他们的伦理道德观念。而在麦金泰尔看来，一个人"如果认为外在的权威，能为道德提供标准，那就犯了他律的过错，即试图使当事人臣服于外在于他的律法，这种律法与他作为理性存在者的本性是格格不入的"。① 在当今的中国网络舆论场内，不少社交媒体用户就犯了这样的错误。他们不生产观点，他们的道德认同也不是发自内心的对道德体系的自我选择，而是以直觉的方式追随他们认同的意见领袖，造成意见领袖的"道德超负"现象。所谓"道德超负"，是指人们无法要求"将每一个人拒斥一个原则的理由都考虑在内，而且每一个原则都可能有人有理由加以反对"②。在网络舆论场内，意见领袖的观点确实容易获得群体性认同，但是，这种认同本应只是具体观点的认可。如果将对一个人的某个看法的认可等同于其伦理道德观念的认同，正如麦金泰尔所说，这是将他律当作自律。一旦意见领袖出现问题，这种缺乏道德当事人自主性的道德认同，将带来道德追随者的伦理道德观念的迷失。网络生活中，有的意见领袖（网络大咖）因触犯法律被判刑后，他们的追随者必然经历一个痛苦的不适应阶段。每个行为主体都有自己的道德认同标准，将某个权威的标准等同于自己，同样的标准因各自的认知能力和判断方式不同，做出的行为反应不同，产生的行为结果也不同。在卫生紧急状态下，可能某个意见领袖在网络讨论中极力反对西药，这种观念性意见与他本人的生活习惯是否一致，他们的追随者并不清楚。一旦意见领袖的言行不一致，追随者盲目的道德认同就将带来自己的心理秩序的紊乱。泽山·艾哈迈德·巴蒂指出，"如果不解释

---

① 〔美〕阿拉斯代尔·麦金太尔：《伦理学简史》，龚群译，商务印书馆，2003 年版，第259 页。

② 陶勤：《道德的本质：非自利契约论的核心思想》，《南京社会科学》，2020 年第 7 期。

这种关系的动机机制，那么对道德认同和社交媒体发声之间的拟议关系的理解将是不完整的。由于道德个体倾向于以与自己的行为一致的方式行事，因此他们感到有义务从事道德行为"。对于意见领袖而言，这个群体的使命不仅仅是生产新的观点，更在于自己的道德认同与行为保持一致。言行一致要求意见领袖从如何行动验证其言论的道德性。一个口口声声坚定的中医优越论者在感染新冠病毒后，如果拒绝西医治疗，言行一致将赢得更多的支持。相反，坚定称赞西医的人拒绝用中医或者中成药进行治疗，也有利于其追随者对其价值观的模仿和认同。道德立场的一致，道德认同使认同者的认知与行为保持一致。网络舆论场的道德认同促使具有相近伦理道德观念的讨论者"有责任进行建设性变革"（Felt Obligation for Constructive Change，FOCC），即"个人有义务进行建设性改变的程度"。在富勒（Fuller）看来，"有责任进行建设性变革是一种灵活的心理状态，反映了人们愿意付出额外努力来实现建设性变革的意愿"。疫情期间，社交媒体用户围绕管控问题展开讨论，正是希望通过卫生紧急状态改变传统社会习俗的问题，同时创造新的生活方式。以在线视频会议为例，疫情在短时间内将这种交流方式向多个领域推广并得到认可，在线视频会议节约成本，符合中国传统的节俭美德，这种新的交流方式显然属于"建设性变革"的具体内容。根据科尔曼（Korman）的"自我一致性理论"，人们"期望个人的道德身份首先增强他们进行建设性变革的责任感，然后促使他们在社交媒体上表现出积极的支持或反对的声音，以与自我道德形象保持一致"[1]。自我一致性理论的实践对网络讨论的意义在于，当讨论者普遍性接受这种理论，可以减轻社会撕裂的程度。社会撕裂越严重，越是与社交媒体用户的自我言行不一致相关。可见，自我一致性理论要求人们用道德普遍性原则，要求一个人怎么说就必须怎么去做。

　　在网络舆论场内，不论是普通的社交媒体用户还是意见领袖，道德认

① Bhatti, Z. A., Arain, G. A., Akram, M. S., Fang, Y. H., & Yasin, H. M., 2020, "Constructive Voice Behavior for Social Change on Social Networking Sites: A Reflection of Moral Identity", in *Technological Forecasting & Social Change* 157.

同要求人们接受基本的伦理道德观念。当一个用户意识到道德的重要性，其在参与网络讨论的过程中，就需要时刻提醒自己的道德身份。尼尔·海丝特（Neil Hester）和库尔特·格雷（Kurt Gray）指出，"身份在道德判断中的重要性，这是传统道德心理学中经常忽略的一个因素"。他们认为忽略身份会限制整个道德心理学研究结果的普遍性，并提出将身份纳入道德心理学的两种方法："身份即噪声（控制身份）和身份即信号（将身份整合到理论中）。"[①]当一个人在网络讨论中倡导什么，他的建议就与其身份相关联，网络媒体的记忆功能会为若干年后人们验证你的观点和身份是否吻合提供证据。对于社交媒体用户而言，认同一种道德就意味着需要据此行动。当一个支持在公共场合必须佩戴口罩的人未能始终坚持这么做时，他的道德认同和行为本身就存在冲突，这在网络舆论场将导致其道德身份的降低。

（三）公共卫生事件中网络讨论的道德代理与伦理心态

网络讨论需要在群体理性的环境中进行。网络舆论场的非理性与网络讨论点非理性有关。网络讨论具有目的性，旨在增进共识、协调行动以及推动社会发展。公共卫生事件中网络讨论的目的性更为明确，用户参与讨论不是为了消遣（虽然有消遣的客观作用），而是为了对防疫建言献策。网络讨论的目的性赋予了这类活动的伦理性，即讨论者必须在坚持道德原则的前提下发表自己的看法。当参与讨论的用户依据道德原则发表看法时，他不再是单纯的行为主体（社交媒体用户），而是道德代理人（Moral Agent）。在英语中，"Agent"有"代理"和"行为主体"等义项。"道德代理人"作为道德的行动者，需要行为主体的行为与道德要求相一致，并且还需将道德作为行为的动机。与不受道德原则约束的自在讨论不同，以道德代理人身份参与网络讨论，对讨论方式提出要求，即道德代理人必须以理性的方式发表看法，而不能任由个人情感不受抑制地贯穿其中。从任性自在的社交媒体用户到理

---

① Hester, N., Gray, K., 2020, "The Moral Psychology of Raceless Genderless Strangers", in *Perspectives on Psychological Science* 15(2).

性负责任的道德代理人，这样的身份如何转换？在拉杰什·卡普尔（Rajesh Kapoor）看来，"人理性思考的能力使他成为道德的代理人，使他有权被视为自己的目的"。将自己参与网络公共讨论作为目的，在常态的公共讨论中表现得并不突出。随着卫生紧急状态的降临，社会成员作为这个世界的存在者都在思考如何尽快摆脱疫情的威胁。受这种目的驱使，大多数人从日常生活的细小行为习惯到对人类社会的宏观思考，都在自觉地维护人类社会这个命运共同体的根本利益。当他们普遍具有这种关爱全人类的意识时，"权利的观念将基于理性的逻辑而不再是热烈的情感"。对于公共卫生事件，人们普遍具有恐惧感，这种情感反过来激发整个社会的团结互助精神。在现实的威胁面前，理性的讨论是指讨论的建设性目的，但在具体的讨论过程中，疫情的威胁需要彼此间具备诸如关爱、同情和仁慈之类的价值观，这些价值观恰恰又是人类特有的情感元素。对于作为道德代理人的讨论者而言，"权利意识的普及意味着我们的生活越来越受到逻辑和理性的调节，至少这是我们所主张的，从而侵占了关怀、同情和仁爱的空间，这些空间不是理性的而是情感活动，在我们的生活中起着不可或缺的作用"。[①] 对于网络舆论场而言，理性与情感无法简单地割裂。缺乏网络讨论所需的道德原则，网络舆论场的暴戾之气伤害讨论者的感情；片面强调网络讨论的理性，过度压抑人的情感，网络讨论变得乏味无趣，渐渐地也将失去其吸引力。网络讨论的实质是就社会普遍关切的问题追问究竟是对还是错，并对解决问题提出建议，而伦理学关注的是道德问题上的对或错。阿图尔·尼尔森（Artur Nilsson）指出，"公平和关爱他人的基础被形容为'个性化'，即他们通过将代理人的注意力从自私的欲望转向其他人的需求和权利而履行道德职能"，这些职能"在自由、个人主义和世俗的背景下盛行"。以社交媒体为代表的网络舆论场提供的恰恰是自由、个性化和世俗化的网络公共讨论空间，自私和冷漠在网络讨

---

① Kapoor, R., 2019, "What Is Wrong with a Rights-based Approach to Morality?", in *Journal of National Law University Delhi* 6(1).

论中注定要受到道德批判。网络讨论体现的是个性化的自由讨论，这不同于"团体内忠诚、尊重权威以及纯洁或圣洁的基础被描绘为'具有约束力'，因为它们的道德功能在于将道德主体约束为某一角色和具体职责，使个人为团队牺牲自己的利益，促进社会凝聚力和秩序以造福所有人的制度或宗教事业；它们在保守、集体主义和宗教背景下盛行"。①根据尼尔森的分析，忠诚、尊重权威和纯洁更适合现实空间的集体讨论，而网络舆论场的公共讨论适合个性化的道德代理人积极参与其中。

网络讨论是一门合作的艺术。社交媒体用户以独立个体的身份自主参与到网络讨论之中。在匿名的讨论情境中，讨论者需要与符合自己价值观的人进行合作，同时也需要保持相对的独立性。对于道德代理人而言，讨论的目的亦即自己承担的义务。迈克尔·托马塞洛（Michael Tomasello）认为，"人类的义务意识是人类超合作性的重要组成部分。从进化上讲，它源于合作伙伴彼此评估的过程，并担心被评估。这是在社会生态环境中发生的。在这种环境中，合作被排斥在外意味着死亡"。网络讨论过程中价值观相近的讨论者，通过合作强化自己的立场和观点，这种合作的过程也是自我独立性丧失的过程。相反，"经典的针锋相对的互惠不会产生这种规范性的联系，因此无法解释人类的责任感"。②在网络讨论中，讨论者为生存而不得不采取某种形式上的合作。作为道德代理人的网络讨论者，合作需要他们注意选择恰当的人称。网络讨论的话题，对于大多数讨论者来说，以新闻媒体提供的客观事实为基础，其中偶尔穿插个人的经验事实。网络舆论场关注的是那些具有重大评论价值的社会问题，个人的经历或感悟可以在相关的议题中附带性地呈现，能否引起普遍关注是反映这类信息评论价值大小的标准。当不是网络讨论者"我"的信息时，自我实践的经验事实在网络讨论中退居其次，相

---

① Nilsson, A., Erlandsson, A., Västfjäll, D., 2020, "Moral Foundations Theory and the Psychology of Charitable Giving Attitudes", in *European Journal of Personality* 34.

② Tomasello, M., 2020, "The Moral Psychology of Obligation", in *Behavioral and Brain Sciences* 43.

反，被媒体报道且有巨大争议的事实容易被当作讨论议题（从新浪微博每天的热搜可以得到印证）。来自他人的事实（新闻报道）使网络讨论者与这些事实之间产生了距离感，道德代理人的身份可以适当弥补这方面的不足。不同性质的事实影响讨论者的人称使用。威廉斯指出，"康德关于理性自由的阐论，意在既适用于事实审思，也适用于实践审思，这就暴露出康德论证的错误所在"。康德所说的"事实审思"相当于网络讨论所使用的由新闻媒体提供的客观事实，在威廉斯看来，这类事实"本质上不是第一人称的"。相反，道德代理人个人的经验事实所构成的"实践审思是第一人称的"，它"包含的我与我的欲望之火紧密相连"，"当我思考这个世界并努力确定其真相时，我思考的是世界，我做出的陈述、提出的问题，这些陈述和问题是关于世界的，而不是关于我的"。① 在网络讨论中，第三人称的事实审思与第一人称的实践审思相互作用，作为道德代理人的网络讨论者依据个人的"善良意志"对讨论的客观事实发表看法，并依据个体的经验事实与道德情感对所讨论的客观事实提出自认为正确的意见。然而，道德代理人的"善良意志"并不意味着他的道德判断必然产生正确的答案，这个答案的"'正确性'根据'值得爱'之物即心性功能之发挥与完善而获取质料性内容。而'善良意志'中的'善良'根据具有普遍立法能力的理性获得其规定"。② 如果每个道德代理人的意见都符合社会实践的需要，网络讨论也就失去存在的意义，一个道德代理人的观点通过普遍性原则就彻底否定了不同的意见。尽管讨论者明白自己的"正确答案"只是个人认为的"正确"，他们依然乐于参与讨论并极力推销自己的意见，在于这些人相信在网络舆论场必然有众多与自己看法相近的合作伙伴。正是这样一种心理，激发他们经常性地参与网络公共讨论的热情。

---

① 〔英〕B. 威廉斯：《伦理学与哲学的限度》，陈嘉映译，商务印书馆，2017 年版，第83 页。

② 郝亿春：《价值与"心"——布伦塔诺对价值哲学的"内转"及其意义》，《哲学研究》，2019 年第 5 期。

　　道德代理人的内在情感驱使他们关注社会热点问题，参与网络舆论场的公共讨论。单个的道德代理无法形成网络舆论，即便是意见领袖型的道德代理人，如果离开众多粉丝的支持，他们的声音和普通社交媒体用户的声音没有本质的区别。意见领袖及其粉丝（追随者）的合作将个体的道德带来转化成集体的道德代理形态传播，这是形成网络舆论、推动社会进步的一大途径。托马塞洛提出的"双层协作"理论，对我们认识网络讨论的道德代理人以及隐藏在这种合作背后的社会伦理心态颇有启发意义。他认为，"在人类进化的某个时刻，出现了一种新的社会参与形式：由共同代理人'我们'发起的协作互动，'我们'对个体伙伴的'我'和'您'进行自我调节"，他"将这种新的协作交互形式称为'联合有意模式'（joint intentional schema）或'双层协作'（dual-level collaboration）"。网络技术为公众的平等交流奠定物质基础。技术上的可能性带来公平的可能性。在网络讨论中，不同的道德代理人之间具备"创造公平道德的可能性，使他们感到有一种相互尊重的方式对待彼此的规范义务感"。[①] 我国的社交媒体"微博"与"微信"，不约而同地以"微"冠名，但它们拥有的用户规模以亿为单位，这些用户在这里落户，使他们的心理上产生一种关涉社会的义务意识，这是"一种至关重要的共享的代理意识，一种'我们'相互依存地行动的感觉"。在公共卫生事件的网络讨论中，因为讨论者（道德代理人）命运的一致性，大家"彼此负有适当尊重和待遇的责任"，这种"共同的意向性"[②] 促进了网络舆论场的空前活跃。

第二节　公共卫生事件中网民的道德情绪与社会伦理心态

　　人是情感动物。不论在现实空间还是网络空间，行为主体在不同程度

----

① Tomasello, M., 2020, "The Moral Psychology of Obligation", in *Behavioral and Brain Sciences* 43.

② 同上。

上受到个人情绪的影响。情绪是心态的流露，查德·范·肖兰特（Chad Van Schoelandt）指出："每种情绪都带来一种看待世界或世界一部分的方式。情绪是直接的。当我们认识到情绪的这一特性时，会发现情绪何时或在某种意义上是合理的。"[1] 情绪的客观存在使其具有合理性，而合理的情绪需要具有伦理性，这种情绪通常被称作"道德情绪"。一般认为，道德情绪是指"由一定的道德事件、现象所引起的心情、心态或心境"。广义的道德情绪即道德情感，狭义的道德情绪指的是人们在特定情境下对某一道德情感产生的冲动。[2] 在公共卫生事件中的网络讨论中，讨论者的情绪波动明显，肯定的道德情绪可以促进网络讨论的正常进行，否定的道德情绪将降低网络讨论的质量。

一、公共卫生事件中网民情绪的道德心理结构

情绪是行为主体对客观事物的态度体验以及相应的行为反应。研究公共卫生事件中网络讨论的道德情绪，需要分析构成这种情绪的心理结构，道德心理结构是指"道德与心理的相互作用的联系方式"，它着重于研究由道德意识和道德活动所引起的心理应答规律，揭示道德的社会心理因素。[3] 本节分别从网民的道德直觉、道德热忱和道德蔑视三个层面分析这种情绪的道德心理结构及其对社会伦理心态的影响。

（一）公共卫生事件中网民的道德直觉与社会伦理心态

网络讨论是一种日常性的智力运动。置身于网络讨论中的社交媒体用户面对目不暇接的信息，他们需要在第一时间做出判断。按照心理学给出的次序，人脑对外部信息的反应，最先进入大脑进行信息加工的是直觉，紧随其后的是当时的情绪，最后一个环节是理智。出于本能与理智之间的直觉，在

---

[1] Van Schoelandt, C., 2018, "Moral Accountability and Social Norms", in *Social Philosophy & Policy* 35(1).

[2] 朱贻庭主编:《伦理学大辞典》，上海辞书出版社，2011 版，第 42 页。

[3] 同上注，第 7 页。

很大程度上影响着后续的情绪和判断。公共卫生事件给人的直觉是极度的恐惧，这种判断本身就将蕴含着情绪的成分。网络社会的社会成员遇到突发事件后，优先选择到网络空间寻找即时的相关资讯。以遭遇地震为例，房间的瞬间摇晃给人的直觉是地面快要坍塌，接踵而来的是恐慌，这种感觉由经验事实所塑造。地震持续的时间通常很短，人们习惯于到网络空间查看讯息，除了了解震中、震级等关键信息外，还包括希望在网络空间发现其他人的经历，这是网络讨论的开端。当听说地震造成人员伤害和房屋倒塌，他们的情绪波动愈发明显，受地震影响产生的直觉中开始伴随相应的道德判断。人们对地震与人类社会的关系进行道德评价，对震区的救援工作进行评判。这表明，直觉和情绪以及理智（道德判断）之间存在密切的联系。行为主体对外部环境的剧烈变化所产生的即时反应，有些道德心理研究者将表象和道德判断割裂开来。里贾纳·林援引哲学界流行的观点指出，"海特以表面价值衡量结果，给道德判断的标准观念造成麻烦。如果她是正确的，那么人们可能根本就不会做出道德判断"。按照以海特为代表的伦理学者的观点，"要成为道德行动者，就是要以一种理性回应的方式做出决定。也就是说，要反思我们的理由，并根据这些理由来管理我们的决定"。① 这种论断扩大了由理智形成的道德判断，与此同时也低估了道德直觉对事物表象的认识作用。如果直觉在判断中的作用有限，情绪也基本被排斥在道德判断之外。对照公共卫生事件中的网络讨论，大多数社交媒体用户是因直觉的恐惧以及在此基础上形成的沮丧和悲观的情绪进入网络舆论场的。这些用户在参与网络讨论的过程中，对于卫生紧急状态的严重危害所产生的直觉反应以及随后做出的情绪反应，显然会影响他们讨论的方式和讨论的话语，这些因素反过来影响讨论者对疫情的看法。换句话说，没有直觉，就没有情绪和判断。

网络讨论是社交媒体用户不见面进行在线即时交流的方式，他们彼此根据自己对讨论主题以及其他人已经发表的看法的即时反应做出回应。讨论

---

① Rini, R. A., 2017, "Why Moral Psychology is Disturbing", in *Philosophical Studies* 174(6).

是非线性的，讨论者没义务必须按照线性的方式直接回答前一则帖子的内容。网络讨论试图澄清事实却总是难以获得真相，因为有人（或机构）在努力接近真相，也有人（或机构）在竭力掩盖真相。网络讨论无助于事实真相的挖掘，使得讨论者只能根据直觉对各自所接触的事实做出道德判断。既然道德直觉"无需借助经验证明和逻辑推理"即可做出相应的"道德选择和道德评价"，[①] 讨论者对于公共话题的看法更多在于选择和评价。以新冠病毒的宿主讨论为例，宿主究竟是蝙蝠还是其他动物，医学界无法在第一时间给出结论，甚至永远找不到正确的答案。在网络舆论场，这并不妨碍毫无流行病知识的非专业人士根据各自的直觉发表看法，因为微博和微信之类的社交媒体不同于知乎，前者的公共讨论对专业知识不设置门槛，社交媒体用户的讨论也不必严格按照逻辑原则进行推理。社交媒体的网络讨论是一种道德选择和道德评价。当专家怀疑蝙蝠可能是传播新冠病毒的动物时，多数社会成员随即对蝙蝠这种动物产生了明显的道德厌恶，断定这种动物的存在对人类社会而言是一种"恶"。随着科学研究的深入，当发现蝙蝠未必是真正的病毒宿主时，讨论者的直觉发生转向，他们的道德情绪也随之发生变化。尽管新的发现并非最终的科学结论，但讨论者对蝙蝠的印象普遍已经有所改变。尽管海特否定表层事实对道德判断的影响，但她通过调查发现了"道德判断中情感和直觉高于理性的证据"[②]。道德直觉和道德情绪来自行为主体的生命冲动和生活实践，理性的判断对判断者的专业水平和所处的环境以及判断所需的时间提出相应的要求。但在网络讨论中，符合理性道德判断的条件相当有限，少数符合专业条件的讨论者的观点未必能很快得到普遍的认可。因此，网络讨论更多通过道德直觉和道德情绪讨论疫情问题，做出自己的道德判断。

　　网络舆论被誉为当代社会的"皮肤"。舆论对社会问题反应的敏感，正

---

① 朱贻庭主编：《伦理学大辞典》，上海辞书出版社，2011 版，第 42—43 页。

② Schein, C., 2020, "The Importance of Context in Moral Judgments", in *Perspectives on Psychological Science* 15(2).

如勒庞所说，是因为"群体不善推理，却急于采取行动"①。这里的"行动"，我们可以理解为"发表看法"。网络讨论淡化了理性的作用，但不等于网络讨论可以将理性排除在外。如前所述，直觉和情绪与经验事实相关，经验事实包含着理性。即便是情绪也受制于理性的某种制约。在网络讨论中，情绪的波动幅度与辩论双方的身份相关。一个普通的社交媒体用户在对意见领袖的观点提出不同意见时，会本能地评估这种意见发表出来的后果。有时，即便是不同立场的意见领袖的观点，对于相反立场的讨论者而言，也不得不考虑对方粉丝的反批评。网络讨论还需考虑双方的力量是否悬殊，虽然一个讨论者所在阵营实力强大，但在冒犯对方的意见领袖前依然有所顾忌。这种现实的考量属于非形式理性的特殊表现形式。巴里·霍夫马斯特认为："非形式的理性是发现、理解和判断的合理性，而不是正确答案的合理性。正如康德所说，非形式的理性使理性成为道德和生活中的'有效凝结'。"②网络讨论每天在争论而不破裂，这是社交媒体用户的道德直觉和道德情绪受到这种非形式理性塑造的结果。它以特殊的方式有效地弥合了网络舆论场面临的分裂局面。对于网络讨论而言，讨论者的直觉和情绪对于道德判断如此重要，如果离开道德和生活两个因素的协助，网络舆论场将因散乱和分裂而失去凝聚力。公共卫生事件中的网络讨论，讨论者对于陌生环境的不适应以及由此产生的逆反情绪，在现实空间只能通过社区改善服务缓解这种否定性情绪。在网络空间，社交媒体用户通过选择某一话题进行讨论，不论是赞同还是反对的一方，他们的讨论未必是达成共识或妥协，而是满足了各自的心理需要。因为在大多数用户看来，网络讨论的意义在于发表自己认为正确的观点，这就是对化解公共卫生事件做出的贡献。讨论者对自己参与网络讨论及其结论做出肯定性评价，也就将自己置于善的位置。社交媒体用户的这种

---

① 〔法〕古斯塔夫·勒庞:《乌合之众——大众心理研究》，冯克利译，广西师范大学出版社，2007 年版，第 37 页。

② Hoffmaster, B., 2018, "From Applied Ethics to Empirical Ethics to Contextual Ethics", in *Bioethics* 32(2).

心理用现代伦理学理论解释有一定难度，如果追溯到古希腊时期的伦理理论，反而容易解释网络讨论的心理问题。这种伦理学认为，"关于行为的常识道德判断使用的是一般概念而不是特殊概念，德性或正当的行为常常被看作是一种善"[①]。同样，公共卫生事件中的网络讨论需要的是模糊的直觉而不是清晰严谨的逻辑推理，它的价值在于通过空间转移，满足社交媒体用户的心理需求，以稳定社会临时秩序，这也是一种普遍的善。

公共卫生事件中的网络讨论的道德直觉和道德情绪在于唤起社会成员的公正感。不同地区的疫情严重程度不同，严重地区的医疗资源变得稀缺，需要其他地方支援。由于人们无法预料公共卫生事件的未来走势，当看到本地医疗资源被调配到外地，他们在网络讨论中可能口头上表示支持，但直觉告诉他们：这对于自己所在地区的居民来说是一种潜在的不公。在人们的道德直觉中，对于本地支援外地大批医护工作者的新闻，他们"最先得到映射的伦理概念，这就是公正"，道德直觉包含"公正的意识，而公正也是生命伦理学的基本原则"[②]。道德直觉对公正的欲求，在公共卫生事件中的网络讨论中经常可见。这种直觉在遇到反对的意见时，面对严峻的现实，可能会出现"道德词穷"现象，即希望保留本地优质医疗资源留作备用的观点表达者，对于反对者的提问"无言以对"[③]。伴随"道德词穷"现象而产生的是道德情绪的波动，这将影响讨论者的道德判断，在网络讨论中，有的讨论者表达过自利的观点，但在遭到驳斥后，他们基本不再继续争辩。"道德词穷"是网络空间伦理心态影响的结果，假如网络空间缺乏道德秩序，"道德词穷"将滋生反道德的直觉，使网络讨论陷入尴尬的境地。

---

① 〔英〕亨利·西季威克：《伦理学方法》，廖申白译，中国社会科学出版社，1993 年版，第 127—128 页。

② 甘绍平：《呼吸机上的道德抉择》，湖南师范大学 2020 年岳麓国际道德文化论坛，2020 年 8 月 14 日。

③ Hindriks, F., 2014, "Intuitions, Rationalizations, and Justification: A Defense of Sentimental Rationalism", in *The Journal of Value Inquiry* 48(2).

（二）公共卫生事件中网民的道德热忱与社会伦理心态

公共卫生事件几乎让多个国家同时陷入"停摆"状态。对于人类社会而言，所有的公共卫生事件都是载入史册的历史性事件。化解这类事件是整个人类的使命。为摆脱卫生紧急状态，社会成员显示出极大的道德热忱。网络空间的公共讨论同样表现出这样的道德热忱，无论是对全国各地驰援疫情重灾区的医护工作者，还是对捐赠物资支援重灾区的机构和个人，社交媒体用户都表现出极大的道德热忱。在这个时期，人类命运共同体的理念在现实空间和网络空间同时得到实践。

热忱的实质是良知。对于网络舆论的认知，研究者普遍停留在表面的非理性导致的意见分歧，无形中忽略了从深层次探究网络舆论的温情特质。在常规状态下，网络舆论场为各种社会问题争论不休，网络讨论的氛围有时可能缺乏人情味。如果就此断言网络舆论造成社会的撕裂，未免相当武断。良知隐藏在人的心灵深处，唤醒良知需要外部环境的刺激。公共卫生事件在威胁人类安全的同时，也激发公众团结协作解除卫生紧急状态的热情，社会成员纷纷以实际行动参与到抗疫防疫工作中。在网络空间，网络舆论场的亲和力长期被忽略。[①] 在卫生紧急状态下，尽管网络讨论的论争依然普遍存在，但与常态时期相比，网络舆论的亲和力吸引更多的社交媒体用户参与到网络讨论中。以微博账号 @xiaolwl 为例，这是李文亮医生生前的微博。自他确诊后到他去世一直持续至今，许多社交媒体用户将这个微博作为"叙旧"的"打卡地"。比如，2020 年 11 月 23 日，有用户留言："亮哥，你好！周一了。今年最忙的一个月，累，但也看到了希望。国内零零星星的病例，我们也已经有了自己控制的能力。一切向好，你放心！"从这些单向度的"对话"中，可以看出网民对这位医生烈士的信任和依赖。网络空间正是有了一批给人倾诉心声的热点微博账号，无数个用户可以不求回应地跟博主"聊天"，这是

---

① Gangas, S., 2007, "Social Ethics and Logic: Rethinking Durkheim through Hegel", in *Journal of Classical Sociology* 7(3).

公共卫生事件在网络空间创造的一个奇迹。尽管斯人已去，但公众对其微博账号的关注度不减，这是一种道德的力量在支撑着人们，用自己的道德热忱与李文亮医生"对话"，从中得到心理的慰藉。

道德热忱是一种强烈的道德情感，促使行为主体热忱地关注一个对象。在网络舆论场，社交媒体用户的道德情感包括赞同和不赞同两种情感。正如布劳德所说，"几乎所有的人都可以时不时地感觉到一种特殊的情感。这就是赞同或不赞同的情感"。在卫生紧急状态下，这种情感的流露更加自然和强烈。公共卫生事件让社会成员的是非观念更为清晰，对于网络讨论的话题和社交媒体用户的跟帖评论，稍微不符合伦理道德观念的言行，当他们"在仔细考虑某些对象时，这些赞同或者不赞同的情感就被唤醒了，这些感情指向这些对象"。[①] 赞同意味着爱，不赞同意味着憎。在卫生紧急状态下，值得社交媒体用户赞同的人和事远超于不赞同的人和事。当讨论者在新闻中得知医护工作者进重症监护室，仅更换一次衣服就需要近半小时的时间，得知医护工作者在长达八九个小时的工作期间无法上厕所，不得不用尿不湿解决内急问题，下班脱下厚重的防护服时浑身湿透，这些客观描述的场面感动着无数的社交媒体用户，激发公众的道德热忱。这种热忱也体现在这个时期的网络讨论中。人们浏览新闻，到社交媒体参与网络公共讨论，用西季威克的话说，公众"在正常情况下并不只欲求快乐，而且已在相当大的程度上欲求其他事物"。当他们被特定的人物和特定的故事所感动时，"有些人还具有对德性的冲动，这种冲动可能也的确与他们对于自己的快乐的有意识欲望相抵牾"。[②] 德性的冲动源自个人的良知唤醒，行为主体被某些对象（新闻报道的情节）所打动，促使他们投入更多的热情，以自己的方式表达对这些对象的热爱，或者以类似的方式去为人处事。不论是在现实空间还是网络空间，群

---

① 〔英〕C. D. 布劳德：《五种伦理学理论》，田永胜译，廖申白校，中国社会科学出版社，2002 年版，第 70 页。

② 〔英〕亨利·西季威克：《伦理学方法》，廖申白译，中国社会科学出版社，1993 年版，第 76 页。

体性的道德热忱一经出现，将转化成行为的力量。

道德热忱的形成需要借助于伦理判断。斯蒂文森指出，"伦理判断通常有两种意义，即描述意义和情感意义"。伦理判断的对象是具有道德分歧的事项。对于是非界限清晰的事物，经验和常识可以替代伦理判断，行为主体依据常识或习俗做出判断即可。对于前所未有的新情况，行为主体在决定该如何选择自己的行为时，伦理判断的价值凸显。描述意义是伦理判断的表面判断结果，它为行为主体提供直观的感受。情感意义包含了行为主体当下的情感状况和对新情况的直觉认知，直觉的好恶"直接揭示并塑造人的认识情感之天性"，因而"具有超认识的功能"。[①]在公共卫生事件暴发阶段，情况严重的疫区医护工作者紧缺，一个热爱医学事业的人面对严峻现实产生的情感是一种神圣的职业使命感，这种感觉促使他（她）踊跃报名奔赴疫区。在这种情况下，伦理判断所产生的情感意义给他们的是一种特殊的职业性的快乐感受。西季威克指出："当一种快乐被断定为在质上优于——尽管在令人愉快性上不及——另一种快乐时，被挑选的并不真的是那种感觉本身，而是某种精神条件和生理条件和它所产生的关系，这种条件和关系被视为我们常识思考中可认识的对象。"[②]西季威克将伦理判断情感意义产生的快乐分作两类，他区分了快乐的质与形式。道德热忱是质的快乐所激发的情感。这种情感在形式上未必给人以愉快的感觉。以被誉为"最美逆行者"的援助疫区的医护工作者和志愿者为例，他们感受到慷慨支持的超级快乐，但放弃相关安全的工作环境而选择冒着生命危险奔赴疫区，这种快乐来自职业的牺牲精神，因为到最需要自己的地方去是道德热忱激励的结果。相比于热情，道德热忱更具持续力。热情可以是生理性的积极感情，也可以是因道德而产生的积极感情，后者是构成道德热忱的重要内容。尼尔·海丝特和库尔特·格雷

---

① 〔美〕查尔斯·L.斯蒂文斯：《伦理学与语言》，姚新中、秦志华译，中国社会科学出版社，1991年版，第18页。

② 〔英〕亨利·西季威克：《伦理学方法》，廖申白译，中国社会科学出版社，1993年版，第150页。

认为，"热情维度对于道德品格的判断是必不可少的"。他们将"热情分为社交性和道德性两个维度"。在卫生紧急状态下，社交媒体用户的道德热忱同样高涨，这是一种兼具社交性和道德性的热情。他们在网络社交（讨论）中彼此增进认识，寻求情感的相互支持，而"做出道义上的道德判断的人们通常被视为更理想的社会伙伴"。[①] 在网络舆论场，"理想的社会伙伴"是具有共同的道德理想的讨论者。这样的"社会伙伴"，尽管彼此并不认识，但当一个人选择毅然面对困难（比如，疫情期间作为"最美逆行者"奔赴疫区），或者因此而遭遇不幸，并不相识的"社会伙伴"依然会表达他们的敬意。在新浪微博上，"点赞逆行者"专题记录了许多感人的故事。2020 年 11 月 7 日，55 岁的唐山援鄂志愿者虎哥去世。11 月 9 日，志愿者向新京报我们视频讲述虎哥生前的抗疫故事。

> 2 月 8 日，虎哥瞒着家人，独自开车从唐山到武汉，2 月 9 日开始，他作为一名驾驶员在硚口区接送新冠肺炎患者和医护工作者，帮助运输抗疫物资，一直工作了 24 天。3 月，虎哥在做筛查时被查出患有肿瘤。病情加重后，他表示"没有办法继续为武汉贡献，也不想成为武汉的负担"，申请回到唐山。网友称赞虎哥是"人民英雄""平民英雄""这样英雄的人物，应该树立丰碑，是白求恩一样的人物"。[②]

道德热忱剔除了热情中的非理性因素，伦理判断使具有道德热忱的行为主体从自己的行动中增加对道德行为的认知。延安大学医学院的学生在微博写道："疫情一课让我们看到了抗疫中的热忱与冷静，'健康所系，性命相托'

① Hester, N., Gray, K., 2002, "The Moral Psychology of Raceless Genderless Strangers", in *Perspectives on Psychological Science* 15(2).

② 《# 志愿者讲述虎哥生前抗疫故事 #：独自前往武汉查出肿瘤后仍带病工作》，新京报我们视频的新浪微博，2020 年 11 月 9 日，https://weibo.com/6124642021/Jt9gScbjS。

是我们共同的誓言！"①对于网络讨论而言，需要"把道德热忱与完全的冷静结合起来而又没有道德狂热主义"，"不允许自然欲望在重要的问题上干扰他的理智，以使他匆忙作出证据似乎不恰当或冲突的结论"。②在网络舆论实践中，严格地用理智指导情感，在具体的网络讨论中并不容易。换句话说，即便如经过伦理判断形成的道德热忱，同样可能会受到非理性的因素影响这种情绪。在道德热忱和普通的激情之间，有时很难划出一条清晰的界限。正如黑格尔所说，"没有热情就没有伟人的事业，也不可能完成伟大的事业"，而"冲动和热情正是一切行为的生命线"。③无论是医护工作者和志愿者冒着危险奔赴疫区，还是社交媒体用户在网络讨论中以道德热忱对防疫抗疫献言献策，情感必须在道德的范围内指导行为。正如 20 世纪 30 年代我国伦理学者郝希武所说："道德既是我们的良心活动的表现，所以我们最好是把良心的自然要求作他的原动力。一切噪杂的争论，只当是各种色盲过于信任了自己的肉眼，虽然原来是一样的白光。"④当我们领悟到网络讨论的性质，将以平和的心态评判所接触的信息。

（三）公共卫生事件中网民的道德藐视与社会伦理心态

公共卫生事件带来的是文明的冲突。"文明"的本义是"城堡"，当一种禁忌被纳入文明体系，就会自动屏蔽异质的东西。当代的社会生活秩序是在长期的社会发展过程中逐渐形成的，卫生紧急状态的突然降临打破了常规秩序。面对社会临时秩序，多数社会成员对新环境难以立即适应并不奇怪。在现实空间，有人藐视防疫制度，藐视病毒，藐视配合防疫措施的人。现实空间的这种藐视行为成为网络讨论的话题。

---

① hh 史迪奇 hh 的新浪微博，2020 年 11 月 6 日，https://weibo.com/5992362520/JsCO2tiGG。

② 〔英〕C. D. 布劳德：《五种伦理学理论》，田永胜译，廖申白校，中国社会科学出版社，2002 年版，第 118 页。

③ 〔德〕黑格尔：《精神哲学》，杨祖陶译，人民出版社，2006 年版，第 474—475 页。

④ 郝希武：《道德的使命》，《道德半月刊》，1936 年第 3 卷，第 8 期。

智勇在线：2020 年 3 月的北京，一口广东腔的中文口音澳大利亚公民，就可以公开随意藐视中国首善之区的管控措施。事发地点：是东三环向军北里。澳女背景：根据微博爆料，此人是拜耳北京分公司的员工，任职某部门领导，该公司的北京办公室在"白家庄路大厦"。目前已经开除此澳大利亚女。①

这个事件的视频在社交媒体传播后，网络舆论表示谴责，一些社交媒体用户对这种藐视管控措施和他人健康的行为，用"滚""垃圾""流氓"等词语表达他们的愤慨。从表面上看，这样的"道德标签"缺乏慎思，是美德伦理所批评的对象。对于涉事女子而言，在藐视防疫管控措施前，如果"学会站在别人角度思考问题"②，她也不会被卷入网络舆论的漩涡。

受网络生活的影响，有的用户习惯于脱离现实，养成了任性的"佣仆心理"，藐视现存事物。在现实空间的伦理实践中，这种心理将影响他们的言行举止。在卫生紧急状态下，个体的人藐视病毒时，他也是在藐视重视防疫的人们。怀有这种心理的人，轻视医学知识，轻视防疫措施，看轻身边的人对于病毒的恐惧，将全社会对疫情的重视归于狭隘的利己动机。黑格尔把这种心理称作"佣仆心理"，"重申了他在《精神现象学》中提出的仆人眼里无英雄的著名理论"。③藐视是将某个客体（现象）置于极低的位置。道德藐视是以自我为道德权威，从道德角度鄙视与自己审美标准不符的一切对象，藐视本是对另一主体的报复性反应。"根据贝尔（Macalester Bell）的说法，对傲慢最好的反应是蔑视。蔑视使目标降级。对那些表现出傲慢的人进行指责

---

① 《澳籍华人女子返京拒隔离外出跑步》，智勇在线的新浪微博，2020 年 3 月 17 日，https://weibo.com/1462649411/Iz3Vg0r18。

② 万俊人：《多元现代性与命运共同体——审视现时代的一个可能的视角》，华南师范大学 2020 年岳麓国际道德文化论坛，2020 年 8 月 11 日。

③ 乔法容：《黑格尔义务论初探》，《学术月刊》，1992 年第 12 期。

会削弱他们的优越感，因为其地位相对较低。"①从心理学的角度看，藐视是傲慢的解药。贝尔指出："通过体验别人的蔑视，那些表现出傲慢者会感觉到自己是一个什么样的感觉，成为另一个傲慢的接受者，使他们处于一个更好的位置去理解改变自己方式的必要性。"②公共卫生事件中网络空间的道德藐视是一种独特的心理现象。首先，是现实空间有人对非人类的致命病毒的极度轻视，他们间接地对畏惧这种病毒的社会成员以及社会治理部门出台的管控措施以及这些措施的执行者，后者被称作藐视链上的受害者；其次，当因藐视而抗拒防疫措施被媒体曝光后，公众在网络讨论中对先行的藐视者做出的另一种藐视反应。因此，两种藐视的行为主体和客体不同，网络舆论是这种藐视的终结。再者，前一种藐视是生理性的藐视，后一种藐视属于我们所说的道德藐视。病毒是自然进化的产物，我们必须正视它，但无法用人类社会的道德标准轻视它。藐视病毒者对管控措施和畏惧病毒的人们的轻视，还有道德的成分，整体上看，属于心理方面的轻视。2020年9月下旬，英国再次爆发反防疫措施游行，新浪微博网友感叹"厉害厉害，勇于藐视病毒，但一切在大自然面前显得微不足道"③。这种藐视进入网络舆论场，个体的藐视掀起的舆论巨浪所带来的群体性藐视，显然属于道德范畴的藐视。

在网络舆论场内，由于见解不同，自认为专业水准高于他人的讨论者容易产生藐视心理。对于当代社会相对陌生的卫生紧急状态，有专业知识的人们因比较了解这种病毒的危害性而正视疫情，相反，对病毒学知识有所了解但知之不多者反而容易轻视病毒和对病毒一无所知的人。贝尔研究了蔑视的性质和条件：首先，"蔑视针对一个被认为未能达到重要标准并因此损害其地位的人"；其次，"蔑视是一种全球主义情绪，这意味着它以整个人类社会

---

①　Bell, M., 2013, *Hard Feelings: The Moral Psychology of Contempt*, New York: Oxford University Press, p. 128.

②　同上注，第130页。

③　《愿疫情退散》，潮人游纪的新浪微博，2020年9月27日，https://weibo.com/3325838302/JmxGzcSnW。

为对象"；第三，"蔑视涉及被征服者与被征服者之间的比较"；最后，"蔑视牵涉撤退"。[1] 贝尔将藐视作为一种全球心理现象很有道理。在卫生紧急状态下，对于病毒、口罩和社交距离的轻视并非中国社会（现实空间和网络空间）特有现象，而是具有全球性质。2020 年 7 月下旬，美国东部城市巴尔的摩一家医院的重症监护部门负责人约瑟夫·科斯塔因感染新冠肺炎去世。据《华盛顿邮报》报道，科斯塔的妻子戴维·哈特对人们公然藐视防疫指南并拒绝佩戴口罩的行为表示难过。[2] 作为疫苗攻关的科研人员，可以从人类必将战胜新冠病毒的高度藐视病毒，但对于医护工作者和普通民众而言，在日常工作生活层面应重视病毒的危害。这也是蔑视的特殊价值所在。贝尔认为，"蔑视可以作为一种有价值的抗议形式"，"使我们更好地了解傲慢的弊端"，"并提供取消对所蔑视对象进行蔑视的动机"。贝尔将藐视从单纯的情绪上升到道德的高度，认为藐视具有"非工具价值，因为有时候鄙视是维持一个人的正直并要求人们承担责任的必要条件"。[3] 道德藐视的价值在于，当社会成员藐视某些不遵守管控措施的人或行为时，他们内心先行做出道德判断，这种判断促使自己在现实空间避免出现类似的行为。这种认识反映到网络讨论中，他们同样会谴责自己极力反对的行为，希望更多的人以对社会和自己高度负责的态度，认真对待病毒的威胁。

在现实空间，不遵守防疫管控措施的人将戴口罩、保持社交距离以及居家隔离当作对个体权利的限制，脱离社会现实的抽象权利意识因无法适应社会秩序的变化，导致他们以傲慢的方式抵制相关规定。在贝尔看来，"傲慢"是一种心理疾病，其实质是"超级妄想症"的现实反应。"傲慢""这个词涵

---

① Bell, M., 2013, *Hard Feelings: The Moral Psychology of Contempt*, New York: Oxford University Press, p. 128.

② 《"曾无私在一线战斗"，#美一医院 ICU 负责人因新冠去世 #》，澎湃新闻的新浪微博，2020 年 7 月 29 日，https://weibo.com/5044281310/JdtHPj5r0。

③ Bell, M., 2013, *Hard Feelings: The Moral Psychology of Contempt*, New York: Oxford University Press, p. 163.

盖了许多恶习，包括伪善和歧视"。① 按照贝尔的说法："当一个人相信自己有一个相对较高的地位时，他就有了超能力，他们希望这种地位得到认可，并通过这些信念和愿望表现出恶意。"② 消除人的傲慢情绪，需要用藐视来当作傲慢的解药。在网络舆论场，关于对病毒和防疫措施的傲慢与反傲慢（藐视），由于病毒被视作人类社会共同的敌人，抵制防疫的言行属于不应该的行为反应，因此，对防疫工作的傲慢姿态必然会受到道德的批评。

公共卫生事件中社交媒体用户的道德藐视，可以视作一种特殊的道德制裁。在现实空间，不道德行为受到的道德制裁远低于网络空间的道德制裁。在网络舆论场，任何行为都是公开的，违反道德的成本要高昂许多。前面提到的那位外籍女士用恶劣态度对抗管理工作者的劝说，在网络舆论场受到广泛的谴责，其供职单位也很快将其解雇。使某人因为自己一次傲慢的行为被解职，且成为网络舆论场道德藐视的对象，这是网络舆论场独有的道德制裁方式。在现实空间，"道德制裁仅表现为谴责、愤怒、鄙视等，并非属正式的制裁，其力量十分有限"③。在网络空间，道德制裁借助社交媒体的力量增强了制裁的力度，这是因为，"道德的制裁性是受特殊的时间和空间支配的"④。紧急状态是人类社会的特殊时期，网络舆论场对公共卫生事件的走势变化高度敏感，任何傲视病毒和防疫工作的言行都会招致道德藐视，被网络舆论公开藐视的对象在受到有痛感的惩罚后，他（们）反思自己的傲慢是否为道德原则所不允许。正如阿尔弗雷德·阿切尔（Alfred Archer）所说，"考虑一下蔑视是否可以成为道德上允许的对非道德错误的反应，这是很好的"。不过，他也在反思道德藐视的先天不足，这种"蔑视仅仅是对道德败坏的一

---

① Bell, M., 2013, *Hard Feelings: The Moral Psychology of Contempt*, New York: Oxford University Press, p. 108.

② 同上注，第 109 页。

③ 甘绍平：《人权伦理学》，中国发展出版社，2009 年版，第 39 页。

④ 刘真如：《社会道德的基础》，《文化建设月刊》，1936 年第 3 卷，第 2 期。

种允许的回应吗"？[①] 在社交媒体的影响力日益增加时，网络舆论场的道德藐视虽然对无视道德原则者的效果不大，当舆论的影响反馈到现实空间，这些不遵守道德规范的人将受到利益攸关方（供职机构）的制裁。这种制裁弥补了网络舆论道德藐视的不足。

二、公共卫生事件中网络情绪的类型与社会伦理心态

心态是"自我对一定对象表达的情绪化的、经过组织化的心理倾向，是人以隐性的感觉的形式表达的含有世界观、人生观、价值观、荣辱观和法制观为依据的心理评价，是自我对外界刺激表达的态度"[②]。根据这个定义，不难发现心态与情绪变化之间的联系。公共卫生事件中的网络情绪还影响到公众对伦理道德观念的心理评价。

（一）公共卫生事件中的网络情绪与伦理自然主义

网络舆论的非理性，在直觉上给人以民意不客观的印象。在卫生紧急状态下，社会成员的整体情绪波动明显，这种情绪的变化在网络舆论中有所反映。情绪影响行为主体的认知方式，网络舆论场的"每种情绪都带来一种看待世界或世界一部分的方式"。在网络空间，社交媒体用户以特有的自我感觉认识世界，这种感觉使其不必掩饰内心的看法，可以即时发表瞬间的感悟。从这个意义上说，情绪是行为主体对外部世界的第一反应。"当我们发现情绪的这一方面时，就会发现什么情况下的情绪在某种意义上是合理的。"[③] 站在社会伦理心态研究者的角度看，情绪的这种合理性为我们观察公共卫生事件中网络情绪与社会伦理心态的关系提供了可能。情绪是非形式化

---

① Archer, A., 2018, "Hard Feelings: The Moral Psychology of Contempt", in *The Philosophical Quarterly* 68(271).

② 邓全福：《论道德行为形成过程中伦理心态的构建作用》，《甘肃高师学报》，2011 年第 6 期。

③ Van Schoelandt, C., 2018, "Moral Accountability and Social Norms", in *Social Philosophy and Policy* 35(1).

的判断，包含着行为主体对外部事物的道德判断。通常，行为主体是在道德判断中发现情绪及其对这种判断的影响。在阿姆斯特朗看来，"人们可以在各种道德判断（伤害、纯洁等）中寻找各种情绪（愤怒、厌恶等）的自我报告与各种框架（秩序、人等）的框架效应之间的相关性"。他认为，"如果人们针对不同的情绪（例如正面情绪与负面情绪）发现了不同的结果，那将很有趣"。阿姆斯特朗指出，"人们可以通过诱发或钝化情绪来检验因果假设，以了解情绪水平是否影响道德判断各个领域对框架效应的敏感性"。[①] 阿姆斯特朗运用框架理论分析道德判断中的情绪运输。我们则从相反的方向思考情绪中的道德判断。2020 年 11 月初，日本一家折扣店在疫情期间推出的一款口罩被网友称为"最有礼貌的口罩"。这款口罩针对疫情期间服务人员如何微笑服务顾客的问题而设计，网友称赞这款口罩"看久了觉得很喜感，不仅防疫，还能帮助隐藏坏情绪"[②]。公共卫生事件对每个社会成员的情绪都会造成不同程度的影响，情绪影响行为主体的判断。情绪平静时的是非判断"应当"与情绪波动期的同类反应有所区别。情绪影响商业道德原则倡导的微笑服务，人的生理反应产生的不愉快情绪，难以在短时间恢复平静，"礼貌口罩"通过对情绪的隐藏维护商业道德，体现了对顾客的尊重。这样的设计理念，既保留了人的情绪的自然状态，也尽力化解因微笑的困难对顾客心理的不良影响。卫生紧急状态的严重程度与公众的情绪紧张有着直接的联系。情况越严重，社会成员的情绪越焦虑。在疫情不严重阶段，整个社会容易放松警惕，而当出现新的疫情反弹，或者偶尔发现新的确诊病例时，舆论的关注让公众的情绪瞬间变得紧张起来。2021 年 6—7 月间，国内个别城市出现本土病例，相关报道引发的网络舆论就证明了社会性的情绪焦虑与个别病例的内在联系。这些情绪是外部环境刺激产生的心理反应。对于个体而言，他们

[①] Sinnott-Armstrong, W., 2011, "Emotion and Reliability in Moral Psychology", in *Emotion and Reliability in Moral Psychology* 3(3).

[②] 《# 日本推出微笑口罩 # 让你全程保持微笑》，微博借钱的新浪微博，2020 年 11 月 11 日，https://weibo.com/6065255972/JtmJbvp。

的这种情绪又是自然形成的。

公共卫生事件中的网络情绪也是特定时期公众情绪的真实反映。相对于现实空间，网络舆论场的公众情绪更具认知价值。在网络空间，社交媒体用户摆脱了直接的利害关系，情绪的自然流露所承担的社会成本可以忽略不计。因此，我们从伦理自然主义的角度审视公共卫生事件中的网络情绪及其伦理问题。一般而言，伦理自然主义着眼于从自然规律和人的生理和心理特征中引申出道德要求。也就是说，伦理自然资源侧重于在人的自然本性中寻找决定人的行为的目的、动机和原则，依据客观事实和自然科学的方法进行论证，建立伦理分析的框架。随着社交媒体对当代社会生活的深刻影响，近年来，伦理自然主义也在从虚拟空间的社会经验中寻找新的研究方法。[①] 其中，麦克斯韦（Maxwell）提出的"新亚里士多德的自然主义"对于我们分析公共卫生事件中的网络情绪不无启迪意义。这种自然主义学说的"拥护者主要是现代美德伦理学家，他们具有更多的自我关注和特殊主义的事实"，克里斯蒂安·克里斯蒂安森（Kristján Kristjánsson）将之称为"虚拟伦理自然主义"。他指出，"按照这种方法，不能从人类的行为学和我们所生活的自然环境中抽象地理解道德观念"。从现实生活来看，"这种方法往往缺乏关于使人蓬勃发展的具体经验性考虑，与广泛提倡'美德'有利于并构成人类福祉的提醒不同"。[②] 如果将这种学说用于网络虚拟空间的生活，"虚拟伦理自然主义"将具有一定的实用价值。亚里士多德强调社会生活的重要性，个体的美德源于现实的生活。网络时代的社会成员是在现实与网络两种性质截然不同的空间同时生活，他们在现实空间的情绪与在网络空间的情绪有某种关联，却各有不同的特点。同样，情绪对行为主体的道德判断的影响，在不同的空间也呈现出不同的特点。现实空间的情绪源于直接的个体利益冲突。首

① Maxwell, B., 2009, "A Review of Kristján Kristjánsson, 2006. Justice and Desert-Based Emotions. Aldershot: Ashgate", in *Studies in Philosophy and Education* 28(1).

② Kristjansson, K., 2009, "Does Moral Psychology Need Moral Theory? The Case of Self-Research", in *Theory & Psychology* 19(6).

先，不同空间的情绪，存在时间差的问题。一个人外出遇阻，他的情绪反应相对直接。当他在网上披露这样的经历时，先前的情绪虽然存留，但其情绪的激烈程度已经发生变化。其次，现实空间的情绪是面对面的人际冲突，而网络空间的情绪波动是非面对面的陌生人交流引起的冲突，这是一种虚实结合的情绪波动。美德伦理学家所说的伦理自然主义，是现实空间的伦理自然主义，个体的行为、当时的社会环境以及其自身的德性与情绪变化有直接的关系。但在网络空间，伦理道德观念是基于网络虚拟特征和辩论者的陌生关系所产生的心理反应。在这种状态下产生的情绪波动与个人的生活经验可以说关系不大。换句话说，个人的阅历和相关的专业知识对网络讨论主题的关系不大，大多数社交媒体用户是在毫无准备和专业背景与经验事实不足的情况下参与网络讨论的。专业知识和经验事实的不足以及网络讨论对个体德行的要求较低，使得讨论者按照自己的理想模式提出看法，遇到不同于自己看法的声音时，情绪便成了辩论的工具。情绪的工具化为"虚拟伦理自然主义"提供了某种存在的合理性，新浪微博一个讨论病毒与自然界和人类关系的帖子，就具有一定代表性。

@Ent_evo：国内疫情减缓、国外疫情加剧之后，诸如威尼斯水质改善的图开始流传，"新冠是自然的疗法，人类才是病毒"的说法又开始流传了。生态复仇主义也许听起来是挺爽快的，但这是一种很糟糕的想法。它在事实层面上的错误，其实之前已经反复说过了。大自然没有意识，不懂报复。

@瞌睡虫窦窦：这次疫情，让我反省了之前激进的自然主义。人类不是一个务虚的名词，而是活生生的每个个体。善待他人，善待自己。说起来容易，做起来真的很难。[1]

---

[1]　Ent_evo 的新浪微博，2020 年 3 月 27 日，https://weibo.com/1649614847/IAwHainBf。

在卫生紧急状态下，情绪化是社会性的显著特征，社会性的情绪波动影响公众的道德判断。任何管控措施都意味着对群体的某种限制，这些限制反过来激发行为主体的心理反应。在网络讨论中，基本上是非专业性的群体争论，网络情绪比现实空间的个人情绪波动更大。在这种情境下，讨论者是在用情绪判断话题（具体的防疫措施）的伦理性。理查德·史威德（Richard A. Shweder）和乔纳森·海特（Jonathan Haidt）指出，"对于情感主义者来说，道德在仲裁者心中"，道德评估"只是偏好和价值的声明"。① 在网络舆论场，情绪往往代替了道德评估，这样的评估表明了群体性的偏好和价值。2020 年 11 月 21 日，因出现感染者，浦东机场紧急采取全员核酸检测，现场有人情绪激动。有网友写道："不及时控制、及时隔离检测的时候，骂决策者；及时响应，挨骂的还是决策者。"这位网友呼吁，"先配合，再发泄情绪，相互理解"。② 发泄是一种显性的情绪，它本身是在寻求承担责任的适当条件。乍得·舍兰特（C. Van Schoelandt）主张理性看待本身所折射的问题，负责任的态度是从群体的情绪变化中确定问责的条件。从社会伦理的角度看，"怨恨是一种自由"，愤慨和不满这类情绪"都是对不良意愿的反应"。③ 在卫生紧急状态下，网络情绪折射出的问题是公众对问责的期待。网络舆论场引发群体性情绪激动者（个人或机构）的一个解释或一句致歉的话，就是这种情绪蕴含的道德诉求。相反，缺乏这样一种情绪的"解药"，可能激发更多讨论者的情绪反应。个别讨论者的理解，是他们的德行促使各自对暴露出的问题表示的宽容。在这方面，社会机构应借鉴他们对网络情绪抚慰的做法。

---

① Shweder, R. A., Haidt, J.,1993, "The Future of Moral Psychology: Truth, Intuition, and the Pluralist Way", in *Psychological Science* 4(6).

② 《浦东机场》，海盐味的卤蛋的新浪微博，2020 年 11 月 22 日，https://weibo.com/5692178220/Jv87ryIVF。

③ Van Schoelandt, C., 2018, "Moral Accountability and Social Norms", in *Social Philosophy and Policy* 35(1).

（二）公共卫生事件中网络情绪的类型与伦理心态

勒庞指出："每一种文明都是屈指可数的几个基本观念的产物，这些观念很少受到革新。历史大动荡就是这些基本观念的变化所引发的结果。"[①] 对待公共卫生事件，近代以前的社会成员借助巫术或其他传统的迷信方式驱除瘟疫，对鬼神的信仰是医学知识不发达时期人们驱散恐惧的普遍做法。现代医学科学诞生后，尽管人们依然对病毒心存恐惧，但社会性的恐惧情绪远低于过去。从道德情绪的角度看，公共卫生事件中的网络情绪主要表现为快乐、厌恶和愤怒三种基本类型。

公共卫生事件中的第一种网络情绪是快乐。快乐的实质是人类精神上的某种愉悦，这种愉悦表现为人的心灵的某种满足。经验告诉我们，快乐多产生于人们取得某种成就的氛围中，这些成就给人们以极大的满足感，进而产生心理方面的愉悦。公共卫生事件中的经验事实提供了认识快乐的另一个视角。公众从当天的新闻报道中得知确诊人数较昨日减少，这类数字的变化立即能在网络舆论场给许多社交媒体用户带来莫大的快乐。在常态环境下，一个陌生人患病，尽管只是普通的疾病，对于具有道德素养的人而言也不会有丝毫的快乐；只有心理阴暗且与该患者结怨很深的人，在听到这类消息才可能产生所谓的"快感"。这种快感不适用于道德的普遍性原则，因而只能是少数行为主体的反道德的心理满足。在卫生紧急状态下，人类的命运休戚与共，每增加一个感染者就意味着与他有过密切接触的人可能也被感染，这样的感染者可能危及更多人的安全。媒体提供的病例的日报数据是这个时期社会成员最感兴趣的信息，数据的偶尔减少，就会影响网络情绪向积极的方向转变。

快乐作为积极的网络情绪，在卫生紧急状态的严重阶段并不是每天都有。宜家积极探索"待在家里的快乐"，2020 年 8 月下旬，他们跟虚拟网红

---

① 〔法〕古斯塔夫·勒庞：《乌合之众——大众心理研究》，冯克利译，广西师范大学出版社，2007 年版，第 76 页。

Imma 合作，在东京原宿门店推出一件以虚拟人物为主角的装饰作品。[①] 这种概念的作品，设计的理念为排除疫情居家隔离的烦恼，通过虚拟的形象满足消费者的精神需求。家具产品中增加快乐元素，在公共卫生事件持续期间已经超出单纯的商业促销元素范围，而是具有道德性质的事件。一件新颖的设计在网上展示后，满足的就不再是光顾实体店的顾客而是整个网络空间的社交媒体用户。除了这些人工的道德产品设计外，在卫生紧急状态下能称得上全网快乐的事件莫过于疫情严重城市解除静默管理。解除静默管理是自由的象征，而自由是意志自由和行为自由的合体。因疫情而采取静默管理，人们获得时间支配的自由，而意志和行为的自由受到极大的限制。对于从静默管理状态中走出来的人而言，"每天是多么快乐"[②]。一个地方静默管理同样会成为网络事件，公众从这样的事件中看到战胜疫情的希望正在变成现实，间接分享他人的快乐。

公共卫生事件中的第二种网络情绪是厌恶。厌恶是一种精神层面的反感。卫生紧急状态改变社会秩序，尚处于对社会临时秩序的不适应就是情绪上的反感。这样的厌恶只是行为惯性导致的生理性反应，而不是道德情绪中的厌恶。作为道德情绪的厌恶是对某种事物或行为的否定。防疫需要人们外出时佩戴口罩，有的人对口罩产生某种不可名状的厌恶心理。这种心理，很快从生理性的心理反应转变成道德判断中的否定。口罩是对自由的束缚，对于习惯于将身体作为自由载体的行为主体而言，偶尔戴口罩是个性的展示，在卫生紧急状态下的戴口罩给自己的感觉是向病毒（邪恶的象征）的低头或屈服，也是他对身体自由的放弃。当戴口罩与向邪恶低头和放弃身体自由这些因素关联在一起，口罩就成为对恶的"屈服"和对自由的"放弃"。公共卫生事件中这种社会心理导致部分社会成员对戴口罩的规定产生消极抵制态

---

① 《宜家疫情期间联手虚拟网红 Imma 探索"在家快乐"》，新浪科技，2020 年 9 月 1 日，https://tech.sina.cn/2020-09-01/detail-iivhvpwy4190475.d.html?wm=3049_0032。

② 好走不走感情路的新浪微博，2020 年 11 月 25 日，https://weibo.com/5125083814/JvxcxiKuz。

度。中国社会具有服从行政管理的传统，管控措施规定出门必须佩戴口罩，行为主体虽然有抵触情绪，但还是基本接受这样的规定。欧美社会张扬个性的传统使其对口罩的排斥心理暴露无遗。不要说普通人对按要求佩戴口罩表达出的厌恶情绪，就连一些议员甚至领导人也是毫不掩饰对口罩的厌恶。这种情绪通过新闻报道引发舆论关注，并刺激着更多的人对口罩的抵触情绪。例如，直到 2020 年 7 月 21 日，特朗普在重启后的疫情简报会上承认疫情"令人感到厌恶"，他"还一改以往在疫情期间的态度，从口袋里掏出口罩，宣传'戴口罩的好处'"。[①]

公共卫生事件中的道德厌恶情绪，更多是一些明显违背伦理道德观念的人或事进入网络舆论的视野后，导致社会成员产生的否定性情绪。疫情期间，社会处于迷茫状态，传统的伦理道德对社会行为的规范出现裂隙，行为主体可以感受到某些行为损害社会利益，但又无法明确地用道德制裁的形式进行批评。处于迷茫中的年轻用户在微博上倾诉："不知道为什么，现在情绪波动这么大，一是觉得自己没有依靠，委屈无人倾听；二是觉得自己学习能力不足，干啥啥不行；三是因为疫情两年没有回家；四是身边的人或事让我觉得很厌恶。"[②] 这样的厌恶情绪更多是个体性的网络倾向。在公共卫生事件持续期间，一些知名人士及其粉丝的不道德行为引起了具有普遍性的网络厌恶情绪。整体来看，公众对这类行为普遍持厌恶的态度。从这种否定性的情绪中，可以看到公共卫生事件中网络空间社会伦理心态的倾向。

公共卫生事件中的第三种网络情绪是愤怒。道德情绪的愤怒是社会成员对违反伦理道德规范的行为的极度反感。在人类历史上，历次公共卫生事件发生后，总会伴有疫情谣言事件，社交媒体的普及也加剧了谣言传播。谣言有恶意的和非故意两种形式，后一种形式的谣言居多。在卫生紧急状态下，

① 《特朗普终于不嘴硬了：疫情可能更糟，赶紧戴口罩》，观察者网，2020 年 7 月 22 日，https://weibo.com/1887344341/Jclj7pdwK。

② am 小冰冰的新浪微博，2020 年 11 月 22 日，https://weibo.com/2116061317/Jv81L1qtu。

社会成员与外部世界的接触主要通过社交媒体，他们多是将生活的碎片化信息进行加工和个人评价发布在社交媒体上。这些碎片化信息在二次传播和多次传播后，经过多次的加工，真实性小于虚构的成分，就变成传言或谣言。第一类谣言是恶意捏造的信息，这类谣言的数量有限，被媒体曝光的概率也大；第二类谣言因"虚实结合"，甄别起来比较困难，社会危害更大。2020年10月12日，"青岛确诊71例"的谣言疯传，《参考消息》官方微博称这样的谣言"令人愤怒"，指责这是对社会秩序的"公然添乱"。① 网络情绪的愤怒是触及人类社会的道德底线，这类言论让许多人"说不出什么滋味"。不过，辩证地看，"这场疫情暴露了太多令人愤怒的阴暗，又同时让人看到如同圣母初临人间的光芒"。②

除以上三种基本的网络情绪之外，公共卫生事件中的网络舆论场还有一种亚里士多德所说的"纵情使气"现象，即将个人在现实空间的情绪带到网络舆论场。在亚里士多德看来，"青年人为情感所左右"，"他们的缺点不在于少经历了岁月，而在于纵情使气"。③ 在心理学上，这种"纵情使气"被称作"路怒症"。④ 我们将网络讨论的这种极端化情绪称作"网怒症"，即带着偏激的情绪参与网络讨论。在舆论学中，这种现象通常被称作"群体极化"。在网络空间中，"群体中的个人类似于原始人"。在现实空间"孤立的他可能是个有教养的个人，但在群体中他却变成了野蛮人"。他们情绪的极化导致道德感的两极分化，勒庞称这样的"群体很容易做出刽子手的举动，同样也很容易

---

① 《夜言》，参考消息的新浪微博，2020年10月12日，https://weibo.com/2375086267/JoU5swfiE。

② 林木木不是木木的新浪微博，2020年11月23日，https://weibo.com/5599880544/Jv8LAp1JQ。

③ 〔古希腊〕亚里士多德:《尼各马可伦理学》，苗力田译，中国社会科学出版社，1990年版，第3—4页。

④ 路怒症，是指带着愤怒去开车，即汽车或其他机动车的驾驶人员有攻击性或愤怒的行为。此类行为可能包括：粗鄙的手势、言语侮辱、故意用不安全或威胁安全的方式驾驶车辆，或实施威胁。

慷慨赴义"①。当然，有时候也会导致这个群体道德感的消失。

（三）公共卫生事件中网络情绪的道德两难现象

现实生活充满矛盾，行为主体经常因为自己的选择陷入两难境地。中国民间广泛流传着这样一个"道德两难"的版本："你的母亲和妻子同时落水，你该先救哪一个？"在冯小刚执导的电影《唐山大地震》中，地震发生，一位母亲因为究竟是救儿子还是女儿陷入同样的两难境地。"道德两难"（即"伦理困境"）是现实生活的复杂性为伦理学提供的研究课题。至于何为"道德两难"，学术界莫衷一是。美国伦理学家葛文思（Chirstopher W. Gowans）编辑的《道德两难》论文集汇集了众多的"道德两难"定义。尽管对"道德两难"这个概念"最终定义难以达成一致，但关于道德两难必须满足两个基本条件，还是得到了大部分学者的认可"②。这两个原则是："第一，两个道德原则对于行为主体而言都显得是合理的；第二，两种道德原则不能得兼，必须二中择一。"③传统的道德两难是个体行为的选择难题，这里我们关注的道德两难既包括公共卫生事件中行为选择的道德两难，也包括（网络）群体情绪选择（表达）的道德两难。为叙事方便，后者可以称作"网络情绪的道德两难现象"。所谓"网络情绪的道德两难现象"，特指公共卫生事件中的网络舆论场，社交媒体用户在面对舆情事件时不知该如何表达自己的真实情绪。换句话说，因舆情事件的道德复杂性造成的情绪的复杂性，行为主体难以在道德情绪中进行明晰的选择。

网络情绪的道德两难现象是现实空间行为主体行为选择的道德两难在网络讨论中的情感延伸。对于医学界来说，卫生紧急状态是重大医疗资源危机事件，这类事件集中表现为在短时间内患者数激增导致医疗资源（设备

---

① 〔法〕古斯塔夫·勒庞：《乌合之众：大众心理研究》，冯克利译，广西师范大学出版社，2007年版，第67、51、55页。

② 转引自陈永杰：《义务论还是功利论？——从道德两难考察孟子道德哲学的性质》，《河北学刊》，2016年第3期。

③ Gowans, C. W., 1987, *Moral Dilemmas*, New York: Oxford University Press, p. 12.

和人员）的严重匮乏。世卫组织认为，随着疫情发展，很多医务人员会陷入道德两难境地：如果没有个人防护，要不要救治感染者成为一项艰难的选择。[①]"从公共卫生伦理的角度，在这个过程中，我们不得不面对一个两难的困境。出于对公共利益的保护，会触及个体利益的损害，尤其是疑似病例患者、密切接触者这些个体的人身自由受到限制，对日常生活造成一定影响。这就涉及少数与多数权利主体利益的权衡和博弈。"[②]对于现实空间医护工作者面临的道德两难，网络舆论场也出现争议。在卫生紧急状态下，"用生命拯救生命"的道德两难是："谁可以活"的反面即"谁将等死"的道德抉择。参与这类道德两难话题讨论的社交媒体用户，虽然他们并不是现实空间的行为选择者，但这类讨论涉及道德原则的选择，即讨论者也不得不在两个道德原则中做出选择。医生和患者的生命同等重要，救人的医生缺乏必要的防护服，他们直接救人将可能牺牲自己的生命；患者的性命危在旦夕，第一时间获得救治可能会保住性命。在没有防护服的医生和生命垂危的患者之间，网络讨论者选择其中一个人（的生命），将不得不失去另一个人（的生命）。现实的道德两难增加行为主体道德选择的两难，舆论立场的两难选择将影响到他们的情绪。医护工作者的道德两难是数量有限的两难（即某家医院或某个城市的医院部分医护工作者的道德两难），网络舆论场的道德两难则是群体性的两难抉择，波及多数社交媒体用户的情绪。这种"共情"状态的道德两难，不论如何选择，争辩双方的情绪全部处于道德焦虑之中。网络情绪的道德两难影响网络空间的社会伦理心态，造成社会性的道德焦虑。

与现实空间的道德两难相比，网络情绪的道德两难现象更为复杂。现实空间的道德两难是即时的行为选择困境，随着选择的结束，道德两难随之隐退。网络情绪的道德两难现象的复杂性在于，媒体记忆将时间已经过去的事件记录下来，一个行为主体前后截然相反的两种道德选择联系起来

---

① 天涯尼丹小的新浪微博，2020 年 3 月 10 日，https://weibo.com/3232483772/IxSVBBd8e。

② 《拒绝"湖北人"？协和教授：警惕疫情不等于社会歧视》，《中国科学报》，2020 年 1 月 27 日，https://weibo.com/2427364747/IrqUwgF7V。

发生冲突，这违背了道德的一致性原则。孤立地看，该行为主体的两次选择，看似都符合道德原则。这是因为网络讨论是远距离的道德裁决，这与现实空间近距离的道德选择不同，公众看到的只是行为主体精心选择的部分事实在社交媒体上用于网络讨论。这种精心包装的事实，齐泽克用"社会服装"这个词来比喻，即一个人制造外部的形象。齐泽克指出："绷紧了穿在身上的'社会服装'形式包含和真实包含。"一个为博取名誉而精心给自己裹上"社会服装"的人，形式和内容处于分裂状态，但两者又真实地存在着。网络舆论对这个群体的认知同样不全面，表现在由网络舆论所生成的网络情绪，也具有情绪的形式包含和内容包含。如何从哲学上描述这类裹着"社会服装"的行为主体，这里我们借用雅克·拉康（Jacques Lacan）的"征兆合成人"（sinthome）这个概念，即"由征兆和幻象合成的假人（synthetic-artificial man）"。拉康将"快感"这一概念引入他的精神分析理论，"并把征兆与征兆合成人联结在一起。在拉康看来，征兆合成人是主体快感模型的踪迹（trace of the subject）"。[①] 利用抗疫宣传包装自己的行为主体，类似于拉康所说的"征兆合成人"。这类人通过精心包装自己，利用各类媒体介质呈现自己道德的一面，博得网络舆论的称赞，这种虚假的"道德楷模"在没有被媒体曝光其真实信息时，在网络舆论场得到巨大的好评。网络舆论塑造公众的情绪，即虚假的"道德楷模"（征兆合成人）塑造虚假的网络情绪（征兆合成的情绪）。在媒体的新闻报道和网络舆论的宣传下，这种"合成的情绪"伴随着普遍性的道德快感，令公众陶醉其中。"征兆合成的情绪"带来的"道德快感"直至虚假的"道德楷模"真相大白时，随之转向另一个极端，以道德愤怒的方式接受。2020年10月，"最美抗疫女护士于某某"高调在全网征婚并嫁给军人，很快被曝光其早已处于已婚状态，育有一子，用欺骗手段炒作自己

---

① 〔斯洛文尼亚〕斯拉沃热·齐泽克:《意识形态的崇高客体》，季广茂译，中央编译出版社，2002年版，第72、76页。

的抗疫志愿者身份。①在这个事件中，网络情绪始终随着当事人的"道德行为"而处于亢奋状态（独自一人奔赴疫区当护士，征婚声称要嫁给"兵哥哥"）。随着"征兆合成人"的"事实包含"取代"形式包含"，网络情绪的道德两难现象浮现：对于新闻媒体而言，从 2020 年 3 月开始报道这位"志愿者"，媒体在呈现其行为道德高尚的一面时并未核实她的职业身份。新闻宣传变成道德事件去刺激网络舆论的赞美，道德情绪伴着这个道德事件而形成。在真相浮出水面后，网络情绪对作为志愿者的这位护士是该继续保持道德情绪还是撤销先前的道德情绪（事实上，过去的情绪无法被撤销）？对于公众来说，面对真假皆有的"征兆合成人"，该如何表达真实的情感？道德两难是两个冲突道德原则的选择困境。而"网络情绪的道德两难现象"中的"征兆合成人"，网络情绪无法彻底否定这类"征兆合成人"的"真实包含"的一面（当志愿者的事实），也无法否定"形式包含"对自己（网络群体）的情感欺骗，这种欺骗暴露出公众对"征兆合成人"的误认。这种误认带来的道德情绪在事后被认为是一种形式真实的错误情绪（即"形式包含"与"真实包含"）。该如何评价媒体的宣传报道和网络舆论的道德称赞和被误导的网络情绪，这是后真相时代网络情绪的道德两难现象。

社会伦理心态的形成必须依据真实的内容。在网络时代，信息的真实性受到多种因素的影响，信息真实显现出"征兆合成"的特征，即信息被分为"形式包含"与"真实包含"两种成分。如何避免社会伦理心态被虚假的网络信息和网络情绪所误导，需要找到网络情绪被误导的诱因。拉康指出，"真理来自误认"，而在齐泽克看来，"误认是人类境遇的基本特征"，"所谓的历史必然性是通过误认形成的"，"这个误认造成了意识的分裂，意识被分

---

① 《于鑫慧，一个能让官媒集体翻车的女人，究竟有多大的本事？》，搜狐网，2020 年 10 月 14 日，https://www.sohu.com/na/424600749_99994980。

裂成'实用的'和'理论的'两种"。① 拉康和齐泽克的论断，有助于我们认识网络情绪的道德两难现象。这种"道德两难"并非道德原则冲突的结果，而是媒体的信息呈现与公众的网络舆论素养导致的信息误认。抽象的道德原则（理论的）与网络舆论素养（实用的）是弥合网络情绪道德两难的途径。拉康认为："意识形态并非单纯的'虚假意识'，并非现实的幻觉性再现，而是现实本身。"② 同样，网络情绪也是社会现实被歪曲的反映。在网络舆论场，讨论者的道德"理想将常常通过我们对现存的恶的幻想式逃遁，沿着我们恰巧想象出来的变化的方向，与现实背道而驰"。被歪曲的现实进入网络舆论场，"当我们离开了现实社会的坚实基础时，我们就陷入无限的迷雾之中：在此我们可以构造任何一种样态，却不能像现实物理世界中的直线和圆接近于几何科学的直线和圆那样，提出现实状态无可置疑的向其接近的确定的理想"。③ 公共卫生事件中的网络讨论，也应以真实全面的信息为依据，避免使网络情绪陷入道德两难的境地。

三、公共卫生事件中意见领袖情绪与社会伦理心态

网络舆论场充满争辩，这种辩论的性质是没有裁判，没有明确的规则。如何保证舆论场的辩论秩序？在麦金太尔看来，"人们之间的争吵，没有公正的仲裁人去决断。因而每一次争吵，都将导致双方间的战争状态"。他建议通过权利让渡，由权威作为调停人，"契约的目的在于创造一个权威，以适当地保护我们的自然权利"。④ 公共卫生事件中的网络舆论场争执，依赖于意见领袖与社交媒体用户的相互依存。

---

① 〔斯洛文尼亚〕斯拉沃热·齐泽克：《意识形态的崇高客体》，季广茂译，中央编译出版社，2002年版，译者前言，第5页。
② 同上注，第78页。
③ 〔英〕亨利·西季威克：《伦理学方法》，廖申白译，中国社会科学出版社，1993年版，第45、46页。
④ 〔美〕阿拉斯代尔·麦金太尔：《伦理学简史》，龚群译，商务印书馆，2003年版，第214页。

（一）公共卫生事件中网络情绪的波动与"局外人"现象

常态环境下的网络讨论呈现出观点撕裂的特性，这个特性导致网络讨论的情绪化。在网络讨论的实践中，以理服人是一种应然的讨论模式而非实然的模式，理性的缺失造成网络的情绪化。与常规状态相比，公共卫生事件中的网络情绪波动更为明显，卫生紧急状态的发展态势与网络情绪的波动基本一致。在公共卫生事件从暴发到严重的变化过程中，网络情绪的波动也在逐渐增大，这从一个侧面表明社会成员真实的心理状况，群体性的心理压力有多大，网络情绪的波动就有多大。情绪变化不仅影响网络讨论的质量，而且间接地影响社会临时秩序的构建。社会临时秩序的向好关系到这个时期社会成员的集体幸福，为此需要将网络情绪波动控制在合理的区间，而这取决于良好的网络讨论的可能性。在坎普斯（Camps, V.）看来，"问题不仅在于善良的人的本质，还在于善良生活的可能性。也就是说，我们如何在不与他人自由相抵触的情况下享受自己的生活并追求自己的幸福"。在关于卫生紧急状态话题的讨论中，讨论者的私人利益和公共利益相互承担和暗含。坎普斯转述海勒的话说，"对方的认可'是拥有自己幸福的可能性的先决条件'"。在偌大的匿名网络空间，现实利益的相似性与公共资源的不均衡之间的矛盾无法在短时间内得到协调，反映到网络舆论场，社交媒体用户利益主张的彼此认可并非易事，这就需要网络空间的意见领袖以代议制的形式发表看法。讨论者作为部分社交媒体用户的代表，需要有勇气向其他群体的意见领袖提出自己的主张。海勒认为："一个人的道德权威在于异议，而不是服从既定的规范。"[1] 意见领袖的作用在于引导他所代表群体的整体情绪，当一个观点符合他们的利益诉求时，网络情绪呈现出积极响应的局面。反之，网络情绪呈现出逆反的特征。网络情绪的波动源于意见领袖旨在打破某些既定的规则而不是附和其他讨论者，如果他们的观点偏激，造成网络情绪的极端化，可

---

① Camps, V., 1994, "The Goodlife: A Moral Gesture", in *The Social Philosophy of Agnes Heller*, Amsterdam: Rodopi, p. 246.

能增加现实空间应对卫生紧急状态的难度。海勒指出："自由总是在主体间性的背景下实现的，它是人类纽带的基础。"①避免意见领袖对网络情绪的干扰，在于避免这个群体利用道德的名义误导舆论。以医疗资源的分配为例，这类资源是在历史的发展中自然形成的。当整个社会突然进入卫生紧急状态，各地的疫情严重程度不同，医疗资源的平衡被打破，社会治理部门需要通过协调资源应对疫情的变化。这类资源的调配对于被调出地区的社交媒体用户而言，他们作为疫情防控的"局外人"未必理解宏观现实的需要，对全局性的真实信息掌握得相对有限，直觉告诉他们应考虑本地的利益。在网络讨论中，地域之争导致网络情绪的明显波动，这种情绪波动可以从伦理直觉主义的角度进行解释。医疗资源是地方的也是国家的，因为救治被感染的患者是这个时期最大的善。对于习惯于从新闻媒体和网络舆论场了解信息的社交媒体用户而言，传统的地域观念以及他们对本地利益的本能担忧，使其认为近距离的问题是最大的善。他们无法接触全局性信息，作为"局外人"的这个群体只是将医疗资源作为"善"。对于局外人来说，其他地方切割部分医疗资源无异于对这种"善"的破坏。碍于舆论的压力，局外人也许不会直接表达自己的担忧或者真实意见，但在他们的心理上会做出某些情绪性的反应。这种情绪反应是信息不对称和人们利己本能共同作用的产物。

在卫生紧急状态下，网络情绪的波动与作为"局外人"的讨论者对疫情话题的前因后果的了解程度，关系到网络情绪的强弱变化。在网络舆论场，了解卫生紧急状态全局信息的社交媒体用户数量有限，他们因为防疫工作纪律而不能披露相关信息。在信息不对称的网络讨论格局中，有的人可能"趁疫情制造群体性对立、煽动不知情网友情绪"②，造成网络空间的群体性情绪波动。这个时期的意见领袖也未必是掌握更多相关信息的"局内人"，他们

①　Christians, C. G., 2002, "The Social Ethics of Agnes Heller", in *Qualitative Inquiry* 8(4).

②　风的节奏吹的新浪微博，2020 年 10 月 10 日，https://weibo.com/1108242961/JowDUdKZy。

同样以"局外人"的身份参与讨论。在"局外人"聚集的网络空间内，网络情绪异常波动的道德责任将取决于作为讨论者的"局外人"如何获得各种要素，如何进行观点的相互竞争。网络讨论的意义在于为社会成员提供一个舒缓心理压力的窗口，人们通过将碎片化的信息向他人分享，增进社交媒体用户间的交流，这种信息交流影响网络情绪的变化。在核心信息缺失的情况下，一个不公的行为或者某个社区防疫工作的纰漏在网络曝光后，将很快引起网络情绪的群体性反应。若干年后，世人也许无法理解某个时期网络情绪的剧烈波动。认识一个时期社会伦理心态的变化，需要了解当时的社会整体情况，包括宏观的重大公共事件（如卫生紧急状态）和具有典型性的特定事件（即个体性的网络舆情事件）。哈里·法兰克福（Harry Frankfurt）主张通过"全盘性观点"分析局外人和网络情绪波动的内在联系。就公共卫生事件中的网络情绪而言，这种情境客观上造成网络议题的高度集中，即公众特别关注疫情问题。关注的对象越聚焦，网络情绪就越容易受到操纵，因为局外人只能从经验事实中认识全局，而有的讨论者趁机可以将个别的信息说成全局的信息误导公众。信息供给的不平衡局面无法在短时间内得到明显改变，那么，参与网络讨论的欲望及其情绪就容易被他人左右，造成所谓的"全局操纵"。"全局操纵"带来网络情绪的被操纵，公众的态度主要是由意见领袖的态度诱发的。[1] 意见领袖以特定的"局内人"身份引导舆论和网络情绪，他们"不仅可以通过操纵来诱发特定的态度，而且还可以在心理上塑造一个人，使其成为外科医生所希望的那种人"[2]。舒曼（Schoeman）认为："在全局操纵的情况下，被改变的人也对他的后续行为负责。"[3] 但是，公共卫生事件造成信息的混乱，反而难以将道德责任落实到具体个体身上。

---

[1] Haji, I., 1996, "Moral Responsibility and the Problem of Induced Pro-Attitudes", in *Dialogue: Canadian Philosophical Review/Revue Canadienne de Philosophie* 35(4).

[2] Schoeman, F., 1978, "Responsibility and the Problem of Induced Desires", in *Philosophical Studies* 34(3).

[3] 同上。

（二）公共卫生事件中的网络情绪成见与抚慰

网络情绪是一种特殊的社会心理现象，其中充满着成见，它也是伦理道德观念塑造的产物。一般来说，网络舆论是现实利益的群体性诉求。在现实空间，个体利益得不到满足，通常在网络讨论中以某种方式表达出来。当这种诉求在网络空间引起共鸣就会形成民意。如果这种群体性的网络诉求无法得到满足，网络情绪的波动开始明显。至于这样的利益诉求是否理性和现实，讨论者未必在意。威廉斯指出，"真实利益与所感知的利益并不重合，这个事实本身已经提出了政治上的伦理上的问题"。在卫生紧急状态下，网络情绪不再是单纯的群体性情感的表达，而是具有了社会伦理的特性。社交媒体用户是在恐惧和纠结中感知他们的利益，至于这种利益的合理性如何，相信大多数人并不清楚。这是一种感知的利益，行为主体在特殊的环境下希望尽快看到有效的治疗药物，希望被给予行动的自由，希望自己的心灵得到慰藉。现实利益是遵守管控措施，这是每个人获得安全的保障。但在网络讨论中，被感知的利益超出了现实利益，而被感知的利益是未经反思的利益。在网络空间，当这种被感知的利益诉求变成普遍性的"民意"时，这种民意本身就与现实利益存在冲突。如果讨论者"缺少某种信息，而从他既有的其他偏好和态度来看这个信息，会改变他的欲望，那么这里就不存在关于真实利益的争点"[①]。相反，网络舆论场蔓延着烦恼不安的情绪，这种情绪甚至无可名状，只是对现存事物的排拒或否定。显然，这样的网络情绪是畸形心理的产物，它是某种成见塑造的群体性心理反应。我国传统社会的权力崇拜，使得人们在遇到困难时，习惯性将解决问题的责任寄托于社会治理部门。当社会治理部门担当起责任处理眼前的困难时，公众又会产生一种加速性心理，即希望在最短的时间内解决问题。事实上，所有的社会问题都难以在短时间内被彻底解决，当公众的期待无法得到满足，群体性的情绪随之

---

① 〔英〕B. 威廉斯：《伦理学与哲学的限度》，陈嘉映译，商务印书馆，2017年版，第53页。

出现。当代社会，这种情绪通过网络得到更为广泛的传播。网络情绪中的成见是由社会政治文化习俗塑造的。在卫生紧急状态下，人们希望立即看到有效的治疗方案。当愿望无法实现时，他们的情绪处于不稳定状态，感染和死亡数字的增加刺激着公众的神经，使网络情绪波动更大。隐形的成见与显性的情绪，使我们可以观察到疫情期间成见对网络情绪的塑造。威廉斯指出，"凡未被基于基础理论的看法都被当作成见"。医学对病毒的研究建立在把握病毒变化规律的基础上，新的病毒出现并对人类生命构成重大威胁，医学界加快研究它的进程，但要真正了解其内在机理并找到攻克办法，必然要经历一个过程。缺乏病毒学专业知识的人们并不理会这个事实。"在这个意义上一切都是成见，不仅在伦理领域是这样，在科学领域里也是这样"。整个社会对病毒的恐惧和对战胜病毒的迫切愿望，使社会成员对社会产生莫名的怨气。从这个意义上讲，"成见意指我们只因为未经反思才持有的那些看法"。①网络情绪不用反思，也无法进行反思，因为这是无数个人即时心绪的混合物，就连置身于网络舆论场的讨论者也难以描述这样的群体心理反应。

　　网络情绪是网络舆论的间接反映。我国的网络舆论在诞生之初就包含着成见，有知识的年轻群体成为第一代社交媒体用户，他们以 BBS 和网络论坛的讨论方式，对不同观点的讨论者怀有天然的成见。在当代的网络空间内，"占据着统治地位的是成见，成见正在被看作是和'道德''不自私''公平'相等同的概念，而且已经具有了一种'固定观念'的威力"②。在网络舆论场内，虽然我们无法看到特定的"成见"，但从网络情绪中无时无刻不感觉到它的存在。就像尼采所言，它享受着与道德同等重要的"地位"，顺应某种网络情绪就是顺应成见，在网络舆论场被认为这是"道德的"。反之，就可能受到排挤。从某种意义上说，网络情绪有多强烈，讨论者对相应事物

---

① 〔英〕B. 威廉斯：《伦理学与哲学的限度》，陈嘉映译，商务印书馆，2017 年版，第143 页。

② 〔德〕尼采：《论道德的谱系》，周红译，生活·读书·新知三联书店，1992 年版，第22 页。

的成见就有多么深。降低网络情绪波动的幅度，采取应急的应对措施固然有效，在我们看来，在常态环境下的网络情绪抚慰，意见领袖在挑战与之对立的群体观点中占据上风，这是对其所代表群体情绪的最好抚慰。但在卫生紧急状态下，意见领袖的抚慰反而退居次要地位，因为相关话题的争辩在很多时候不是尖锐的对立，而是关乎个体的行为选择习惯（如是否戴口罩、保持社交距离）。这个时期的网络情绪主要不是由意识形态的分歧所导致，而是因个体心理的压抑所产生的连锁反应。一个社交媒体用户的心理不适在网络舆论场获得"共情传播"，导致网络情绪的普遍紧张和失落。针对公共卫生事件中的网络情绪特点，了解造成这种成见的原因是对病毒、死亡和危险之类关键词的厌恶，这种情绪的抚慰适合运用心理减压的方式，用艺术作品、喜剧性影片和舒缓的音乐和网络娱乐节目在网络平台上广泛传播，排解网络群体的心理压力。相反，包含意识形态分歧的话题，不但无助于网络情绪的舒缓，反而因深度的成见导致网络情绪的亢奋。网络情绪抚慰的重点是消除心理冲突，任何刺激性的语言都会激化网络讨论的矛盾。"如果一个人自己就有相互冲突的直觉，这说明这里有某种不确定性。"[1]网络情绪抚慰的目标就是将社交媒体用户这个庞大群体的心理冲突给稀释掉，通过平和的语言和心态，减少个体和网络群体的内外冲突，给讨论者创造一个轻松的氛围，用积极的网络情绪度过卫生紧急状态这个特殊时期的网络生活。

（三）公共卫生事件中的网络道德语境与社会伦理心态

在公共卫生事件持续期间，什么样的网络生活才是道德的？显然，这是个值得深思的问题。当大多数人在家隔离，无处可去的人们纷纷选择在网络空间开启另一种生活方式。网络空间的人气骤增，网络生活的伦理性显得相当重要。网络生活是否道德，主要看网络交流的语境是否符合道德。网络生活的语言环境是一种特殊的语境，社交媒体用户在网络讨论中所处的交流状

---

① 〔英〕B. 威廉斯:《伦理学与哲学的限度》，陈嘉映译，商务印书馆，2017 年版，第 120 页。

态是文明的还是野蛮的，反映出这种语境的性质。道德语境要求讨论者在交流中彼此尊重对方的人格和观点，在遵守礼貌原则和合作原则的前提下进行坦诚的交流。相反，不符合道德原则的语言环境充斥着暴力的语言，讨论者以任性和野蛮的方式进行交流，这是一种自然进化的方式，"物竞天择，适者生存"的自然法则，主宰着这样的语境。网络生活的文明和理性对网络舆论场的语境提出更高的要求。在黑格尔看来，"环境改变着德性。语境在道德思考中占据比原则更重要的位置"。根据马斯洛的需求层次理论，在卫生紧急状态下，社会成员的生命安全受到威胁，这是个体最基本的需求。卫生紧急状态造成的生存环境的巨大压力使社会成员的道德判断与常规时期的道德判断也不尽相同，"即使是相同的行为体在相同的情况下执行相同的行为，道德评价也会因判断者的不同而大不相同"[①]。当每个人都渴望安全而又希望行为自由和自主交流时，伦理道德观念影响着其行为和交流的方式。也就是说，公共卫生事件中的社会伦理心态影响着网络生活的语境。在健康社会伦理心态塑造的网络生活模式中，网络讨论的语境必然是道德的；反之，不健全的社会伦理心态塑造的网络生活，这种网络生活的道德语境也受到影响。

　　人性和现实利益的复杂性决定了网络生活的复杂性。即便是在卫生紧急状态下，社会成员上网的动机也不一样，各自的网络生活方式不同，不同知识结构、道德素质和文化信仰的人们在网络空间共同生活，网络交流（讨论）应以遵守道德语境为前提，这是网络生活秩序性的需要。假如没有道德语境，交流的内容也将失去道德性。如果说造成"功利主义与道义论相抵触的道德困境通常非常复杂"[②]，那么，网络生活缺乏必要的道德语境的原因同样复杂。以欧美地区防疫成效不明显为例，这样的结果与这些地区传统的道德语境有关。在这种语境下，崇尚个性自由，将抑制个性的他律视作不道德

① Schein, C., 2020, "The Importance of Context in Moral Judgments", in *Perspectives on Psychological Science* 15(2).

② Kahane, G., 2015, "Sidetracked by Trolleys: Why Sacrificial Moral Dilemmas Tell Us Little (or nothing) about Utilitarian Judgment", in *Social Neuroscience* 10(5).

的干涉。应对卫生紧急状态需要通过他律的方式干预个体自由，而这与他们的道德语境相抵触。自由向度的道德语境倡导个体自由选择是否佩戴口罩，造成疫情控制效果的不理想。"换个角度看美国疫情，自由语境就意味着2020（年）了人类还在经历自然选择。"[①] "现在美国新冠肺炎疫情几成灾难，无度的自由及隐私权与严控措施产生冲突，人们面临着是要无限的自由还是要有限生命的考验。"[②] 欧美地区的网络道德语境是该地区社会伦理心态塑造的产物。中国的网络生活受传统社会伦理心态的影响明显，在卫生紧急状态下，社会治理部门的管控措施，按照我国传统的伦理道德观念，服从国家和集体的要求是道德的，相反则被视为不道德的。受这种观念的影响，社会成员愿意接受管控措施这种特殊的他律形式，在短期内就收到良好的防疫成效。通过这样的对比，道德语境特殊论适合于这个时期的网络生活。丹西（Johnson Dancy）指出："道德特殊论""在程度上很弱，只局限于模态，但在范围上很强，涵盖了所有理由"。他认为"所有的理由都能够依语境变化而变化——不存在就其本性而言必然对语境变化免疫的理由"，[③] 道德随语境变化做出相应的调整，这是道德面向社会生活的必然结果。当代社会，应用伦理学获得发展的机遇也是道德原则与现实语境的妥协，这是"实践的智慧"的体现。相反，社会环境发生剧烈变化，当卫生紧急状态需要个体放弃部分权利，而社会伦理心态的反应稍慢或者拒绝做出反应，必然要付出某些代价。

道德语境需要确认前因后果。就像前面提到以自由为道德的语境，是在公共卫生事件持续期间的话题，而无法将其普遍化。在网络生活中，谈论一个行为是否道德，必须依据讨论交流的具体的语言环境，即从上下文的连贯性中考察语言环境的道德程度，而不能武断地将某个言论或行为贴上道德标

① YEENING 的新浪微博，2020 年 11 月 16 日，https://weibo.com/6003249305/Ju8Cn1xax。
② 独立日畅想的新浪微博，2020 年 11 月 14 日，https://weibo.com/1827214971/JtUFYcaCM。
③ Dancy, J., 2005, "The Particularist's Progress", in *Recent Work on Intrinsic Value*, Vol. 17.

签。道德语境需要将一个言行置于讨论交流的前后联系中。布劳德指出，"当事件 B 是由前面的事件 A 引起时，如果排除事件 B，事件 A 就不成一个自然体。AB 整体才是一个自然体"。反过来说，如果"撇开 A 的精神方面，B 的精神方面也不是一个自然体"。因此，只有"AB 的精神方面才是一个相对清楚的观念，任何拥有关于 AB 的精神方面的相对清楚观念的心灵，就对 B 的生理方面有相对清楚的观念"。①布劳德的这个论述对我们分析公共卫生事件中网络生活的"道德语境"颇有启迪意义。即，当舆论在肯定或批评一个事件时，明智的做法是将事件还原成一个完整的"自然体"，从中窥探整个事件的全貌而不是只看到其中的一部分（A 或 B 面）。2020 年 11 月下旬，L 学者在一个演讲中对比中美的疫情成效时，称相对于美国死亡 20 多万人，中国在新冠疫情期间"死 4000 人等于没死人"，这样的言论受到网络舆论的激烈批评，多数人批评这位学者对生命缺乏尊重，"在生命面前太傲慢了"。有微博用户"刚开始以为可能有一些被忽略的前后语境。找来视频一看，他还确实是这样直说的"。经过观看完整的视频，这位微博用户发现 L 的表情太难理解，"嘻嘻哈哈，不像冠冕堂皇的、城府深的'坏'，但又让人难受、愤怒。无法说他是无意的，既然是学者，他显然清楚自己用的每个词的含义"。②

马丁·蒙蒂尼（Martin Montminy）指出，作为一种实践方法论，道德语境论（moral contextualism）关注的是"怎样的理念和方法才适合研究充满了人的目的、价值和自由选择的实践领域"③。无论是卫生紧急状态还是常规状态的网络生活，网络讨论交流的道德语境所形成的情绪也是道德的。道德语境要求行为主体从道德角度根据自己关心的事物进行调整变化。在法兰克

---

① 〔英〕C. D. 布劳德:《五种伦理学理论》，田永胜译，廖申白校，中国社会科学出版社，2002 年版，第 17 页。

② 罗东同学的新浪微博，2020 年 11 月 25 日，https://weibo.com/1642845131/JvxgfxgBQ。

③ Martin Montminy., 2008, "Contextualist Restoration of Philosophical Debates", in *Metaphilosopy* 39(4-5).

福看来，"一个关心某事的人，就像被投资了一样。他根据自己关心的事物来识别自己"，"他关注自己所关心的事情，特别注意这些事情并相应地指导自己的行为"。[①] 在卫生紧急状态下，社会成员普遍关注疫情走势及其对社会生活的影响，法兰克福"没有考虑影响这些倾向的人际因素"[②]，而在某种程度上，现实社会环境和网络虚拟环境以及群体期望在塑造人类行为中的作用不应被忽略。道德语境塑造公众对个体和群体义务的认知，当多数社会成员认识到这个时期人们的道德义务，他们将理解防疫对社会生活的重要性。这种观念反映到网络生活中，网络讨论交流的道德语境反过来将促进现实空间防疫工作的开展。

---

① Frankfurt, H. G., 1988, *The Importance of What We Care About*, Cambridge University Press, p. 83.

② Bar-On, K. K., 2020, "Obligations to Whom, Obligations to What? A Philosophical Perspectivc on the Objects of Our Obligations", in *Behavioral and Brain Sciences* 43.

第六章　公共卫生事件中的
社会伦理心态培育

　　20 世纪 20 年代，当时我国伦理学家李璜在谈及伦理的社会性时写道：古希腊的古哲家常说"理性是城市的产儿"，德国哲学家菲施特（Johann G. Fichte）认为，"人之所以自由而有理性，因为他在人群中间"。[①] 人是群居动物，无法脱离社会而独立存在。越是在特殊社会环境下，越需要人际的紧密协作来应对突发状况。公共卫生事件带来的卫生紧急状态使社会的重要性凸显，在这种情境下，社会伦理成为规范社会行为的法则。关于个体道德和社会道德孰轻孰重，李璜先生主张，"在中国人现时之伦理方面，宜多主张向外积极的操行，而少主张向内消极的操行，换言之，宜多主张社会道德而少主张个人道德"，强调社会道德并不否定个人道德的必要性。事实上，"个人道德亦含有社会性，中国人多未能向此方面发挥而已"。[②] 关于这一点，在公共卫生事件中现实空间和网络空间的伦理问题上可以得到印证，个人道德的缺失妨碍到管控措施的实施。在网络舆论场内，个体道德的整体状态令人担忧，由于以微博为代表的社交媒体用户间缺乏应有的尊重，既伤害了多数用户的个人尊严，也降低了网络舆论的品位。个体道德和社会道德是道德的两个维度，两者的平衡是社会进步的前提，而这依赖于个体道德的合格。在伦理学史上，"康德最主张个人主义的伦理"，他设想"一个'最终目的世界'（nn royaume des fins），在这个世界里所有一个社会秩序的各个体（toutes les unites d'un ordre social）都彼此互相尊重"，每个人都应遵守的"规则便由这

①　李璜：《伦理的社会性》，《少年中国》，1924 年第 4 卷，第 10 期。

②　同上。

个社会观念而成立","可见康德的个人主义的道德还是有最终的社会趋向的"。[①]个体道德是社会塑造的产物,社会伦理心态的培育需要从个体道德培育开始。

第一节　公共卫生事件中社会伦理心态的"序"

伦理学强调道德原则的普遍性何以可能,这在于人性的相通。在社会生活中,个体的人通过自我的欲求与满足感知他人的相似欲求以及满足欲求的途径。正是行为主体欲求的相似性,德性的普遍性才成为可能。普遍性意味着个体让渡部分权利与利益,让渡必然遇到来自内心的自我阻力。柏拉图和亚里士多德"感兴趣的是人们所具有的什么东西在妨碍着人们倾向于做美德的行为"[②],希望通过研究这种阻力来提升人们的整体德性,而阻碍德性自我完善的主要原因来自外部的社会冲突。在卡伦·霍妮看来,"当冲突是关于生活的基本问题时,要认识它和解决它就更加困难了。但只要我们有足够的活力,在原则上就能够正视和解决冲突",伦理教育的价值在于"能够极大地帮助我们获得对自身的更多的认识,发展我们自己的信念。我们认识到与选择有关的诸因素的意义之后,就能找到奋斗的目标,找到我们生活的正确道路"。[③]伦理教育不同于传统的学校教育,前者主要通过潜移默化的形式帮助人们学会正确的生活方式,培育个人正确的伦理道德观念和良好的伦理心态。个人伦理心态的可塑性,为社会伦理的心态培育提供了可能。

---

① 李璜:《伦理的社会性》,《少年中国》,1924年第4卷,第10期。

② 〔美〕汤姆·L.彼彻姆:《哲学的伦理学》,雷克勤、郭夏娟、李兰芬、沈珏译,中国社会科学出版社,1990年版,第222页。

③ 〔美〕卡伦·霍妮:《我们内心的冲突》,王作虹译,陈维正校,贵州人民出版社,1990年版,第5页。

一、社会冲突与公共卫生事件中社会伦理心态的"序"

社会秩序是社会成员妥协的产物，妥协要求社会成员对彼此的理解与包容。按照玻姆的说法，"在现实中，生命遵循着心理规则，而心灵的基本要素，就是包容各种相互渗透的条件的混合多元性"。心灵的包容是自我妥协达成的平衡状态，而后行为主体才可以进入社会生活。在社会空间里，不同的人聚集在一起，个体的心理平衡再次遇到挑战，不同心灵的共处带来"明确的多样性：一个空间点绝对外在于另一个空间点"。① 认识每个心灵所处的"空间点"，可以避免个体心灵因多样性而导致失衡。

（一）社会冲突对社会伦理心态的影响

人的情感与行为受制于意志，而意志是心灵活动的产物。一个行为是否符合伦理规范，人们通常考察的是行为本身，至于隐藏在行为背后的动机，往往是通过行为结果倒推的某种可能性。也就是说，动机是事后补充的行为理由，这种理由更多是决定如何行为的一个结论（指令），行为主体依照来自内心的指令实施行为。于是，当伦理学在判断行为本身是否符合伦理规范时，仅有行为主体自述的动机或判断者倒推的可能性的动机，无法解释行为的伦理性问题。因此，针对各类行为的伦理研究要符合实际情况，需要将心理的因素考虑在内。"在《庄子》中，仅仅在熟练的技术之间进行切换不足以使心灵从知识和语言问题中解放出来，庄子的伦理思想全部包含着心理的成分。"② 心灵决定一个人对待生活的态度，而心态决定行为的方式。"按照奥尔波特（Gordon Willard Allport）的定义，心态是人的心理的准备状态，是对自我的反应起到指示性和动力性影响作用的经验化的机

---

① 〔美〕戴维·玻姆：《论创造力》，洪定国译，上海科技出版社，2001 年版，英文版序，第 219 页。

② Helsing, C. J., 2019, "The Wandering Heart-Mind: Zhuangzi and Moral Psychology in the Inner Chapters", in *Dao* 18(4).

制。"① 根据我们的理解，人的心理准备状态包括稳态和动态两种形式。稳态的心理准备状态指的是价值观和知识结构以及个体经验所形成的思维定式，这种状态主导行为主体的习惯性行为方式；动态的心理准备状态是指社会环境变化对行为主体的心灵冲击所产生的可能性的思维方式。人的心理随时处于行为的准备状态，稳态的和动态的心理状态共同决定行为主体的行为方式。个体心态是个人的心理准备状态，社会心态则是社会成员普遍的心理准备状态。同样，社会伦理心态则是社会成员在处理问题时的道德心理准备状态。即，他们在道德与非道德之间选择自己的行为方式。从时态上说，"心理准备状态"是面向未来的行为准备状态，这就为社会伦理心态培育提供了可能性。否则，当一个（社会）行为已经处于完成状态，行为主体只能进行事后的伦理反思而无法干预行为轨迹。

社会伦理心态作为伦理道德经验化的心理机制，它受外部环境变动的影响最为直接。② 社会生活永无止息地变动是造成社会生活复杂性的根源，伦理学家只能提供有限的抽象的伦理准则，这些准则无法满足社会生活的复杂性，导致人们行为的盲目性。因此，"社会生活中的个体都不可避免地会面临与道德有关的情境。然而，是与非、善与恶、高尚与卑劣都需要在特定的参照系统中评判"。即便在相同的道德情境下，"关于行为道德性的不同声音反映出个体道德内容及道德形式的差异"。③ 由公共卫生事件造成的卫生紧急状态使社会冲突趋于显性，社会成员不得不在匆忙中行事。在这种情境下，传统的社会伦理参照系统处于准瘫痪状态，人们难以从现成的伦理教科书中照搬某种现成的伦理准则，只能凭借本能和经验选择各自的行为方式。标准

---

① Alcock, J. E., Carment, D. W., Sadava, S. W., 2005, *A Textbook of Social Psychology*, Pearson Education New Zealand, p. 96.

② 社会伦理道德观念对人们的影响是潜移默化进行的，这种影响塑造一个时代的社会思想定式，它们具有相对的稳定性。因为社会伦理心态的明显变化，主要是外部因素干预的结果。

③ 张梦圆等：《论西方道德心理研究的新综合取向：道德基础理论》，《北京师范大学学报》（社会科学版），2016 年第 1 期。

的社会伦理参照体系一旦失灵，行为主体需要求助于心灵，通过感官感受外部环境的变化。人的心灵具有天然的适应变化的能力，心灵在接收到外部变动的信息后，会产生"一种表现形式，反应灵敏的行为，它是自给自足的或有因素的"行为，"这种灵活的思维方式使人们能够更好地应对不断变化的环境并发现创造性的适应性解决方案"。[①] 在新冠疫情暴发后，我们可以看到社会成员是如何调整自己的焦虑心情的。在缺乏预防病毒的物质基础时，有的人将桶装水桶的底部挖开当作"头盔"罩住自己的头部，这种看似粗糙的防护用具不无伦理意义，它既保护自己减少吸收外部的空气，又避免自己呼出的气息很快向空中扩散。当自我防范病毒传播成为一项具有普遍性的社会行为时，这样的灵活反应折射出疫情时期的临时的社会伦理规范，即彼此避免互害的伦理准则。这种"互不相害"准则源自特定情境的伦理心理准备状态：若不自我保护，将殃及自我；彼此自我保护，这种自我保护就成为一项社会伦理准则，这样的准则恰恰是人本能的自利心理的应激反应。

在人类历史上，历次公共卫生事件都导致社会秩序的骤变。这种情境下，正如涂尔干所说，"道德既是理论意义上的，又是伦理习俗意义上的——正在经历着骇人听闻的危机和磨难"。处于卫生紧急状态的社会成员在转眼间发现，他们赖以生存的"社会结构竟然发生了如此深刻的变化，这些变化超出了环节类型以外，其速度之快、比例之大，在历史上也是绝无仅有"。公共卫生事件没有给社会成员留下按照某种伦理道德规范生活的心理准备时间，与日常生活相适应的伦理准则无法为行为主体的行为提供指南，它在新的社会环境下突然丧失了应有的影响力，生活在这种状态中的人们的意识最终留下了一片空白，"个人判断从机体判断的羁绊中逃脱出来了"，[②] 因为"某些道德因素已经不可补救地被动摇了，而我们所需要的道德却还在襁褓之

---

① Fraser, Chris., 2011, "Emotion and Agency in Zhuāngzǐ", in *Asian Philosophy* 21.

② 〔法〕埃米尔·涂尔干:《社会分工论》，渠敬东译，生活·读书·新知三联书店，2000年版，第366页。

中"。① 和传统社会的公共事件不同的是，当代的这类事件发生后，社会成员同时生活在现实和网络空间。居家隔离的现实空间是家庭生活，网络空间则是名副其实的集体生活。网络空间的集体生活遵循的是常规时期的网络社会伦理心态，这种社会伦理具有一定的滞后性，它不像现实空间那样遭受剧烈的冲击，由此造成的问题是，一方面是传统的社会伦理参照体系失灵；另一方面是间接反映社会现实的网络空间仍在延续传统的适合伦理参照体系，现实社会的伦理冲突与网络生活的人们心理的因循守旧之间必然构成新的冲突，人们如何在网络空间进行集体生活，显然是个悬而未决的问题。"涂尔干看到，现代人狭隘而强烈的自我意识如果不经历教育和集体生活而成为真正的人格，将真正的社会现实和集体理想纳入自身之中并变成实实在在的日常生活，那么必然容易停留在个体幻想和冲动的层次。"卫生紧急状态话题的网络讨论，有的讨论者的言论突破了基本的伦理底线，这是因为集体生活驯顺于较得势、较陈旧的心灵模式，即玻姆所称的"反应性/反射性思想，所以任何个人或社会展现以上四重动力过程的潜势会受到抑制"。② 在"失序和混乱的时代，原有的道德和传统可能遭到破坏，但基本的社会生活依然如故，我们仍然要认识自己社会的固有理想，将它们再度表达出来并实践之"③。

（二）社会冲突的"序"与社会伦理心态的"序"

卫生紧急状态是大自然（演化出的病毒）与人类社会之间的冲突，伴随这类事件而来的卫生紧急状态破坏了常态的社会秩序。人们习惯于以常态秩序为参照体系，而将临时秩序称作"无序"状态。玻姆指出，"通常所谓的

---

① 〔法〕埃米尔·涂尔干:《社会分工论》，渠敬东译，生活·读书·新知三联书店，2000年版，第366—367页。

② 〔美〕戴维·玻姆:《论创造力》，洪定国译，上海科技出版社，2001年版，英文版序，第14页。

③ 王楠:《现代社会的道德人格——论涂尔干的道德教育思想》，《北京大学教育评论》，2016年第4期。

'无序'，只不过是对实际上有相当复杂程度、难于尽述其详的那种序的不恰当称呼"。在玻姆看来，不存在严格意义上的无序状态，"因为每一种事物都是有序的，而且在任何可思议的序都有可能存在这个意义上，无序是不可能的"。卫生紧急状态是一种隐形的社会冲突，病毒以"无形"的方式威胁人类的安全。社会成员无法知晓病毒隐身于何处，只能被动地修改既定的社会秩序。在这种情境下，人们"所真正必须做的是：观察和描述每一事物所实际具有的序的类型"。①认识病毒的传播规律需要科学知识和观察时间，因此，公共卫生事件中的临时秩序亦非一朝一夕即能建立起来。现有的预测措施，主要源自传统的预防疫情的经验积累。"序"表现为事物（行为）间出现的次第。社会冲突也是社会发展过程中特殊的"序"，社会总是在平衡——打破平衡——恢复平衡——再次打破平衡中循环演进。我们无法干预人类的自然进程，但可以在适应中发现秩序变化的规律。社会秩序从有序到看似无序的变化有较长的间隔期，不论是何种秩序的社会，社会成员都需要建立与之相适应的心理秩序。公共卫生事件中的社会伦理心态在本质上可以视作一种特殊的序，社会成员为不同的社会秩序在心理上预留着有所差别的社会伦理道德观念选项。在卫生紧急状态下，外出戴口罩、自觉接受体温监测、保持社交距离以及减少公共聚集活动被认为是这个阶段的社会伦理准则。这样的伦理道德观念并非新冠病毒全球大流行新创的防疫"伦理规约"，而是在历史上的防疫活动中逐渐形成的普遍性观念。也就是说，这些禁忌性规范已经被纳入社会心理而成为其一部分，只不过它们仅仅适用于某个特殊的历史阶段（卫生紧急状态）。从这个意义上说，在新的卫生紧急状态未发生时，其实人类社会已经为迎接这类事件做好了伦理道德观念方面的心理准备。尽管社会习惯的惯性难以让所有人在瞬间接受这样的心理转变，随着卫生紧急状态的持续蔓延加重，大多数行为主体会很快适应社会环境的变化，接纳新的临时伦理道德观念。社会伦理心态随着社会环境的剧烈变动做出调整，在于

① 〔美〕戴维·玻姆：《论创造力》，洪定国译，上海科技出版社，2001年版，第9—10页。

"道德是与整个世界体系密切相关的实在化的事实体系，一个事实不能同时发生两次，即使在它最需要变化的时候"，涂尔干所说的"事实"指的是与伦理道德因素相对应的事实。比如，在常态社会环境下，戴口罩、保持社交距离和测体温以及不聚集这样的"禁忌"未必是道德的。涂尔干接着指出，"一个事实""与其他事实之间也存在着固有联系，它一旦发生变化，其他事实也会受到相应的影响"。① 任何事实（行为）都具有伦理性，事实间的变化归根结底影响社会成员的伦理道德观念的变化。涂尔干将"道德"具象化为伦理事实，阐明两者之间的联系。对于当代的社会成员来说，需要思考的是事实与道德的这种依存关系如何影响社会心理，我们在社会冲突中如何从心理方面调整自己的心态，尤其是伦理道德变化的心理准备。

玻姆强调"无序"是行为主体对临时秩序缺乏认识时的心理反应，然而，公共卫生事件通常突然降临，整个社会在事先没有征兆或者虽有预警但并不以为然的情况下匆忙开始感受环境的变化。每当出现这种情况，"社会处于一团糟之中，相对独立的确定的行动，形成种种武断而破碎的机械序，它们之间的冲突造成了一团糟"。回顾 2020 年全球卫生紧急事件暴发初期的社会状况，我们非常诧异于玻姆的预测能力，他非常精辟地描述了公共卫生事件中的社会冲突以及人类社会临时秩序的机械性质。许多人不敢轻易触碰把手与按钮，最怕在路上碰到行人，每个行为主体在心理上认为其他任何人都可能被感染了病毒，然后以对待"病人"的心态与他人保持最远的距离。在玻姆看来，在社会冲突（卫生紧急状态）期间，"企图先解决社会问题的进路是一种错误的序"，这个时期整个社会的伦理道德观念以及与之相适应的心理问题困扰着社会成员，这才是最大的社会问题，他指出，问题的"关键在于个人的心灵状态，因为只要个人不能从其所行与所见中学习，每当这种学习要求他逾越其基本的前概念框架时便却步，那么，他的行动终将被某

---

① 〔法〕埃米尔·涂尔干：《社会分工论》，渠敬东译，生活·读书·新知三联书店，2000年版，第一版序言，第 9 页。

些并不确切的符合事实的概念所左右"。在公共卫生事件持续期间，社会成员的行为（包括网络空间的交流）都不同程度地存在着某种盲目性，每个人依照直觉行动，而"这种行动比无用更糟，而且显然不能把个人与社会的种种问题最终引向真正的解决"[①]。因此，在卫生紧急状态下，社会治理部门从宏观上控制疫情的蔓延、医治患者，而就媒体和个人而言，应该重视人的心灵对生命伦理与社会伦理的认知。在人的一生中，经历公共卫生事件的次数有限，媒体记忆可以帮助公众还原历史上的公共卫生事件，给社会成员认知此类事件提供总体性的经验事实以及与之相适应的伦理道德观念。威廉斯指出，"伦理直觉在很大程度上依赖于所要采纳的是哪种总体观念，碰到伦理上的某种个性化的总体观念，只要涉及某些重要事项或涉及他人的利益，就不能把它放到一边了事"。这是因为只要个体的利益具有典型性，这样的利益必然也是社会利益的组成部分。并非每个人有能力从个体利益中发现与自己相关的社会利益，这种不理解将加剧社会冲突。公共卫生事件中的伦理学需要人们理解新的社会冲突。威廉斯认为，"为获得这类理解，我们另有其他途径，历史学途径和社会学途径"。应该承认，这两种途径对于我们理解卫生紧急状态下的社会冲突确实重要，但心理学途径对于理解这种社会冲突更为重要。社会伦理心态可以为行为主体提供这个时期行动的理由，这是因为"伦理学理论的目的毋宁在于消除冲突，更强意义上的消除冲突，它应该提供某种令人信服的理由去接受这种而非那种直觉"[②]。

（三）现实落差与社会伦理心态的"序"

社会伦理心态影响个体的行为方式，这种由伦理道德观念所塑造的心态具有经验所无法达到的某种超验的终极性特征，它以一种难以抗拒的力量引导社会成员如何行动。毋庸置疑，现阶段中国的社会伦理心态"是在历史过程中发展并受到历史动因的制约的，它切实地在我们的生活里发挥了充分作

[①] 〔美〕戴维·玻姆：《论创造力》，洪定国译，上海科技出版社，2001 年版，第 20 页。

[②] 〔英〕B. 威廉斯：《伦理学与哲学的限度》，陈嘉映译，商务印书馆，2017 年版，第120—121 页。

用"。① 社会伦理心态来自社会生活经验的沉淀和升华，每当社会结构发生剧烈变化，社会生活的经验将不可避免会出现短暂的失灵，人们希望有一种新的社会生活方式满足现实的需要。社会生活方式和社会结构的变化反过来将导致伦理道德规范的变化。如果说伦理道德观念的形成、转化和维持都源于人类社会提供的经验事实，那么，伦理学需要阐述造成这些变化的原因。公共卫生事件深度影响人类的社会生活方式，绝大多数的社会成员无法提前做好应对这种变化的心理准备，其中也包括提供另一种伦理道德观念的心理准备。卫生紧急状态的经验事实表明，由某种病毒引发的疫情通常发生在农历新年前后。春节是最为隆重的中国传统文化节日，其持续时间长、仪式复杂，人们在心理上最为期盼和重视这样的节日（仪式）。突发的卫生紧急状态妨碍甚至阻断着文化习俗正常进行，导致社会性的心理反应。对于中国社会来说，遵循春节规定的仪式是文化伦理的要求，违背这种伦理意味着对传统文化的舍弃，这种行为将招致舆论的反对。回顾以往的历史，城市禁止春节期间燃放烟花爆竹，推行至今仍有阻力。这是因为，光电元素在中国传统文化中起着烘托气氛的特殊作用，没有光电也就消解了节日的氛围。2020年春节期间，在社交媒体上有人倡议恢复燃放烟花爆竹，理由是可以驱除病毒。因为疫情发展态势的不乐观，刚刚启动的春节仪式被迫中断，就连走亲访友也被普遍禁止，大多数社会成员在心理上难以接受这种事实。不按习俗完成春节规定的仪式，人们在内里会产生某种道德愧疚感，对于无法给长辈拜年、祭祀先人、按照约定和亲朋团聚叙旧等感到遗憾，无情的现实与理想之间的矛盾，带来巨大的心理落差。在这种情况下，新的伦理道德观念担负着说服人们不走亲访友才是道德的使命。

　　卫生紧急状态不仅造成文化心理和文化伦理的冲突，也造成现实与理想的冲突。一般来说，这类状态往往持续 1—2 年甚至更长。相比之下，卫生

---

① 〔法〕埃米尔·涂尔干:《社会分工论》，渠敬东译，生活·读书·新知三联书店，2000年版，第一版序言，第 7 页。

紧急状态对文化传统节日的冲击显得短暂，对日常生活的影响更为持久。不同的国家、地区和社区应对的措施各有特点。在社交媒体时代，公众主要通过新闻报道和网络资讯对比各种防疫措施的利弊，对所在社区与城市防疫方面的不足感到失望。在卫生紧急状态下，对比获得的不是自豪感而是理想与现实造成的心理落差。一个行为主体本能地将其他地方的优点拿来对照本地的缺点，由于公共卫生事件的现实威胁，人们产生抱怨的情绪。抱怨是理想与现实相脱节的产物。涂尔干指出，"我们只能在观察了现实之后，才能提出这种思想。因为理想是从现实中提炼出来的"。理想是应然的现实，而现实生活包含着各种瑕疵，这种实然的现实无法满足行为主体的心理需要。在卫生紧急状态下，人们的部分欲求受到外部环境的严格限制。在这个时期，大多数人是以理想主义者的身份审视现实生活，现实生活和心理的落差为公共卫生事件中的伦理道德规范提出了要求。伦理准则具有理想的性质，它来自现实，必须高于现实。伦理准则虽然源自对经验事实的抽象，但经验事实的内在矛盾也造成了伦理准则无法完美无缺，即伦理准则本身的不完善性，这也是伦理困境普遍存在的原因。卫生紧急状态在某种意义上改写了日常生活的伦理准则，它需要借助特殊时期的伦理道德维系社会秩序和人们的心理秩序。涂尔干认为："如果说道德在特定时期里具有着特定形式，那是因为我们在特定时期的生存条件不允许另外一种道德存在。只有条件变化了，道德才能随之变化，并且只能在特定的可能范围内改变。"[①] 卫生紧急状态颠覆传统的社会秩序，社会伦理心态必须寻找具有替代性质的伦理道德准则，伦理道德观念的变化导致行为主体对新的社会环境和新的伦理准则的排斥效应。可以说，在公共卫生事件持续期间，社会成员是在这种心态排斥中生活的，假若一个行为主体无法在内心劝说自己接受新的社会伦理准则，并且按照这样的准则去行动，他将带着未解决的冲突进行生活。在卡伦·霍妮

---

① 〔法〕埃米尔·涂尔干：《社会分工论》，渠敬东译，生活·读书·新知三联书店，2000年版，第一版序言，第7页。

看来，这样的生活"不仅受害于精力分散，也受害于一种道德观念的分裂。这里说的是道德的准则，以及影响着我们与他人关系、影响自身发展的所有那些感觉、态度和行为"。伦理道德观念和相应的伦理准则是在长期的社会发展中逐渐形成的，卫生紧急状态没有给人类接受新的观念和准则预留必要的时间，导致新的伦理准则与社会伦理心态之间的分裂。卡伦·霍妮继续写道，"在道德问题上的分散导致了道德整体性的损失"[1]。这种危害是由于行为主体内心同时存在两种不同的伦理准则造成的矛盾（比如，既想按照传统的方式生活，又碍于疫情不得不按照新的伦理准则行事）。真正的问题在于：不少人还在尝试将矛盾的伦理准则进行调和（比如，佩戴口罩，但不遮蔽鼻孔甚至嘴巴），这样的选择显然是他们在试图掩盖伦理心态与伦理准则的矛盾性。

公共卫生事件造成的社会冲突存在周期性，这种间隔通常以 10—20 年甚至更长为时间单位。随着卫生紧急状态的结束，特殊的伦理道德观念和伦理准则退场，整个社会很快重拾传统的生活方式，这样的转变使社会伦理心态变化也具有周期性。由于公共卫生事件中的伦理道德观念和伦理准则并未遵循自愿原则，因此这样的观念和准则也具有临时性。涂尔干指出："人们的欲望只能靠他们所遵从的道德来遏制。如果所有权威都丧失殆尽，那么剩下的只会是强者统治的法律，而战争，不管它是潜在的还是突显的，都将是人类永远无法避免的病症。"[2]卫生紧急状态确实是以强制的方式将临时的社会方式和伦理道德观念以及相应的伦理准则强加给人们，虽然这样的变化在某种意义上丰富了人类社会的伦理道德观念，对于习惯于某种观念的人们而言，接受新的观念和伦理准则需要实践审思这个环节，对于多数社会成员而言，骤然让他们从头学起，不难想象他们的心理落差将有多大。

---

[1]〔美〕卡伦·霍妮:《我们内心的冲突》，王作虹译，陈维正校，贵州人民出版社，1990 年版，第 114 页。

[2]〔法〕埃米尔·涂尔干:《社会分工论》，渠敬东译，生活·读书·新知三联书店，2000 年版，第二版序言，第 15 页。

二、伦理空场与公共卫生事件中社会伦理心态的"序"

公共卫生事件中的现实落差和心理落差反映在行为上，是某些人的自行其是，这种行为方式"在种种情况下单纯为外因所激动，从来没有享受过真正的灵魂的满足"①。

（一）伦理空场与社会伦理心态的脱序

马克思指出："道德的基础是人类精神的自律。"②缺乏自律的人的行为往往因缺乏伦理性而给他人造成伤害。在卫生紧急状态下，自律是预防病毒传播的保障。2020 年 12 月，成都某女孩感染新冠，当地披露她的活动轨迹后引起轩然大波，原来这个女孩几天内在多个酒吧之间穿梭，因未戴口罩引发舆论关注。在病毒传播尚未结束前，不按规定佩戴口罩、不保持社交距离，这些不负责任的行为不仅祸害他人，而且殃及自己。这样的人多了，将不可避免地导致现实空间的互害现象。恩格斯在论及市民社会的人际关系时指出："人类变成一堆互相排斥的原子。"③应该承认，恩格斯的这个论断更适合于公共卫生事件中的人际关系。在这个时期，整个社会普遍缺乏基本的信任，这种不信任表现为种种疑心，比如，在缺乏科学依据时直接将因感冒引起发烧或咳嗽的人视为新冠感染者。心理问题导致行为的怪异，这样的行为可能缺乏伦理性。从这个意义上讲，心理与伦理一脉相通。"在米勒（Miller）看来，心理学的本质，是极端人类的道德或伦理科学。心理治疗和治疗心理学的核心问题，即人类的苦难。"④卫生紧急状态导致行为主体的心理失衡，人们对管控措施会产生生理性的反应，这种心理可以称作"疫情的反应性思想"；与之相对应的是"疫情的反射性思想"，它是指个体与管控

---

① 〔荷兰〕斯宾诺莎：《伦理学》，贺麟译，商务印书馆，2017 年版，第 267 页。
② 《马克思恩格斯全集》（第 1 卷），人民出版社，1956 年版，第 15 页。
③ 同上注，第 663 页。
④ Kugelmann, R., 2007, "Reviews: Psychology as a Moral Science", in *Theory & Psychology* 17(1).

措施的互动关系，个体根据自己获得的资讯和对管控措施的认知形成对管控措施的预期而展开行动，这种行动改变了管控措施原有发展方向，就会反射出一种新的管理形态，从而形成新的资讯，让人们产生新的行动信念，并继续改变防疫工作的走向。疫情的反应性思想受行为主体的生理性反应驱使而显得保守，这"使得反射性思想趋于反应性思想自身所要求的重复性和可预测性。这样，反射性思想潜在高级的序学习便被拖回到机械的封闭状态"[①]。根据玻姆的观点，人的心理活动也遵守相应的序，反应性思想是一种机械的序，即只要满足某种条件，行为主体必然做出某种可重复的反应（比如，每次卫生紧急状态都会让人产生恐惧感），而反射性思想通过接受变动着的外部信息进行判断并调整自己的行为，这是一种变化的序（比如，卫生紧急状态严重阶段和缓和阶段，行为主体的恐惧程度不同）。当然，反应性思想在一定程度上深刻影响反射性思想，机械的序与适应环境变化的序之间相互制衡。在公共卫生事件持续期间，伦理空场的实质是有些社会成员沿袭传统的（保守的）思想展开行动，而这种思想因跟不上社会环境的变化，使他们忽略了社会临时秩序的合理性，违背社会临时秩序，在这时期就是无视防疫伦理。人的"知觉域不受制于任何已确立的反应性/反射性思想模式"，知觉域是人的智力卓越的体现，"具备这种品质的心灵，能在其全部操作范围内识别功能范畴与非功能范畴，从而在任何时刻都能确定上述范畴的重要与否"。在玻姆看来，"'非此即彼'的逻辑驾驭着知觉和经验进入机械的自反性，而心灵则摆脱着此种逻辑的微妙主宰"。[②] 沿着玻姆的思路，我们不应简单否定卫生紧急状态下的伦理空场现象，事实上，这样的伦理空场也有其积极的一面。人类是在教训中逐渐成长的，伦理空场是新的序的缺失，这种缺失受到的道德制裁将促使他们逐渐接受新的序（即生活方式）。从这个意义上说，正是伦理空场在孕育着新的伦理道德观念。

---

① 〔美〕戴维·玻姆：《论创造力》，洪定国译，上海科技出版社，2001年版，英文版序，第14页。

② 同上。

伦理空场是社会环境骤然变化、传统的伦理道德规范暂时无法维系社会临时秩序导致的伦理规范真空现象。考察历史上的公共卫生事件，在卫生紧急状态的初期都会出现类似的伦理空场现象，它造成社会伦理心态的脱序，即社会成员是在迷茫中寻找新的生活方式。比如，航班内空间狭小，尽管登机前每位乘客已经接受体温监测，但不等于完全切断了病毒传播的可能性，机舱内卫生间的马桶成为新的传播介质。有的航空公司给机舱服务人员提供一次性尿不湿，减少他们在航行期间使用卫生间。避免使用带有坐便器的公共卫生间，属于新型的"途中道德"，但这样的伦理规范只能随着行为主体对疫情认知的深入逐渐形成伦理道德观念。公共卫生事件中的伦理是一种综合取向的伦理道德观念，它将传统与新的伦理观念在心理机能的调配下，"由多元道德价值观念、多种道德行为实践和多样化的社会习俗共同构成"[①]的道德心理系统。新综合取向的伦理道德观念为社会成员提供这个时期的行为指南，通过社会成员共同遵守这样的行为准则预防"未然"的疫情。从这个意义上说，伦理道德针对的是尚未发生的社会问题进行预防性治理，而法律则是针对意见发生的问题进行补救性治理。伦理空场是社会冲突带来的新旧伦理冲突的产物。在卫生紧急状态下，社会治理部门和媒体因疫情伦理空场而处于焦虑中。理查德·伯恩斯坦（Richard Bernstein）在考察确定性和不确定性、秩序与混乱的关系后提出"笛卡儿焦虑"（Cartesian Anxiety）的概念，事实指对于某个固定点、某块磐石的求索。有了固定点，有了磐石，人才具有安全感。在这个求索的过程中，人的内心充满不安，在缺乏有效应对疫情的措施前人们显得恐惧。伦理空场是传统的伦理理论与特殊情境脱节的结果，"斯托克尔（Michael Stocker）将这种'脱节'称作'道德的精神分裂症'（moral schizophrenia）"[②]。避免疫情伦理的空场，需要摆脱人的心灵的脱序状态，这需要整个社会在摸索中积累经验，通过防疫的经验事实"反思我们相

---

①　张梦圆等：《论西方道德心理研究的新综合取向：道德基础理论》，《北京师范大学学报》（社会科学版），2016 年第 1 期。

②　李义天：《道德心理：美德伦理学的反思与诉求》，《道德与文明》，2011 年第 2 期。

信的、感到的、认作理所当然的东西，反思我们怎么对待义务，怎样认识责任反思罪感和耻感，这将走向一种伦理生活的现象学"[①]。

（二）伦理空场与社会伦理心态的集体无意识

在日常生活中，道德是不成文的法律，以习俗的方式规范社会成员的行为。环境发生变化，道德对行为的规范也会有所不同。布莱恩·韦尔特（Brian Welter）研究荣格的伦理思想时发现："荣格主张道德具有主观性，道德取决于在特定情况下是对还是错"。道德因环境的变化而变化也带来了新的问题，荣格从心理学角度观察道德变化的心理反应，认为"遵循社会的道德准则可能会导致心理困扰"。[②] 在卫生紧急状态下，行为主体的心理发生微妙的变化，乘坐电梯，人拥挤时会觉得这是一种不道德；自己按按钮时如果不戴手套，可能谴责自己的不道德。在春节期间，多地因疫情无法遵照传统走亲访友，重视礼仪的人也会觉得不登门给长辈拜年是不道德的。这样的心理反应就是荣格所说的因疫情伦理准则的变化导致的心理困扰，这种困扰是有感的。许多时候，人们感受不到心理的变化，这属于荣格所说"集体无意识"。集体无意识是指通过遗传的方式存在的某一类型的经验，这些经验在人们的内心深处被积淀下来，在环境变化后这些经验被激活。勒庞指出："群体无疑总是无意识的，但也许就在这种无意识中，隐藏着它力量强大的秘密。"[③] 伦理道德观念也可能通过遗传的方式保留在后代的心理深处，这些观念源自先辈的大量经验事实。以禁止近亲结婚为例，人们在近亲通婚降低人类的质量这样的事实中改变了传统的观念。从某种意义上讲，集体无意识塑造着社会的道德心理，禁忌什么许可什么，行为主体可以无师自通，而这

① 〔英〕B. 威廉斯：《伦理学与哲学的限度》，陈嘉映译，商务印书馆，2017 年版，第 114 页。

② Welter, B., 2017, "Daniel Merkur, Jung's Ethics: Moral Psychology and His Cure of Souls", in *Journal of Pastoral Care & Counseling* 71(4).

③ 〔法〕古斯塔夫·勒庞：《乌合之众——大众心理研究》，冯克利译，广西师范大学出版社，2007 年版，第 33 页。

样的"良知"恰恰是集体无意识的反映。

在卫生紧急状态下，环境的剧烈变化改变社会成员的行为方式，几乎每个人的心理上都存在某些阴影，精神上感到异常的压抑。不是每个人都可以感知到环境变化与伦理道德观念的同步变化，伦理空场带来的是耻辱感的缺失，这恰恰使人们无法直接意识到这种局面的危害性。有的人将不道德的行为通过自拍的方式上传到社交媒体上，有的不端行为反而受到部分社交媒体用户的点赞或肯定。关于伦理空场与集体无意识，20世纪30年代，我国伦理学研究者陈建明已经注意到二者的联系。他写道："德目上的耻解释为知耻的人方有骨气，现在社会风气的萎靡皆由于不知耻，不知耻则无以自修身，不能自立。知耻的人，富有弹性，不做社会所唾弃的行为，不阿谀、不奉迎、不同流合污，耻与不肖者为伍。"① 作者痛心于当时的社会风气系多数人意识不到何为羞耻。反观今天的社会风气，只要在网络舆论场看看跟帖评论，基本上就可以清楚网络讨论的风气如何。相当多的讨论者不知道德为何物，或者虽然知道何谓道德，却只是将任性当作"道德"。对于公共卫生事件中的不良现象，有的人不是提出批评而是在极力辩护。在现实空间，也存在伦理空场的集体无意识现象。比如某医院门诊大楼外悬挂出一条"热烈庆祝我院成为新冠核酸检测定点医院"的横幅。核酸检测造福市民，用客观语言陈述医院具备这个检测能力并无不可，但以道德赞美的方式自我"热烈祝贺"，暴露出这家医院对伦理空场的集体无意识。将创收当作经营医院的目标，医学伦理的观念淡化，这是一些医院公开宣扬的理念。医院对拓展创收渠道的兴奋，暴露出医疗行业逐利的集体无意识，这种集体无意识通过某种方式（悬挂横幅或通过媒体宣传经济收入的增长）让公众感到无所适从。一方面，每个人天然地希望自己健康无恙；另一方面，医疗行业主要靠救治病人维系生存。不同群体的诉求截然相反，这两种矛盾的社会心理需要进行平衡。丹尼尔·梅克尔（Daniel Merkur）认为："人们会无意识地寻求平衡，并

---

① 陈建明:《社会道德破产及其救补方法》,《干声》, 1936 年 8 月。

且每种趋势都有相反的趋势。"① 在强大的舆论压力下，成都这家医院很快致歉并撤回横幅，刚好印证了梅克尔的见解颇有道理。公众希望自己健康，医院希望增加收入，两种趋势都有与之相反的心理趋势。缺乏伦理精神的心理趋势在未被曝光时，整个社会未必感受到伦理空场的社会危害。一旦成为网络舆情事件，让公众和医护工作者同时感到无所适从，而这正是集体无意识被唤醒后的正常反应。

对于人类社会而言，公共卫生事件是巨大的社会悲剧。然而，这样的事件也是唤醒群体无意识的良机。卡尔·曼海姆指出："集体无意识动机变成有意识的过程，并不是在一切时代都有可能发生，而是只有在十分特殊的环境中才能变成可能。"② 在卫生紧急状态下，人潜意识中的善恶通过各种形式反映出来，具有共性的问题受到舆论关注。在集体无意识状态下，许多人意识不到这些东西的伟大或邪恶，就像医院把创收当作喜庆"热烈祝贺"一样，只有当受到舆论谴责后才意识到这种心理的阴暗。在这类事件中，被唤醒的并非涉事医院（的医护工作者），也包括所有医院（的医护工作者），他们将从一家医院的宣传事故中发现自己的同类问题。在日常生活中，公众未必意识到某种伦理准则的缺失。自传媒业媒体诞生以来，一个细小的失误会通过媒体获得关注，让更多的人看到这个失误背后的伦理问题。荣格的道德心理研究为我们指出了社会成员普遍缺失的东西，即人类对自身问题的认识。荣格在进行心理治疗的过程中，"不仅要求患者认识预测的错误，而且要求患者将自身的邪恶投影到他人身上，以此观察到自己的邪恶"③，"这种对真理的执着追求表明道德对荣格巨大的吸引力"④。荣格的伦理研究倡导心灵

---

① Welter, B., 2017, "Daniel Merkur, Jung's Ethics: Moral Psychology and His Cure of Souls", in *Journal of Pastoral Care & Counseling* 71(4).

② 〔德〕卡尔·曼海姆：《意识形态与乌托邦》，黎鸣、李书崇译，商务印书馆，2000 年版，第 6 页。

③ Merkur, D., 2017, *Jung's Ethics Moral Psychology and His Cure of Souls*, Routledge: London, pp. 295-296.

④ Welter, B., 2017, "Daniel Merkur, Jung's Ethics: Moral Psychology and His Cure of Souls", in *Journal of Pastoral Care & Counseling* 71(4).

的开放性，他呼吁寻求填补当前时代精神鸿沟的咨询师。①当代社会，这样的咨询师未必是职业的心理咨询师，网络舆论在很大程度上做着填补时代精神缺失的咨询工作。尽管舆论场缺乏理性，但不等于没有理性的声音，理性的声音最终成为引领舆论走向的主导性力量。公共卫生事件暴露出来的伦理问题被投影到网络舆论场，让人们隐约看到自己身上的问题。人一旦意识到问题，就会通过自律的方式避免自己成为被舆论谴责的对象。

（三）伦理空场与社会伦理心态的反思

一个成熟的社会意味着全社会性的善于反省，而反省源自社会自觉。社会发展具有盲目性，由于种种情况造成的失误阻碍了社会发展。反思属于对自我的间接认识，因为行为主体无法直接看到自身的缺点，包括行为的错误也是在给他人造成损失后才被意识到。公共卫生事件造成社会秩序的紊乱，临时社会秩序的建立必然伴随着相应的问题。比如，科学的隔离时间就经历了一个矫正的过程。在卫生紧急状态期间，社会成员对于管控措施的抵制未必是有形的行为，更多来自内心的反感，这种反感并非个体的特殊心理反应，而具有相当的普遍性。社会心理对某种行为的排斥反过来表现为一种认可的社会行为。以欧美国家的民众对戴口罩的反感为例，在卫生紧急状态持续快一年的时间时，不少人在参加社会活动时依然不肯佩戴口罩。在我国，乘坐公共交通工具必须佩戴口罩。我们稍微观察一下地铁口附近的商店，发现一些不经营口罩的商店（鲜花店、食品店和菜市等）也可能出售一次性口罩。这是因为未戴口罩出门的人不在少数，为了乘坐公共交通工具，不得不临时购买口罩。这意味着，在遵循这个时期的社会伦理规范方面，伦理空场具有全球性，而不仅仅是某个国家少数民众的问题。如果不是通过强制性限制某种行为，人们并不认为不遵守管控措施有何不妥。防疫措施具有显著的伦理意义，而伦理空场则消解了管控措施的伦理性。在苏格拉底看来，"良

---

① Welter, B., 2017, "Daniel Merkur, Jung's Ethics: Moral Psychology and His Cure of Souls", in *Journal of Pastoral Care & Counseling* 71(4), p. 295.

好生活之为良好必包含反思于其中"，用他的话说："未经考察的生活不值得一过。"① 当我们在研究公共卫生事件中社会伦理心态时，既要对有形的社会秩序和公众行为的伦理性进行反思，也需要对隐藏在这种秩序和行为背后的社会伦理心态进行反思。假如整个社会将减少外出、保持社交距离和佩戴口罩纳入我们的道德体系，成为这个时期的伦理道德观念，违背这种观念将被普遍视作不道德的，这样的伦理道德观念将变作社会伦理心态的一部分。对于任何违背这种伦理道德观念的人，舆论将进行谴责。事实上，正是在现实空间缺乏这样一种健康的公共卫生事件专属的社会伦理心态，社会成员就无法从心理上为遵守管控措施做好心理准备。反思公共卫生事件中的伦理空场，可以通过遵循管控措施的群体性行为，将这些行为当作道德事实，衬托与对比不道德的行为。在涂尔干看来，"道德事实也是一种现象，这些现象构成了各种行动规则，并可以通过某些明显的特征而得到认识"。按照涂尔干的观点，道德事实并不抽象，他们就是可以被直接观察到的行为规则，这个时期，凡是遵守管控措施的行为就是道德事实。进而言之，凡是自觉愿意遵守管控措施的行为主体，他们称得上具有真正的伦理心态，正是这种心态为遵守管控措施做好心理的准备。这样的伦理心态可以被称作道德心理事实。要考察道德事实和道德心理事实，需要社会成员"能够观察它们，描述它们，区分它们，同时也能够找到解释它们的规律"。② 也就是说，对社会伦理心态的反思将有形的行为本身和无形的心理活动结合起来进行考察，从中区分何为道德事实、何为道德心理事实。戴口罩是道德事实，但在没人的时候或者人少的时候偷偷摘掉口罩，从心理角度看，则不属于道德心理事实，换句话说，道德心理事实决定道德事实的可持续性，而道德事实受道德心理事实的支配。对于缺乏道德心理事实的行为主体而言，遵守管控措施仅仅流

---

① 〔英〕B. 威廉斯：《伦理学与哲学的限度》，陈嘉映译，商务印书馆，2017 年版，第 29 页。

② 〔法〕埃米尔·涂尔干：《社会分工论》，渠敬东译，生活·读书·新知三联书店，2000 年版，第一版序言，第 6 页。

于形式，他们在内心并不真正认同这样的规定。因此，反思公共卫生事件中的社会伦理心态，应考察事件中坚持不懈遵守管控措施的人数占全部社会成员的比例有多少。如果社会成员普遍坚持遵守规定，说明社会伦理心态已经接纳了管控措施，大多数人具有道德心理事实，肯于自觉按照各种规定去行事。反之，表明社会伦理心态存在偏颇，这是道德心理事实缺失造成的。

　　对社会伦理心态的反思，表面上是对行为的反思，实质上也是对心理问题的反思。罗纳德·米勒（Ronald B. Miller）指出，心理学应以人类的苦难为中心，而主流心理学的心理学却严重地忽视了苦难。[①] 伦理学具有反思的传统，针对人的行为问题和社会问题进行批判和反省。研究公共卫生事件中的社会伦理心态，就是看人类社会在遭受巨大灾难时，社会成员对待苦难以及减少苦难的伦理态度。如果心理学忽视苦难对社会心理的影响，行为主体将淡化心理对道德的认知。对于米勒来说，道德层面的心理治疗最为关键。从道德层面治疗人的心理问题，使人们的世界（观）变得再次"正确"，恢复或激发人们对人性的信念。[②] 从这个意义上说，社会伦理心态培育的实质可以认为是对社会心理问题的道德治疗。之所以出现人的行为问题和各种社会问题，是人的内心和现实的冲突所致。伦理学关注各类冲突，心理学关注人的内心变化。在卫生紧急状态下，社会成员不愿意或不肯恒定地遵守管控措施，归根结底是人们在内心无法劝说自己接受这样的规定（规则）。社会冲突是社会心理与社会行为不协调的产物，当行为主体无法接受一种社会规则，很难希望他们在行动方面变得理性。有的人为逃避监管，可以以欺骗的方式制造虚假的行为轨迹，或者将常用的手机留在家里，用另外一部手机出行。这样的欺骗手段暴露出他们的"谨慎"。这样的"谨慎"漠视的是伦理准则，因而更具社会危害性。当代社会的大数据技术很容易识破这类欺诈行

① Kugelmann, R., 2007, "Reviews: Psychology as a Moral Science", in *Theory & Psychology* 17(1).

② Miller, R. B., 2004, *Facing Human Suffering: Psychology and Psychotherapy as Moral Engagement*, Washington, DC: American Psychological Association, p. 64.

为，一旦被揭穿，欺诈者受到的舆论批评和其他惩罚会更多。当社会普遍重视伦理道德问题，不断保持反思精神，社会问题才可以得到修正。社会问题的修正，也是对社会伦理心态的自我完善。涂尔干认为："道德科学没有使我们对现实问题漠不关心和麻木不仁，它使我们学会了怎样小心谨慎地处理现实问题，使我们内心时刻保持沉稳持重。"[1] 也就是说，随着伦理道德观念深入人心并成为人们行为的指南，个体的人和群体的人具有真正的道德理性，整个社会不再浮躁和激进。

三、道德信仰与公共卫生事件中社会伦理心态的"序"

伦理道德观念即道德信仰，这种信仰塑造社会伦理心态。在社会伦理心态中，道德所处的位置影响公众的行为选择。社会环境发生剧烈变化，社会伦理心态必然产生某种反应，这种反应既可能是道德的停滞，也可能是道德的变革。黑尔认为："道德变革的工具就是价值语言的评价性用法。事实上，纠正道德停滞和腐败的方法，就是学会谈论我们赞许的事情，还要学会做我们赞许的事情。"[2]

（一）道德信仰与社会伦理心态的"序"

信仰指的是对某种思想的信奉与敬仰。信仰的种类多样，道德信仰是其中的一个组成部分。所谓道德信仰，是指依靠对伦理准则和舆论的信念调整人际关系和行为规范的总和。伦理准则和信念属于伦理学的知识构成，这种知识结构被称作道德图式。所谓"道德图式"（moral schemas），是指储存于个别的人的记忆中并有助于对新的信息进行重新加工的伦理道德知识布局。道德图式所涉及的伦理道德知识未必是专业的伦理理论知识，道德经验事实同样是这类知识的重要组成部分。否则，我们将无法理解没有接受伦理

---

[1] 〔法〕埃米尔·涂尔干:《社会分工论》，渠敬东译，生活·读书·新知三联书店，2000 年版，第一版序言，第 9 页。

[2] 〔英〕理查德·麦尔文·黑尔:《道德语言》，万俊人译，商务印书馆，1999 年版，第 143 页。

学专业理论学习的人为什么会有道德信仰，他们为什么会自觉遵守伦理道德规范。这是因为，伦理道德知识以社会习俗的方式潜移默化地存在于行为主体的心中。社会成员接受习俗，未必将它们当作伦理道德知识，但事实上这些习俗本身就具有道德的性质。正如社会习俗相对稳定一样，伦理道德知识也相对稳定。与社会习俗相比，伦理道德知识受社会环境的影响更为明显。由社会习俗构成的这类知识缺乏系统性，社会成员对这类知识的理解不同，这类知识在每个人的内心世界中的布局也不会一样。也就是说，人的道德图式是各自知识布局的产物，差异化的道德图式影响人的行为选择方式，行为选择方式反过来塑造着道德人格。达尔西亚·纳瓦兹（Darcia Narvaez）把"道德人格"界定为"解释社会事件时道德图式的长期可及性（chronic accessibility）"[①]。纳瓦兹的这个界定包含了两层含义，其一是道德图式一旦形成相对稳定，它会长时间地指导人的行为方式；其二是道德范式是后天习得的，并且是在社会生活中不断积累的，因为对社会知识的解释是一种道德阐释的能力，世界上没有现成的知识可以简单套在具体的社会事件上。如果这样，伦理学就不会有众多的流派，伦理学家们也不必为道德分歧而争论不休了。社会事件可以被类型化，同一类型的社会事件，不同的人的解释也不同。公共卫生事件亦是如此。新冠病毒引发的卫生紧急状态与历史上的历次公共卫生事件相比，不同点多于相同点。不同的道德图式对于疫情的伦理态度必然相反。可以肯定的是，人们是在他所接触的经验事实中重新调整自己的伦理道德知识布局。由于卫生紧急状态持续时间较长，社会成员对于病毒的警惕容易产生道德懈怠，疫情严重时害怕感染，疫情缓和时放松警惕。对于这种态度的变化，各地采取的防范措施也不同。从这个意义上说，道德信仰是在社会生活中不断学习逐渐形成的。彼彻姆指出："现在人们普遍承认这样一个心理学的事实：道德信仰，包括良心意识，并非天赋的，而是在

---

① Narvaez, D., Lapsley, D. K., Hagele, S., & Lasky, B., 2006, "Moral Chronicity and Social Information Processing: Tests of a Social Cognitive Approach to the Moral Personality", in *Journal of Research in Personality* 40(6).

一定的社会环境中通过后天学习得到的。"① 后天习得的知识比先天遗传的知识（技能）对人的影响更为深远，因为学习积累知识的过程伴随着某些教训，即人们感受到了某些后果的严重程度后才将它们纳入自己的知识体系，这样的知识意味着惩罚。趋利避害的本能，使行为主体自觉避免重复他人的教训（社会事件，基本有特定的受害人和被惩罚者）。由这样的经验事实形成的知识，对于构成道德信仰来说不可或缺。所有的道德信仰都预设了道德惩罚，即违背这种信仰将受到惩罚。勒庞认为："在人类所支配的一切力量中，信仰的力量最为惊人。"② 道德信仰的力量来自何处？当代社会，道德信仰的力量来自网络舆论。社交媒体的全球用户至少在几十亿人以上，如此庞大的用户数量，一个引发舆论关注的道德事件所产生的舆论冲击力，几乎可以让整个社会对道德谴责的对象孤立。频频游走于成都几个酒吧的那个女孩的活动轨迹被披露后，她的职业身份和变更活动场所的频率受到质疑，这个事件罕见地由当地政府出面建议舆论不要泄露其隐私、要求尊重其名誉。对当事人和与她相同职业的参与者来说，他们感受到网络舆论的强大力量后，会调整其道德知识布局，改变其道德信仰。

经历过重大自然灾难事件的人们对于生命的宝贵将有更多的认识。生命的价值只是抽象的概念，灾难事件将生命的脆弱性赤裸裸地展现在公众面前，重大的伤亡人数顿然令人感受到死亡的近在咫尺与极大的恐惧。地震、泥石流和火灾受害的范围相对较小，公共卫生事件几乎都是全国性的甚至全球性的。新冠病毒的全球大流行，整个世界饱受其侵害。防疫的相关知识将被社会成员普遍接受，它们一旦成为伦理道德知识，将被建构到社会伦理心态的结构中。只要社会环境相似，人们会自觉将这些知识激活。黑尔认为，"道德教育对一个孩子所产生的影响，大部分都将保留下来而不受任何

---

① 〔美〕汤姆·L.彼彻姆：《哲学的伦理学》，雷克勤、郭夏娟、李兰芬、沈珏译，中国社会科学出版社，1990年版，第53页。

② 〔法〕古斯塔夫·勒庞：《乌合之众——大众心理研究》，冯克利译，广西师范大学出版社，2007年版，第126页。

以后对他所发生的事情的影响"。显然，黑尔意识到自己的这个观点过于绝对化，他接着指出，"人类的道德系统是变化的，而蚂蚁的'道德体系'却一成不变"。① 蚂蚁是靠本能行动，人懂得协调自己与外部环境的关系，这种协调需要调用他们储存的伦理道德知识。尽管人们的道德图式各有特点，但社会是个共同体，这样的共同体也是道德的共同体。正如威廉斯所言："一个共同体中人不可能统统生活在伦理生活之外，但个别人也许能够在伦理生活之外生活。"② 当然，在伦理生活之外生活的人属于脱序的人，必然受到舆论的谴责。行为艺术家由于追求不俗，经常挑战社会伦理道德准则，这样的"艺术""彻底地杜绝了与义务相关的所有事物，使自己变成了一个自由的国度"。这样的"自由"可能挑战传统的伦理道德，这样的"艺术"通常不被社会所接受，因为这是将道德置于社会伦理心态的边缘，而"道德却是一种必不可少的最低限度，它一定是人们所必需的，就像是一块面包，每天少了它，社会也会活不下去的"。③ 伦理道德对于社会也是如此重要，因为道德信仰在"社会伦理心态"居于核心位置。越是在特殊的社会环境下，伦理准则被部分改变，道德信仰的作用愈发凸显。

（二）道德变化与社会伦理心态的"序"

回顾既往不难发现，当代的防疫措施受现代医学的影响最大。今天的火化、理发、戴口罩以及接种疫苗是西方公共卫生管理经验本土化的结果。这些在今天看起来属于防疫常识的东西，国人在最初接触时也曾产生过抵制。这种抵制表面上看是心理的排斥反应，实际上却是不同的伦理道德观念碰撞的产物。不同的医学知识体系，塑造的公共卫生观念也不一样。中国传统

---

① 〔英〕理查德·麦尔文·黑尔:《道德语言》，万俊人译，商务印书馆，1999年版，第73页。

② 〔英〕B.威廉斯:《伦理学与哲学的限度》，陈嘉映译，商务印书馆，2017年版，第37页。

③ 〔法〕埃米尔·涂尔干:《社会分工论》，渠敬东译，生活·读书·新知三联书店，2000年版，第15页。

社会的医学理论强调的是系统性地治理与调理，这种知识体系与中国传统的哲学有关。系统性调理需要时间，疫情对人体的威胁要求医学在最短时间内降服它。近现代社会，当西方医学知识被应用于防疫时，它们的实际效果逐渐被中国社会接受。在近现代社会以前，中国的防疫主要是通过巫术来驱除瘟疫，巫术在当时被认为是"科学"，因而也是道德的。巫术用于防疫行为具有伦理的正当性。当两种知识体系在同一个社会土壤中竞争时，伦理道德观念也随之发生碰撞。如果不是疫情的严重，我们很难想象火化遗体这样动摇中国传统丧葬礼仪的变化，可以在短时间内被社会所接受。涂尔干指出："每个民族的道德准则都是受他们的生活条件决定的，倘若我们把另一种道德反复灌输给他们，不管这种道德高尚到什么地步，这个民族都会土崩瓦解，所有个人也会痛苦地感受到这种混乱的状况。"① 显然，涂尔干对于道德变化影响一个民族的论断有点言过其实。不同的伦理道德体系相互交融会影响一个社会的道德图式，但不会导致该民族的瓦解。在新冠疫情的防治中，中医依然发挥着独特的作用。同样，我们接受西医的公共卫生经验，确实改变了中国传统社会的某些道德图式，但还是传统的伦理道德体系在支配着当代中国社会的行为方式。

在公共卫生事件持续期间，也是伦理道德变化的明显阶段。疫情伦理属于"途中道德"，随着公共卫生事件的结束，临时性的伦理要求将退出社会生活。不可否认的是，每次公共卫生事件也必然塑造新的社会生活方式，它们逐渐被固定下来并成为一种社会习俗，被纳入道德图式的知识布局中。在伦理道德观念处于变化期间，个体的人的行为方式影响着社会道德的整体水平。在卫生紧急状态期间，社交媒体上曝光了一些擅自离开社区、出门拒绝佩戴口罩、对于防疫管理人员出言不逊以及故意在电梯按钮上吐痰的人。这样的行为是行为者的伦理心态处于脱序状态导致的极端行为。卫生紧急状态

---

① 〔法〕埃米尔·涂尔干:《社会分工论》，渠敬东译，生活·读书·新知三联书店，
　2000 年版，第 195 页。

的骤然降临，有些人的伦理道德观念还停留在传统阶段，当常规的伦理道德准则与临时的伦理道德准则发生碰撞时，伦理心态原有的序被破坏，他们对外部环境的不适应造成行为的偏激。个人道德状态的堪忧将影响社会道德的整体水平，而这关系到防疫的效果。关于个体道德与社会道德的关系，早在 20 世纪 20 年代，我国伦理学研究者刘培德就曾指出："欲求有良善之社会，必先有良善之人民，欲求有良善之人民，必有良善之教育。良善之教育维何，即所谓道德教育也。"[①] 对于一个民族而言，公共卫生事件是一场全民性的伦理道德"会考"，人们在社会舞台上无意识地展示自己，在舆论场接受这样的伦理批评。卫生紧急状态下的伦理道德教育是在道德处于变化期的特殊教育。当社会成员普遍接受医学知识，相信通过医学技术和公共卫生管理能够战胜病毒，那么，由医学权威所倡导的行为方式，这样的方式就是符合伦理准则的。因此，伦理道德教育也就是培养人们的行为方式。或者说，是对人们进行新的教养培训。面对社会成员的品德教育，究竟是称作"伦理道德教育""伦理教育"还是"道德教育"，需要针对具体的语境。伦理和道德都"意指性向（行为的预先倾向性或适合性）或习俗，它们的一个区别是'道德的'所指的那个拉丁词更多强调社会期待这层含义，而'伦理的'所指的那个希腊词则更偏重个体品格"，威廉斯将"道德理解为伦理的一种特殊发现"，它"格外强调多种伦理概念中的某一些，尤其是注重于发展一般特殊的义务概念"。[②] 公共卫生事件中的品德教育虽然包含着特殊的义务概念，但"伦理的"概念更为宽泛，正是从这个意义上，我们选择使用伦理道德教育这样的表述。公众通过新闻媒体和社区管理部门以及网络舆论获得这个时期的行为禁忌以及"应当"。当这些预先的倾向性或适合性被广为宣传时，多数人接受后，这样的倾向性就具有社会临时习俗的意义。这种习俗不同于传统习俗，它是道德变化的产物，也是一种新的社会伦理心态的"序"。

---

① 刘培德：《道德教育为今日社会上之必要》，《时兆月报》，1922 年第 17 卷，第 12 期。
② 〔英〕B. 威廉斯：《伦理学与哲学的限度》，陈嘉映译，商务印书馆，2017 年版，第 11—12 页。

社会环境的剧烈变化带来伦理道德方面的某些变化，但不变的是人的内在品质。具有道德人格的人具有"获得一种善观念的能力"和"获得一种正义感的能力"，罗尔斯指出，具备这两种能力的人，"前者表现为一项合理的生活计划，后者表现为一种按某种正当原则行为的起调节作用的欲望"。① 卫生紧急状态下的人们制定合理的生活计划并非易事，在这种情境下的"正当原则"也具有模糊性。道德人格的这两种能力促进社会成员适应社会环境的变化以及社会伦理心态的"序"的变化，他们能辨别这个时期行为正当的原则，遵循这样的原则调整自己的生活计划（或生活方式）。新的伦理道德观念要被接受，需要符合公众的思维定式，即他们在心理上愿意接受。彼彻姆指出："我们坚信别的人或者别的民族的行为不正义，因此应当受到惩罚，而不认为生活于我们的环境中的我们自己的道德信念仅仅是一种感情或是一种'口味'。"② 从这个意义上说，道德是"口味"而不是理智。对于卫生紧急状态下的社会成员而言，最好的"口味"（伦理道德教育）是让他们看到遵守某种伦理道德规范的收益。即，遵守管控措施可以明显减少自己和家人感染的风险。利益认知是最好的道德自我教养途径。西季威克认为："道德的自我教养的可能性取决于下述假设：我们能通过当下的意志在一定程度上决定我们在或近或远的未来的行为。"③ 未来的行为的合适性是理性选择的前提，这样的选择无法先天获得，只能通过防疫宣传间接地改变人们。

（三）社会协作与社会伦理心态的"序"

玻姆在《创造力》中提出了"序"的概念，他将"序"的变化当作创造的基础。同样的物质，空间位置的变化可能改变物质的性质，即产生新的物

---

① 〔美〕约翰·罗尔斯：《正义论》，何怀宏、何包钢、廖申白译，中国社会科学出版社，1988 年版，第 564 页。

② 〔美〕汤姆·L. 彼彻姆：《哲学的伦理学》，雷克勤、郭夏娟、李兰芬、沈珏译，中国社会科学出版社，1990 年版，第 50 页。

③ 〔英〕亨利·西季威克：《伦理学方法》，廖申白译，中国社会科学出版社，1993 年版，第 87 页。

质。同样，不同观念的融合也会改变观念的性质，催生新的观念。创造对外部环境的要求是人的匮乏感，没有匮乏就不会有"序"的变化，也无所谓真正的创造。公共卫生事件对社会常态秩序的破坏，社会成员的心理产生新的匮乏感，即人们普遍对死亡的恐惧和对生命安全的渴望。当生命安全无法得到保障时，安全的匮乏感成为这个时期共同的社会心理，延续传统的行为方式被病毒感染的概率将加大，采取新的行为方式可能减少感染概率。这样的认识来自人的直觉，而伦理道德准则的变化和直觉发生冲突，伦理道德准则是后天形成的，伦理和直觉的割裂也是新旧道德的割裂，毕竟公众无法在心理上瞬间改变其道德"口味"。玻姆提出："思想产生着自动的心理、情感和生理应答链，在心、身和整个社会内部有着巨大的真实影响。"[①] 行为主体对于社会环境和伦理道德观念变化的感知也在产生新的认识，这种认知不仅影响着个体的身心也影响社会。面对突如其来的卫生紧急状态，对于安全的匮乏感既是个体的也是社会的共识。一个不遵守管控措施的人，不仅是在漠视自己的生命，也是在漠视公共安全。这样的心理在这个时期表现得非常明显，反映在网络舆论中，就是社交媒体用户对这样的行为进行谴责。个体的伦理道德观念给自己的生活提供一个观念的框架，但个体的人又生活在社会里，作为社会共同体成员的人必须按照社会所规定的框架进行生活。伦理道德的社会性要求社会成员接受社会伦理的规范。在涂尔干看来，"社会并不是个人叠加而成的，个人也不是带着固有的道德走进社会的。正因为人生活在社会里，他才会成为一种道德存在"。道德的一致性要求作为社会道德存在物的人在行动方面必须协调一致。在卫生紧急状态下，部分社会成员遵循管控措施，另一部分无视管控措施，社会协作的局部失灵可能导致整个社会防疫的成果归零。在这个时期，到过疫区的人返回居住地后应主动报备并接受隔离，隐瞒自己的旅居史而逃避隔离观察，可能因频繁接触他人而威胁到

---

① 〔美〕戴维·玻姆:《论创造力》，洪定国译，上海科技出版社，2001 年版，英文版序，李·尼克尔，第 15 页。

他人的健康安全。拒绝社会协作在某种意义上是对社会的瓦解，这种人多了，社会将变成原子化的社会，自行其是的人们使社会生活遭到破坏。"假如所有社会生活都荡然无存了，那么道德生活也会跟着一同消失，因为它再也没有依托的对象了"①。个体无法脱离社会而独立存在，公共卫生事件中的人们对此体会更深，拒绝参与社会协作将被社会孤立。在社区里，离开社区服务人员和快递人员，人们的日常生活将无法维系。要参与社会协作，配合社会的防疫需要，就是这个时期的特殊协作形式。社会协作是一种利他，这是社会存在的前提。当人们做好以道德的方式参与社会协作的心理准备，他就以社会道德存在物的身份开启自己的社会之旅。

在常态环境中，社会中的人以原子的方式存在。在不违反公序良俗的前提下，行为主体可以自主决定自己的生活方式。即便如此，比如一个人进入网络公共领域，表面上他依然不用与人协作，独自享受网络空间的自由生活。然而，他的这种自由是在遵守网络讨论规则的前提下获得的自由。在卫生紧急状态下，人际合作变得无处不在。居家不外出，就是最基本的协作，居家隔离已经不是简单的个体行为方式，而是社会协作的主要方式。关于社会协作，涂尔干使用的是"社会团结"的概念。在他看来，"任何对自身行为不带私心的规定都可以称作道德，这些纽带的数量越多力量越强，道德本身也就越牢固"。相比之下，为防疫需要而出台的所有管控措施都可以看作社会协作的纽带，这些措施也是道德的纽带。从最初少数人接受到多数社会成员的普遍接受，在短时间实现大规模的社会协作，在于"道德是建立在依赖关系之上的"。②依赖是一种心理需求，社会协作符合人们的心理需求。虽然这种协作可能给每个人造成生活方面的诸多不便，但它符合社会根本利益，社会伦理心态要求社会成员调整各自的利益诉求，在卫生紧急状态期间做好参与防疫所需的各种社会协作。比如，2020年12月，最先接受疫

---

① 〔法〕埃米尔·涂尔干:《社会分工论》，渠敬东译，生活·读书·新知三联书店，2000年版，第357页。
② 同上注，第356—357页。

苗接种的群体，多数国家选择的是医护工作者和老年人。医护工作者肩负着救死扶伤的重任，他们是社会协作中的中坚力量，将疫苗优先给这个群体使用，保护他们的人身安全可以促进防疫工作。给老年人优先接种疫苗体现的是传统的美德，老年人抵抗力弱，感染的可能性大，优先将疫苗用于这个群体也是社会协作的特殊表现形式。关照医护工作者与老年人，这种社会协作可以视作疫情时期的利他主义的互惠。贝蒂娜·卞·格雷夫斯（Bettina B. Greaves）援引行为经济学家的观点，认为"利他主义的互惠形式构成了道德和人类的关键基础合作"[1]。对医护工作者的利他互惠，从而可以救治更多的新冠病毒感染者；对老年群体的利他互惠，使他们免受病毒折磨也是减轻社会负责。在卫生紧急状态下，"人们确实期望互惠，但这是特定类型的互惠，这是对需求以及对需求和期望的响应的互惠。在互惠交换的情况下，由于存在未知的回报时间、方式甚至回报的不确定性，因此存在不确定性"。尽管如此，社会协作依然"致力于维护关系，从而增强信任和社会团结"。优先接种疫苗的群体，他们"在互惠的背景下也经历了欣赏和感激之情"。[2] 这样的利他互惠，也是通过新型社会协作重塑社会伦理心态的"序"。

第二节　公共卫生事件中社会伦理心态培育的途径

卫生紧急状态是人与环境冲突的产物，人们该如何在这种冲突中理性地行动，伦理学有责任为社会成员的行为方式提供指南。社会临时秩序的伦理准则如何为社会所接受，关键需要解决心灵的困惑。威廉斯指出："我们很难指望心理学能为奠定伦理学基础做出重大贡献，但另一方面我们得认真考虑没有心理学我们能走多远。"许多社会问题归根结底是人的心结无法得到

---

[1]　Rand, D. G., Nowak, M. A., 2013, "Human Cooperation", in *Trends in Cognitive Sciences* 17(8).

[2]　Miller, J. G., Goyal, N., & Wice, M., 2017, "A Cultural Psychology of Agency: Morality, Motivation, and Reciprocity", in *Perspectives on Psychological Science* 12(5).

解决造成的。"人身上形成伦理性向，这是个自然进程。这并不是说伦理性向是自发的，无需教育或培养。"[①] 社会伦理心态的培育更多是一门平衡的艺术。布劳德认为，"人是个具有巨大的内在复杂性的系统，这一系统具有独特的统一与平衡"。至于如何平衡这个系统，需要"人与他人、自然界经常地相互作用，这些相互作用经常扰乱某一方面或另一方面的平衡。只要平衡得到大致的维护，人就活着并且保持着身体和精神的健康"。[②] 对于社会伦理心态的培育而言，就是综合平衡多种关系伦理道德观念的因素，将伦理道德观念置于社会生活中。健康的社会伦理心态可以从容应对社会环境的变化。

一、社会秩序与公共卫生事件中社会伦理心态的培育

伦理秩序的自主性质及其约束的有限性，需要借助于外在的社会制度（法律）来维系。甘绍平认为："伦理学与社会实践的关联，不仅体现在对法理的论证上，从而直接影响着国家法律的塑造，而且也体现在对社会价值理念的建构和公民文明素质的提高的推进上。"[③]

（一）规则意识与社会伦理心态培育

对于人类社会而言，公共卫生事件也是一次人性的考验。在卫生紧急状态下，人性以最为本真的形式展现出来。面对疫情的蔓延和防疫的需要，人性的张力与规则的约束力之间的矛盾比较凸显。对于来自外力的限制，人的内心会产生排斥性的条件反射。规则的意义在于：如果不能限制人的行为，社会将处于无序状态。规则的实施既在于强制性，也在于人们对它的尊重。没有大多数社会成员对规则的尊重，人类社会就不能产生规则意识，而这种意识又是社会秩序化的基本保障。在中国传统的伦理道德观念中，血亲关系和政治制度塑造的是等差的观念。等差意味着权利和义务的不同，权利与义

---

① 〔英〕B. 威廉斯：《伦理学与哲学的限度》，陈嘉映译，商务印书馆，2017 年版，第 61 页。
② 〔英〕C. D. 布劳德：《五种伦理学理论》，田永胜译，廖申白校，中国社会科学出版社，2002 年版，第 15 页。
③ 甘绍平：《伦理学的当代建构》，中国发展出版社，2015 年版，第 3 页。

务的不平衡，塑造的社会心理是整个社会对权重责轻者的羡慕。权重责轻的传统与规则的一致性存在内在冲突，这也是中国传统社会规则意识淡薄的原因。在防疫史上，当社会普遍抵制某项防疫举措时，只要宫廷的一道圣旨，尖锐的社会冲突和社会成员的心理冲突很快得以调解。这表明，主观性规则（象征最高权力的指示）与客观性规则（理性的普遍性的行为规范）的选择是近代社会与现实社会两种不同性质的规则，公众对待两者的态度反映的是规则意识的不同。现代伦理学强调的是可以被普遍化的规则，即一项规则适用于所有人，这样的规则虽然不是来自最高权力部门（者）的旨意，人们依然发自内心地尊重。威廉斯阐述了康德对待规则的态度："他（康德）实际上需要在日常经验层面上找到某种恰恰性质相反的东西，某种与理性之认可相应的东西；它作为一种感情，以受动方式呈现自身，仿佛是由外部决定的，康德称之为'对法则的尊重之感'。"[①]康德从经验事实的矛盾中发现理性的东西，法则（规则）由与经验事实相反的理性内容所构成。正因为法规（规则）剥离了经验事实的千差万别而具有强大的生命力，为人的行为提供指南。一项抽象性的规则远胜过一条临时颁布的行政指令，这是法规（规则）值得尊重的地方。在卫生紧急状态下，遵守管控措施本应受人尊重，这是对规则最好的回报。在现实空间，遵守规则未必全部受到尊重，有时反而被嘲笑"怕死"或者"迂腐"。相反，违反规则的行为可能被称作"勇敢"；在网络空间，讨论相关问题时，理性文明的讨论可能受到攻击甚至羞辱。讨论者在不同的空间对于规则的藐视，并非仅局限于这个时期而是一种长期的社会现象，这表明规则意识的淡薄与社会性伦理意识的淡薄相关。当一个人缺乏对理性的尊重，对美德的尊重，对义务的尊重，我们很难认为这样的人会真正尊重社会伦理的基本准则，甚至连法则也可能视而不见。在现实生活中，尽管醉驾入刑已经多年，从媒体经常曝光的酒驾新闻来看，可以推测被报道对

---

① 〔英〕B. 威廉斯:《伦理学与哲学的限度》，陈嘉映译，商务印书馆，2017 年版，第 204 页。

象的规则意识。

规则意识淡薄，在于违背公序良俗的成本过低。现实空间对于不遵守交通信号穿越斑马线的人并无实质性的惩罚措施，于是红灯就失去了禁忌的意义。同样，没有机动车牌照的电动车也可以无视红灯信号穿越马路，因为经验事实告诉他这么做不会受到惩罚。在卫生紧急状态下，不遵守管控措施受到的"惩罚"是象征性的，真正受到有痛感惩罚的很少。伦理学所需要的舆论惩罚，因为网络舆论的分歧反而消解了惩罚这个"解药"的效力，有的人选择性地接受支持不遵守规则的言论。惩罚是一种平衡，可以矫正错误行为的倾向。没有惩罚或者惩罚微不足道，进一步降低了规则的尊重感。福柯在论及惩罚对规则意识培育的重要性时指出："惩罚应该成为一个学校而不是一个节日，成为一本永远打开的书而不是一种仪式。"福柯反对不公开的惩罚，主张应该让儿童看到惩罚，"他们在那里会学到公民学。成年人应定期重温法律。让我们把惩罚场所设想为星期日供家庭游览的'法律公园'"。[①]如果把福柯的"法律公园"换成"规则公园"，对于卫生紧急状态下的中国社会也许更有现实意义。遭遇公共卫生事件，社会成员普遍希望社会治理部门履行职责，但未必意识到自己的道德权利和道德义务。在这期间，社会成员的道德义务在扩展，人们的行为方式应置于道德考虑的范畴，履行各自的道德义务。道德义务要求行为主体承担防疫所需的个人义务，遵守管控措施。社区、媒体和网络舆论场，对于不遵守管控措施、不履行道德义务的人，如果进行必要的惩罚，就能让更多的人从惩罚这本"教科书"中受到教育。在卫生紧急状态下，社区的"规则公园"主要体现为悬挂多种警示性的横幅，唤醒社区成员的规则意识；新闻媒体曝光的是那些造成重大防疫漏洞的典型案例，社交媒体和其他新兴媒体（抖音、快手等）通过短视频的形式向公众展示那些违背公序良俗和管控措施的行为。后者通过网络舆论的关

---

① 〔法〕米歇尔·福柯：《规训与惩罚》，刘北成、杨远婴译，生活·读书·新知三联书店，2007 年版，第 126 页。

注，具有"规则公园"的性质。

规则意识是一种心理的本能反应，这种意识在本质上是一种伦理意识。现代社会，普遍性的客观规则成为社会治理的统治性力量。社会治理的现代化离不开规则意识的现代化，后者则与一个民族传统的伦理道德观念和社会心理有着千丝万缕的关系。传统的规则意识在今天依然存留，中国防疫成效的显著在一个侧面表明传统规则意识在特殊情境中的作用。正如勒庞所言，"脱离了传统，不管民族气质还是文明，都不可能存在"。在公共卫生事件持续期间，我们对规则意识的关切一是建立某种传统结构；二是改造这种传统。在勒庞看来："没有传统，文明是不可能的；没有对这些传统的破坏，进步也是不可能的。"[①] 在特殊的历史时期，一场公共卫生事件的发生或许为社会伦理心态的现代化提供了契机。

（二）法律秩序与社会伦理心态培育

在卫生紧急状态下，伦理规范对社会临时秩序的规范被边缘化，新的伦理准则正在培育阶段。在此期间，原子化状态的人在恐惧与焦虑中显得更为自我。卡伦·霍妮认为："自我中心论是一个道德问题，因为它要别人屈服于他的需要。"[②] 在这种情况下，以具体法律条文构建的法律（社会）秩序，可以有效地填补伦理道德规范的不足。所谓法律秩序，是指由法律所建立并保护的人际关系的状态，它与伦理秩序、政治秩序、文化秩序和其他秩序并存。法律和道德都是对人的行为进行规范，通过限制某些行为构建有序的社会秩序。不论是法律秩序还是伦理秩序都对人们规定了所承担的义务。按照康德的论断："法律义务直接规范行为本身，而在行为底层面并无回旋余地，故称为'狭隘义务'；反之，德行义务仅规范行为底格律，而在行为

---

① 〔法〕古斯塔夫·勒庞：《乌合之众——大众心理研究》，冯克利译，广西师范大学出版社，2007年版，第96页。
② 〔美〕卡伦·霍妮：《我们内心的冲突》，王作虹译，陈维正校，贵州人民出版社，1990年版，第106页。

底层面留下回旋余地，故称为'宽泛义务'。"①康德通过对两种不同义务的界定，非常清晰地阐述了法律秩序和伦理秩序构建社会秩序的方式。伦理强调"应当"，从宏观角度为人的行为方式立法；法律以具体的条款具体限制人的某一行为，它要求的是"不能做什么"。法律秩序以强制性的方式禁止社会成员具体的某些行为。法律秩序对行为的限制相对明确，人们看到这些规定就会清楚冒犯法律将付出的代价。在卫生紧急状态下，按照我国《传染病防治法》的相关规定，不论是机构还是个人均有如实报告的义务。其中，该法第三十一条规定："任何单位和个人发现传染病病人或者疑似传染病病人时，应当及时向附近的疾病预防控制机构或者医疗机构报告。"如果有的机构或个人得知自己或者身边的人以及自己掌握情况的人已经出现类似于感染病毒的症状，或者确定地知道此人已经患病，则他有义务向主管部门反映这个情况。报告的义务体现的是对公共卫生安全最大限度的保护。但是，落实这个义务需要专业的知识。一个人是否感染或者疑似感染，前者由专业的医疗机构确认，普通人并不具备认定的资格；后者即疑似病例，如果一个人把普通的感冒发烧咳嗽患者当作疑似病例上报，将给被上报对象的生活及其家人或者有过接触的人带来干扰。在上报者无法确证对方是疑似病例前上报，他们可能面临承担司法诉讼的风险。如果被认定为诬告，则应承担相应的法律责任。针对新冠病毒流行期间的这类问题，2020 年 10 月 2 日，国家卫健委发布的《〈传染病防治法〉修订征求意见稿》提出，对于发现并报告传染病患者或者疑似传染病患者的单位或个人，"可按照国家有关规定予以奖励"。对于公众普遍担忧的不当上报，"对经确认排除传染病疫情的，不予追究相关单位和个人责任"。②法律规定的报告的义务也是对社会伦理心态进行培育的一种特殊方式。感染病毒者或疑似感染者对公共卫生安全构成或可能构成威

---

① 〔德〕康德:《道德底形上学》，李明辉译注，联经出版事业股份有限公司，2015 年版，第 163 页。

② 庞海宇:《〈传染病防治法〉拟修订，故意隐瞒病情追责》，新京报网·视频，2020 年 10 月 2 日，http://www.bjnews.com.cn/video/2020/10/02/774809.html。

胁，维护社会共同体的安全是社会伦理所规定的义务。两种义务的重合，法律义务以强制方式避免有的人因利己考虑回避自己的道德义务。当道德义务变成法律义务，道德责任也就变成法律责任。意识到法律责任惩罚的严重性，也将教导社会成员将履行法律义务作为最基本的义务。

在公共卫生事件持续期间，处于特定场所的人应履行检疫的义务。《中华人民共和国国境卫生检疫法》第七条规定："入境的交通工具和人员，必须在最先到达的国境口岸的指定地点接受检疫。"对于出境的人员也规定了类似的义务。法律秩序是强制性秩序，不遵守规定的人将付出相应的违法成本。《中华人民共和国刑法》第三百三十条制定了"妨害传染病防治罪"，对于"违反传染病防治法的规定"，"引起甲类传染病传播或者有传播严重危险的，处三年以下有期徒刑或者拘役；后果特别严重的，处三年以上七年以下有期徒刑"。法律通过将违反疫情规定的行为纳入刑法处罚的范围，违法者不但要受到舆论的惩罚，还要承担刑事责任。在法律秩序的建构过程中，培育的也是这些人的社会伦理心态，即全体社会成员必须为遵守法律义务和伦理义务同时做好心理准备。

法律秩序是一种形式的秩序，伦理秩序则兼具心理秩序。一个人遵守法律义务，通过行为的禁忌履行这种义务。不实施某一行为，公众可以直观地观察到。在卫生紧急状态下，一个有疑似症状的人及时到医院就诊，这种行为本身就是履行法律义务；相反，一个临时服用退烧药逃避检查者是在用欺骗的方式触犯法律。履行法律义务既是遵守法律秩序，也是在对个人的德性进行培育。在谈及德性培育时，威廉斯指出："如果一个行为者有某种特定的德性，那么某些事情就会因为他或她有这种德性而对他或她成为伦理考虑。"伦理考虑意味着要克服诸多的困难，甚至付出代价，这是伦理考虑和德行义务更为可贵之处。威廉斯预计到德性培育过程的漫长和艰辛程度，他接着写道："这条道路就要由自我意识的影响来决定，又由于自我意识的影响而满途陷阱。"[①]

[①] 〔英〕B.威廉斯：《伦理学与哲学的限度》，陈嘉映译，商务印书馆，2017年版，第16页。

法律秩序只是社会秩序体系的一个分支，与公共卫生事件相关的义务主要体现在上报和检疫两大义务。在卫生紧急状态下，社会生活复杂，缺乏伦理性的社会行为反映出社会行为的道德含量的不足，这与社会成员普遍缺乏伦理方面的心理准备有关。伦理道德心理建设对社会秩序相当重要，将法律秩序建设与社会伦理心态培育勾连起来，当社会成员普遍从功利主义角度考虑大多数的最大幸福，并将之作为日常的思维定式，社会伦理进而逐渐成熟起来。为此，不妨听从黑尔的建议，人们"要学会使用'应当'一语句，并认识到'应当'一语句只有通过诉诸一种标准或一组原则才能得到检验，而我们正是通过我们自己的决定而接受并创造我们自己的这些标准和这些原则的"①。通过伦理考虑和规则意识，行为主体将"应当"不仅变成行动的语言，而且变成内心的行为准则，这是建设良好社会的开端。

（三）规则教育与社会伦理心态培育

社会秩序由无数个规则支撑。规则包括显性规则和隐性规则，前者通过自我识别或提醒，即可知悉；后者需要人们在实践中感知并认识。在汉语中，隐性规则也被称作"潜规则"，后者有特定的指称对象，特指社会或行业的某些不成文的灰色交易的做法。这里所说的隐性规则是个中性词，系指约定俗成的、较少局限性但又被广泛认可的规则。两种规则都需要经过后天的学习习得并用于指导行为。

我国传统社会的规则教育是礼仪教育。礼仪属于显性规则，一个人从小就开始接受这类教育。多数家庭的礼仪教育主要通过示范的方式进行。一个人的话语方式和姿态语言以及待人接物的习惯，以家庭的熏陶为主。独生子女家庭的增多也改变了许多家庭的育人理念，家庭的学校功能不再是对孩子包括礼仪在内的规则教育，而变成了知识教育的场所。家庭功能的这种转变取代了教育机构的某些功能，却失去了对孩子素质教育的机会。在当代社

① 〔英〕理查德·麦尔文·黑尔:《道德语言》，万俊人译，商务印书馆，1999年版，第188页。

会，学习成绩不错的学生的规则意识未必强。规则意识的缺失，使得年轻群体对行为禁忌和文化禁忌的认知偏少，直接影响到他们的社会生活的质量。规则教育的实质是教养，是指通过行为方式展现出的个体道德修养的状况。一个人的教养是家庭、学校和社会共同塑造的产物，主要体现为个人的文化和品德方面，属于他律教化的显现。个人的教养决定他的行为方式，一个社会平均的教养水平决定该社会的行为方式。卫生紧急状态将社会的教养状况直观地呈现出来。城乡社区的宣传横幅，"硬核防疫口号"和乡村大喇叭对违反管控措施的道德谴责，这类信息在疫情严重时期的网络媒体上被曝光，折射出我国社会整体的教养状况。福柯指出："教养制度不可能是一个先在的概念。它是社会状况的一种归纳。就像健康会受到损坏一样，也有道德疾病。治疗将根据疾病的位置和趋势来进行。"[①] 福柯将教养问题定义为"道德疾病"，认为疗治道德疾病不仅要找到症结何在，关键要预判其发展的趋势。

规则教育的缺失并不意味着规则教育处于真空状态，而是在规则教育的过程中，教育以选择性和倾向性的方式为受教育者提供了部分的规则范本。当家庭教育接替学校教育的部分功能，孩子在家庭中接受的道德教养内容相应减少；学校不仅是知识传播的机构，也是育人的场所，在应试教育的模式下，教育机构对学生的教育以知识传播为主，文化和道德方面的教养功能被弱化。社会的功利取向和绩效考核，社会对社会成员的教养也是选择性的，这是"精致的利己主义者"这个词语一度流行的原因。选择性的规则教育，给人灌输的是利己的规则意识。换句话说，规则为个人服务，这样的规则在与个体利益发生冲突时，牺牲公共利益或暂停公共规则，这是选择性规则教育的结果。人无法脱离社会而孤立地生活，规则必须是普遍性的而不是个性化的。规则教育的不完整性带来的是社会问题。一个忽视公共利益的社会，社会伦理心态也是在为谋取个体利益的最大化做准备，这种心态存在现实的

---

① 〔法〕米歇尔·福柯：《规训与惩罚》，刘北成、杨远婴译，生活·读书·新知三联书店，2007 年版，第 279 页。

逻辑矛盾。社会是由无数个体组成的，个体利益与公共利益的协调发展符合社会发展的趋势。个性化的规则是任性的规则，这样的规则在社会生活中必然遇到麻烦。个人的规则与社会的规则一致，一个人在心理上就不会对社会规则存在抵触情绪；反之，大多数人无法接受社会性规则，应该反思的是个人的规则是普遍性的规则还是个性化的规则。对待规则的态度，表明规则教育出现问题，塑造的个体伦理心态和社会伦理心态之间处于对峙状态。两种不同规则的对峙，作为强刺激源的显性规则对隐性规则的应激效应，可以部分唤醒人们适应社会规则。"根据诺伊曼（Eric Neumann）的说法，在传统道德中，人们在应对黑暗一面时，要么将其投射到其他人身上，使他们成为个人、社会、国家或种族的替罪羊，要么有意识或无意识地逃避现实"。"深度心理学允许有意识的、理性的自我到达我们的无意识的一面，并面对我们不再具有威胁性的黑暗一面的现实。与它达成协议并不意味着允许它统治我们的生活，但是这种特殊的认可使它可以融入我们整个人格中，其目的不是消除它，而是使其与其他重要特征保持平衡"。[①] 只有完整地接受全部的社会规则，而不是根据个人的利益部分接受某些规则，这是消除对峙状态的有效途径。

规则教育应该摒弃利益的取向，将普遍性的原则提供给每个社会成员，将这样的规则意识纳入社会伦理心态，自觉抵制外部的种种诱惑。如果社会伦理心态中缺乏普遍性的规则意识，有些人在特定环境中可能为维护个人私利而妨害公共利益。比如，在卫生紧急状态下，为个人目的而采取欺骗手段，这是利己原则的行为方式。利己的前提是必须对于每个人而言同样如此，如果在同一情境下只能是少数人的利己而大多数人必须为这样的利己付出代价，这样的利己原则必然是错误的。所以，不论是家庭、学校还是社会提供的规则教育，应该避免接受某一原则作为我们的行为指导。彼彻姆认

---

① Dominance, J., 1970, "Book Review: Depth Psychology and a New Ethic", in *Theology* 73(604).

为，黑尔的"'学会原则'不是学会每一个个别的行为；在原则问题上，我们是在特定的环境中学会履行特定的行为"①。涂尔干指出，伦理道德规范和法律规范"不仅仅是一种习惯上的行为模式，而是一种义务上的行为模式"，因为"它在某种程度上不允许个人任意行事"。在他看来，由普遍性的规则建构的"社会才能拥有道德和物质的最高地位，它不可避免地要为个人立法，同样，也只有集体构成的道德实体才能凌驾于世人之上"。②

二、网络舆论与公共卫生事件中社会伦理心态的培育

网络时代，中国传统伦理道德观念受到冲击，进入一个观念的转型期。迄今为止，传统伦理道德观念的转型仍在进行中。当代社会的伦理道德观念尚未定型，造成社会伦理心态缺乏稳定性。一个时期的网络舆论是社会伦理心态的反映，良好的网络舆论培育着社会伦理心态。在公共卫生事件持续期间，网络舆论场将现实空间的客观问题和人们的内心冲突交织在一起。在涂尔干看来，"道德生活就像是人们的肉体精神一样，总是要适应相互矛盾的需要"，社会伦理心态的作用在于使各种冲突"相互进行限定，相互寻求平衡"，③调节各种冲突。

（一）网络舆论与社会伦理心态的模糊

每个群体都有某些特质词汇，这些词汇背后隐含着他们的伦理取向。在卫生紧急状态下，学校的课程改为在网上进行，这不仅改变了传统的学校教育秩序，也改变了家庭生活秩序。学生居家学习，家里不再安静，家长们的心态发生变化，从寒假期间的"宝贝"逐渐变成"神兽"。2020 年 12 月，"神兽归笼"入选年度网络流行语，"神兽"这个词包含着家庭伦理观念的转变。

---

① 〔美〕汤姆·L.彼彻姆：《哲学的伦理学》，雷克勤、郭夏娟、李兰芬、沈珏译，中国社会科学出版社，1990 年版，第 548 页。

② 〔法〕埃米尔·涂尔干：《社会分工论》，渠敬东译，生活·读书·新知三联书店，2000 年版，第二版序言，第 17 页。

③ 同上注，第 6 页。

一个孩子自开始上学的第一天，他（她）的身份就成了"社会人"。只有周末和假期，他们在家里才有"合法"的地位。卫生紧急状态将每个孩子固定在家里，而家长们还有自己的事务，照顾孩子（的学习）和处理自己的本职工作成为这个时期多数家庭的突出矛盾。"神兽"这个网络词的流行，表明亲情与生存选择的无奈。把孩子送到学校，现代教育的制度化塑造着现代的家庭伦理，即在非假期和非节假日，在校生的学习事务属于学校的义务。卫生紧急状态颠覆了常态的教学秩序，教学的义务虽然依然由学校承担，但是在线教育跨越了学校和家庭的空间，众多的学生在家里生活，料理他们生活的事务转移给家长。尽管我国的传统伦理道德属于血亲伦理，但是由于多数家庭在没有做好准备的情况下承担了道德义务，他们对待孩子的心态也相当微妙，这种微妙是公共卫生事件中的社会伦理心态处于混沌状态的写照。在网络舆论中，"神兽"意味着家长对孩子的爱恨交织之情。这个时期，网络舆论中群体的特质词汇多数爱憎分明。比如，对于疫情严重地区的身份歧视，网络舆论存在明显的对立。2020年寒假期间，有从武汉返乡的大学生，家乡社区在排查这个群体的来源地时，围绕究竟是统一隔离还是居家隔离，社区的意见不统一，网络舆论的意见也有明显的分歧。在亲情、乡情和疫情之间，调和三者的关系并不容易。亲情和乡情中包含着人们的道德感情，卫生紧急状态以冷酷的方式冲击着社会成员的道德情感，尤其是在乡村社区，血缘关系的割舍存在阻力。在网络讨论中，讨论者对待亲情和乡情的态度也不一样。因此，在涉及疫区返乡人员的态度中，从社区的宣传横幅和网络舆论场的争论中，我们看到的不是伦理道德的共识，而是伦理道德的分歧。涂尔干认为，社会伦理的"基础是公众意见而不是法律"。这个界定的预设是公众意见的统一，或者说是基本的统一。公共卫生事件在颠覆常态的社会伦理秩序时，无法同步提供备选的社会伦理秩序。在涂尔干看来，"公众意见的各种含糊其辞的义务总是充满了宽容。那些最该受到谴责的行为也往往因为成功而得到迁就，允许和禁止、公正和不公之间已经不再有任何界限，个人几乎以一种武断的形式把这些界限挪来挪去"。就像前面提及的"神兽"，家长们面对这些被"滞留"在家的孩子，他们内心世界的道德观念变得摇摆不定，"神兽"的可爱与"可恨"同在，家长自我的意见尚且难以协调，网络舆论对"神兽"的意见愈发难以统一。社会伦理心态的模糊导致社会伦理"也是那样的含糊不清，反复无常，根本形成不了任何纪律"。至于公共话题讨论的网络舆论场，多种声音的共存与"包容"造成网络社会伦理的模糊，网络空间这种"集体生活的整个领域绝大部分都超出了任何规范的调节作用之外"。① 离开伦理规范的调节，意见的对立与冲突加剧了社会伦理心态的模糊。

通常，人们重视客观事实，对心理事实持否定态度。网络舆论的实质是意见，而意见属于主观信息，这种信息归属于心理事实的范畴。客观事实是单一维度的事实，人类世界所说的客观事实是那些被人认知的事实，虽然它们被称作"客观事实"，却不可避免地是留下人为加工的痕迹。心理事实是一种许可的事实，它经过认识主体的价值观的审核被赋予合法性的事实，这样的"事实"最终以"意见"的形式出现。由公众意见构成的舆论，是一种特殊的社会状态。威廉斯认为："信心是一种社会状态，它同时也以讨论理论研究反思性有关；与之相应，这些活动本身是些实践形式，占据社会空间。"② 在非常态的卫生紧急状态下，社会性的恐惧与焦虑也是一种社会状态。与信心不同，恐惧与焦虑这种社会状态并未经过伦理反思，而是一种近乎直觉形式的社会状态，与信心相比，这样的社会状态更为真实。由于未经反思但又被用以公共讨论，它们所占据的社会空间更大。在疫情严重阶段的网络舆论中，恐惧与焦虑成为社会性的心理事实，公众对与此相关的话题尤为感兴趣。恐惧与焦虑这样的心理事实，往往以曲折的形式呈现在公共讨论中。也就是说，网络虚拟社区陌生人之间的公共讨论中，讨论者不会将自我的恐惧与焦虑公之于众，而是用或善或恶的道德判断表达自己对所讨论话题的看

---

① 〔法〕埃米尔·涂尔干:《社会分工论》，渠敬东译，生活·读书·新知三联书店，2000年版，第二版序言，第14页。

② 〔英〕B.威廉斯:《伦理学与哲学的限度》，陈嘉映译，商务印书馆，2017年版，第205页。

法。比如，在争论戴口罩的必要性时，个别害怕病毒的社交媒体用户可能称他不戴口罩，也不怕被感染。但在现实生活中，他可能是另外一种情形。这样的反心理事实的言论，可能会误导其他人对待防疫的态度，干扰疫情所需的社会伦理心态。假如社交媒体用户区分不清楚网络舆论这种心理事实的复杂性，长此以往，他们的伦理道德观念将发生扭曲。在布莱恩·S.鲍尔斯看来，这就是"奥古斯丁所说的'更大的罪恶力量的力量'——当我们的意志遵循我们想要和渴望的东西时，我们的意愿可以被强迫，因为那些对'好'的渴望和理解可以被巧妙地塑造和扭曲"。网络舆论经常扭曲某些基本事实和传统的价值观，对于缺乏网络舆论素养的用户而言，这样的"意见"使得公众的是非变得模糊，增加了他们对行为（或事实）进行道德评估的难度。这种状况如果得不到改变，人们"对行为的道德责任不仅仅被个人所累，而且还取决于我们无法控制的集体外在力量"。①

（二）意见交流与社会伦理心态培育

媒体的教化功能使其具有教育的功能。媒介接触的过程，也是信息收受、加工和反馈的过程。媒介通过的信息有两大作用，一是开阔眼界积累新知识；二是制造社会话题形成舆论。新闻媒体的信息是依照新闻价值规律筛选的信息，新闻机构的信息筛选和加工融入了媒体从业者的新闻理念，因而，新闻产品本身就具有教化的性质。社交媒体提供的信息可以分作两类：新闻媒体的信息和社交媒体用户提供的信息。后一种信息是原生态的个人信息，这类信息因缺乏把关，存在一定的教化风险。社交媒体兴起，新闻媒体所提供的严肃新闻未必受欢迎，社交媒体的经验事实或个人意见类的主观信息占据了网络空间，这类信息对当代社会的影响日渐明显。在社交媒体平台上，新闻媒体的信息往往是形成网络讨论议题的主要来源，但媒体的教化功能主要改由网络舆论来承担。新闻产品在社交媒体发布后，如果不能引

---

① Powers, B. S., 2017, "Moral Injury and Original Sin: The Applicability of Augustinian Moral Psychology in Light of Combat Trauma", in *Theology Today* 73(4).

起社交媒体用户的关注，没有大量的跟帖评论就不会形成网络舆论。网络舆论形成的过程也是社交媒体用户自我教化的过程。网络讨论不是简单的信息交流，而是意见的交换。一条新闻的价值量再大，也无法与社交媒体用户集体智慧的再生产的价值量相比，这就是网络舆论日渐强大的原因。用户在微博跟帖中看到的是新闻之外的观点，其中不少观点具有启蒙意义，让人们不仅读懂新闻，而且区分了美丑善恶，无形中培育着个体的伦理心态。从宏观的层面看，网络舆论则在培育着社会伦理心态。意见交换是讨论者对话的过程，他们通过了解多种不同立场的意见，经过对比和取舍，成为社会化的人。如果说新闻媒体对受众的教化是单向度的教化，即一家媒体按照自身的新闻理念教化受众，那么，网络舆论对人们的教化则是全方位的和系统化的教化。在网络舆论场内，没有一个议题不存在争议，没有一种意见可以不受质疑和批评。以公共卫生事件话题的意见交流为例，对于一条善意的意见，比如，建议他人遵守管控措施，可能马上遭到反驳：管控措施科学吗？你说它科学，怎么证明呢？在公共讨论中，意见交流的过程也就是个不断被质疑以及消除质疑的过程。网络讨论的意见交流不是一对一的交流，在这里，个体的人只是其所在群体的一分子，因为意见交流的过程也就是立场分化的过程。不同立场的讨论者的诉求不同，道德推理的方式不同，最终的道德判断不同。因此，在公开的群体性的意见交流的过程中，讨论者受到的是综合教化。在这里，道德的指针经常处于摇摆状态。真正的教化必须避免教唆，意见交换需要遵循善良原则与无害原则。在安东尼·皮莱（Anthony L. Pillay）看来，"指导职业实践的各种道德原则包括善良（即做善事）和无能力（即无害）原则"。他援引加拿大心理学会（Canadian Psychological Association，2000）的说法："任何学科的基本伦理期望是其活动将使社会成员受益或至少不会造成伤害。"[1] 网络舆论的存在价值除了满足社交媒体用户的需求，还应

---

[1] Pillay, A. L., 2015, "Psychology, Ethics, Human Rights, and National Security", in *South African Journal of Psychology* 45(4).

为构建网络社会的社会伦理道德体系、净化社会环境服务。意见交流的天花板原则和地板原则，可以避免网络舆论丧失道德审美的能力，避免社会伦理心态的失衡。

为实现有效的意见交流，需要对交流的规模进行限制，否则将降低交流的质量。现实空间的研讨会，超过 50 人的规模就需要设置分论坛。网络空间的意见交流，微信和 QQ 通常采用群组的形式，职业、血缘和价值观等相近的群体通过组建群组进行小众化的意见交流。微博也有微博群。相比之下，微博的开放性使其公共讨论更具"广场"性质。不论何种性质的社交媒体，用户在公共讨论过程中经过不断的分化，形成若干个"道德圈"。丹尼尔·克里姆斯顿（Daniel Crimston）等人使用"'道德圈'（moral circle）这个词来表示一个群体对他人的道德关注的广度，用以区分需要道德关注与没有道德关注的实体的界限"[①]。意见交流的相互教化是一种理想状态。随着交流的深入，社交媒体用户很快发现与自己伦理道德观念存在分歧的人难以进行有效沟通，于是逐渐冷淡或回避与对方进行讨论。"道德圈"存在的价值在于：一是可以增加意见交流的质量；二是促进伦理道德观念的融合，强化圈内成员的关系。不可否认，"道德圈"还会继续分化，因为进入圈子的用户在伦理道德观念上只是相近，他们对待不同话题的意见交流，可能会出现新的分歧。以公共卫生事件期间的社交距离讨论为例，在不同阶段，同一"道德圈"的观点可能出现分歧，造成某些用户的退出。不过，"道德圈"的结构松散，不具有强制的约束力，这与传统社会的道德边界二元论不同。在网络空间，道德的边界模糊，具有道德包容度的用户可以成为某个（些）"道德圈"的"常驻居民"。客观存在的一个个"道德圈""通过要求人们认可特定的'道德'价值观作为其生活中的指导原则，来推断人们的道德圈的范围"。[②]克里姆斯顿提出"道德优先事项的可靠结构。人们倾向于将家人和朋

① Crimston, C. R., Hornsey, M. J., Bain, P. G., & Bastian, B., 2018, "Toward A Psychology of Moral Expansiveness", in *Current Directions in Psychological Science* 27(1).

② 同上。

友置于道德圈的中心，而其他人类群体则享有较低的优先权"①。"道德圈"的客观存在，使网络空间呈现出部落化的特征。在肯定网络舆论场意见交流"道德圈"的积极作用的同时，也应注意部落化的"道德圈"也在阻碍意见的广泛交流。社会伦理心态是全体社会成员的伦理心态，众多的"道德圈"所形成的只是群体的伦理心态，因此开放的社会（论坛）必须具有更多的道德包容度，克里姆斯顿提出了"一系列决定道德包容的态度：（a）相信公平考虑适用；（b）愿意共享社区资源；（c）愿意做出牺牲以促进发展福利"。② 网络舆论场的意见交流要求部落化的"道德圈"的成员公平考虑不同圈子的意见，以开放的姿态分享不同的意见，同时愿意为促进网络空间的公共讨论，保留或修正自己所在的"道德圈"的意见。意见的彼此交融，体现的是多元化网络空间社会伦理心态的宽容性，这也是全社会（现实空间和网络空间）伦理心态的主要特征。

（三）道德引导与社会伦理心态培育

打破网络舆论场"道德圈"的圈际壁垒，让社交媒体用户无偏见地参与网络讨论，需要有超越不同价值观的话题和意见领袖。卫生紧急状态满足第一项要求。在人类生命安全遭到威胁时，再没有比这个事件更具有超越价值观和利益之争的公共话题了。反观公共卫生事件中的网络娱乐问题，不同价值观的社交媒体用户依然从各自的立场出发，竭力维护其所从属的"道德圈"的价值观的核心观点。这表明热点话题的超价值观无法促进公众意见的一致，这是非常值得反思的一个问题。生命是平等的，网络讨论对待生命安全的观点争执，暴露出社交媒体用户对待生命伦理观念的差异性。这种差异并非否定生命的价值，而是出现了何者的生命具有伦理性、何者应该被消失的分歧。在网络讨论中，从来不缺有观点的意见领袖，缺乏的是有道德权威的意见领袖，这是社会伦理心态畸形化的症结所在。意见领袖生产观点在某

---

① Crimston, C. R., Hornsey, M. J., Bain, P. G., & Bastian, B., 2018, "Toward A Psychology of Moral Expansiveness", in *Current Directions in Psychological Science* 27(1), p. 15.

② 同上。

类"道德圈"内具有影响力，这样的观点也在培育该"道德圈"的伦理心态。伦理道德必须符合普遍化的原则，圈内的道德原则是否适用于其他圈子，这是消除网络舆论场伦理道德观念分歧的核心问题。不同"道德圈"的观点可以不同，这并不影响伦理道德观念的接近。相反，如果将价值观当作评判伦理道德观念的标准，不合乎价值观就等于存在显著的道德分歧，必须将背反者逐出"道德圈"，显然是将意识形态当作道德认可的唯一标准。在网络舆论场，不同价值观的用户聚集在一起，因为价值观的多元，不同价值观的群体之间相互指责，甚至将不同观念者当作"精神错乱的人"或者视为"不道德的人"。由此造成的网络景观是，"精神错乱的人站在几个社会制度的交汇处"，不同圈子的人以对立的一方"患有精神疾病为前提，声称他们患有某种疾病，从而剥夺了他们做出适当决定的能力"。[1] 在卫生紧急状态下，一些关于防疫措施的讨论，逐渐被演绎成让不同价值观的群体去死的道德谴责。在网络舆论场，"道德圈"的群体道德具有特殊性。根据勒庞的观点，"如果'道德'一词指的是持久地尊重一定的社会习俗，不断抑制私心的冲动，那么显然可以说，由于群体太好冲动，太多变，因此它不可能是道德的"。理解了这个论述，就可以知晓舆论场"道德圈"林立的原因。在这里，不是没有道德，而是缺乏共识的道德原则。卫生紧急状态下的群体道德，通过媒体的引导也出现了一些明显的变化。比如，对于奔赴疫区支援救治病人的医护工作者和志愿者，这个群体基本得到社交媒体用户的认可。关于其中的原因，勒庞给出了答案："如果我们把某些一时表现出来的质量，如舍己为人、自我牺牲、不计名利、献身精神和对平等的渴望等，也算作'道德'的内容，则我们可以说，群体经常会表现出极高的道德境界。"[2]

---

[1] Arboleda-Flórez, J., & Weisstub, D. N., 1997, "Ethical Research with the Mentally Disordered", in *The Canadian Journal of Psychiatry* 42(5).

[2] 〔法〕古斯塔夫·勒庞:《乌合之众——大众心理研究》，冯克利译，广西师范大学出版社，2007年版，第72页。

网络讨论的活跃并不意味着价值观的多元化，也不意味着道德的包容性。相反，网络讨论对信息的多样性与道德引导的必要性提出更高的要求。诺贝尔经济学奖获得者阿玛蒂亚·森（Amartya Sen）指出："考察一个人的判断力，主要考察他信息来源的多样性。有无数的可怜人，长期活在单一的信息里，而且是一种完全被扭曲、颠倒的信息，这是导致人们愚昧且自信的最大原因。"[①] 社交媒体的开放性为何没有扭转信息来源的单一性的问题，这并非社交媒体呈现的信息单一，而在于部分社交媒体用户对某一价值观的捍卫。当前，网络舆论引导研究的著述颇多，这些著述多主张以一种价值观统一其他价值观，最终指引网络舆论集中到某个点上，即所谓的价值共识。这种价值共识如果是道德价值的共识，就不该造成信息来源的单一性问题，因为道德的前提是人的自由。相反，如果舆论引导是以一种价值判断取代其他价值判断，违背了黑尔所说的"所有的价值判断都隐含普遍性"[②] 论断。道德判断是普遍性的，道德引导应该是强调信息来源的多样性，尊重价值观的多元化要求网络讨论的彼此尊重，而不是以将一种意见汇集成最终的唯一意见。当公众意识到道德原则在网络讨论中的重要性，接受网络讨论的道德引导，他们认同道德的普遍性原则，愿意做好以道德的方式参与网络舆论场的公共讨论，由此所培育的社会伦理心态必然是理性的和包容的心态。在社会伦理心态培育的过程中，将不可避免地伴随着某些错误的观点，但错误本身并非一无是处。在拉康（Jacques Lacan）看来，"真理来自误认"。齐泽克认为"误认是人类境遇的基本特征"，"所谓的历史必然性是通过误认形成的"。[③] 道德引导和舆论引导的区别在于，它提供网络讨论的道德框架，在符合这个框架的前提下，不同"道德圈"的社交媒体用户彼此遵循对方的观点，在良

---

① https://weibo.com/6570151275/IB9uje1GM.

② 〔英〕理查德·麦尔文·黑尔:《道德语言》，万俊人译，商务印书馆，1999 年版，第123 页。

③ 〔斯洛文尼亚〕斯拉沃热·齐泽克:《意识形态的崇高客体》，季广茂译，中央编译出版社，2002 年版，译者前言，第 5 页。

好的网络氛围中寻求共识。假如围绕公共卫生事件话题的所有讨论都具备这样的道德框架，并用道德原则引导网络讨论，网络舆论场的暴戾现象将减少许多。

道德引导不是道德说教（舆论引导有时被解释成依照价值观进行劝服），而是为网络平台提供讨论的原则。但是，仅有这样的道德原则（框架）还不行，社会伦理心态培育还需要道德的示范者（先行者）。网络舆论场的暴戾现象，表面上看是社交媒体用户缺乏道德素质的自然现象，究其原因，在于道德权威的缺场。东方和西方的伦理学先哲们——不论是中国的孔子还是古希腊的苏格拉底——都遵循人本主义精神，采用对话的方式启发年轻人，在对话中传播知识、培育德行。如果说网络空间的意见领袖通过倡导某一价值观而教育世人，但无视听众的反应和非善意的争论甚至攻击，这样的说教只能达到网络群体的暂时妥协，却无法消除人们内心的价值观的对立。网络舆论场的"意见领袖"多数是"在与弱者的对抗中独占上风，使后者取决于他的意志"，然后脱颖而出，成为"意见领袖"。诚如涂尔干所说："这些被征服者虽然暂时屈从了强力统治，却没有认同这种统治，因此这种状态肯定不会带来安宁祥和的气氛。"[①]网络舆论场的暴戾现象，就是"意见领袖"在取得强势地位的过程中遗留下来的风气，而这种风气培育的是畸形的网络社会伦理心态。扭转这种局面，需要将道德引导引入社会伦理心态的培育中。所有的意见领袖能够以身作则，扮演道德原则的先行者，社会伦理心态将逐渐恢复到正常水平。

三、公共卫生事件中社会伦理心态的类型及其培育

在价值观多元导致社会共识缺失的今天，如何引导人们正确地看待社会问题并善待所有人，这是一个重大的社会现实问题。巴特勒指出，"一个

---

① 〔法〕埃米尔·涂尔干：《社会分工论》，渠敬东译，生活·读书·新知三联书店，2000年版，第二版序言，第14—15页。

人明确地知道他应当作什么，但是他不清楚什么将引导他达到自己的幸福"。西季威克称赞巴特勒的这个观点"几乎是表达了我们时代而不是他的时代的普通人的共同的道德感"①。在公共卫生事件语境下，如何引导社会成员正确认识卫生紧急状态对世界的改变，如何与他人进行有效的交流，培育良好的社会伦理心态，对于行为主体获得幸福感、社会的健康有序发展，有着重要的促进作用。

（一）公共卫生事件中社会伦理"多元心态"的培育

公共卫生事件为我们开启了一扇认识人类内心世界和伦理道德观念变化的大门。在这里，我们看到了自己的影子。当一个行为主体判定某一行为是正确之时，我们突然发现科学常识可能在某些人那里失去意义，这让人困惑不解。在卫生紧急状态下，呈现在公众面前的是多元化的观点，当这个事实映射进人们的眼睛，隐藏在他们困惑背后的是以自己认可的观念作为正确的标准，并以此为参照物来审视公共卫生事件中剧烈变化的社会秩序。因此，当我们提出公共卫生事件中的社会伦理心态培育这个命题时，需要从人与自由的关系出发寻找解决的办法。康德否认"一切据称是依据自然法则而为可能的实践之物（技艺之真正工作）"存在原则，因为这"完全依待于自然底理论"；在他看来，"唯有依乎自由法则的实践之物才能有原则，而这些原则不依待于任何理论"。②自由法则的核心是尊重一切不妨碍非己自由的自由。在疫情开始蔓延时，由于整个社会没有为应对卫生紧急状态做好心理上的任何准备，伦理道德观念的惯性使得有些行为主体在心里排斥管控措施。在人们被要求居家隔离，观察公众对待防疫工作的伦理态度时，网络舆论无疑是最佳的观察窗口。在网络舆论场，社交媒体用户可以不受约束地对本地或其他地区的防疫工作进行道德判断，道德判断的多元化作为一种客观存在

① 〔英〕亨利·西季威克：《伦理学方法》，廖申白译，中国社会科学出版社，1993 年版，第 220 页。

② 〔德〕康德：《道德底形上学》，李明辉译注，联经出版事业股份有限公司，2015 年版，第 25 页。

物，我们应当反思其是否合理。从表面上看，认可并支持所有的防疫措施可以在短时间内切断病毒传播源，恢复社会秩序。从深层次看，防疫事务的整体成效与对规定的具体执行可能存在矛盾属于正常现象。假如舆论场只有肯定的意见而无质疑的声音，这样的舆论反馈到各地卫生防疫部门，给这些部门的印象是所有的工作看起来"臻善臻美"，这样反而使他们无法改进问题，提升应对疫情的工作能力。在网络讨论中，有的社交媒体用户坚持价值观的单一化原则，不同意不同于其价值观的观点，而对立的一方并不妥协，网络舆论场的"互害"现象导致自由法则的失灵。自由法则的前提是承认多元化这个客观事实。多元化是特性不同的对象之间的有机组合，社会的多元化是指性别、种族、民族、观念的不同组合。在微观层面，多元化现象也普遍存在。以伦理学为例，在历史的发展中，中西方的伦理学家提出了多种伦理学说，这些学说彼此互补，共同为伦理学的繁荣奠定基础。即便是在某一流派的内部，同样呈现出多元化的发展态势。以义务论为例，罗斯提出的"显见义务"论（prima facie duties），[①] 他开列的义务"菜单"是义务论发展的多元化象征。当代社会，大多数社会成员的身份"是由不止一种文化构成的。不仅社会是多元文化的，民众也是多元文化的"[②]。反映在伦理道德观念中，每个行为主体的伦理道德观念也是多元的，具有"混血"的特征。对待卫生紧急状态，社会伦理心态的"混血"需要培育社会伦理的"多元心态"。所谓多元心态，即承认伦理道德观念的多元性质，尊重不同于自己所从属的伦理道德观念的存在。

心态受外部环境变化的影响明显。纯粹由于个人心境而导致坏情绪产生，这种变化在个人生活中所占的比例不大。多数情况下，来自外部的信息对个人的情绪进行干扰，导致心境的恶化，进而影响涉事主体对待世界的态度发生变化。心态的变化影响涉事主体的行为方式，心绪不稳产生的行为容

---

① 陈江进：《罗斯"显见义务"论思想探析》，《道德与文明》，2003 年第 3 期。

② 〔美〕埃弗利特·E. 丹尼斯、约翰·C. 梅里尔：《媒介论争》，王纬等译，北京广播学院出版社，2004 年版，第 164 页。

易带来伦理问题。网上有个短视频叫《我们该如何度过余生》，电视台"报道"当一批人知道自己余生所剩的确切时间后，这些人的心情骤变，反应各异。在现实生活和网络生活中，每个人的境遇不同，他们的心境也无法一样，带来每个人的行为方式的动态变化。如果避免因个体心境变化对处世方式的影响显然背离了伦理原则，做出损害他人利益的事情，需要培育伦理的"多元心态"，即尊重自己所不认可的人（或行为）的存在。社会也是如此。在公共卫生事件期间或者在日常的网络讨论中，不同价值观带来的分歧必然对其心态产生影响。与其用不道德的方式与人冲突，不如学会与他人共存相处。"多元心态"是一种承认世界不是个人或群体的世界，而是所有人的世界的心态。"多元心态"的维系依靠的是普遍法则。康德认为："自由（无待于另一个人之强制性意念），就它能根据一项普遍法则而与其他每个人底自由共存而言，便是这个唯一的、原始的、每个人由于其'人'而应拥有的权利。"[①]"多元心态"奠定人的存在的合法性。"存在即合理"，一个人（物）的存在必然有其合理之处，历史上出现的病毒在某种意义上也有其产生的原因。这种病毒带来的卫生紧急状态，使社会成员看到防疫体系的漏洞，发现社会伦理心态的微妙。伦理学强调个体的自由与尊贵，"每个人"承认"多元"的必然性与合理性。假如个体的人或群体的人不能以普遍的原则承认他人存在的必然性与合理性，等于否认自己及其所属群体客观存在的合法性。"多元心态"的培育在于尊重自然规律和社会发展规律，以道德的方式存在于这个世界上。这样一种心态对个人和群体的教养提出要求。福柯指出："'教养所'是一种面向未来的机制。"[②] 他认为："在几个世纪的时间里，教会一直是纪律教师。他们是时间专家，是节奏和有规律活动的大师。"[③] 当代

---

① 〔德〕康德：《道德底形上学》，李明辉译注，联经出版事业股份有限公司，2015 年版，第 55 页。

② 〔法〕米歇尔·福柯：《规训与惩罚》，刘北成、杨远婴译，生活·读书·新知三联书店，2007 年版，第 142 页。

③ 同上注，第 170 页。

社会，社交媒体及其形成的网络舆论场具有"学校"的性质，网络舆论扮演着"纪律教师"的角色。他们也会犯错误，但舆论具有修正错误的能力，社交媒体平台形成的网络舆论场为公众提供信息交流的平台，人们获得交流对话的机会。这样的平台和对话机制，就是在塑造公众的"多元心态"：不管你是否愿意承认，他人的存在是客观的事实，你必须接受这样的"多元化"事实。

（二）公共卫生事件中社会伦理"共和心态"的培育

多元是一种事实，如何保持多元的有序则是一门艺术。多元社会有三种可能性的趋势：①原子化的多元社会，即个人与群体都是孤立的存在物，彼此不发生往来；②和睦式的多元社会，即个体间与群体间彼此尊重，和睦共处；③冲突式的多元，即个体与群体互不尊重，因唯我独尊而不断发生摩擦。三者之间，第一种模式属于老子设想的"老死不相往来"，这种原子化的生存模式并不具有现实的可能性；第二种模式也具有理想性质，但只要一个社会的道德水准达标，通过"君子和而不同"可以实现相对的和睦目标；第三种模式最具现实性，人类社会的历史基本上是一部冲突不断的历史，正是冲突推动社会问题的解决。在公共卫生事件持续期间，社会冲突空前激烈，道德问题已经不局限于个体道德而具有了社会性，在某种意义上甚至是个全球性的问题。协调人际关系，处理社会矛盾，关键在于避免缺乏伦理性的社会行为，而这种行为取决于社会伦理心态的良好与否。当大多数社会成员从心理上做好肯于依照道德的方式进行生活的准备，这样的社会伦理心态才可以被称作良好的心态。在现实空间，日常的冲突具有局部性，行为主体很难从整体上认识社会冲突的严重程度。即便在卫生紧急状态下，一个社区或公共场所违反管控措施的事件也具有偶然性，这类事件几乎不存在连续性。相反，在网络舆论场内，网络空间的"四代同堂"现象，将不同"时代"的人（即知识结构、价值观和道德认可悬殊的人）以"多元化"的方式共存于舆论场。有人形象地描绘了网络一两次的"四世同堂"景象："现在网上观点冲突为什么那么大？因为社会结构复杂，有现代人，有近代人，有古代人，还有半原始人。现实生活中，大家按各自的层次生活，交集不多，但互联网将其勾连在一起，几千年前的观点跟现代观点碰撞，谁也说服不了谁"。① 网络空间的"四世同堂"现象是多元社会缺乏道德共识的写照。处理好多元社会带来的问题，除了培育"多元心态"，还应培育"共和心态"，"共和"的前提是社会的伦理觉悟。1910 年代，陈独秀痛感于缺乏伦理觉悟对社会的危害。他指出："继今以往，国人所怀疑莫决者，当为伦理问题。""吾敢断言曰，伦理的觉悟，为吾人最后觉悟之最后觉悟。"② 没有伦理的觉悟，造成人们精神上的无家可归。没有伦理精神的支撑，不同时代的人的"多元"只能是现实框架（含网络框架）内散乱的多元，"多元心态"也无法接受道德原则的约束。道德共识的前提是多元社会多样性的尊重。在王泽应看来，"保持基本的价值共识，不能让异质性遮蔽了同质性"③。

"共和心态"是一种道德心理机制。"共和"源自拉丁文的"respublica"，意指"公民的公共事务"。社会伦理的"共和心态"，是指社会成员以道德的方式对待与之讨论社会问题的人。从正视现实的"多元心态"转向关注社会问题（公共事务）的"共和心态"，社会伦理的这种心态意在构建良好社会（包括现实空间与网络空间），"良好社会"摒弃了仅仅满足个体生活质量的良好而忽视这种生活的普遍性。威廉斯在阐释柏拉图的思想时指出，在柏拉图看来，"如果人们正确地理解他们是什么，他们将看到公众的生活""并非外在于其自我的善好，而是他们凡理性的行为就必定会去谋取的目标"。在卫生紧急状态下，保护好自己当然重要，也应看到保护好全部社会成员的重要性，因为一个感染病毒的人可能危及一座城市的安全。威廉斯接着写道："对于柏拉图来说，如果去谋取一种生活或成为一种理性的人，那么所索取

---

① 莹 Winny：《〈乌合之众〉读后感 1000 字》，百家笔记网，2020 年 6 月 3 日，https://www.simayi.net/duhougan/22271.html。

② 陈独秀：《吾人最后之觉悟》，《青年杂志》第 1 卷 6 号，1916 年 2 月 15 日。

③ 王泽应：《道德共识论》，华南师范大学 2020 年岳麓国际道德文化论坛，2020 年 8 月 13 日。

的东西就一定会造就一种让人满意的状态。"① 社会伦理的"共和心态"是多数人的理性所培育的集体的善待社会、善待他人的积极心态，无论社会遭遇多大的冲击，他们始终依照道德原则处理个体与集体和社会的关系。

"共和心态"不是天然的，它是社会成员共同创造的产物。创造是环境的某种匮乏所产生的一种补救性措施，大自然的造化将致命的病毒带到人间，社会成员对生命安全的匮乏感刺激他们创造性使用某些语言来表达自己的瞬间感觉。勒庞认为："有些暂时的形象是和一定的词语联系在一起的，词语就像是用来唤醒它们的电铃按钮。"② 在卫生紧急状态下，新闻媒体用真实的数据呈现严峻的现实，城乡社区通过宣传横幅来唤醒人们的道德意识，网络讨论用激烈的争辩间接地告诉社交媒体用户行为的道德对于防疫的重要性。讨论者通过精心选择具有道德教化的语言，强调"共和"对于击退新冠病毒的现实意义。道德原则对临时社会秩序的特殊作用，培育社会伦理的"共和心态"是这个时期亟须的"伦理觉悟"。

社会伦理"共和心态"没有现成的模式。不同时期、不同情境中，社会伦理的"共和心态"也不会一样。人类的智力可以满足"共和心态"变化的需要，玻姆指出："正如身体的健康需要我们正常呼吸一样，不论我们喜欢与否，心灵的健康需要我们具有创造力。"③ 在卫生紧急状态下，我们的社会很快从不适应过渡到基本适应，社会秩序的稳定是伦理道德规范调节的结果。公共卫生事件的严重破坏性决定了社会伦理"共和心态"与其他时期"共和心态"的不同之处。在人类社会生死存亡之际，对病毒的认知甚少，有效的治疗方案和专业的疫苗无法很快面世，社会性的恐惧与焦虑在网络舆论场蔓延，庄子的处世态度对于培育这个时期社会伦理的"共和心态"

---

① 〔英〕B. 威廉斯:《伦理学与哲学的限度》，陈嘉映译，商务印书馆，2017 年版，第 44 页。

② 〔法〕古斯塔夫·勒庞:《乌合之众——大众心理研究》，冯克利译，广西师范大学出版社，2007 年版，第 113 页。

③ 〔美〕戴维·玻姆:《论创造力》，洪定国译，上海科技出版社，2001 年版，第 25 页。

不无借鉴意义。庄子洞悉易理，主张以通达的精神超越现实世界，以此达到心灵的宁静。卡尔·约瑟夫·海辛（Carl J. Helsing）提出"庄子疗法"，认为这种疗法"使知识和交流成为可能的功能，它们与困扰心灵的认知限制和焦虑直接相关。了解这些局限性与焦虑感有助于从其固定的注意力中释放心灵"。在海辛看来，"虚无、镜像和逍遥功能一起释放了心灵，并促进了有趣的、创造性的互动"。[①] 公共卫生事件中社会伦理的"共和心态"有助于排解社会成员的心理压力，在网上生活可以获得特殊的乐趣，创造这个时期的新生活。

（三）公共卫生事件中社会伦理"中道心态"的培育

对于公共卫生事件的思考，不同的领域所思考的侧重点也有所不同。新闻传播学思考的是如何获取与事件相关的舆情信息，判断舆情的态势，提出舆情预警并提出化解矛盾的对策；伦理学是从道德认知的角度对与此类事件相关的问题，发现存在的伦理问题。行为主体对于公共卫生事件中的道德判断包括许多重要的领域。在肯尼斯·A. 道奇（Kenneth A. Dodge）等人看来："与身体伤害、心理伤害、公平或正义有关的行为都被视为道德领域事件，它们往往被描述成为内在的、会对他人造成消极结果的事件。"[②] 伦理学关注身心的场合以及公平正义，如何关注却是个值得重视的问题。面对疫情，多元社会呈现出伦理道德观念的"多元心态"和"共和心态"。至于如何促进社会伦理心态的"共和"，我们认为可以借鉴中西方先哲的德性论思想，孔子和亚里士多德分别主张"中庸"与"中道"。孔子提出"中庸"。在他看来，所谓"中庸"，"喜怒哀乐之未发，谓之中；发而皆中节，谓之和"。通

---

① Helsing, C. J., 2019, "The Wandering Heart-Mind: Zhuangzi and Moral Psychology in the Inner Chapters", in *Dao* 18(4).

② Dodge, K. A., Coie, J. D., Lynam, D., 2006, "Aggression and Anti-social Behavior in Youth", In: Damon W, Lerner, R. M. (Series Ed.) & Eisenberg, N. (Vol. Ed.), *Handbook of child psychology*, Vol. 3: Social, Emotional, and Personality Development (6thed), New York: John Wiley.

过"中庸"，可以起到"致中和，天地位焉，万物育焉"之成效。与之相似，"中道"是亚里士多德伦理学的核心概念和价值追求，在他看来，"中道"即德性。道德性则为善，与"中道"对比的过与不及则为恶。伦理的德性即中间性，中道德性是相对性和绝对性的统一。"中庸"和"中道"针对事物的两极对立现象，主张采取调和的办法，在两个极端中间寻找平衡的艺术。从这个意义上讲，将两者称作伦理选择的平衡艺术更为恰当。事物的对立，海特等伦理学家提出人类社会 5 种基本道德内容：关爱 / 伤害（Care / Harm）、公平 / 欺骗（Fairness / Cheating）、忠诚 / 背叛（Loyalty / Betrayal）、权威 / 颠覆（Authority / Subversion）、洁净 / 堕落（Sanctity / Degradation）。[1] 公共卫生事件中的社会伦理心态，关爱还是伤害、公平还是欺骗是这个时期社会伦理重点关注的对象。在关爱与伤害、公平与欺骗这两种极端的道德选项中，如何选择并非一件容易的事情。卫生紧急状态下良好的社会生活，离不开大多数人平衡这两对严重对立的道德内容，使之处于不偏不倚的理想状态。这里，我们提出社会伦理心态的第三种类型："中道心态"。[2]

伦理准则（或道德原则）的抽象性，给社会成员在遵守过程中留下自我裁量的空间。"过"与"不及"的界限模糊，并不是每个人（群体）在处理具体问题时可以把握的。比如，疫情暴发初期，防疫物资紧张，有的地方将"公平"的使用范围局限到本地区，截留过境物资用于本地区的防疫。类似事件并非一地的孤立现象，这表明在"公平"与"欺骗"之间，善的动机因欲求善的方式不同，造成的结果也不同。"中道心态"是一种艺术把握伦理道德天平的心理态势，人之天性的利己，在特殊情境下可能牺牲道德原则的普遍性。在伦理学史上，不止一个学者对中道（中庸）思想提出质疑。威廉

---

① 张梦圆等：《论西方道德心理研究的新综合取向：道德基础理论》，《北京师范大学学报》（社会科学版），2016 年第 1 期。

② 之所以未使用"中庸心态"，主要是考虑到汉语的"庸"字可能导致不了解传统文化的人误解为"平庸"的"庸"，将"中庸"曲解成"和稀泥"。相反，汉语的"中道"这个词比较直观，较少歧义。

斯在肯定"中道学说是亚里士多德体系里最出名的学说之一"的同时，认为这也是他最没用的学说之一，因为"这个理论一会儿采用没什么助益的分析模式（亚里士多德本人这里并不总能保持逻辑一致），一会儿在宣扬允执厥中的沉闷教条"。① 康德则从"中道"对善恶的呼吁否定这个学说。他指出："德行与罪恶的区别绝无法在对某些格律的遵从程度中，而是必须仅在这些格律之特殊性质（对于法则的关系）中去寻求；换言之，（亚里士多德之）受人赞扬的原理，即将德行置于两种罪恶之间的中道，是错误的。"② 威廉斯发现"中道"缺乏稳定性，在我们看来，这恰恰是亚里士多德们将德行的把握留给世人依据现实情境做出动态的调整；康德批评的虽有道理，但"恶"也具有相对性，在面对诸如病毒这样的"恶"时，"善"反而成了纯粹的抽象物。当"善"处于真空状态，人们依然可以在"最大恶"与"最小恶"之间进行选择。这样的"中道"，未必是中间值的"中道"，而是"恶"的最小值即"中道"。反之，在两个极端的"善"之间，"最大善"即善之"中道"。人们在社会生活中无法带着"伦理卡尺"机械地依照伦理准则进行度量。相反，社会伦理的"中道心态"促使行为主体凭借他们的伦理道德观念和占有的经验事实做出综合判断，凭借道德直觉去取舍善与恶的问题。"中道心态"是艺术处理难题的基础，它必然要求人们听从威廉斯的批评，必须依据环境的变化调整自己的行为。当然，前提是所有的行为不能游离于伦理道德的框架之外。同样，在恶劣的情境下，渴求或坐等"善"也未必现实，在"恶"中进行最小伤害的选择也具有现实意义。至少从疫情期间的社会伦理来看，"中道心态"有其特殊的应用价值。

　　公共卫生事件中，社会伦理的"中道心态"反映的是大多数社会成员在特殊情境下对待伦理道德的态度。当大多数社会成员对伦理道德充满兴趣，

---

① 〔英〕B. 威廉斯：《伦理学与哲学的限度》，陈嘉映译，商务印书馆，2017年版，第47页。
② 〔德〕康德：《道德底形上学》，李明辉译注，联经出版事业股份有限公司，2015年版，第278页。

他们内心自然优先选择以伦理的方式去行动；反之，当伦理道德无法吸引多数社会成员的注意力，人们的行为也容易处于非理性的状态。拉尔夫·巴顿·佩里（Ralph B. Perry）的"兴趣说"，有助于我们进一步认识社会伦理的"中道心态"。佩里认为，"价值可以定义为兴趣的函数"，它"最终必须被看作意愿或喜欢的函数"。[①] 对于处于"苦难"时期的人们而言，何为"价值"，如何在苦难中寻找具有伦理价值的东西，需要处理好对于苦难和伦理的关系。在卫生紧急状态下，社会处于剧烈的变动之中，人们的心理也无法保持平静。社会成员如何面对外部环境的变动调整自己的心理和行为，"中道心态"提供的是行为和伦理相协调的一个函数。培育社会伦理的"中道心态"，在伦理理论之外，也不应忽视心理学的重要性。罗纳德·米勒认为："心理学应以人类的苦难为中心，而主流心理学的心理学却严重地忽视了苦难。"[②] 针对心理学研究的问题，他提出道德层面的"心理治疗"问题，这就是让多数人从道德上和心理上"使世界再次'正确'"，以"恢复人们对人类社会的信仰"。[③] 对于这个时期的人们来说，人的内心必然伴随着功利的取向。社会伦理的"中道心态"懂得如何为人们构建卫生紧急状态的"良好生活"，并意识到"好"的本质。米勒给出的答案是，"好"意味着"提高对问题认识的主人翁感"。[④] 公共卫生事件中社会伦理的"中道心态"与"多元心态"和"共和心态"一道，促进全体社会成员为抗击疫情而疏离"主人翁精神"。所有的社会成员都在卫生紧急状态中，谁也无法置身事外，每个人必须以高度的社会责任感，联合起来摆脱人类正在经历的这场重大灾难事件。

---

① Perry, R. B., "General Theory of Value Its Meaning and Basic Principles Construed in Terms of Interest Longmans", in *Green and Company* 55.

② Kugelmann, R., 2007, "Reviews: Psychology as a Moral Science", in *Theory & Psychology* 17(1).

③ Miller, R. B., 2004, *Facing Human Suffering: Psychology and Psychotherapy as Moral Engagement*, Washington, DC: American Psychological Association, p. 64.

④ 同上注，第 110 页。